肿瘤诊疗方法与实践

ZHONGLIU ZHENLIAO FANGFA YU SHIJIAN

主 编 冀 叶 徐鸿洁 余旭芳 吕海鹏

科学技术文献出版社
SCIENTIFIC AND TECHNICAL DOCUMENTATION PRESS

·北 京·

图书在版编目（CIP）数据

肿瘤诊疗方法与实践 / 冀叶等主编. — 北京：科学技术文献出版社，2018.8
ISBN 978-7-5189-4747-8

Ⅰ. ①肿… Ⅱ. ①冀… Ⅲ. ①肿瘤—诊疗 Ⅳ. ①R73

中国版本图书馆CIP数据核字(2018)第185203号

肿瘤诊疗方法与实践

策划编辑：曹沧晔	责任编辑：曹沧晔	责任校对：赵 瑷	责任出版：张志平

出 版 者　科学技术文献出版社
地　　址　北京市复兴路15号　邮编 100038
编 务 部　(010) 58882938，58882087（传真）
发 行 部　(010) 58882868，58882870（传真）
邮 购 部　(010) 58882873
官方网址　www.stdp.com.cn
发 行 者　科学技术文献出版社发行　全国各地新华书店经销
印 刷 者　济南大地图文快印有限公司
版　　次　2018年8月第1版　2018年8月第1次印刷
开　　本　880×1230　1/16
字　　数　447千
印　　张　14
书　　号　ISBN 978-7-5189-4747-8
定　　价　148.00元

前　言

　　近年来，随着人们对健康的愈加关注以及许多关于肿瘤诊治的新理论、新知识的不断涌现，使肿瘤临床诊疗与创新的发展愈加迅速。我们工作在临床一线的广大医务人员急需更多地了解和掌握有关肿瘤诊治的新理论、新观点、新技巧，以便更加出色地完成肿瘤疾病相关的医疗工作。为此，我们广泛参考国内外文献，结合自身多年丰富的临床经验，编著了本书，希望能对广大同仁提供具有参考价值的信息和实用的诊疗方法。

　　本书首先总体概括了现代肿瘤总论、病理学、内科治疗、放射治疗、介入治疗等内容；然后详细介绍了临床常见肿瘤疾病的诊断和治疗手段，包括颅脑肿瘤、淋巴造血系统肿瘤等相关内容。书中内容简明实用、论述详尽、资料新颖、图文并茂，对肿瘤疾病的诊断和治疗具有指导意义，适合我国各级临床医生尤其低年资实习医生阅读参考。

　　本书的参编者有参与临床实践多年的专家，也有参与肿瘤疾病诊疗的后起之秀，他们均为本书的最后出版付出了巨大的心血，在此一并表示最真诚的谢意。由于编者的精力有限且编写时间仓促，书中难免存在不当之处，敬请广大读者批评斧正。

编　者

2018 年 8 月

目　录

第一章

肿瘤总论

肿瘤病因学研究引起肿瘤的始动因素，肿瘤发病学则研究肿瘤的发病机制与肿瘤发生的条件。要治愈肿瘤和预防肿瘤的发生，关键问题是查明肿瘤的病因及其发病机制。关于肿瘤的病因学和发病学，多年来进行了广泛的研究，虽然至今尚未完全阐明，但近年来由于分子生物学的迅速发展，特别是对癌基因和肿瘤抑制基因的研究，已经初步揭示了某些肿瘤的病因与发病机制，如 Burkitt's 淋巴瘤和人类 T 细胞白血病/淋巴瘤等。目前的研究表明，肿瘤从本质上说是基因病。引起遗传物质 DNA 损害（突变）的各种环境的与遗传的致癌因子可能以协同的或者序贯的方式，激活癌基因和（或）灭活肿瘤的抑制基因，使细胞发生转化（transformation）。被转化的细胞可先呈多克隆性增生，经过一个漫长的多阶段的演进过程（progression），其中一个克隆可相对无限制地扩增，通过附加突变，选择性地形成具有不同特点的亚克隆（异质性），从而获得浸润和转移的能力（恶性转化），形成恶性肿瘤。图 1－1 示肿瘤的病因和发病机制模式。

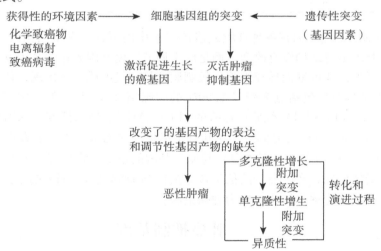

图 1－1　肿瘤的病因和发病机制模式图

第一节　分子生物学基础

一、癌基因

1. 原癌基因、癌基因及其产物　现代分子生物学的重大成就之一是发现了原癌基因（proto - oncogene）和原癌基因具有转化成致癌的癌基因（oncogene）的能力。Bishop 和 Varmus 因为在这方面的贡献而获得了 1989 年的诺贝尔奖。

癌基因首先是在反转录病毒（RNA 病毒）中发现的。含有病毒癌基因的反转录病毒能在动物体内迅速诱发肿瘤并能在体外转化细胞。后来在正常细胞的 DNA 中也发现了与病毒癌基因几乎完全相同的

DNA 序列，被称为细胞癌基因，如 ras、myc 等。由于细胞癌基因在正常细胞中以非激活的形式存在，故又称为原癌基因。原癌基因可以由于多种因素的作用使其结构发生改变，而被激活成为癌基因。

原癌基因编码的蛋白质大多是对正常细胞生长十分重要的细胞生长因子和生长因子受体，如血小板衍生生长因子（PDGF）、纤维母细胞生长因子（FGF）、表皮细胞生长因子受体（EGFR）、重要的信号转导蛋白质（如酪氨酸激酶、丝氨酶－苏氨酸激酶等）及核调节蛋白（如转录激活蛋白）等。表 1－1 示常见的癌基因及其产物。

表 1－1　几种常见的癌基因及其激活方式和相关的人类肿瘤

编码的蛋白质	原癌基因	激活机制	相关人类肿瘤
生长因子			
PDGF－β 链	sis	过度表达	星形细胞瘤，骨肉瘤
FGF	csf－1，int－2	过度表达	胃癌，膀胱癌，乳腺癌
生长因子受体			
EGF 受体	erb－B1	扩增	胶质瘤
EGF 样受体	neu（erb－B2）	扩增	乳腺癌，卵巢癌，肾癌
信号转导蛋白			
GTP－结合蛋白	ras	点突变	多种人体肿瘤，包括肺、结肠、胰、血液系统肿瘤
酪氨酸激酶	abl	易位	慢性粒细胞性白血病，急性淋巴细胞性白血病
核调节蛋白			
转录激活蛋白	myc	易位	Burkitt's 淋巴瘤
	N－myc	扩增	神经母细胞瘤，小细胞肺癌
线粒体蛋白	bcl－2	易位	滤泡性 B－细胞淋巴瘤

2. 原癌基因的激活　原癌基因在各种环境或遗传因素作用下，可发生结构改变（突变）而变为癌基因；也可以是原癌基因本身结构没有改变，而是由于调节原癌基因表达的基因发生改变使原癌基因过度表达。以上基因水平的改变可继而导致细胞生长刺激信号的过度或持续出现，使细胞发生转化。引起原癌基因突变的 DNA 结构改变包括点突变（如 90% 的胰腺癌有 ras 基因的点突变）、染色体易位 [如 Burkitt's 淋巴瘤的 t（8；14），慢性粒细胞白血病的 Ph1 染色体]、插入诱变、基因缺失和基因扩增（如神经母细胞瘤的 N－myc 原癌基因可复制成多达几百个拷贝，在细胞遗传学上表现为染色体出现双微小体和均染区）。癌基因编码的蛋白质（癌蛋白）与原癌基因的正常产物相似，但有质或量的不同。通过生长因子或生长因子受体增加、产生突变的信号转导蛋白与 DNA 结合的转录因子等机制，癌蛋白调节其靶细胞的代谢，促使该细胞逐步转化，成为肿瘤细胞。

二、肿瘤抑制基因

与原癌基因编码的蛋白质促进细胞生长相反，在正常情况下存在于细胞内的另一类基因——肿瘤抑制基因的产物能抑制细胞的生长。若其功能丧失则可能促进细胞的恶性转化。由此看来，肿瘤的发生可能是癌基因的激活与肿瘤抑制基因的失活共同作用的结果。目前了解最多的两种肿瘤抑制基因是 Rb 基因和 p53 基因。它们的产物都是以转录调节因子的方式控制细胞生长的核蛋白。其他肿瘤抑制基因还有神经纤维瘤病－1 基因、结肠腺瘤性息肉基因、结肠癌丢失基因和 Wilms 瘤等。

1. Rb 基因　Rb 基因是随着对一种少见的儿童肿瘤——视网膜母细胞瘤的研究而最早发现的一种肿瘤抑制基因。Rb 基因的纯合子性的丢失见于所有的视网膜母细胞瘤及部分骨肉瘤、乳腺癌和小细胞肺癌等。Rb 基因定位于染色体 13q14，编码一种核结合蛋白质（p105－Rb）。它在细胞核中以活化的脱磷酸化和失活的磷酸化的形式存在。活化的 Rb 蛋白对于细胞从 G_0/G_1 期进入 S 期有抑制作用。当细胞受到刺激开始分裂时，Rb 蛋白被磷酸化失活，使细胞进入 S 期。当细胞分裂成两个子细胞时，失活的（磷酸化的）Rb 蛋白通过脱磷酸化再生使子细胞处于 G_1 期或 G_0 期的静止状态。如果由于点突变或

13q14 的丢失而使 Rb 基因失活，则 Rb 蛋白的表达就会出现异常，细胞就可能持续地处于增生期，并可能由此恶变。

2. p53 基因　p53 基因定位于 17 号染色体。正常的 P53 蛋白（野生型）存在于核内，在脱磷酸化时活化，有阻碍细胞进入细胞周期的作用。在部分结肠癌、肺癌、乳腺癌和胰腺癌等均发现有 p53 基因的点突变或丢失，从而引起异常的 P53 蛋白表达，而丧失其生长抑制功能，从而导致细胞增生和恶变。近来还发现某些 DNA 病毒，如 HPV 和 SV－40，其致癌作用是通过它们的癌蛋白与活化的 Rb 蛋白或 P53 蛋白结合并中和其生长抑制功能而实现的。

三、多步癌变的分子基础

恶性肿瘤的发生是一个长期的、多因素造成的分阶段的过程，这已由流行病学、遗传学和化学致癌的动物模式所证明。近年来的分子遗传学研究从癌基因和肿瘤抑制基因的角度为此提供了更加有力的证明。单个基因的改变不能造成细胞的完全恶性转化，而是需要多基因的改变，包括几个癌基因的激活和两个或更多肿瘤抑制基因的丧失。以结肠癌的发生为例，在从结肠上皮过度增生到结肠癌的演进过程中，关键性的步骤是癌基因及肿瘤抑制基因的丧失或突变。这些阶梯性积累起来的不同基因分子水平的改变，可以在形态学的改变上反映出来（图 1－2）。

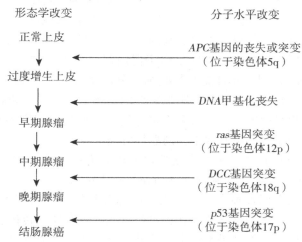

图 1－2　结直肠癌通过上皮增生－腺瘤－癌的阶梯性演进的分子生物学和形态学改变的关系

（冀　叶）

第二节　外源性致癌因素

一、化学致癌因素

最早观察到化学因素与人类肿瘤的关系可以追溯到 1775 年，Percivall Pott 发现童年时当过烟囱清扫工的男性患阴囊癌的比率增高，提示职业暴露可能与某种特定类型肿瘤的发病有关。1875 年，Volkman和 Bell 观察到长期与液状石蜡和焦油接触的工人易患皮肤癌；此外，德国的科学家 Rehn 报道接触苯胺的工人易发生泌尿道膀胱肿瘤。这些早期的观察结果促使研究人员通过进行化学诱导癌发生的动物实验来验证各种化学物质的致癌性。1915 年 Yamagiwa 和 Ichikawa 反复用煤焦油涂擦兔耳成功地诱发了皮肤癌，后来研究证实煤焦油中的致癌物为多环芳烃。

随着现代工业的迅速发展，新的化学物质与日俱增。目前认为凡能引起人或动物肿瘤形成的化学物质，称为化学致癌物（chemical carcinogen）。近几年，通过肿瘤流行病学与病因学研究证实，对动物有致癌作用的化学物质已达 2 000 余种，其中有些可能和人类肿瘤的形成有关。

（一）化学致癌物的分类

根据化学致癌物的作用方式可将其分为直接致癌物、间接致癌物、促癌物三大类。

所谓直接致癌物，是指这类化学物质进入体内后能与体内细胞直接作用，不需代谢就能诱导正常细胞癌变的化学致癌物。这类化学致癌物的致癌力较强、致癌作用快速，常用于体外细胞的恶性转化研究，如各种致癌性烷化剂、亚硝酸胺类致癌物等。

所谓间接致癌物，是指这类化学物质进入体内后须经体内微粒体混合功能氧化酶活化，变成化学性质活泼的形式方具有致癌作用的化学致癌物。这类化学致癌物广泛存在于外环境，常见的有致癌性多环芳烃、芳香胺类、亚硝胺及黄曲霉毒素等。根据间接致癌物代谢活化的程度，一般将未经代谢活化的、不活泼的间接致癌物，称为前致癌物（precarcinogen）；经过体内代谢转变为化学性质活泼、寿命极短的致癌物称为近致癌物（proximate carcinogen）；近致癌物进一步转变成带正电荷的亲电子物质，称为终致癌物（ultimate carcinogen）。终致癌物与 DNA、RNA、蛋白质等生物大分子共价结合而导致它们的损伤，从而引起细胞癌变。

促癌物又称为肿瘤促进剂（tumor promoting agent）。促癌物单独作用于机体内无致癌作用，但它能促进其他致癌物诱发肿瘤形成。常见的促癌物有巴豆油（佛波醇二酯）、糖精及苯巴比妥等。

致癌物引发初始变化称为激发作用（initiation），而促癌物的协同作用称为促进作用（promotion）。据此，Berenblum（1942）提出致癌过程的第二阶段学说，即激发和促进两个过程。现在认为激发过程是由致癌物引起的不可逆的过程，使得一种原癌基因（如 ras 基因）突变性活化，这种突变可遗传给子代细胞。目前研究表明，在促进过程中，可能是由于促癌剂（如巴豆油）是细胞内信号转导通道的关键性成分——蛋白激酶 C 的活化剂，并且能使某些细胞分泌生长因子所致。因此促进作用能促使突变的细胞克隆性生长，抑制其正常分化，最后在附加突变的影响下形成恶性肿瘤。此学说对预防恶性肿瘤具有现实意义，因为激发过程是很短暂的，大多不可逆转，而促进过程则很长，一般需 10~20 年。因此，如能减少环境中的促癌因子，亦可有效地预防恶性肿瘤的发生。

根据化学致癌物与人类肿瘤的关系又可将化学致癌物分为肯定致癌物（defined carcinogen）、可疑致癌物（suspected carcinogen）及潜在致癌物（potential carcinogen）。

肯定致癌物是指经流行病学调查确定，并且临床医师和科学工作者都承认其对人和动物有致癌作用，且致癌作用具有剂量反应关系的化学致癌物；可疑致癌物具有体外转化能力，而且接触时间与癌症发病率相关，动物致癌实验阳性，但结果不恒定；此外，这类致癌物缺乏流行病学方面的证据；潜在致癌物一般在动物实验中可获某些阳性结果，但在人群中尚无资料证明对人具有致癌性（表 1-2）。

表 1-2　与人类肿瘤有关的部分致癌物

肯定致癌物	可疑致癌物	潜在致癌物
砷及砷化物	丙烯腈	氯仿
联苯胺	碱性品红	DDT（双对氯苯基三氯乙烷）
苯	黄曲霉毒素	亚硝基脲
石棉	二甲基硫酸盐	镉及镉化合物
铬及铬的化合物	镍及某些镍化合物	四氯化碳
2-萘胺	氮芥	二甲基肼
氯乙烯	铍及铍化合物	钴、硒、铅、汞
4-氨基联苯	非那西丁	肼

根据致癌物是否引起基因序列的改变分为遗传毒性致癌物（genotoxic carcinogen）和非遗传毒性致癌物（non-genotoxic carcinogen）。遗传毒性致癌物是指具有使 DNA 核酸序列编码信息发生改变的化学物质。遗传毒性致癌物能够引起癌基因的活化或者抑癌基因的功能丢失导致肿瘤发生。非遗传毒性致癌物不引起 DNA 序列的改变，可能通过修饰组蛋白、干扰 DNA 甲基化、染色质重塑等表观遗传学机制引起细胞癌变，或者通过促进细胞有丝分裂，影响细胞周期等机制促进肿瘤的发生。

（二）化学致癌物的代谢

大部分化学致癌物是间接致癌物，通过口腔、呼吸道、皮肤和药物注射等途径进入体内，然后经过代谢分布到各种组织中，被体内的酶催化转换为直接致癌物。肝脏含有丰富的细胞色素 P450 酶系统，能将间接致癌物活化成为强效的亲电子物质，成为直接致癌物。同时机体内还存在谷胱甘肽、N－乙酰转移酶等能结合并灭活致癌物的酶系统，能通过生物转化将致癌物质变成无毒的亲水代谢产物排出体外。酶的作用是相对的，一些酶能活化某种致癌物，也能够灭活另一种致癌物，这主要取决于致癌物的化学结构。一般情况下，机体能够及时灭活吸收进体内和代谢产生的致癌物，保持致癌物代谢的相对平衡。但由于环境污染加重，生活饮食方式改变，人们在日常生活中接触致癌物的机会明显增多，多种致癌物进入机体后产生的累积作用和协同作用，以及进入机体的致癌物剂量超出机体代谢转化能力等各种因素导致肿瘤的发病率上升。

（三）常见的化学致癌物

1. 亚硝胺类　亚硝胺（nitrosamine）是近 30 年最受人注意的致癌物质之一，致癌谱很广。亚硝胺类化合物可分为亚硝酸胺和亚硝胺两类。亚硝酸胺为直接致癌物，如甲基亚硝基脲、甲基硝基亚硝基胍，这些物质的物理性质不稳定，体外试验可使细胞恶性转化，体内实验可诱发动物多种器官的肿瘤，亚硝胺类为间接致癌物，需经体内代谢后才具有致癌性。亚硝胺类又可分为脂肪族和环状亚硝胺。较常见的脂肪族亚硝胺有二甲基亚硝胺、二乙基亚硝胺等；环状亚硝胺有亚硝基哌嗪、亚硝基吗啉等。我国河南林县的流行病学调查表明，该地食管癌发病率很高与食物中的亚硝胺高含量有关。亚硝胺在体内经过羟化作用而活化，形成有很强反应性的烷化碳离子而致癌。

亚硝胺类化合物在环境中存在的方式有两个显著的特征：一是广泛存在于空气、水、香烟烟雾、熏烤肉类、咸鱼、油煎食品、酸菜中；二是环境中存在很多可以合成致癌性亚硝胺的前身物质。这些物质如亚硝酸盐、硝酸盐、二级胺等普遍存在于肉类、蔬菜、谷物、烟草、酒类及鱼类中。亚硝胺前身物质在酸性环境中易于合成亚硝胺。人的胃液 pH 为 1.3～3.0，是亚硝胺合成的理想场所。人类接触亚硝基化合物是不可避免的。亚硝胺能通过烷化 DNA 诱发突变，也能活化许多原癌基因导致癌变。

2. 真菌毒素　目前已知的真菌毒素有 200 余种，相当一部分是致癌的，称为致癌性真菌毒素，常见的有黄曲霉毒素、杂色曲毒素、灰黄霉素等。同一真菌毒素可由一种或数种真菌产生，一种真菌也可产生数种真菌毒素。真菌毒素主要诱发肝癌、肾癌，亦可诱发皮肤癌、骨癌、直肠癌、乳腺癌、卵巢癌、淋巴肉瘤等。

黄曲霉毒素（aflatoxins）是一类结构类似、致癌性极强的化合物，其毒性为氰化钾的 10 倍，为砒霜的 68 倍，其基本结构中都含有二呋喃环。黄曲霉毒素有 10 多种，毒性和致癌性最强的代表化合物为黄曲霉毒素 B_1，据估计其致癌强度比奶油黄大 900 倍，比二甲基亚硝胺大 75 倍，而且化学性质很稳定，不易被加热分解，煮熟后食入仍有活性。黄曲霉毒素进入体内可形成环氧化合物，然后再水解，最终与 DNA 等大分子结合诱发肿瘤。

我国和南非肝癌高发区的调查都显示黄曲霉毒素 B_1 在食物中的污染水平与肝癌的发病率有关。但这些地区同时也是乙型肝炎病毒（HBV）感染的高发区。在 HBV 感染与黄曲霉毒素 B_1 污染之间的关系方面，分子生物学的研究表明，黄曲霉毒素 B_1 的致突变作用使肿瘤抑制基因 p53 发生点突变而失去活性，而 HBV 感染所致的肝细胞慢性损伤和由此引起的肝细胞持续再生为黄曲霉毒素 B_1 的致突变作用提供了有利的条件。因此 HBV 感染与黄曲霉毒素 B_1 的协同作用是我国肝癌高发地区的主要致癌因素。此外，也已证明，在我国食管癌高发地区居民食用的酸菜中分离出的白地真菌，其培养物有促癌或致癌作用。

3. 多环芳烃类　多环芳烃化合物（polycyclic aromatic hydrocarbon）是一类含苯环的化学致癌物，又名多环碳氢化合物。这类化合物可形成三环、四环或五环的结构，致癌作用强，小剂量应用就能引起局部组织细胞的恶变。例如，3，4－苯并芘（BaP）、1，2，5，6－双苯并芘、甲基胆蒽（3－MC）、二甲基胆蒽（9，10－DMBA）等都是具有强致癌作用的多环芳烃类致癌物。这些化学物质广泛存在于外环境中，主要来源于工业废气、汽车废气及家庭烟道气等，烧烤肉、鱼食品中，以及烟草燃烧后的烟雾中也有含量较高的多环芳烃。石油及其衍生物燃烧后的分解产物也含有稠环芳烃类化合物。此类致癌物主要诱发肺癌和皮肤癌。

4. 芳香胺和偶氮染料类　芳香胺（aromatic amine）及偶氮染料（azo dye）是一类含有苯环与氮原子的化学致癌物，主要存在于各种着色剂、除草剂、防氧化剂、人工合成染料中，如 β - 萘胺、联苯胺、品红、苋菜红、奶油黄等化合物均是印染工业的基本原料，可导致膀胱癌、肝癌等。另外，烟草燃烧后的烟雾中也含芳香胺。

早就有人发现从事染料工业的工人易患膀胱癌，后经流行病学研究与动物试验证实苯胺染料工人容易发生膀胱癌的原因可能是长期接触染料中的 2 - 萘胺所致。

芳香胺类化合物在动物体内常在远隔部位诱发癌瘤（肝、膀胱、乳腺或结肠等部位），2 - 乙酰氨基芴（AAF）及其有关化合物引起大鼠肝癌时，其代谢过程主要在肝内进行。芳香胺类变成直接致癌物依赖两类酶的激活，产生的 N - 羟基 - 乙酰氨基芴硫酸酯（或乙酯），有强烈致癌性。此类活性酯与鸟嘌呤 C - 8 连接，使该两链区变性或框移突变。

偶氮染料分子结构中含有可致癌的偶氮基（—N═N—）。这类化合物的代表者是奶油黄（butter yellow），氯乙烯的代谢物氧化氯乙烯可引发大鼠或小鼠肝血管肉瘤。

5. 苯类　苯的致白血病作用比较肯定。自 1908 年首例报道苯致急性白血病以来，至 1974 年至少有 150 例相同报道。国内至 1982 年文献共报道苯中毒白血病 6 例。早年文献报道制鞋、凹版印刷和喷漆工中白血病发病率高于一般人群近 20 倍。1974 年土耳其调查制鞋工人中苯接触者急性白血病的发病率为 13/10 万，较一般人群高 2～3 倍。40 例因苯致白血病的类型包括急性粒细胞白血病（15 例）、红白血病（7 例）、白血病前期（7 例）、急性淋巴细胞白血病（4 例）、急性单核细胞白血病和急性粒单核细胞白血病（4 例）、慢性粒细胞白血病（2 例）、急性早幼粒细胞白血病及不能分类白血病各 1 例，未见慢性淋巴细胞白血病。苯致急性白血病以急性粒细胞白血病和红白血病为主。

6. 其他化学致癌物

（1）有致癌性的药、农药：某些抗癌药物对人类的致癌作用也已证明。例如，氮芥、环磷酰胺可诱发膀胱癌；白消安可致肺癌和乳腺癌，氯霉素、环磷酰胺、沙可来新、氨甲蝶呤等可诱发白血病，非那西丁可诱发肾盂癌。

致癌药物中最主要的一类为具有烷化作用的抗癌药，在理论上烷化作用能够引起基因及染色体突变。因使用该药物而导致第二种癌症，最常见的是白血病后的膀胱癌。

农药应用日益广泛，其致癌性问题已被引起注意。狄氏剂（Dieldrin）、艾氏剂（Aldrin）、毒杀芬（Toxaphene）、灭蚊灵（Mirex）等有机氯杀虫剂对动物有致癌作用。

（2）内源性致癌物：是指人和动物体内某些具有致癌性的正常成分或代谢产物，这些化合物在结构上多与外源性致癌物相类似。雌激素、肾上腺皮质激素还参与或促进 AAF 等致癌物的致癌作用。色氨酸的一些代谢产物，如 3 - 羟 - 犬尿酸原、3 - 羟 - 2 - 氨基苯甲酸、3 - 羟 - 2 - 氨基苯乙酮等可能作为内源性致癌物。研究发现给雄性小鼠注射雌激素可诱发乳腺癌及其他靶组织的肿瘤。

（3）植物致癌成分

1）双稠吡咯啶生物碱：此类物质经分子内电荷重排，形成一个游离基，即正碳离子或类似的亲电剂，呈强致癌性。

2）苏铁素：在肠道被啮齿动物肠道细菌丛的酶水解，释放出的非糖部分甲基偶氮氧甲醇，此化合物可使 DNA 烷化，其烷化性质和二甲基亚硝胺十分相似。

3）黄樟素：其结构已明确能在大鼠、小鼠肝内可形成最终致癌代谢物。

（4）微量元素及其他：铬（Cr）、镍（Ni）、砷（As）、镉（Cd）、铍（Be）、钼（Mo）、铅（Pb）、汞（Hg）等对人类有致癌作用。铁负荷过大的人易患肝癌，而明显缺乏者对致癌物的敏感性增加。

（5）石棉：石棉暴露可导致肺癌和间皮瘤发生。动物实验各种石棉注入胸膜腔几乎全部发生间皮瘤。不仅石棉作业人员，甚至石棉工业附近的居民也会发生间皮瘤。据调查吸烟与石棉在肺癌发生中有协同作用。肺癌死亡率在石棉作业人员比一般居民高 5~7 倍；吸烟者比不吸烟者高 7.84 倍；接触石棉并吸烟者比不接触石棉也不吸烟者高 92 倍之多。

（四）化学致癌物的鉴定

随着科学技术的发展，越来越多的新型化学物质被人工合成，并应用到日常生活的方方面面，如何灵敏、快速、准确地评价新化合物对人体的致癌性十分迫切。目前化学致癌物鉴定的方法包括体外致突变筛选、体内致癌性鉴定和人群流行病学调查三种方式。目前有 100 多种体外致突变筛选方法，其基本原理是通过在体外检测化学物质作用后的前核细菌或者真核细胞 DNA 是否出现突变，来判断该化学物质的致癌性。Ames 试验利用沙门菌作为研究对象，是经典的致突变筛选方法，能检测出 70%~90% 的已知化学致癌物。DNA 损伤诱导基因或 DNA 加合物检测技术、单细胞凝胶电泳（single cell gel electrophoresis，SCGE）技术是新发展的快速体外致突变筛选方法。然而体外筛选方法存在假阴性，无法筛选出非遗传毒性致癌物，而且体外培养的细胞不能真实反映其在体内的生物活性，因此，化学致癌物的鉴定必须进行动物体内致癌试验。一般的动物体内致癌试验至少需要 2 年时间，甚至 5~7 年，如果试验组动物肿瘤的发病率比对照组高 10% 以上，则认为该化学物质具有致癌性。由于普通的动物致癌试验耗时长，费用高，目前国外开始应用转移基因小鼠模型，通过转基因技术使小鼠对致癌物的敏感性增强，能够快速评价致癌物在动物体内的致癌能力。然而动物致癌试验的结论不能直接套用在人身上。人群流行病学调查是化学物致癌鉴定方法的重要组成部分，有很多已知致癌物是通过人群流行病学调查发现的。人群流行病学调查一般采用回顾性调查，而且很多肿瘤的发生是环境中多种致癌物质共同作用的结果，很难对具体某一种化学物质的致癌性进行客观评价，这些是人群流行病学调查存在的不足。可见，要对某种化学物质的致癌性进行鉴定，需要结合不同层次的鉴定方法，尽量做到灵敏、准确、快速，才能够满足现实的需要，并对肿瘤的防治起到指导作用。

二、物理致癌因素

物理致癌因素主要包括电离辐射和紫外线两种，其致癌效应的潜伏期很长。要揭示其对肿瘤发生率的影响，需收集大量受作用人群的流行病学资料，进行终生观察，有时甚至观察几代才有结果。物理因素可以使各种组织、体细胞对外源性和内源性致癌因子和辅助致癌因子的敏感性发生变化而致癌，也可以损伤遗传细胞在后代引起肿瘤。另外，异物、慢性炎性刺激和创伤亦可能与促癌有关。

1. 电离辐射 电离辐射是最主要的物理性致癌因素，主要包括以短波和高频为特征的电磁波的辐射，以及电子、质子、中子、α 粒子等的辐射。大量事实证明，长期接触镭、铀、氡、钴、锶等放射性核素可引起不同的恶性肿瘤。辐射能使染色体断裂、易位和发生点突变，因而激活癌基因或者灭活肿瘤抑制基因。由于与辐射有关的肿瘤的潜伏期较长，因此肿瘤最终可能当辐射所损伤的细胞的后代又受到其他环境因素（如化学致癌剂、病毒等）所致的附加突变之后，才会出现。

电离辐射对生物靶损伤的机制主要是产生电离，形成自由基。自由基的性质非常活泼，可以破坏正常分子结构而使生物靶受伤。DNA 是电离辐射的重要生物靶，电离辐射对 DNA 的损伤主要是单链断裂及碱基结构改变。电离辐射引起的 DNA 断裂，在细胞水平以染色体断裂形式表现出来，表现为多种染色体畸变方式，如重复、缺失、倒位、易位等。染色体畸变的形成直接影响结构基因在基因组内的正常排列，或造成基因片段的丢失或重排，甚至可能改变基因的调控机制。

目前日常生活中常用的手机、电脑等产生的电磁波是否对人体具有致癌性已经引起广泛关注，目前对手机辐射能否引起脑部肿瘤的研究结果不尽一致，还存在争议。另外，随着医疗技术的进步，X 线、CT、介入手术、放疗等医疗性放射线对患者和医疗工作者的致癌风险也值得重视。

与辐射有关的肿瘤包括以下几种。

（1）皮肤癌：放射性皮肤恶性肿瘤的临床特征均发生在受照部位。早期放射工作者在尚未懂得防护的情况下经常暴露在 X 线照射范围中，引起皮肤暴露处癌变，病变多见于手部，尤以手指为多。这多为放射工作者慢性放射损伤的结果。临床特征为局部皮肤萎缩变薄、粗糙、疣状增生、角质突起，或反复破裂形成溃疡，经久不愈。潜伏期较长，平均 20~29 年。捷克铀矿工人中由于 α 辐射体剂量达到

1 ~ 2Gy，矿工面部原发性皮肤基底细胞癌增多。

（2）白血病：受照人群中白血病的发病率随造血细胞受照剂量增加而增加，剂量愈大，潜伏期愈短，尤其与骨髓受照剂量有关，范围是 3 ~ 4Gy。国际放射防护委员会估计，成年人群全身照射每年 1cGy，则将在 10 万人口中诱发 2 例白血病和 2 例其他恶性肿瘤。此外，发生率还与受照年龄、性别有关，20 岁以下与 35 ~ 49 岁者发生率高，男性略高于女性。

（3）甲状腺癌：甲状腺不论经内照射或外照射，接受 0.2Gy 照射量均可能导致肿瘤，病理学为滤泡性腺癌，而甲状腺髓样癌在受照对象中发生率未见增加。受照女性的甲状腺癌发生率较男性者为高。年龄在 5 岁以下者较其他年龄组有更高的危险性。成年人的发生率仅是儿童的一半。

（4）肺癌：辐射诱发肺癌可由外照射或内照射引起。辐射导致肺癌的资料主要来自日本广岛、长崎的原子弹爆炸幸存者，接受 X 线照射治疗的强直性脊髓炎患者，以及接受氡照射的铀矿工的流行病学调查。在气管、支气管和肺剂量达到 1Gy 时 14 年后可检出肺癌。

（5）乳腺癌：在辐射所致乳腺癌中激素起着重要作用，其发生率与剂量呈线性关系。育龄妇女对辐射的敏感性最高，40 岁以上敏感性差。受照者多在 15 ~ 20 年后发生乳腺癌。

（6）骨肿瘤：在低 LET 即 γ 射线或 X 线辐射的情况下，如日本原子弹爆炸的幸存者中，其辐射剂量达 4Gy 未见骨肿瘤。在医疗照射大剂量情况下，如用 X 线治疗强直性脊柱炎的患者可致骨肿瘤，但未发现剂量与反应之间的关系。内照射如 α 辐射体的 ^{224}Ra 和 ^{226}Ra 引起的骨肉瘤与剂量有线性关系。

（7）多发性骨髓瘤和淋巴瘤：1990 年美国电离辐射生物效应委员会的报告中收集了日本原子弹爆炸幸存者的资料（≤100cGy）、X 线治疗后患者的随访资料、放射工作者及有内照射影响的工人等的各国资料，共发现 50 例多发性骨髓瘤，发生率有所增加。淋巴瘤死亡率的增加仅发现在美国 1920—1930 年从事放射工作的人员，因当时防护条件较差，接受辐射剂量较高。当今美国和中国的 X 线工作者中均未见淋巴瘤发病率增加。

（8）其他肿瘤：在 X 线治疗头癣的儿童中调查 2 215 例，随访 25 年，估计照射脑部剂量达 1.4Gy 者，出现 8 例肿瘤（恶性 3 例），对照组 1 413 例无 1 例脑肿瘤。国内徐秀凤对 300 例 X 线治疗头癣患者调查，模拟计算脑部的吸收剂量为 64.5 ~ 281.5cGy，发现颅内肿瘤 2 例。

2. **紫外线**　紫外线对人和动物的皮肤有致癌作用。研究发现紫外线的平均年照射量和皮肤癌发病率相关，紫外线照射的时间长短和频率是其致癌性的重要因素。流行病学调查显示，受紫外线照射后皮肤基底细胞癌发病率为正常对照组的 10 倍，还有研究发现皮肤基底细胞癌和鳞状细胞癌的发病率与地球纬度有关，居住在赤道较近人群的发病率明显高于距赤道较远人群，提示皮肤癌与紫外线照射强度相关。紫外线与黑色素瘤也有关系，有资料认为白人的黑素细胞受紫外线作用而易致恶变，而黑人的黑色皮肤保护了黑素细胞，使其免受紫外线照射，因而可减少其发病。另外，有多个流行病学调查研究证实日常的紫外线照射防护能够明显降低皮肤癌发病率，从反面证实紫外线是皮肤癌的重要致癌因素。

紫外线（ultraviolet，UV）包括三种不同的波段：UVA（320 ~ 400nm）、UVB（280 ~ 320nm）和 UVC（200 ~ 280nm），通过大气层到达地球表面 90% ~ 99% 是 UVA，1% ~ 10% 是 UVB。UVB 能直接引起 DNA 断裂、交联，UVA 主要通过产生氧化物间接损伤 DNA，虽然照射皮肤的紫外线主要是 UVA，但 UVB 的致癌能力是 UVA 的 1 000 ~ 10 000 倍。紫外线照射导致 DNA 形成环丁烷嘧啶二聚体（cyclobutane pyrimidine dimmer，CPD）和 6 - 4 光产物（6 - 4 photoproduct）。正常情况下，机体能够通过光修复（photoreactivation）和核苷酸切除修复（nucleotide excision repair）机制修复这两种 DNA 损伤，部分不能及时修复损伤的细胞则出现生长停滞或者凋亡，阻止细胞癌变。着色性干皮病患者由于缺乏切除嘧啶二聚体的修复酶类，从而无法有效地清除这种二聚体，导致基因结构改变、DNA 复制错误，很容易患皮肤肿瘤。

研究发现 UVA 能够激活细胞 MAPK 信号传导通路，引起 AP - 1 转录和 COX - 2 表达增加，认为紫外线可能通过此途径促进皮肤肿瘤的发生。动物实验发现紫外线照射能够抑制皮肤迟发型超敏反应，诱导调节性 T 细胞和 IL - 10 的产生，抑制机体的免疫功能，这可能是导致皮肤肿瘤发生的原因之一。

3. **热辐射**　克什米尔人冬季习惯用怀炉取暖，有时在腹部引起"怀炉癌"；我国西北地区居民冬季烧火取暖，有时臀部皮肤发生癌变形成所谓"炕癌"。这些说明长期的热辐射可能有一定的促癌作用。在烧伤瘢痕的基础上易发生"马乔林溃疡"，有人在烧伤瘢痕中发现了化学致癌物。

三、致瘤性病毒

病毒在肿瘤病因学方面的作用已有 90 多年的研究历史。尽管病毒与人类恶性肿瘤的病因学关系仍未完全阐明，但有实验证据表明某些病毒确实与人类某些恶性肿瘤有关。1908 年 Ellermann 和 Bang 首先证明白血病鸡的无细胞滤液可于健康鸡中诱发白血病，为病毒致癌的实验性研究奠定了基础。随后 1911 年，Rous 将患有肉瘤的鸡除去肿瘤细胞的肿瘤滤液进行移植实验，也成功地诱发健康鸡发生肉瘤。1933 年 Shope 将病毒所致的野兔乳头状瘤进行皮下移植实验，发生浸润性鳞癌；随后 1934 年 Luck'e 观察到可以通过冻干的无细胞提取物传播蛙肾癌；1936 年 Bittner 首次证明含有致瘤病毒的乳汁可将鼠乳腺癌传给子代。到 20 世纪 50 年代，科学家已发现鼠白血病是由病毒引起的，20 世纪 60 年代初在电子显微镜下证实了这种病毒的形态。1962 年 Burkitt 发现病毒可以引起淋巴瘤。1964 年 Epstein 和 Barr 在 Burkitt's 淋巴瘤细胞培养液中发现该病毒，命名为 EB 病毒（EBV），后证实该病毒与鼻咽癌密切相关，这是最早发现的与人肿瘤存在明显病因学关系的病毒。20 世纪以来随着分子生物学的蓬勃发展，病毒瘤基因相继被克隆，功能被阐明。在此基础上，从信号转导与细胞周期的角度进一步探索致瘤病毒导致肿瘤发生的分子机制，已获得了环境因素如何与宿主基因相互作用的一些实验依据，这些进展极大地丰富了人们对病毒致瘤分子机制的认识。

肿瘤病毒是指能引起机体发生肿瘤，或使细胞恶性转化的一类病毒。肿瘤病毒与宿主细胞的相互作用引起细胞恶性转化，关键在于有致癌作用的病毒基因与细胞 DNA 发生整合（integration），这样，病毒基因就成为细胞 DNA 的一个组成部分，可干扰宿主细胞分化、分裂和生长的控制，从而导致恶性转化。

1. 致瘤性病毒分类 根据所含核酸类型分致瘤性 RNA 病毒和致瘤性 DNA 病毒两大类与人类相关的致瘤性病毒（表 1-3）。

表 1-3 致瘤性病毒分类主要特征

致瘤性 RNA 病毒	致瘤性 DNA 病毒
既有病毒增生，又可转化细胞	只有转化细胞作用，无病毒增生（EBV 除外）
转化细胞效果很高，有时一个病毒分子即可转化	转化效果很差，可能需要 10~100 个病毒分子才能转化
有反转录酶存在	无反转录酶存在
有包膜	不一定有包膜

与动物或人类肿瘤有关的致瘤性 DNA 病毒有五大类：乳多空病毒类、腺病毒类、疱疹病毒类、乙型肝炎病毒类及痘病毒类。致瘤性 DNA 病毒的共同特征为：病毒的致癌作用发生在病毒进入细胞后复制的早期阶段，相关的瘤基因多整合到宿主细胞 DNA 上。此外，DNA 病毒一般没有细胞内同源物，其编码的蛋白质主要为核蛋白，直接调节细胞周期，并与抑癌基因相互作用，从而使细胞周期紊乱。

与禽类、哺乳类动物和人类肿瘤有关的致瘤性 RNA 病毒主要是反转录病毒。由于病毒类型的不同，它们是通过转导（transduction）或插入突变（insertional mutagenesis）这两种机制将其遗传物质整合到宿主细胞 DNA 中，并使宿主细胞分生转化的。①急性转化病毒：这类病毒含有从细胞的原癌基因转导的病毒癌基因，如 src、abl、myc 等，这些病毒感染细胞后，将以其病毒 RNA 为模板通过反转录酶合成的 DNA 片段整合（integration）到宿主的 DNA 链中并表达，导致细胞的转化；②慢性转化病毒：这类病毒（如鼠乳腺癌病毒）本身并不含有癌基因，但是有促进基因，当感染宿主细胞后促进基因也可由于反转录酶的作用而插入到宿主细胞 DNA 链中的原癌基因附近，引起正常的或突变的原癌基因激活并且过度表达，使宿主细胞转化。

2. 致瘤性病毒感染宿主细胞的方式与细胞转化 病毒感染细胞后，细胞的表现或是死亡，或是增生，病毒的遗传基因可存在于增生细胞之中。病毒是分子生物，病毒影响细胞的生命活动，细胞被感染后病毒的变化有两种。

（1）增生性感染（productive infection）或裂解性感染（lytic infection）：病毒能在细胞中繁殖复制，导致细胞裂解、死亡，这种细胞称为允许性细胞（permissive cell）。在增生性感染中，全部病毒复制所需的基因充分表达。但病毒繁殖引起细胞裂解死亡，病毒失去寄生场所。

（2）非增生性感染（non‑productive infection）或顿挫性感染（abortive infection）：病毒在细胞内完全不能复制，或复制率很低。宿主感染后，细胞可存活，病毒复制在细胞周期的某阶段，并非所有病毒基因均能表达，实质是病毒使细胞发生遗传性改变，这种细胞称为非允许性细胞（non‑permissive cell）。病毒核酸整合于细胞核酸中，使细胞发生细胞遗传信息改变即发生转化。

3. 常见致瘤性病毒举例　人类肿瘤的 15%～20% 与病毒有关，对于有些肿瘤如肝癌、宫颈癌等，病毒感染则是主要原因。与人类肿瘤发病相关的致瘤性 DNA 和 RNA 病毒主要有 EB 病毒、乙型肝炎病毒（HBV）、丙型肝炎病毒（HCV）、人乳头状瘤病毒、人类 T 细胞白血病病毒（HTLV）等，它们分别与鼻咽癌、Burkitt's 淋巴瘤、肝癌、宫颈癌、人类 T 细胞白血病和成人 T 细胞性白血病有关。

（1）EBV 与鼻咽癌（NPC）及 Burkitt's 淋巴瘤的关系：EBV 属于疱疹病毒（herpes virus），与多种人类肿瘤相关，如 Burkitt's 淋巴瘤、霍奇金病（Hodgkin 病）、非霍奇金淋巴瘤、原发性中枢神经系统淋巴瘤、移植后淋巴增生性紊乱淋巴瘤、致死性 X 性连锁淋巴细胞增生综合征、鼻咽 T/NK 细胞淋巴瘤、鼻咽癌、淋巴上皮样癌、胃腺癌、肺癌、乳腺癌、大肠癌等。其中关系最明确的是鼻咽癌（NPC）和 Burkitt's 淋巴瘤。新近研究发现在胸腺瘤、胆管癌、平滑肌瘤、肝肉瘤中也可以检测出 EBV。

EBV 一般在幼年感染人群，人群中 90% 以上的个体都有 EBV 感染史。在被它感染的宿主血清中可检查出多种特异性的 EBV 相关抗体，包括病毒壳抗原（VCA）、膜抗原（MA）、早期抗原（EA）、核抗原（EBNA）等的抗体。EBV 基因组在潜伏感染状态时编码 11 种蛋白产物，其中潜伏膜蛋白（LMP1）被认为是病毒的致瘤蛋白。

最早发现的 EBV 血清流行病与 NPC 相关的证据是 Old 等 1966 年发现在 NPC 患者血清存在抗 EBV 的沉淀抗体。目前 VCA‑IgA、EA‑IgA 尤其具有临床诊断意义。NPC 标本中有 EBV‑DNA 的存在和抗原的表达，抗原 EBNA1、LMP1 的表达证明 EBV 与 NPC 关系密切。

在 NPC 中，EBNA1 是维持潜伏状态所必需，LMP1 在体外能使上皮细胞分化障碍，并发生明显的形态学变化。LMP1 基因转染 PHEK‑1 细胞（一种非致癌的、角化的、永生的上皮细胞），使其由原来的扁平、多角形转变成束梭形、多层生长的细胞。LMP1 可能在鼻咽上皮癌变早期起重要作用，使其分化成熟障碍，在其他因素共同作用下，最终导致鼻咽上皮细胞形成肿瘤。

Burkitt's 淋巴瘤是一种 B 细胞性的肿瘤，流行于非洲东部和散发于世界各地。在流行地区，所有患者的瘤细胞都携带 EBV 的基因组成分并且出现特异的染色体易位 t（8；14）。EBV 对 B 细胞有很强的亲和性，能使受染的 B 细胞发生多克隆性的增生。在正常的个体这种增生是可以控制的，受染者没有症状或者临床表现为自限性的传染性单核细胞增生症。而在非洲流行区，由于疟疾或其他感染损害了患者的免疫功能，受染 B 细胞仍持续增生。在此基础上如再发生附加的突变［如 t（8；14）］，则后者使 C‑myc 激活，导致进一步的生长控制丧失，并在其他附加基因损伤的影响下，最终导致单克隆性的肿瘤出现。

（2）肝炎病毒与原发性肝癌：乙型肝炎病毒（HBV）属于嗜肝 DNA 病毒科。完整的 HBV 称 DANE 颗粒，与人类原发性肝细胞癌的发生有密切的关系。首先，流行病学调查表明人群中 HBV 的感染率与原发性肝细胞癌的发生率呈平行关系，75%～80% 的原发性肝细胞癌是由肝炎病毒持续性感染引起的，其中 50%～55% 归因于 HBV 感染。肝癌（HCC）患者血清 HbsAg 阳性率高于正常人；台湾前瞻性流行病学调查结果得出，HbsAg 阳性者患 HCC 的危险性是阴性者的 217 倍；HbsAg 阳性者 50% 以上死于肝硬化或肝癌，HbsAg 阴性人群中肝硬化和肝癌的发生率仅为 2%。

肝癌发生率与 HBV 的基因型和 HBV 的 DNA 拷贝数密切相关。HBV 包括 8 种基因型，亚洲地区的 HBV 主要为 B、C 型，研究表明 C 型 HBV 更容易诱发肝癌，而在西方国家 D 型比 A 型更容易诱发肝癌。HBeAg 和 HBsAg 双阳性人群比单纯 HBsAg 阳性人群患肝癌的风险增加 6 倍，血清 HBV 的 DNA 拷

贝数大于 10^5 个/mL 是肝癌发生的独立危险因素。

从临床情况看，肝癌多从慢性乙型肝炎、肝硬化演变而来。从病理资料看，肝癌大多并发大结节性肝硬化，在我国这种肝硬化多由 HBV 感染所致。在 HBV 血清指标阴性的 HCC 患者肝组织及肝癌细胞株中都可检测到整合的 HBV DNA。近来研究发现 HBV 编码的 X 基因具有一定的转化细胞的功能，动物致癌实验证明其能引起实验性肝癌。用 HBV 疫苗预防乙型肝炎的发生，有可能降低和控制肝癌的发病。

从致癌机制看，目前认为 HBV 诱发肝癌是一个涉及多种因子、多步骤协同作用的过程。感染 HBV 后，HBV 基因整合进肝细胞基因组是诱发癌变的第一步，如 HBV 基因能够整合到 C - myc 癌基因和端粒酶、反转录酶基因等。HBV 基因随机整合到肝细胞基因组，有可能导致肝细胞癌基因的激活、抑癌基因的丢失和细胞周期调控基因的突变。慢性 HBV 感染导致持续的肝脏慢性炎症，肝细胞坏死、再生和肝脏纤维化，在这个过程中，肝细胞基因的突变逐渐累积，最终导致肿瘤的发生。

丙型肝炎病毒（HCV）也与肝癌发生密切相关，HCV 是单链 RNA 病毒，与 HBV 不同，HCV 感染人体后不整合到肝细胞基因组中，主要通过引起机体慢性免疫反应，间接损伤肝细胞。HCV 核心蛋白能够作用于多条细胞生长的信号转导途径，影响细胞增生调控，在致癌过程中发挥重要作用。全球 25% ~30% 的原发性肝细胞癌可归因于 HCV 感染，在日本，高达 70% HCC 由 HCV 感染引起。

（3）人乳头状瘤病毒与宫颈癌：人乳头状瘤病毒（human papillomavirus，HPV）是属于乳多空病毒科的乳头瘤空泡病毒 A 属，是球形 DNA 病毒，能引起人体皮肤黏膜的鳞状上皮增生。目前已分离出 130 多种亚型，不同的型别引起不同的临床表现。其中皮肤低危型与人类异常疣、尖锐湿疣、传染性软疣等良性肿瘤的形成有关，黏膜低危型与生殖器、肛门、口咽部、食管黏膜感染有关。大约有十几种 HPV 类型，被称为"高风险"的类型，因为它们可以导致子宫颈癌，以及肛门癌、外阴癌、阴道癌、阴茎癌，尤其是 HPV16 和 HPV18，大约 99.7% 的宫颈癌患者存在这两种亚型的感染。在超过 90% 的宫颈癌组织中可检测到这两型 HPV 核酸的同源序列，而且可以检测到 HPV 编码的 E6 和 E7 基因转录产物，现认为 E6 和 E7 是 HPV 的原癌基因。

临床研究表明重组人乳头瘤病毒四价疫苗（6、11、16、18 型）肌内注射能引起机体产生很强的获得性免疫反应，最近一项关于该疫苗的安全性和有效性评价的临床试验表明：此疫苗几乎可以 100% 地预防 HPV6、11、16、18 型 4 种 HPV 引起的持续性感染、宫颈癌前病变和外生殖器病变，2006 年美国疾病预防控制中心推荐 11 ~26 岁女性接种 HPV 四联疫苗，以预防宫颈癌和其他 HPV 相关疾病。

（4）HTLV 与人类 T 细胞白血病：目前已知的与人肿瘤相关的反转录病毒有人类 T 细胞白血病病毒（HTLV）和成人 T 细胞白血病病毒（ATLV）。ATLV 与 HTLV 有序列上的同源性，属于同一家族，归入 I 型 HTLV，是与人类肿瘤发生密切相关的一种 RNA 病毒，与主要流行于日本和加勒比地区的 T 细胞白血病/淋巴瘤有关。HTLV - 1 病毒与 AIDS 病毒一样，转化的靶细胞是 $CD4^+$ 的 T 细胞亚群（辅助 T 细胞）。HTLV - 1 在人类是通过性交、血液制品和哺乳传播的。受染人群发生白血病的概率为 1%，潜伏期为 20 ~30 年。HTLV 的基因组结构为典型的反转录病毒基因组结构，保留完整的结构基因，本身不携带癌基因，但编码两个反式调节蛋白 Tax 及 Rex，Tax 基因可在转基因鼠中诱发多发性间质肿瘤。

综上所述，致瘤性病毒感染肯定与某些人类肿瘤发病有关，但是单独病毒感染尚不足以引起肿瘤，还需要其他一些因素参与，如细胞类型特异的丝裂原刺激、免疫抑制及遗传因素等，还包括某些化学因素的协同作用。

除了病毒之外，某些细菌引起的慢性炎症也可导致肿瘤的发生，如幽门螺杆菌是癌前病变（萎缩性胃炎、肠上皮化生）的重要病因和促成因素，与胃腺癌和胃黏膜相关淋巴瘤（MALT 淋巴瘤）的发生、发展有密切关系。某些寄生虫也可以引起人类肿瘤，如华支睾吸虫与肝癌、麝猫后睾吸虫与胆囊癌、埃及裂体吸虫与膀胱癌等。

（冀　叶）

第三节　肿瘤发生的机体因素

肿瘤发生和发展是一个十分复杂的问题，除了外界致癌因素的作用外，机体的内在因素也起着重要作用，后者包括宿主对肿瘤的反应，以及肿瘤对宿主的影响。这些内在因素是复杂的，许多问题至今尚未明了，还有待进一步研究。机体的内在因素可分为以下几方面。

一、遗传与肿瘤

肿瘤流行病学、肿瘤临床统计学资料提示，肿瘤的发生与宿主遗传因素有一定关系。例如，在中国人中，广东人的鼻咽癌发生率最高。在新加坡的中国人、马来西亚人和印度人，其鼻咽癌的发病率之比为 13.3 ∶ 3.2 ∶ 0.4；又如日本人患松果体癌的概率比其他国家人群高 11～12 倍，提示肿瘤的发生与遗传背景相关。胃癌、膀胱癌、肝癌、男性乳腺癌、白血病和霍奇金病等均有家族聚集现象，法国报告一家系中连续五代 24 个女性成员中有 10 人患乳腺癌。遗传性肿瘤综合征（hereditary cancer syndrome）家族中常有多个成员早年就患有肿瘤，存在成对的器官同时发生肿瘤，或者同一个体出现多种原发肿瘤的特点。

近年来，根据一些高癌家族系谱的分析，遗传因素与肿瘤发生的关系有以下几种不同情况。

1. 呈常染色体显性遗传的肿瘤　如视网膜母细胞瘤、肾母细胞瘤、肾上腺或神经节的神经母细胞瘤等。一些癌前疾病，如结肠多发性腺瘤性息肉症、神经纤维瘤病等本身不是恶性肿瘤，但恶变率极高，有 100% 的结肠家族性多发性腺瘤性息肉病的病例在 50 岁以前发生恶变，成为多发性结肠腺癌。这些肿瘤和癌前疾病都属单基因遗传，以常染色体显性遗传的规律出现。其特点为早年（儿童期）发病，肿瘤呈多发性，常累及双侧器官。

2. 呈常染色体隐性遗传的遗传综合征　如患 Bloom 综合征（先天性毛细血管扩张性红斑及生长发育障碍）时易发生白血病及其他恶性肿瘤；毛细血管扩张性共济失调患者多发生急性白血病和淋巴瘤；着色性干皮病患者经紫外光照射后易患皮肤基底细胞癌、鳞状细胞癌或黑色素瘤。这些肿瘤易感性高的人常伴有某种遗传缺陷，如免疫缺陷、染色体缺陷和内切酶等的缺陷。

3. 遗传因素与环境因素在肿瘤发生中起协同作用　环境因素更为重要，决定这类肿瘤的遗传因素是属于多基因的。目前发现不少常见肿瘤有家族史，如乳腺癌、胃肠癌、食管癌、肝癌、鼻咽癌、白血病、子宫内膜癌、前列腺癌、黑色素瘤等。

总的说来，不同的肿瘤可能有不同遗传传递方式，真正直接遗传的只是少数不常见的肿瘤。遗传因素在大多数肿瘤发生中的作用是对致癌因子的易感性或倾向性。Kundson（1974）提出二次突变假说（two hit hypothesis）来解释遗传性损害在肿瘤发生中作用。以现代分子生物学的术语来描述这一假说是：以视网膜母细胞瘤为例，Rb 基因定位于染色体 13q14，只有两条同源染色体上的 Rb 等位基因都被灭活，即需经两次突变后，才能使肿瘤发生。在家族性视网膜母细胞瘤患儿基因组中已经存在一个从父母得到的有缺陷的 Rb 基因拷贝，另一个 Rb 基因拷贝正常（杂合型），因而只要再有一次体细胞突变，即可形成肿瘤（纯合型）。这种家族性视网膜母细胞瘤的患儿年龄小，双侧发病的较多。而在散发性的视网膜母细胞瘤的患儿，由于其两个正常的 Rb 等位基因都要通过体细胞突变而失活才能发病，故出现这种病例的可能性只有家族性的万分之一，而且发病较晚，多为单侧。

近年来，单核苷酸多态性（single nucleotide polymorphism，SNP）与肿瘤关系的研究进展，让遗传和肿瘤的关系更加清晰。在正常人群中基因组存在多样性，当基因组 DNA 一个位点上有两个可互相替换的碱基出现的频率均大于 1/100 时，该位点即称为单核苷酸多态性位点。SNP 位点具有高密度和高保守的特点，能够比以往的遗传标记提供更多的遗传信息和更准确的基因定位。通过分析基因组中不同 SNP 位点与肿瘤易感性的关系，能够定位肿瘤易感基因，确定患某肿瘤的高危人群，这将有助于阐明肿瘤发生的分子机制，使肿瘤的预防更有针对性，甚至实现肿瘤的个体化预防。

二、免疫与肿瘤

肿瘤恶性转化是由于遗传基因的改变引起的。有些异常基因表达的蛋白可引起免疫系统的反应，从而使机体能消灭这些"非己"的转化细胞。如果没有这种免疫监视机制，则肿瘤的发生要比实际上出现的多得多。关于肿瘤免疫的研究不仅对肿瘤的发生有重要的意义，而且为肿瘤的免疫治疗指出了方向。

1. 肿瘤抗原　引起机体免疫反应的肿瘤抗原可分为两类：①只存在于肿瘤细胞而不存在于正常细胞的肿瘤特异性抗原；②存在于肿瘤细胞和某些正常细胞的肿瘤相关抗原。

尽管在肿瘤特异性抗原的研究上花费了大量的时间和精力，企图寻找某种肿瘤的特异性抗原。但是现已在化学致癌的动物模型中发现，肿瘤特异性抗原是个体独特的，即不同个体中同一种致癌物诱发的同一组织学类型的肿瘤有不同的特异性抗原。因此用检测某种肿瘤特异性抗原来诊断或用某抗体来治疗某些肿瘤的可能性在目前尚不存在。肿瘤特异性抗原的个体独特性的原因是，癌变时癌基因发生突变的随机性引起异常蛋白的随机出现，因而无法产生特定的针对某一类肿瘤的抗原。

肿瘤相关抗原在肿瘤中的表达，推测与遗传因素的改变有关。它们又可分为两类：肿瘤胚胎抗原和肿瘤分化抗原。前者在正常情况下出现在发育中的胚胎组织而不见于成熟组织，但可见于癌变组织。例如，在胚胎肝细胞和肝细胞性肝癌中出现的甲胎蛋白，以及在胚胎组织和结肠癌中出现的癌胚抗原。后者是指肿瘤细胞具有的与分化程度有关的某些抗原。例如，前列腺特异抗原见于正常前列腺上皮和前列腺癌细胞。肿瘤相关抗原在有关肿瘤的诊断上是有用的标记，也可用此制备抗体，用于肿瘤的免疫治疗。

2. 抗肿瘤的免疫效应机制　肿瘤免疫反应以细胞免疫为主，体液免疫为辅。参加细胞免疫的效应细胞主要有细胞毒性 T 细胞（CTL）、自然杀伤细胞（NK）和巨噬细胞。CTL 被白细胞介素 – 2（IL – 2）激活后可以通过其 T 细胞受体识别瘤细胞上的人类主要组织相容性复合体（major histocompatibility complex，MHC）Ⅰ型分子而释放某些溶解酶将瘤细胞杀灭。CTL 的保护作用在对抗病毒所致的肿瘤（如 EBV 引起的 Burkitt's 淋巴瘤和 HPV 导致的肿瘤）时特别明显。NK 细胞是不需要预先致敏的，其能杀伤肿瘤细胞的淋巴细胞。由 IL – 2 激活后，NK 细胞可以溶解多种人体肿瘤细胞，其中有些并不引起 T 细胞的免疫反应，因此 NK 细胞是抗肿瘤免疫的第一线的抵抗力量。NK 细胞识别靶细胞的机制可能是通过 NK 细胞受体和抗体介导的细胞毒作用（antibody – dependent cellular cytotoxicity，ADCC）。巨噬细胞在抗肿瘤反应中是与 T 细胞协同作用的，T 细胞产生的 α – 干扰素可激活巨噬细胞，而巨噬细胞产生的肿瘤坏死因子（TNF – α）和活性氧化代谢产物在溶解瘤细胞中起主要作用。此外巨噬细胞的 Fc 受体还可与肿瘤细胞表面的 IgG 结合，通过 ADCC 杀伤肿瘤细胞。体液免疫参加抗肿瘤反应的机制主要是激活补体和介导 NK 细胞参加的 ADCC。

3. 免疫监视　免疫监视机制在抗肿瘤中作用中最有力的证据是，在免疫缺陷病患者和接受免疫抑制治疗的患者中，恶性肿瘤的发病率明显增加。先天性免疫缺陷病（如 X – 性联无 γ 球蛋白血症）的患者有 5% 发生恶性肿瘤，这比对照组高出 200 倍。在器官移植的受者和 AIDS 患者中发生淋巴瘤的可能也大大增加。恶性肿瘤患者随着病程的发展和病情恶化常伴有免疫功能普遍下降，这在晚期患者尤为突出。相反，有些肿瘤，如神经母细胞瘤、恶性黑色素瘤和绒毛膜上皮癌等肿瘤患者，由于机体免疫功能增高，肿瘤可自发消退。但大多数恶性肿瘤乃发生于免疫功能正常的人群，这些肿瘤能逃脱免疫系统的监视并破坏机体的免疫系统，其机制还不甚清楚。

三、年龄与肿瘤

肿瘤和年龄的关系密切，儿童、青年和成人的肿瘤谱存在着明显的区别。儿童较多见母细胞瘤，如肾母细胞瘤、肝母细胞瘤、神经母细胞瘤、视网膜母细胞瘤；还多见来自间叶组织的肉瘤，尤其是快速生长的间叶组织（淋巴造血组织等）的肿瘤，如急性粒细胞白血病、急性淋巴细胞白血病、淋巴瘤等。青年除多见淋巴造血组织肿瘤外，骨和软组织的恶性肿瘤也甚常见，如骨肉瘤、纤维肉瘤、横纹肌肉瘤等。成人则多发生上皮来源的癌。

造成上述差别的原因尚不清楚，可能包括多方面的因素，如组织的分化与成熟程度、致癌物质的作用环节、剂量效应关系和宿主反应性、随年龄增长的物质代谢差异、激素水平及特殊刺激物质的作用等。

一般随着年龄的增长，癌的发生率上升，原因可能包括以下几个方面：①致癌刺激物引起细胞损伤、转化、恶变和肿瘤形成需要有一个较长的发展过程，可能青年时代接受致癌物刺激，但到老年才出现癌症；②老年人免疫力降低，对突变细胞的免疫监视作用减弱，以致癌的发生率增高；③随着人类平均年龄增长，肿瘤的相对发病率也增高，老年人中癌症也更多见到。

四、性别与肿瘤

除了性器官及与性激素有密切关系的器官（如乳房、前列腺）的肿瘤外，女性肿瘤的发病率为男性的40%～70%。就肿瘤类别而言，女性的胆管、甲状腺肿瘤较为常见，而男性多见肺、鼻咽、胃肠道肿瘤。除了不同性激素可以影响不同性器官的肿瘤发生外，主要可能与男女性染色体的不同和某一性别较多地接受某种致癌因子的作用有关，另外，工作和生活环境的不同及某些癌前病变也可能参与这种差异的形成。

性器官（卵巢、子宫、睾丸）和与性激素密切相关的器官（如乳房、前列腺）是性激素的靶器官，这些器官的细胞上都有特异的性激素受体，导致所谓激素依赖性肿瘤的发生。职业和工作环境污染对肿瘤在男女性别上的不同发病率也有影响。一般来说，男性从事某些职业及接触工作环境的污染机会比较多，因而某些肿瘤在男性中的发病率比较高。例如，染料工厂中接触大量苯胺所导致的膀胱癌，接触氯乙烯导致的肝血管肉瘤，石棉工人中的间皮瘤，硅沉着病患者并发肺癌和放射线工作者中多见的手部皮肤癌等都多见于从事这类工作又未注意防护的男性。另外，女性中胆管结石和慢性炎症较为多见，作为一种癌前病变，导致胆管肿瘤的发病率增高。

五、肥胖症与肿瘤

体重指数（body mass index，BMI）在25～30kg/m² 为超重，大于30kg/m² 为肥胖症。世界卫生组织（WHO）2005年报告全球约有4亿人患有肥胖症，预计2015年将达到7亿人。肥胖症与糖尿病、原发性高血压、心脑血管疾病关系密切，已经成为影响人类健康的全球化问题。研究认为肥胖增加患乳腺癌、子宫内膜癌、食管癌、结肠癌、肾癌、前列腺癌的风险，这可能与脂肪组织影响体内类固醇激素、胰岛素代谢，释放生长因子和炎症因子等因素有关。也有研究认为是由于脂肪组织能够储存二噁英（dioxin）、有机氯杀虫剂等多种脂溶性致癌物质，逐渐积蓄的致癌物在脂肪水解或脂肪细胞凋亡时，从脂肪组织释放出来，达到足以致癌的浓度，导致细胞出现恶变。体重明显下降，脂肪水解过多将使释放到外周的致癌物质浓度更高。虽然目前已有不少流行病学和实验数据证明肥胖症与多种肿瘤有密切关系，但具体的致癌机制还不十分清楚。

六、炎症与肿瘤

在150多年前，Rudolph Virchow发现肿瘤组织中浸润有炎症细胞，并且肿瘤容易发生在有慢性炎症的部位，开始揭开炎症与肿瘤之间关系的神秘面纱。炎症是机体对内、外源性损伤因子的一种生理性防御反应，涉及多种炎症细胞和炎症因子。炎症与肿瘤存在联系已经成为一种共识，这是基于来源于流行病学、分子生物学和转基因动物实验多方面的证据：炎性疾病增加膀胱癌、宫颈癌、胃癌、肠癌等肿瘤发生的风险；非甾体类消炎药物能够降低患结肠癌、乳腺癌的风险和死亡率；大多数肿瘤组织中存在炎症细胞、趋化因子、细胞因子；针对炎症细胞、炎症介质和因子（TNF-α、IL-1β、COX-2）、炎症相关转录因子（NF-κB、STAT3）的治疗措施能够降低肿瘤的发病率，减缓肿瘤的扩散。

炎症是肿瘤微环境中的一个关键组分。最近的研究进一步揭示了炎症和肿瘤之间在分子和细胞水平是相互联系的两种途径。内源性途径：不同种类的原癌基因的激活促进炎症相关因子的表达和炎性环境的形成。外源性途径：炎性状态促进肿瘤转移，炎症介导肿瘤转移过程中的关键因素包括转录因子、细胞因子、趋化因子和白细胞浸润。但是炎症能否直接导致肿瘤发生？炎症是否是肿瘤发生发展过程中的必然因素？这些问题还有待进一步的研究来解答。

七、种族和地理因素

某些肿瘤在不同种族或地区中的发生率有相当大的差别，如欧美国家的乳腺癌年死亡率是日本的4～5倍，而日本的胃癌年死亡率比美国高7倍。在我国广东、四川和香港，新加坡等地的广东人中，鼻咽癌相当常见而且发病年龄较轻。这说明肿瘤与种族有一定的关系。但是也有移民材料说明移居美国的华侨和日侨中，胃癌的发生率在第3代已有明显的下降。因此，地理和生活习惯可能也起到一定的作用。

总之，机体从各个方面影响肿瘤的生成，肿瘤的发生是各种因素综合作用的结果。

（冀 叶）

第四节 肿瘤干细胞学说

虽然对各种致癌因素的研究日益深入，不少致癌因素引起基因改变的机制已经了解得比较清楚，然而在各种致癌因素作用下，发生改变的基因是如何促使正常细胞最终形成肿瘤呢？近年来提出的肿瘤干细胞学说让我们对肿瘤病因有了一个全新的认识角度。

肿瘤干细胞学说认为肿瘤细胞中有一群具有干细胞特征的细胞群，能够自我更新和分化为普通的肿瘤细胞，是维持肿瘤生长和肿瘤复发转移的根源。1994年John Dick等首次证实白血病干细胞的存在。2003年Al–Hajj等鉴定ESA$^+$CD44$^+$CD24$^{-/low}$Lin$^-$乳腺癌干细胞，首次证明实体肿瘤中干细胞的存在。目前研究表明肿瘤干细胞存在于白血病、乳腺癌、黑色素瘤、骨肉瘤、软骨肉瘤、前列腺癌、卵巢癌、胃癌、神经系统肿瘤、结肠癌、肝癌等多种肿瘤中。

肿瘤干细胞具有如下几个重要特征：①肿瘤干细胞能够通过不对称分裂进行自我更新和分化，形成和肿瘤干细胞来源肿瘤特征相似的异质性肿瘤；②肿瘤干细胞在肿瘤组织中所占的比例小，一般仅占0.2%～5%，但具有很强的成瘤能力，只需要100～1 000个肿瘤干细胞就能在NOD/SCID小鼠体内成瘤；③肿瘤干细胞表达特定的表面标记，如急性髓性白血病（AML）干细胞表面标记为CD34$^+$CD38$^-$Thy$^-$Lin$^-$，乳腺癌干细胞表面标记为ESA$^+$CD44$^+$CD24$^{-/low}$Lin$^-$；④对化疗药物耐药，对放疗不敏感。

关于肿瘤干细胞的来源有不同的观点。第一种观点认为肿瘤干细胞来源于正常组织干细胞，正常干细胞由于基因突变导致自我更新和分化的调节失控，转化为肿瘤干细胞。第二种观点认为肿瘤干细胞是由正常的体细胞突变后获得自我更新能力而来。最近的研究将肿瘤干细胞干细胞样特征的获得同上皮细胞间质样转化（EMT）过程联系在一起。EMT是胚胎发育过程中的关键程序，在肿瘤的侵袭和转移过程中，这一程序通常被激活，并且与肿瘤的抗凋亡、远处播散等特性也有关。虽然对于肿瘤干细胞的起源问题尚无定论，但肿瘤干细胞这一概念的提出已经为肿瘤病因学研究提供了一个新的内容，同时也为肿瘤的治疗策略提供了一种新的选择。

综上所述，随着分子生物学的发展，近年来对于肿瘤的病因与发病机制的研究有了很大的进展。但是肿瘤的发生发展非常复杂，目前了解的只是一小部分，还有许多未知的领域。但以下几点是迄今比较肯定的：①肿瘤从遗传学上的角度上来说是一种基因病。②肿瘤的形成是瘤细胞单克隆性扩增的结果。③环境的和遗传的致癌因素引起细胞遗传物质（DNA）改变的主要靶基因是原癌基因和肿瘤抑制基因。原癌基因的激活和（或）肿瘤抑制基因的失活可导致细胞的恶性转化。④肿瘤的发生不只是单个基因突变的结果，而是一个长期的、分阶段的、多种基因突变积累的过程。⑤机体的免疫监视体系在防止肿瘤发生上起重要作用，当免疫监视功能受到不同因素的影响而削弱时便为肿瘤的发生提供了条件。

（冀 叶）

第五节 肿瘤的外科治疗

一、术前全面检查的重要性

肿瘤外科的患者常需在术前加以正确诊断，以制订合理的治疗方案。但外科医师常在某项检查诊断后，即迫不及待安排手术，甚至排斥某些检查，认为无必要花费时间进一步详查。因此对病情的整体缺乏了解及预见性，常常因此造成手术的失误及欠缺。例如，已有胃镜检查及病理报告后，就不再行胃钡餐检查，这样对于病灶位置的判断会产生偏差，甚至行全胃或近侧、远侧胃切除的切口也难以确定。某些直肠癌已经肠镜确诊后，就不再行 B 超及盆腔 CT 检查，也就无法评估肝脏是否有转移灶，肠系膜淋巴结是否有转移，病灶是否已外侵，这些内容恰恰是采取不同手术及疗法的关键。近年来内镜超声的进展，已使术前分期更趋于正确，也使治疗的规范进一步提高，所以在许多新检查项目的应用上，应采取积极认可的态度。在以往 CT 及 MRI 的基础上，近年来的 PET 也显示出判断原发灶及转移灶的价值，其准确性及敏感性可达到 85% ~90%。有报道在应用 PET 检查后，已使 15% ~44% 的结肠癌、肺癌、淋巴瘤及恶性黑色素瘤改变了治疗计划。合理先进的检查促使临床诊治更加合理。在应用高新检查项目的同时，外科医师更应亲自检查了解患者病情。如术前与超声室医师共同观察肝脏病灶大小、位置及与门静脉的关系等，使手术更加游刃有余。

二、正确理解病理诊断的变化

随着分子病理学、免疫组化、超微结构的进展，病理诊断也随之发生了变化，许多肿瘤的诊断名称不断更新。从病理学角度理解，这些改变使诊断更加合理，但也给外科医师带来困惑。例如，胃肠间质瘤现已明确代替了平滑肌肉瘤的诊断，国内外的病理专家均已认可间质瘤的诊断。有时病理报告仅告之间质瘤而已，并未明确良、恶性。此时就需外科医师根据对肿瘤的了解及临床经验决定手术范围。例如，常难以决定胃间质瘤究竟采用何种手术，楔形切除、局部切除、扩大切除，还是胃大部切除、D_2 根治术。此时应根据肿瘤大小、部位，有无坏死、浸润等决定手术范围。病理科医师认为肿瘤性坏死是恶性证据之一，外科医师仅从肿瘤外观是否为鱼肉状、是否血供丰富、是否将要破溃这些常见的直观现象就能作出正确的判别。此时按照低度恶性或恶性处理并不为过。肿瘤大小也是判断手术范围的重要指标。在无法得知病理诊断的时候，我们建议参考以下指标：直径 <3cm 可以局部切除，直径 3 ~5cm 可行局部切除、楔形切除或胃大部切除。直径 >5cm 均应行胃大部切除手术。

2002 年全国肿瘤大会已就大肠癌的新病理诊断标准予以讨论。根据 2000 年国际癌症研究机构（IARC）出版的《WHO 肿瘤分类》一书已采用了大肠癌上皮内瘤变这一术语，用来表示上皮浸润前的肿瘤性改变。上皮内瘤变包括了以往的重度不典型增生、癌变、黏膜内癌，此概念已在国内开始应用。从病理学角度认为上皮内瘤变不能排除癌已存在。但临床外科医师所关心的病变究竟是瘤还是癌？良性或恶性？因为手术方式及处理截然不同。在目前病理与临床尚难以完全沟通的情况下，必须认识到上皮内瘤变也包括了以往的癌变、黏膜内癌，治疗仍采用前切除、保肛手术为主。但对于距肛 3 ~5cm 的直肠病变，则需认真对待。必要时在扩肛下行局部切除。再根据术后病理了解肿瘤或癌侵犯的层次、病理类型决定是否需行大手术。结肠的高级别上皮内瘤变因不涉及保肛的问题，所以原则上可以不必行多次活检，只要有病灶存在，行标准的结肠癌根治术即可，缩小范围的手术，无法清扫淋巴结，会造成日后再次手术的可能。胃上皮内瘤变也有 70% 以上为胃癌，因此在不影响功能的情况下，一般情况较好，即可采取相对积极的手术治疗。在当今病理变化的背景下，肿瘤外科医师在了解病理变化的知识后，结合自己的临床经验，做到以变制变，不失为一种选择。

三、肿瘤手术的切缘问题

手术切缘是肿瘤外科所关注的要点，无论是皮肤、软组织、胃、肠、食管、肝、胰、肺等部位的癌肿均涉及切缘问题。因此对切缘的要求及规范已成为外科手术的重要方面。前几年曾讨论制订肝癌手术的切缘,各专家提出 1cm、2cm、3cm 的不同观点。也有专家认为只要完整切除了肿瘤就属根治。因此也说明制订肿瘤的规范切缘很难,也存在一定的局限性。但不可忽视的是,肿瘤切缘阴性是肿瘤手术要求达到的,而肿瘤切缘阳性则是日后复发转移的危险因素,在肿瘤外科的原则上这是不允许的。

隆突性皮肤纤维肉瘤的切缘要切除包括皮肤在内的 3~5cm,国外也有 1~3cm 的报道。但复旦大学附属肿瘤医院资料证明,切缘不足是导致复发的重要因素。在 64 例复发病例中,57 例有局部切除史,明显多于具广泛切除手术史者(7 例)。

对于某些恶性程度较高的高分级肉瘤,如滑膜肉瘤、血管肉瘤、上皮样肉瘤、恶性神经鞘瘤,更要在首次手术时确定合理手术切缘,避免日后多次复发。肉瘤手术的切缘现更提倡三维广泛切除,即长、宽、基底的广泛切除,以往仅注重长、宽切除,忽略基底切除,这是导致复发的重要原因。近年来国外发展应用术中影像诊断技术判断骨盆肉瘤的切缘,使其更加有利于术中准确判断肿瘤确切切缘。

胃癌切缘是肿瘤外科手术更需强调的。由于癌灶的部位及病理诊断不同,切缘也应有所变化,Borrmann Ⅰ、Ⅱ型的局限型癌,距离癌切缘 3cm,而 Borrmann Ⅲ、Ⅳ型的浸润型癌应达到 5cm 的切缘。高、中分化局限型癌,切缘 3cm 即可,而低分化、黏液腺癌、印戒细胞癌切缘应达 5cm 以上。

文献报道,近侧胃大部切除和全胃切除的切缘阳性率仍可高达 11%~30%,主要是经腹切除时无法切除更多的食管下端所致。因此,对于侵犯贲门及食管下端的胃癌,主张行胸、腹联合切口,这样既可保证切缘的安全性,又可切除贲门外周可能受累的膈肌,达到切缘及周围组织均根治的目的。因此,建议腹外科医师需增加开胸手术的技巧,如肺野暴露、食管床分离、对侧胸膜破损的处理及胸部淋巴结清扫概念的了解;而胸外科医师更需了解脾门部及胃左动脉根部淋巴结的解剖及清除技术,以期达到最佳疗效。

避免手术切缘阳性,除外科医师肉眼观察外,还可借助病理科术中冰冻快速切片加以证实,尤其对切缘<2cm,以及某些浅表型黏膜下浸润型癌更需注意切缘不足的可能。近年来我们在食管下端置荷包钳切断食管后即送冰冻切片检查,如为阴性,加之吻合器的另外 1.0~1.5cm 的切缘,达到根治的要求。也明显降低切缘阳性的发生率。

直肠癌的手术切缘以往也予以高度重视,近年来由于认识到直肠全系膜切除的概念,认为切除直肠的外周组织同样重要,因此直肠癌的远切端已由 20 年前的 5cm 减至目前国内多数学者认为的 3cm 的安全切缘,尽管国外也有认为 1~2cm 即可的报道,但对于某些浸润型癌、病灶较大者显然不适合。另外对于直肠癌切缘的概念也不能用于结肠癌,因为只有清扫了距癌 5~10cm 的肠旁淋巴结,才能达到根治手术范围。肿瘤外科手术的切缘应根据不同癌肿、不同病理及生物学特性制订合理安全的切缘。

四、肿瘤医源性播散的预防

肿瘤外科必须遵循"无瘤操作"的原则,防止医源性播散。无瘤操作可视为肿瘤外科的精髓,也是最重要的原则,不恰当的手术操作可导致癌细胞的医源性播散,造成局部复发或远处转移。近年来国内外资料显示,任何肿瘤的首次治疗均极为重要,如果首次治疗不恰当,将会造成不可弥补的严重后果。例如直肠癌术后局部复发的患者,只有 27%~48% 还可再手术切除,但切除的病例中只有 22%~42% 无肉眼残留肿瘤,但手术切除患者 5 年生存率仅 10% 左右。首次治疗的重要环节就是要严格遵循"无瘤操作"的原则,同时为造福于患者,对肿瘤外科医师提出了高水准要求。

为防止医源性播散及减少术后并发症,肿瘤外科医师在诊治过程中必须加强"无瘤观念",其中包括肿瘤活检术与根治术衔接的时间越短越好,避免乳腺或骨肉瘤活检后等待 1 周左右的石蜡切片诊断。在有条件的单位,能一次性完成诊断及治疗更为理想。术中冰冻切片检查已在许多医院能够做到,并加以提倡。肢体肉瘤应在用止血带阻断血流的情况下进行活检,活检后也要重新更换所有敷料、手套及器械,然后再行根治手术。对伴有溃疡的癌肿或胃肠道癌肿浆膜层受侵者,表面应覆盖塑料薄膜或喷涂生物胶,以免术者直接接触破溃的癌瘤而污染术野。手术操作也应从肿瘤四周的正常组织向中央解剖,切忌切入肿瘤包膜内。腹腔内肿瘤探查应从远隔部位的器官开始,按照自远而近的程序,最后探查肿瘤及转移灶。切除肿瘤时，应先处理肿瘤的血管，要求先结扎静脉，再结扎动脉，以减少癌细胞血道播散的可能。行右半结肠切除治疗升结肠癌时，应先采取非接触肿瘤的方式，先行所属区动、静脉的结扎，最后再游离结肠旁沟，整个手术过程几乎不应触摸肿瘤，肿瘤手术操作时，动作要求轻柔，切忌粗暴或挤压肿瘤。手术后可用氮芥、顺铂或蒸馏水冲洗创面。近年来应用氯己定、碘附等也有杀灭残存癌细胞的作用。肿瘤手术后，创面放置引流管引流，同样可减少残留癌细胞种植及复发的机会。

五、肿瘤外科的固有特点

近代肿瘤外科的治疗新概念是：最大限度切除肿瘤，尽最大努力保护机体及器官功能，达到提高生存率及生存质量的目的。

肿瘤外科除具有一定外科的相同点外，还有其固有特点，主要表现为：

1. 肿瘤外科必须与病理科密切结合　在制订肿瘤治疗计划前，要依据病史、体检、影像学、内镜及病理学检查做出诊治计划。其中以病理学检查最为重要，有时可称为"金标准"，但不能轻易完全依赖病理诊断，例如有些胃、肠道肿瘤的重度不典型增生与早期癌常难以区分。有些软组织肉瘤常难以分类，并有时与恶性黑色素瘤难以鉴别，临床医师要了解以上情况。但多数情况下，术中依靠冰冻切片确定肿瘤良恶性的性质，然后决定手术种类及切除范围。这是肿瘤外科不同于一般外科的特殊方面。

2. 肿瘤外科是多学科治疗的重要组成部分　虽然提倡早期诊断、早期治疗肿瘤，但仍有半数以上的患者就诊时已属中晚期。以往为提高疗效，曾将手术范围扩大，并行超根治术。但手术范围的无限扩大也难以改变预后，如某些肢体骨肉瘤、软组织肉瘤、施行了大关节解脱术，可术后一年内常因肺转移而造成血行播散而告终。近10余年通过对癌肿的认识及深入研究，手术范围较前有缩小趋势，这一变化基于以下条件：①临床实践证实，恶性肿瘤并不是每例均需外科广泛切除才能根治。②现代影像学为外科治疗提供了肿瘤侵袭的确切范围，手术选择及切除更加准确有效。③多学科的综合治疗确立了以手术、放疗、化疗、生物治疗、心理治疗等有机结合应用。④外科技术改进及某些高科技产品的问世，微创外科的开展，使肿瘤治疗不单单切除，还要考虑其功能保存及外形恢复。外科手术是综合治疗的重要环节，只有将主瘤切除后，才能更有效发挥放疗和化疗的作用。为保证患者的综合治疗方式选择，应有包括各科医师的治疗前讨论及会诊，充分发挥各专科的优势，特别是软组织肿瘤、肺癌、复发性肿瘤更应力争做到此点。

3. 肿瘤外科需加强循证医学及防癌手段　与一般外科不同的是，因肿瘤具有高复发性，以及有些癌肿有遗传倾向，故术后及治疗后需认真随访病例，加强术后定期复查制度，并坚持治疗。同时对肿瘤可能复发的因素及信号要告知患者注意，避免术后一送了之的不负责任态度。近10余年发展的循证医学更加强调患者的随访、资料的累积、前瞻性及随机性的治疗方案评价等，这些均是肿瘤外科的新内涵。

六、肿瘤外科的种类

1. 诊断性手术　肿瘤的诊治过程中，尤其对诊断要求较高，合理的诊断性手术可以避免不必要的弯路。对肿大淋巴结活检时，多主张行整个淋巴结完整切除。对于小的肿瘤，不必先取活检，后行治疗，往往活检及手术均Ⅰ期完成，只有在较大的肿瘤及风险性较高的情况下，可以行切取活检明确病理性质。在切取活检时要获取足够的标本，一般至少1cm×1cm大小，而且需避免机械性损伤，并且在病变和正常组织交界处取材，以便病理学家观察到从正常过渡到异常的变化过程。黑色素瘤的活检更要慎重，因活检过程易造成其播散，故应作切除活检。

2. 原发肿瘤切除与根治性手术　肿瘤根治性手术的原则是将原发肿瘤行广泛或彻底切除，同时连同周围区域淋巴结做整块切除。19世纪末Halsted创建的乳腺癌根治术即包括了原发灶，即全乳腺、胸大（小）肌连同腋下淋巴结、脂肪组织做整块切除。这种根治性手术的原则同样适用于胃、肠、食管癌根治术等。无远处转移的原发肿瘤理论上均可行根治术。

3. 联合脏器切除　有时肿瘤侵及邻近脏器，常需行联合脏器切除。如胃癌累及肝左叶、胰、脾等脏器可一并切除。腹膜后软组织肉瘤累及肾脏、结肠也需联合切除。施行此手术的疗效明显高于勉强剥离的病例。手术切除的范围还应根据病变的大小、受累的部位、肿瘤的生物学特性及病理类型确定。如皮肤基底细胞癌很少发生淋巴血道转移，局部切除即可，不必行区域淋巴结清扫，恶性黑色素瘤则应根据病变的大小、深度决定切除范围、植皮或区域淋巴结清扫。

根治性手术的目标虽然为"治愈"，但至少50%以上的病例术后仍可复发及转移。复发转移的时间除与外科手术的彻底性有关外，还与肿瘤生物学特性有关联。一般认为高度恶性的肿瘤，多易在术后1~2年内复发转移。而恶性程度较低，生长缓慢的癌肿，如甲状腺癌、乳腺癌的复发转移出现较晚，有时术后10年才发生复发或转移。临床多以5年或10年生存率衡量治疗效果。但5年生存与5年治愈概念不同。前者表示患者已生存5年不管有无肿瘤复发，后者除表示患者生存5年外，并无任何肿瘤复发及转移征象。

4. 保全功能性肿瘤根治术 20世纪50年代起，肿瘤外科开始从单纯切除肿瘤器官，力求生存的观点逐渐转变。有学者提出在根治肿瘤的同时，尽量保存机体功能和外形。其中最显著的进展是乳腺癌的保乳手术，以往认为患乳腺癌必须切除整个乳腺。但以后经做局部区域性切除加上放、化疗，保留了女性乳腺，又达到根治的目的。欧美国家至今已有数千例手术成功，其生存率与经典乳腺癌根治术相同。目前国内数家医院也已根据不同适应证进行保乳手术研究。根据乳腺癌保存功能手术的成功，其他器官脏器的保全功能手术不断开展。如肺癌的全肺切除改成肺叶或肺段切除术。肝癌的不规则肝切除代替了以往的规则性切除，更加适用于中国肝硬化病例的肝代偿功能，其疗效也不低于肝规则性半肝切除术。直肠癌的保肛门手术逐渐增多，以往认为难以保肛的病例，经努力也可达到保存肛门的手术。而腹会阴切除术的人工肛门术式也逐渐减少。肾癌也可用肾部分切除代替全肾切除术。四肢软组织肉瘤及骨肉瘤通过动脉热灌注及某些新治疗手段，结合手术及综合治疗，已使保肢手术成功率增加，5年生存率也由截肢的20%上升至目前保肢的60%左右。以上治疗模式的变化及疗效是在不断总结治疗的基础上实践成功。因此对肿瘤外科应采用新的手术观点及概念，既往的脏器切除及高位截肢及弃肛门的陈旧性手术需逐渐淘汰，也是其他学科所应了解的肿瘤外科的进步。

5. 姑息性手术 随着社会经济的发展，生活水平的提高，以往放弃治疗的患者都希望得到积极的救治，同时医学技术的进步也为晚期肿瘤的治疗提供了许多新途径。因此国内外的学者对患者的姑息治疗越来越重视，使姑息性治疗更为合理并逐渐走向规范化，已成为肿瘤工作的重要任务。

姑息性手术的目的主要应减轻患者的痛苦，并缓解症状。某些消化道癌肿，不论转移是否存在，均主张姑息切除，以利减少肿瘤负荷，缓解梗阻及出血等近期危及生命的情况。复旦大学附属肿瘤医院对34例直肠癌肝转移的病例行姑息性切除后应用综合治疗，有2例生存8年以上。

严格讲，姑息性手术与姑息性外科的概念不同。姑息性外科的含义更广泛，包括外科冷冻、肝动脉泵置入术、肝动脉栓塞、结扎等。姑息性外科措施后，可使癌灶缩小，再行两步切除。同样减积手术（debulking operation），也有积极治疗的意义。有些累及血管神经的软组织肉瘤，经肿瘤切除后，加之内照射残存肿瘤，也可长期生存。临床上卵巢癌、Burkitt淋巴瘤、纤维瘤病等均适合减积手术，为进一步放、化疗创造条件，均有治疗成功的病例。

姑息性手术应在放、化疗能够实行的情况下应用，而某些恶性程度高的肿瘤并不适用。如恶性神经鞘瘤、肺癌等。存在远处转移病例并非手术绝对禁忌，尤其是原发灶已控制，转移灶为单个，而全身情况较好均可考虑转移灶切除。如肺转移的病变，先期给予全身治疗后，观察一段时间可考虑手术。将肺单个病灶切除或多个病灶冷冻后，仍可长期生存。

各种肿瘤对姑息性手术疗效不同，软组织肉瘤3年生存率为26%，睾丸癌5年生存率31%，乳腺癌15%。复旦大学中山医院肝外科对无法行切除治疗的258例原发性肝癌行肝动脉结扎、插管及综合治疗后，单纯肝动脉结扎插管185例，1、3、5年生存率分别为71.33%、43.92%及29.6%。结肠癌肝转移经手术切除后，5年生存率可达25%以上。目前最新的欧洲抗癌联盟报道经乐沙定术前化疗后，此类病例5年生存率已达50%。因此对某些癌肿姑息性手术可延长生存率，也是肿瘤外科治疗的重要方面。姑息性外科的适应证应掌握以下几点：①强调外科的安全性，不增加患者的新痛苦。②解除患者的不利于生活质量的症状。③达到延长生存率的目的。

6. 淋巴结清扫术　淋巴结清扫是根治性手术的重要方面，同时也是肿瘤外科手术的重要手段。除了对放疗敏感的肿瘤（鼻咽癌、精原细胞瘤等）可用放射外，均须行淋巴结清扫术，淋巴结清除在肿瘤诊治中的作用有二：一是清除远处转移的淋巴结，避免转移淋巴结残留而提高疗效。二是根据淋巴结病理检查，便于临床及病理分期决定日后是否需进一步放疗或化疗。

淋巴结清扫的范围依解剖及淋巴结引流可分为第 1、第 2、第 3 站淋巴结清扫，如何选择不同范围的清扫，则根据不同癌肿的表现、分期、生物学特性决定。例如胃癌需清扫至第 2、3 站淋巴结。而早期胃癌有时清扫第 1 站即已足够。胃肠间质瘤则不需清扫至第 3 站，仅至第 2 站即足已达到治疗目的。

随着对淋巴结清扫的深入认识，近年来提出：前哨淋巴结活检。通过此方法，可做到有的放矢的选择治疗。癌细胞随引流区的淋巴管首先引流到一个或数个少数特定区域的淋巴结，即前哨淋巴结，然后再经该淋巴结进入下一站淋巴结。如果这些淋巴结无转移，则该区域发生的肿瘤转移到另外淋巴结的可能性很小，理论上不必进一步扩大手术及清扫范围，如前哨淋巴结有转移，则其他淋巴结转移的危险性很大，需扩大手术范围以准确了解区域淋巴结转移情况和控制局部复发。近年来还有通过放射免疫方法，术中 γ 探测仪探测有无淋巴转移，目前已在乳腺癌、胃、肠癌及恶性黑色素瘤的治疗中应用，此方法虽尚未完善，但是为今后规范清扫淋巴结范围奠定基础。

7. 综合治疗中的外科选择　20 世纪 60 年代以前，外科医师力图单纯凭借外科手段治疗肿瘤，但由于复发性高，易远处转移的恶性行为，促使外科医师不得不面对现实，即单靠外科手术并不一定是最佳治疗手段。同时肿瘤外科医师已认识到，对于恶性肿瘤的治疗并非越快越好，而选择合适的疗法恰恰是重要的，有时由于肿瘤浸润广泛，无明确边界，如此时行手术往往会造成肿瘤的扩散，术后短期即出现复发转移。与其会发生如此不利的局面，还不如应用化疗、放疗或介入化疗，使肿瘤缩小后，或形成边界后再切除。虽然手术时间推后，但疗效却明显高于急于不规范手术者。因此，对于肿瘤的治疗更应强调"围而歼之"的战略疗法，而避免将肿瘤破溃后再加以化、放疗。实施术前的综合治疗及某些新辅助化疗后，肿瘤除能缩小外，有时甚至可达到显微镜下肿瘤完全消失的效果。某些骨肉瘤的化疗甚至可应用数月后再予以手术保肢治疗，疗效较截肢者明显提高。肝癌及进展期胃癌经介入化疗后，在缩小及控制病变的基础上，达到增加切除率的效果，使某些不能手术切除的病例成为可切除。欧洲学者报道 1 680 例直肠癌，术前放疗及全系膜切除的 2 年复发率仅 2.9%，而单纯全系膜切除者为 8.5%。外科医师今后的任务在治疗肿瘤时，除要了解外科手术的地位，更需选择合适的手术时机及综合治疗的合理应用。

术前综合治疗的成功，促使进一步研究乳腺癌、胃、肠道癌、恶性软组织肿瘤的治疗模式，相信今后各种癌肿的规范治疗将会进一步完善。

七、肿瘤外科的相关新技术

随着肿瘤外科的发展与进展，许多肿瘤的新技术不断出现，并改观了外科治疗的策略及现实，使患者的生活质量得以改善，生存率增加并克服了许多临床难点，使诊治水平大大提高。

自 1991 年 Jacobs 成功报道应用腹腔镜结肠切除以来，腹腔镜手术得以发展，国内外的经验证明腹腔镜手术已成为治疗癌症的重要手段，在 21 世纪初以中国为首的几名院士也回应了有关腔镜的争论，认为 21 世纪将是腔镜外科的年代，随着时间的推移及大样本对比研究，目前腔镜已基本解决了气腹、手术根治性、穿刺孔转移、中转开腹率等问题，已逐渐成熟，全国各地区已开展此技术，并扩展到胃癌切除术，胰腺癌切除及甲状腺癌切除，肺癌切除等多种手术，适应证及病种的不断扩大，将进一步推动外科的进展。

肿瘤外科各种新的治疗手段不断问世，如对皮肤基底细胞部及鳞状细胞癌，外阴癌、阴茎癌、乳腺癌术后的局部复发结节等，可在局部麻醉下行大部切除肿瘤，再用二氯乙酸液止血，再涂以辉锑矿及氯化锌液包扎，待组织固定后再予切除。这种方法即是化学外科的应用。

冷冻方法应用治疗恶性肿瘤已有近 30 年历史，利用超低温快速冷冻，使癌细胞遭受不可逆的破坏。

常用 -196℃的液氮，冷冻外科常用控制浅表肿瘤的出血、感染、坏死，而对深部的肿瘤如直肠癌、前列腺癌、膀胱癌、肺癌也已广泛应用于临床。复旦大学肿瘤医院曾用冷冻疗法治疗转移性肺癌，有些病例可存活 5 年以上。复旦大学中山医院用冷冻疗法治疗 235 例原发性肝癌，5 年生存率可达 39.8%。

激光治疗具有能量密度高，定位准确等特点，经适当聚焦后，可对病灶做"无血"切除或汽化切除术。激光配置相应的光导纤维后，可通过内镜做肿瘤治疗手术。例如可应用 ND：YAG 激光，将石英的光纤维内镜的钳通孔送入，根据能量大小距早期胃癌的 0.5～1.0cm，对准病变处，快速照射，达到治疗肿瘤的目的。也有通过激光治疗食管癌的梗阻，疗效也较佳。近几年也有通过内镜下微波凝固治疗早期胃癌者，也可以治疗结肠腺瘤。目前多采用 ESD 技术治疗早期胃癌。

近十余年来，外科手术从广泛根治术进入微创外科的趋向，胸腔镜或腹腔镜手术从治疗良性疾病开始，现在已能有选择性进行肿瘤的治疗。但由于肿瘤手术常不能局限性，切除范围较大，目前用腹腔镜治疗癌肿正在探索实施中。但腹腔镜下结合超声刀，具有不出血，无气雾的特点。目前已有治疗直肠癌等切除术的成功病例。目前利用结扎束能量平台的无结扎技术正在推广应用。

在微创外科的基础上，现已有许多新仪器结合高科技应用代替传统治疗肿瘤，如现在有采用聚能刀治疗肿瘤，其治疗肿瘤的基础原理是使用一绝缘针在 CT 引导下直接插入肿瘤内部，能量在针尖部释放产生离子振荡与摩擦产热，局部温度可达 90～110℃，高热导致细胞死亡和组织凝固性坏死，每个靶区治疗时间为 5～15 分钟，小于 3.5cm 的肿块一次杀灭，大于 3.5cm 的肿块分多点杀灭。对杀灭范围以外的正常组织无损伤。是一种有价值的治疗方法。

另外，高强度聚焦超声是新型的无创性治疗肿瘤的新技术，通过对低能量的超声束立体外加以聚焦，使焦点高能量的超声定位到体内肿瘤内，通过高温和空化效应破坏肿瘤组织，又基本不损伤焦点以外的周围组织，该项新技术在国内数家医院开展，已成为国内所关注的治疗手段。

近年来引进的伽马刀，也为精确治疗肿瘤提供了新模式，特别位于脑、肺、肝、胰头部位等，难以手术切除的肿瘤可以试用，射频治疗肝转移瘤也提供了另一治疗模式，现多为国内外学者采用。

（冀　叶）

第二章

肿瘤病理学

由于肿瘤（尤其是恶性肿瘤）治疗的特殊性（如根治性手术的创伤性、化学治疗的毒性与放射治疗的放射性损伤等）及其对患者精神、心理与经济上的影响，要求在开展治疗前，对病变尽可能作出明确的诊断。

虽然近年来，内镜、影像学、肿瘤标志物与分子基因检测等诊断技术有了突飞猛进的发展，肿瘤的早期诊断与精确定位也提高到了一个新的水平。但是，病理学诊断仍然是众多诊断方法中最为可靠的方法，它能明确病变的性质（是、否肿瘤）、判断肿瘤的性质（良性、恶性）、组织学分类、恶性度分级；它是制订肿瘤治疗方案的依据与分析疗效的基础；还有助于判断肿瘤的预后，确定有无肿瘤的复发、转移，以及进行死因的分析。因此，肿瘤病理诊断技术在肿瘤诊断中占有十分重要的地位，是其他诊断技术所不能替代的。

第一节　肿瘤病理学概念

一、良性肿瘤与恶性肿瘤

根据肿瘤的特性及其对机体的影响和危害，可将肿瘤分为良性肿瘤（benign tumor）与恶性肿瘤（malignant tumor）两大类，或包括交界性肿瘤（borderline tumor）共三类。

1. 良性、恶性肿瘤的区别　良性、恶性肿瘤的区别见表 2-1。

表 2-1　良性、恶性肿瘤的区别

病理特征	良性肿瘤	恶性肿瘤
肿瘤细胞的分化	好	差
细胞的异型性	小	大
核分裂	无/少	多；常伴有病理性核分裂
生长方式	外生性，膨胀性	侵袭性（浸润性）
与周围组织的关系	推开或压迫	破坏
包膜	常有	无
边界	清晰	不清晰
生长速度	较慢	快（短期内迅速生长）
继发改变	较少出血、坏死，可钙化/囊性变	出血、坏死、溃烂
复发与转移	无/极少	常见
对机体的影响	较少	较大，甚至致命

2. 肿瘤的分化　肿瘤的分化包含两方面的意思：①分化的方向；②分化的水平。

（1）分化的方向：原始的生殖细胞具有向三胚叶分化的能力，每一胚叶的细胞又进一步分化成各种不同功能的细胞，构成机体的组织与器官。遗传因素引起的生殖细胞突变或致癌因素导致正常细胞的突变，均可使正常细胞出现异常的分化（或逆分化），形成不同分化方向的肿瘤。例如，来自原始生殖细胞的畸胎瘤有向多胚叶分化的能力，肿瘤包含上皮（鳞状上皮、各种腺体）、间叶（骨、软骨、肌肉、脂肪、纤维）与神经组织（神经/神经节细胞、神经胶质）三个胚层的多种成分。上皮性肿瘤向鳞状细胞方向分化形成有不同程度角化/细胞间桥的鳞状细胞癌，向腺上皮方向分化可形成有腺腔样结构/胞质内分泌物的腺癌。

（2）分化的水平：细胞从幼稚到成熟的分化过程中，各阶段均可受致癌因素的影响而形成肿瘤。这些分化水平（成熟程度）不同的肿瘤，或多或少地保留了其分化方向成熟细胞的形态和功能特点。分化越成熟的肿瘤，与相应正常细胞及组织的形态越相似；而分化越不成熟的肿瘤，其具备相应正常细胞的形态学特点越少。例如，肝细胞性肝癌，癌细胞呈梁索状（肝细胞索）排列，细胞索间有丰富的血窦，能分泌胆汁，肝癌的这些形态和功能都与正常肝组织有相似之处。鳞状细胞乳头状瘤的上皮细胞形态、排列与正常的鳞状上皮颇相似。分化好的鳞状细胞癌具有胞质角化特点（称角化型鳞状细胞癌），但分化差的鳞状细胞癌则未见角化（称非角化型鳞状细胞癌）。良性的脂肪瘤细胞与正常脂肪组织的细胞几乎完全相同，二者的区别只是脂肪瘤有包膜，而正常脂肪组织则无。分化好的脂肪细胞性（脂肪瘤样）脂肪肉瘤，其大部分的肿瘤细胞为分化到接近成熟的脂肪细胞，与良性脂肪瘤很相似；不同之处仅仅是肉瘤性的脂肪细胞有较明显的大小不等，以及有数量不等的脂肪母细胞与深染的大核细胞。而分化差的圆形细胞脂肪肉瘤则以小圆形的瘤细胞为主，含脂滴的细胞很少。

根据肿瘤的分化方向及分化水平，可对肿瘤进行分类及分级。良性肿瘤细胞往往分化成熟，与相应的正常细胞比较相似。恶性肿瘤细胞则与相应的正常细胞有较大的差异，一般将不同分化程度的恶性肿瘤分为分化好（Ⅰ级）、分化中等（Ⅱ级）、分化差（Ⅲ级）三个级别。肿瘤分化越差，分级越高，其恶性程度越大。

3. 肿瘤的蔓延、复发与转移　如下所述。

（1）直接蔓延：肿瘤沿组织间隙、淋巴管、血管及神经束衣生长进而侵及邻近组织器官，称肿瘤的直接蔓延。例如，鼻咽癌向咽旁间隙及颅底骨生长，引起骨质破坏及脑神经损伤。

（2）复发：肿瘤经治疗后消失，过一段时间后在同一部位又发生同样组织形态的肿瘤，称肿瘤的复发。例如，真皮的隆突性皮肤纤维肉瘤常常多次复发。

（3）转移：肿瘤细胞脱离原发瘤，沿淋巴管、血管、体腔到达与原发瘤不相连续的部位，并继续生长，形成与原发瘤同样类型的肿瘤，这个过程称为转移。例如，乳腺癌转移到腋窝淋巴结，骨肉瘤转移到肺，胃癌转移到肠系膜淋巴结、网膜、卵巢或盆腔等。转移是恶性肿瘤的特征，癌以淋巴道转移为主，肉瘤则以血道转移为主。若肿瘤发生锁骨上淋巴结的转移，往往意味着有血道转移的可能。

临床在诊断转移瘤之前，还需与多原发性肿瘤鉴别。多原发性肿瘤（癌），是指同时或先后在同一患者身上的同一器官或不同器官发生两个或两个以上的原发性肿瘤。这些肿瘤的组织形态可以相同（如双侧性乳腺癌或发生在不同节段的两个结肠癌）或完全不同（如鼻咽癌伴发舌癌、肺癌等）。多原发性肿瘤（癌）与转移癌的治疗方式及疗效均有所不同，对前者往往采取较为积极的措施。

二、肿瘤的分类和命名

1. 肿瘤的分类　根据肿瘤的性质（良性、交界性、恶性）与肿瘤的分化方向（上皮性、间叶性、神经性、淋巴造血组织与其他组织如胎盘、生殖细胞及三胚叶组织），可对肿瘤进行分类。既往的肿瘤分类大都以病理形态学为主，近年分子遗传与基因检测技术的发展，使对肿瘤的本质有了更深入的了解，越来越多的肿瘤分子分类也应运而生。例如，在第4版WHO肿瘤分类中，就有通过基因检测，由基因表达谱决定乳腺癌的分子亚型，用于预测患者的治疗反应及预后；淋巴造血系统肿瘤的分类也与肿瘤的分子遗传学特性密切相关。2011年国际多学科肺腺癌分类更是首个以病理学为中心，由肿瘤学、内科学、外科学、放射影像学多个学科共同参与制定的综合性分类，新分类整合了肺腺癌的影像学、病理形态学、分子遗传学、临床治疗与预后多方面的信息，对临床诊断治疗有更大的指导意义。

2. 肿瘤的命名　肿瘤的命名（表2-2）方法与肿瘤分类的原则相似，绝大部分的肿瘤名称能反映肿瘤的性质及分化方向（或称组织起源）。例如，鳞状细胞乳头状瘤（squamous cell papilloma）、鳞状细胞癌（squamous cell carcinoma）、腺瘤（adenoma）、腺癌（adenocarcinoma）、平滑肌瘤（leiomyoma）、平滑肌肉瘤（leiomyosarcoma）、脂肪瘤（lipoma）、脂肪肉瘤（liposarcoma）、（乳腺）纤维腺瘤（腺纤维瘤）（adenofibroma）、神经纤维瘤（neurofibroma）、恶性神经鞘瘤（malignant neurilemmoma）、恶性黑色素瘤（malignant melanoma）、（卵巢）浆液性交界性肿瘤（serous borderline tumor）。

表2-2　肿瘤的命名

组织分化方向/水平（或组织来源）	良性	交界性	恶性
上皮性	××瘤（-oma）	交界性××瘤	××癌（carcinoma）
间叶性	××瘤（-oma）	交界性××瘤	××肉瘤（sarcoma）
神经性	××瘤（-oma）		恶性××瘤（malignant...-oma）
淋巴造血组织			恶性淋巴瘤、白血病
三胚叶组织	成熟性畸胎瘤		未成熟性畸胎瘤

其他命名方式包括：加上形态描述的命名，如印戒细胞癌（signet-ring cell carcinoma）、（甲状腺）乳头状癌（papillary carcinoma）、滤泡癌（follicular carcinoma）、骨巨细胞瘤（giant cell tumor of bone）；以人名命名，如 Ewing's sarcoma、Hodgkin's lymphoma、腮腺的 Warthin's tumor（又称淋巴瘤性乳头状囊腺瘤或淋巴乳头状囊腺瘤）。

有一些肿瘤称××母细胞瘤（-oblastoma），如神经母细胞瘤（neuroblastoma）、肾母细胞瘤（Wilms' tumor/nephroblastoma）、髓母细胞瘤（medulloblastoma）、肝母细胞瘤（hepatoblastoma）、肺母细胞瘤（pulmonary blastoma）等均为恶性肿瘤；骨母细胞瘤（osteoblastoma）、软骨母细胞瘤（chondroblastoma）、脂肪母细胞瘤（lipoblastoma）为良性肿瘤；恶性者，再冠以恶性的前提，如恶性骨母细胞瘤（malignant osteoblastoma）。而肌纤维母细胞瘤（myofibroblastoma）则是交界性或低度恶性的肿瘤。

许多肿瘤还分组织学的亚型，以便于病理形态的记忆，还有代表不同恶性程度的意义。癌常用分级来表示恶性程度（如鳞状细胞癌的Ⅰ、Ⅱ、Ⅲ级），而肉瘤往往用亚型来表示。例如，横纹肌肉瘤又分为多形性、腺泡样和胚胎性。多形性者多见于成人，而胚胎性者多见于儿童。

但是，有些肿瘤的生物学行为与形态学改变并不完全一致，因而难以从组织形态判断其性质，而有赖于临床表现或随诊的结果。例如，子宫的转移性平滑肌瘤（metastasizing leiomyoma），组织学形态为良性，但可转移到肺等器官。副神经节肿瘤的良、恶性从形态学也难以区别，而以肿瘤有无转移或血管侵犯作为判断良、恶性的依据。

因此，应熟悉各器官组织常见肿瘤的名称及其性质，从病理学诊断报告中了解肿瘤的组织起源（分化方向）、分化程度及预后。以便采取正确的治疗随诊措施。

目前对肿瘤的分类和命名多采用 WHO 的肿瘤分类法和诊断标准。每一肿瘤还有一个用于表明分类与性质的编码（ICD-O code），如乳腺肿瘤中的纤维腺瘤编码是 9010/0（/0 表示该肿瘤为良性）、导管原位癌是 8500/2（/2 表示原位癌）、浸润性癌是 8500/3（/3 表示肿瘤为恶性）；而/1 编码的肿瘤为交界性或性质未定，如软组织的肌纤维母细胞瘤的编码是 8821/1。提倡使用 WHO 的肿瘤分类法和诊断标准，在病理诊断时使用国际通用的肿瘤分类和命名。

三、名词解释

1. 原位癌（carcinoma in situ）　原位癌指黏膜上皮层内或皮肤表皮层内的异型细胞累及上皮的全层，但尚未突破基膜、未发生间质浸润生长者。例如，子宫颈、食管的鳞状细胞原位癌和腺原位癌。为了避免过度的治疗，目前在很多组织器官，有使用上皮内瘤变（intraepithelial neoplasia）的概念，把原位癌与重度不典型增生归入高级别上皮内瘤变的趋势（如宫颈的 CIN3、前列腺的 PIN3 和结肠的高级别上皮内瘤变）。

2. 交界性肿瘤（borderline tumor）　交界性肿瘤是指在形态学及生物学行为上介乎于良、恶性之间的肿瘤，这些肿瘤更倾向于发展为恶性。例如，鼻腔、鼻旁窦的内翻性乳头状瘤（8121/1），细胞形态良性，但向间质呈浸润性生长，半数以上的内翻性乳头状瘤切除后可复发，约20%发生恶变。卵巢的各种表面上皮－间质肿瘤均有交界性病变，可伴有腹腔、盆腔的种植，也可发展为浸润癌。软组织的韧带样型纤维瘤病（8821/1）为浸润性的胶原纤维组织增生，细胞无异型，但往往难以切除干净而经常多次复发。涎腺的多形性腺瘤（8940/0），组织学为良性形态，但往往包膜不完整，呈出芽状生长，单纯切除后易于复发。虽然多形性腺瘤被定义为良性，但临床往往将其视为交界性肿瘤而采取腺叶切除的手术方式。

3. 瘤样病变（tumor－like condition）　非肿瘤性细胞增生所形成的瘤样肿块称为瘤样病变，往往与炎性刺激相关，为自限性生长，但切除不彻底亦可复发，少数可发展为恶性。例如，瘢痕疙瘩、纤维组织的瘤样增生（结节性筋膜炎、增生性肌炎、弹力纤维瘤）、肺的炎性假瘤、多种多样的瘤样淋巴组织增生、乳腺硬化性腺病、骨纤维异常增生、皮赘（软纤维瘤）、骨囊肿、妊娠黄体瘤等。

4. 错构瘤（hamartoma）　错构瘤指由构成某一器官的组织或细胞局灶性增生并紊乱组合构成的良性肿瘤。例如，肺的错构瘤（无肿瘤编码）由不等量的间叶成分（软骨、平滑肌、脂肪、结缔组织）及凹陷进肿瘤内的支气管上皮与腺体混合而成。各种良性的脉管肿瘤，如血管瘤、淋巴管瘤，也可视为错构性肿瘤。

5. 迷离瘤（choristoma）　迷离瘤为组织异位形成的肿块。例如，甲状腺组织可迷离到包括舌盲孔、喉、纵隔、支气管壁、食管壁、心包甚至皮下等处；胸腺组织迷离到淋巴结；胰腺组织迷离到胃、肠壁；子宫内膜的迷离更是常见，可发生于阴道壁、子宫肌（腺肌病）、卵巢、输卵管、输尿管、膀胱、盆腔，甚至肺内；痣细胞可迷离到淋巴结。应注意迷离瘤与转移癌的鉴别。

（徐鸿洁）

第二节　肿瘤病理诊断的方法

一、组织病理诊断

组织病理诊断（histopathology diagnosis）主要包括石蜡切片和冷冻切片。

1. 石蜡切片（paraffin－embedded tissue section）　方法是将标本组织经脱水后包埋于石蜡中，然后切片、染色（苏木精－伊红/HE染色），显微镜观察并作出诊断。

标本的种类有以下几种。

（1）活检标本（biopsy specimen）：包括用切取/切除病灶取得的活检小标本。

1）切取活检（incisional biopsy）：是取活体病变组织中的一部分做切片检查，以明确病变的性质，以及对肿瘤进行分类、分级，指导治疗方案的选择。例如，直视下/各种内镜检时用活检钳钳取、针刺吸取、手术切取小块组织送检。

活检取材应注意：①所取组织能反映病灶的性质：避免取坏死、出血部位，避免挤压组织引起人为变态。开腹开胸手术若肿瘤未能切除，仅取活检时，应在确定已取到肿瘤组织（必要时做冷冻切片加以证实）后才关腹关胸。②取材时尽量减少创伤、出血。有的部位不宜活检，如鼻咽纤维血管瘤的血管丰富而无弹性，活检易引起大出血。皮肤恶性黑色素瘤，易因活检而促进肿瘤的转移，不宜活检，应整块一次性广泛切除肿瘤。③及时固定组织：活检后立即将组织放入足量（标本体积的10倍以上）10%中性甲醛缓冲液（即4%甲醛）中固定，以免组织自溶。从组织固定到取材的间隔时间最好为30min到24h。组织结构、细胞形态与细胞内抗原蛋白等保存良好，才能保证制片质量与分子病理学方法的有效性，有利于病理学诊断。

2）切除活检（excisional biopsy）：是将肿块连同部分周围正常组织切除送检。如肿瘤为良性，则可达到治疗的目的。

选择做切除或切取活检的主要因素是病灶的大小。如病灶体积较小，最好一次性将病灶完整切除。如怀疑为恶性淋巴瘤，也最好将一个淋巴结完整切除送检。

（2）大体标本（gross specimen）：无论术前有无病理诊断，手术切出的标本（肿物或器官，又称大体标本）都应送病理检查。术前切取活检会因取材局限而不易诊断，甚至有误。最后诊断必须根据对大体标本的全面检查而定，更不能仅凭肉眼观察判断肿瘤的性质而将大体标本丢弃。恶性肿瘤根治术后的大体标本，应包括切出的肿瘤原发灶及所在器官、清扫出的全部淋巴结（分组送检）、切除器官组织的上下断端或基底部组织等。

对大标本固定时，要使用用足够大的容器并加入至少盖过标本的足量固定液。较大的组织要平行切开（但不能切断）后固定。

病理医生应对大体标本做全面的肉眼观察，详细记录（保存文字/与影像资料）并按照不同部位组织器官、肿瘤种类的取材规范切取组织块，做石蜡包埋切片，镜检做出病理诊断。

大体标本送检的目的是：①进一步明确肿瘤的性质、分类及分级；②明确肿瘤的大小、范围、浸润程度及与周围组织器官的关系；③了解肿瘤有无转移；④明确手术切除范围是否足够。这些均对肿瘤的诊断、临床病理分期（pTNM 分期）及决定进一步的治疗方案（是否需要补充放射治疗及化疗）有重要的意义。

2. 冷冻切片（frozen section，即术中会诊 intraoperative consultation）　方法是取新鲜组织一小块，不必固定，送病理科快速冷冻成形，切片染色诊断。一般过程需 30min。

冷冻切片的作用是：①用于术前未能诊断，术中需要了解病变性质以确定治疗方案时，如肺肿块、乳腺肿块的诊断；②术中需明确病变侵犯范围，决定手术切缘时，如乳腺癌的保乳手术要了解切缘有无肿瘤；③了解肿瘤外的一些病灶是否属肿瘤的转移；④证明有无创伤正常组织（如有无伤及输尿管等）或证实活检已取到肿瘤组织等。

由于冷冻切片的时间仓促、组织未经固定脱水等步骤的处理，导致切片染色不良等原因，其诊断准确率低于石蜡切片。因此，不应以冷冻切片来代替石蜡切片诊断，钳取/切取活检小标本不宜做冷冻切片。骨和钙化组织因组织太硬无法切片的也不宜做冷冻切片。

尽管目前病理诊断的新技术很多，但是最古老的石蜡切片仍然是最主要的病理诊断技术，下述的一些诊断技术（如组织化学技术、免疫组织化学和分子生物学技术）都是在 HE 切片诊断基础上选择使用的辅助方法。

二、细胞学诊断

细胞学诊断（diagnostic cytology）是取肿瘤组织中的细胞，进行涂片，经染色（巴氏染色或 HE 染色）后观察细胞形态，进行诊断的方法。

根据取材方法的不同，可分为脱落细胞学及穿刺细胞学。

1. 脱落细胞学　对体表、体腔或与体表相通的管道内的肿瘤，取其自然脱落或分泌排出物，或用特殊器具，刮取/吸取表面的细胞进行涂片的方法，也可在冲洗后取冲洗液离心沉淀涂片。

例如，痰液、尿液、阴道液、乳头分泌物涂片；宫颈刮片、食管拉网涂片、各种内镜下刷片；抽取胸腔积液、腹腔积液、心包液涂片；支气管肺泡灌洗液，术中腹盆腔冲洗液沉淀涂片等。

宫颈细胞学检查主要用于筛查，目的是发现早期宫颈癌与癌前病变（HSIL），预防浸润性宫颈癌的发生。

2. 穿刺细胞学　用细针（直径≤1mm）刺入肿瘤实体内吸取细胞涂片的方法。对体表可扪及的肿瘤可直接穿刺，包括淋巴结、甲状腺、涎腺、乳腺、前列腺及肢体的肿块穿刺。对深部脏器的肿瘤或体积较小难以定位的肿瘤可在影像学（B 超、X 线透视、CT）和（或）内镜协助下穿刺，如 X 线透视或 CT 引导下的纵隔、肺、肝、腹腔内甚至脑部肿瘤穿刺，B 超引导下对乳腺可疑小肿块穿刺，B 超引导下胃肠镜经胃或肠对胰腺肿块进行穿刺，B 超引导下的支气管镜经支气管对肺/纵隔肿块与淋巴结进行穿刺等。

取材后，应将刮取物或穿刺物立即均匀涂于玻片上，然后（湿片）立即放入95%乙醇中固定至少15min。也可以将穿刺物直接注入固定液（液基细胞保存液）中，再用液基制片技术或细胞离心技术制片。

脱落细胞学或穿刺细胞学的标本，若有较多的细胞成分，或有小的组织碎块时，也可做成细胞块（与组织学标本的制作相同），然后做石蜡切片、HE染色或免疫组化染色观察，也可用于其他分子生物学技术的检测。

与上述组织学诊断相比，细胞学诊断因取材较少，往往缺乏组织结构，且绝大多数细胞学诊断为治疗前诊断，要达到较高的诊断准确率更为不易。

近年来，液基细胞学（liquid-based cytology）制片技术，如ThinPrep（TCT）、SurePath（LCT），以及计算机辅助细胞检测系统的应用，为提高制片质量、开展大规模细胞学筛查（如宫颈细胞学筛查）与质量控制提供了技术保证，是20世纪末细胞学技术的新进展。

三、组织化学技术

组织化学技术（histochemistry technique）是利用各种细胞及其产物与不同化学染料的亲和力，用化学反应方法显示细胞内的特殊成分或化学产物，以帮助对病变进行诊断及分类的方法。组织化学染色的方法超过100种，应用较多的几种染色技术有：①网状纤维染色；②纤维素染色；③横纹肌染色；④糖原染色；⑤黏液染色；⑥脂肪染色；⑦黑色素染色；⑧抗酸染色等。

四、免疫组织化学技术

自1976年单克隆抗体技术问世以后，大量制备多/单克隆抗体成为可能，从而为免疫组织化学技术（immuno-histochemistry technique，IHC）提供了大量可用于研究的抗体。目前已有近千种抗体问世。染色技术及设备亦不断更新。IHC在病理诊断尤其是肿瘤的诊断上有重大作用，是近百年来病理技术上的重大突破。

1. 原理　IHC是抗原-抗体反应，即利用已知抗体试剂与待测组织中的靶抗原结合，形成抗原-抗体复合物，通过对这些复合物的显色，从而证明靶抗原的存在。

2. 方法　常用的免疫组织化学染色方法有ABC、LSAB多步法与各种的二步法、多重染色法。自免疫组织化学染色方法应用以来，各种免疫组织化学试剂盒、全自动染色系统等试剂产品与设备在不断地更新，染色方法也在不断地改进。

3. IHC在肿瘤诊断、治疗中的作用　IHC提供了形态与功能变化结合的研究新方法，使对疾病尤其是对肿瘤本质的认识有了重大进展，IHC在肿瘤诊断上的用途主要有以下几点。

（1）肿瘤的诊断与鉴别诊断：由于同一肿瘤的异质性及不同肿瘤的相似性，许多肿瘤尤其是分化差的肿瘤难以从光镜形态上决定其分化方向，如小细胞性肿瘤（可以是小细胞癌、各种小细胞肉瘤、恶性淋巴瘤、恶性黑色素瘤等）、多形细胞或梭形细胞肿瘤的诊断非常困难，应用IHC技术可对这些肿瘤做出较明确的诊断和分类。例如，消化管有多种梭形细胞肿瘤，使用抗体CD117、CD34、S-100、Desmin，可将表达CD117、CD34的胃肠道间质瘤（GIST）与表达S-100蛋白的神经鞘瘤、表达Desmin的平滑肌瘤/肉瘤鉴别。

（2）确定转移性恶性肿瘤的原发部位：淋巴结或其他部位的转移性肿瘤，有时仅依光镜形态难以确定其原发部位，应用IHC可帮助确定部分肿瘤的来源。例如，用甲状腺球蛋白（TG）、前列腺特异性抗原（PSA）、甲胎蛋白（AFP）、胎盘碱性磷酸酶（PLAP）等确定甲状腺癌、前列腺癌、肝癌或生殖细胞源性肿瘤的转移。但是，类似的组织特异性抗原还很少。

（3）恶性淋巴瘤的诊断和分类：除少数形态很典型的霍奇金淋巴瘤和滤泡性淋巴瘤外，恶性淋巴瘤尤其是非霍奇金淋巴瘤的诊断和分类几乎离不开IHC。目前应用最为广泛的分类方法是2008年更新的WHO分类法，将血液和淋巴组织肿瘤以形态学改变、免疫表型、分子遗传学特征、临床表现和预后结合进行分类。其中，非霍奇金淋巴瘤可分类为前驱性B细胞和T细胞性淋巴瘤、成熟B细胞性淋巴瘤、成熟 T 细胞与 NK 细胞淋巴瘤与较少见的组织细胞和树突细胞性淋巴瘤。每一大类的非霍奇金淋巴瘤又进一步分出各种亚型。霍奇金淋巴瘤分类为结节性淋巴细胞为主型与经典型（后者包括结节硬化型、混合细胞型、淋巴细胞为主型、淋巴细胞消减型）两大类。已有 100 多种的 CD 系列抗体和其他抗体可用于淋巴瘤的诊断和分类。

（4）估计肿瘤的生物学行为并为临床提供治疗方案选择的依据：包括对各种癌基因、抑癌基因、多药耐受基因和激素受体表达的检测。例如，ER、PR、HER-2 已成为乳腺癌病例的三个常规检测项目，能帮助临床医生为患者选择合适的内分泌治疗、靶向药物治疗与各种化疗的方案。2011 年国际多学科肺腺癌分类方案要求在选择靶向药物治疗前，对分类未明的非小细胞肺癌病例，要通过使用 TTF1、CK5/6、P63 等抗体的检测（在活检肿瘤组织中进行）协助分类，并对确诊的肺腺癌做 EGFR、K-ras 基因突变检测。

由于 IHC 方法简便，可使用的试剂种类越来越多，无须昂贵的设备，可用于石蜡切片及细胞涂片的标本，因而使用广泛，已成为临床病理诊断必不可少的技术。

五、电子显微镜诊断

电子显微镜的问世，使组织形态学观察进入亚细胞水平，尤其对细胞生物学的发展作出了重大的贡献。在肿瘤病理诊断上，对小部分在常规组织切片检查未能诊断的病例，可通过电镜检查达到诊断和鉴别诊断的目的。例如，①鉴别光镜下难以区分为癌或肉瘤的未分化/低分化肿瘤；②鉴别形态学难以区分组织来源的梭形细胞肿瘤、小圆形细胞肿瘤、多形性肿瘤；③鉴别间皮瘤与腺癌；④诊断和鉴别各种神经内分泌肿瘤；⑤确定一些转移性肿瘤的来源；⑥协助淋巴瘤的分类。

但是，电镜诊断（electron microscopic diagnosis）有很大的局限性，主要是设备昂贵、要求有较高的切片染色技术。而最主要的是：①目前尚未发现恶性肿瘤有特异性的超微结构改变，且真正具有诊断性单一超微结构的肿瘤并不多，因而不能仅凭电镜观察对肿瘤做出良、恶性的诊断；②电镜能观察到的细胞数量有限，易因取材不当而漏诊；③免疫组化技术应用以来，虽然不能完全取代电镜在肿瘤鉴别诊断上的作用，但已在很大程度上降低了对电镜使用的需要。

六、尸体解剖

尸体解剖（autopsy）是病理学的重要组成部分，在病理学的发展中起着很大的作用。在肿瘤病理中，尸体解剖对于了解肿瘤的发展、转移及死因、诊断和鉴别诊断都有重要的意义。有的肿瘤诊断非常困难，如一些内脏的恶性黑色素瘤，只有在详细的尸解后才能确定是否为原发。又如肝的胆管腺癌很难与转移性腺癌区别，而有赖于尸解。有些隐性的原发瘤，也只有在尸体解剖时才能发现。

七、分子生物学技术

自 20 世纪 70 年代以来，分子生物学技术（molecular biology technique）（DNA 重组的基因克隆技术、核酸杂交技术与 PCR 技术、DNA 测序技术，以及在这些技术基础上发展起来的 DNA/RNA 芯片与组织芯片技术、流式细胞技术、荧光原位杂交技术等）的发展，掀起了一场生命科学的革命，其意义极为深远。这些技术也迅速广泛地应用于肿瘤的诊断、分类、治疗反应评估与预后预测，产生了病理学新的分支：分子病理学。

分子生物学技术用于肿瘤细胞与分子遗传学的研究，对人类染色体和基因的变异进行检测，为研究肿瘤的发生、发展、分类、预后、疗效的相关因素等提供有用的信息。随着研究的深入，已有越来越多的肿瘤被发现有特异的染色体基因变异。例如，慢性髓细胞性白血病的染色体异常（费城染色体）、胃肠道间质瘤的 c-kit 基因突变、滤泡性淋巴瘤的 bcl-2 基因重排、85% 的 Ewing's 家族肉瘤有 t（11；22）（q24；q12）染色体异位。在第 4 版的 WHO 淋巴造血系统肿瘤分类，依据病变出现不同的染色体异位，将急性粒细胞性白血病、B 淋巴细胞性白血病/淋巴瘤，进一步分出多个有不同临床表现与预后的亚型。

在一些疑难病例，可使用分子生物学技术协助诊断和分类。例如，组织学难以确定是否为淋巴瘤时，可通过 PCR 方法检测 IgH（B 细胞受体基因）或 TCR（T 细胞受体基因）有无克隆性重排以协助诊断。血液系统肿瘤需要将形态学、免疫组织化学、流式细胞技术等方法结合使用，才能准确诊断及分类。

分子生物学技术用于基因的检测，也可为临床分子靶向药物的选用提供相关作用靶点的信息，是肿瘤个性化诊疗的循证依据。例如，乳腺癌的 HER－2/neu 基因过表达、肺腺癌的 EGFR、K－ras 基因突变的检测均与靶向药物是否适用相关。胃肠道间质瘤 c－kit 基因在不同位点（外显子）的突变与靶向药物的疗效差异相关。分子检测，为肿瘤个性化治疗、提高治疗效果、延长患者生命、改善患者生活质量提供了保障。

（徐鸿洁）

第三节　免疫组织化学在肿瘤病理诊断中的应用

一、原理

免疫组织化学标记是根据抗原－抗体特异性结合的原理，应用特异性抗体与细胞和组织中所需检测的抗原结合，并通过在结合部位显色观察以达到抗原定位诊断的目的。免疫组织化学标记与光镜观察和分子病理学检测已成为现代肿瘤病理学诊断中不可缺少的三大基本技术。

二、常用的免疫组化标志物

肿瘤组织可产生多种异质性抗原，这些抗原对肿瘤组织具有相对特异性，是识别各种肿瘤的标志物，是肿瘤免疫组织化学诊断的基础。肿瘤组织产生的抗原可分为以下几大类：

1. 细胞骨架抗原　包括微管、微丝和中间丝，在细胞内起支持、运动作用。常用的抗体为细胞角蛋白、波形蛋白、结蛋白、神经细丝和胶质纤维酸性蛋白。

2. 细胞功能蛋白　细胞特殊功能相关的酶和细胞功能产物，如激素、生长因子和免疫球蛋白。常用的抗体为神经元特异性烯醇化酶、前列腺酸性磷酸酶、胰岛素、胰高血糖素、甲状腺球蛋白和免疫球蛋白系列。

3. 细胞表面标志物　属细胞膜抗原，常见的抗体为上皮膜抗原、白细胞共同抗原和淋巴细胞亚群表面标志物。

4. 胚胎性抗原　为出现在胚胎组织的抗原，正常组织内含量极少。常用的抗体为甲胎蛋白和癌胚抗原。

5. 肿瘤组织相对特异性抗原　如前列腺特异性抗原、胃癌和肺癌的单克隆抗体等。

三、免疫组织化学在肿瘤病理诊断中的应用

近年来，免疫组织化学建立了 ABC、PAP 高灵敏的非标记染色法和高度特异性的单克隆抗体，常规石蜡切片可用于免疫组织化学染色，开辟了免疫组织化学技术在外科病理学领域中广泛应用的新途径。使肿瘤病理诊断有可能建立在肿瘤特异性标记抗体上。

肿瘤的超微结构诊断：肿瘤病理诊断中约有 10% 分化不良或异型性大的肿瘤，光镜难以确定其组织类型，需要借助电镜诊断。电镜具有高分辨率，可观察肿瘤内微细结构及细胞间的关系，有助于判断肿瘤的组织类型及分化程度，可能补充光镜诊断。

肿瘤可发生在机体的各种组织，形成肿瘤后，不管肿瘤分化高低，超微结构上仍不同程度保持与起源组织相类似的特征。如鳞状细胞癌胞质内可见到张力原纤维和细胞间桥。平滑肌肿瘤胞质内伴有致密体的细丝。某些肿瘤细胞还具有特征性的超微结构形态，如血管内皮细胞肿瘤，具有棒形多管小体（Weibal Palade 小体）。APUD 瘤细胞质内含有神经分泌颗粒。根据肿瘤的超微结构特点，对一些分化低

的肿瘤，电镜可做出较光镜更准确的超微结构判断。

（徐鸿洁）

第四节　肿瘤的组织、细胞病理学诊断

一、肿瘤的组织病理学诊断

（一）常用方法

1. 标本的获取　如下所述。

（1）针芯穿刺活检（core needle biopsy）：又称针切活检（cutting – needle biopsy）或钻取活检（drill biopsy）。用带针芯的粗针穿入病变部位，抽取所获得的组织比细针穿刺的大，制成的病理组织切片有较完整的组织结构，可供组织病理学诊断，如乳腺肿瘤的针芯穿刺活检。

（2）咬取活检（bite biopsy）：用活检钳通过内镜或其他器械，咬取或钳取病变组织作组织病理学诊断，如鼻咽部，胃和宫颈等处的活组织检查。

（3）切开活检（incisional biopsy）：切取小块病变组织，如可能，包括邻近正常表现的组织供组织病理学诊断。此法常用于病变太大，手术无法完全切除或手术切除可引起功能障碍或毁容时，为进一步治疗提供确切的依据。

（4）切除活检（excisional biopsy）：将整个病变全部切除后供组织病理学诊断。此法本身能达到对良性肿瘤或某些体积较大的早期恶性肿瘤（如乳腺癌、甲状腺癌）的外科治疗目的。切除活检可仅为肿块本身或包括肿块边缘正常组织和区域淋巴结的各种类型广泛切除术和根治术标本。

2. 大体标本的处理　针芯穿刺、咬取和切开活检小标本的处理较简单，切除活检标本，尤其恶性肿瘤根治标本需按各类标本的要求做出恰当的处理。

在大体标本处理前，病理医师必须了解临床病史、实验室检查和影像学检查等结果，以确定如何取材，是否需要做特殊研究。外科医师应对标本作适当标记，以提供病变解剖方向、切缘等信息，并记载于病理申请单上。

活检标本送达病理科时，通常已固定在4%甲醛（10%福尔马林）或其他固定液中，此时已不宜再做一些特殊研究（如细菌培养、某些免疫组织化学染色、理想的电镜检查和遗传学检测），病理医师应在术前会诊，确定是否需留取新鲜组织供特殊研究，避免标本处理不当而再次活检。小块组织活检的目的常用于确定病变的良、恶性，如为恶性肿瘤，则可等待根治性切除标本后再做其他检查。

大体标本，尤其根治性标本应详细描述肿瘤的外形、大小、切面、颜色、质地、病变距切缘最近的距离，所有淋巴结都应分组，并注明部位。恶性肿瘤标本的表面应涂布专用墨水，以便于在光镜下正确判断肿瘤是否累及切缘。所有病变及可疑处、切缘和淋巴结均应取材镜检。

3. 制片的类型　如下所述。

（1）常规石蜡切片（routine paraffin section）：是病理学中最常用的制片方法。各种病理标本固定后，经取材、脱水、浸蜡、包埋、切片、染色和封片后光镜下观察。全部制片过程一般1天左右可完成，3天内就可发出病理诊断报告。石蜡切片的优点是取材广泛而全面，制片质量较稳定，组织结构清晰，便于阅片。适用于针芯穿刺、咬取、切取和切除等各种标本的组织学检查。有时还可根据诊断或研究工作的需要，做成大切片，把部分或整个病变的切面制成一张切片，长达2~5cm或更大，以观察病变的全貌。

（2）快速石蜡切片（rapid paraffin section）：将上述常规制片过程简化，在加温下进行，依次用甲醛溶液固定，丙酮脱水和软石蜡浸蜡后包埋，切片和染色。整个制片过程需20min左右，约30min即可做出病理诊断。此法优点是设备简单，制片快速，只要有石蜡切片机的基层医院均可进行。切片质量近似常规石蜡切片，可适用于各种标本的快速诊断，尤其适用于宫颈锥形切除和软组织肿瘤标本。本法的缺点是耗费人力和试剂较多，取材不宜过大，制片质量有时不易掌握，现多已被冷冻切片取代。

（3）冷冻切片（Frozen section）：过去用氯乙烷法、二氧化碳法和半导体制冷法制片，由于易受工作环境气温的影响，制片技术要求较高，制片质量欠稳定，现除一些基层医院还在使用外，已被恒冷切片机制作的冷冻切片代替。恒冷切片机在制作切片时，整个切片过程均在恒冷箱内进行，制片质量良好且稳定，接近于常规石蜡切片，出片速度快，从组织冷冻、切片到观察，仅需 15min 左右即可做出病理诊断。此法还可用于不适宜固定、脱水和浸蜡等方法处理的某些组织化学和免疫组织化学检查的制片。恒冷切片机制作冷冻切片的成本较高，使用年限通常 8～10 年。

（4）印片：将巨检所见可疑组织与玻片接触，制成印片染色后观察，做出快速诊断，此法虽属细胞学诊断，但常与冷冻切片同时应用，以提高术中诊断的确诊率，也可作为无法进行冷冻切片时的应急措施。

（二）应用范围

1. 常规组织病理学检查　所有活组织标本均应送病理学检查，绝对不允许把标本随意丢弃，以致延误病情而影响诊治。如本院或本地无病理科时，应将标本及时送到邻近有条件的病理科（室）作病理学检查。在病理学检查中，约 80%～90% 病例应用常规石蜡切片，HE 染色后作病理学诊断。

2. 手术中快速组织病理学检查　这是临床医师在实施手术中，就与手术方案有关的疾病诊断问题请求病理医师进行紧急会诊的一种快速组织病理学检查，病理医师要在很短的时间内（通常 15～30min）向手术医师提供参考性病理学诊断意见。现大多采用快速冷冻切片技术，少数情况采用快速石蜡切片技术。

与常规石蜡切片的病理学诊断相比，快速冷冻切片会诊具有更多的局限性和误诊的可能性。因此，临床各科如需要做冷冻切片协助诊断，应事先向病理科提出申请，手术前一天向病理科递交快速活检申请单，填写患者的病史、重要的影像学、实验室检查等资料以及提请病理医师特别关注的问题，尽可能不要在手术进行过程中临时申请。负责冷冻切片诊断的主检病理医师应了解患者的相关临床情况，必要的术前检查和既往有关的病理学检查情况等。

（1）冷冻切片指征：由于冷冻切片耗费人力，有一定的局限性和无法确诊率，事后仍需用常规石蜡切片对照方能做出最后诊断，故冷冻切片主要用于手术中病理会诊，必须严格掌握应用的指征。

1）需要确定病变性质，如肿瘤或非肿瘤，若为肿瘤，需确定为良性、恶性或交界性，以决定手术方案。

2）了解恶性肿瘤的播散情况，包括肿瘤是否侵犯邻近组织、有无区域淋巴结转移。

3）确定手术切缘情况，有无肿瘤浸润，以判断手术范围是否合适。

4）帮助识别手术中某些意想不到的发现以及确定可疑的微小组织，如甲状旁腺、输卵管、输精管或交感神经节等。

5）取新鲜组织供特殊研究的需要，如组织化学和免疫组织化学检测、电镜取材、微生物培养、细胞或分子遗传学分析以及肿瘤药物敏感试验等。

（2）确诊率：冷冻切片诊断由于取材少而局限、时间紧迫、技术要求高，确诊率比常规石蜡切片低，有一定的误诊率和延迟诊断率。冷冻切片的确诊率一般为 92%～97%，误诊率为 1%～2%，延迟诊断率为 2%～6%。

冷冻切片诊断对手术治疗有重大帮助和指导意义，Ackerman 指出"冷冻切片的唯一目的在于做出治疗上的决策"。由于冷冻切片诊断有一定的局限性，有较高的误诊率和延迟诊断率，因此，除在手术前外科医师需与病理医师沟通外，在手术中如遇到疑难问题，病理医师应及时与手术医师联系或亲临手术室了解术中情况和取材部位。当冷冻切片诊断与临床不符或手术医师对冷冻诊断有疑问时，应立即与病理医师联系，共同商讨处理办法。对需截肢或手术范围广泛的根治性切除之前，冷冻切片诊断一般应有两位高年资病理医师共同确诊才可签发报告。

（三）诊断报告书

1. 基本内容 如下所述。

（1）患者基本情况：包括病理号、姓名、性别、年龄、送检医院或科室、住院号、门诊号、送检和收验日期。

（2）巨检和镜检要点描述：包括标本类型、大体表现、肿瘤的组织学类型、亚型或变型、病理分级（分化程度）、浸润深度、脉管和神经浸润情况、淋巴结转移情况、切除标本的切缘有无肿瘤浸润以及有无继发性病变或伴发性病变等。对于罕见或特殊的肿瘤、交界性肿瘤或生物学行为不明确的肿瘤，应在备注栏内注明意见或参考文献，以供临床参考。

（3）与病理学诊断相关特殊检查：包括免疫组织化学、电镜、细胞和分子遗传学等特殊检查的结果和解释。

（4）提供恶性肿瘤的预后和进一步治疗选择的指标：病理学报告还可提供恶性肿瘤的预后指标（癌基因、抑癌基因和增生活性等）以及进一步治疗选择的指标（如雌、孕激素受体，CD20、CD117和 c－erbB2 表达情况）。

2. 诊断表述基本类型 如下所述。

（1）Ⅰ类：检材部位、疾病名称、病变性质明确和基本明确的病理学诊断。

（2）Ⅱ类：不能完全肯定疾病名称、病变性质，或是对于拟诊的疾病名称、病变性质有所保留的病理学诊断意向，可在拟诊疾病/病变名称之前冠以诸如病变"符合为""考虑为""倾向为""提示为""可能为""疑为""不能排除（除外）"之类词语。

（3）Ⅲ类：检材切片所显示的病变不足以诊断为某种疾病（即不能做出Ⅰ类或Ⅱ类病理学诊断），只能进行病变的形态描述。

（4）Ⅳ类：送检标本因过于细小、破碎、固定不当、自溶、严重受挤压（变形）、被烧灼、干涸等，无法做出病理诊断。

对于Ⅱ、Ⅲ类病理学诊断的病例，可酌情就病理学诊断及其相关问题附加建议、注释和讨论。Ⅳ类病理学诊断的病例，通常要求临床医师重取活组织检查。

（四）病理会诊

病理会诊是病理科常规工作之一，其目的是征询第二种或更多种意见，以提高病理学诊断的质量。由于用于病理学诊断的组织学切片可以永久保存，同时能够让不同或相同，一个或多个病理医师在相同或不同时间进行评价，这对疑难或有争议的病例进行会诊提供了可能。

我国现有的大多数医院病理科几乎每天都要面对涉及全身各部位的不同疾病做出病理学诊断，而病理医师由于自身经验、知识累积和工作条件所限，任何一位病理医师都不可能通晓所有疾病的诊断。临床医学的发展，各学科的分支越来越细，仅外科学就已分成神经外科、胸外科、普外科、泌尿科、矫形外科、小儿外科、肿瘤外科等十几个亚专科，对病理学诊断的要求也越来越高。综合性医院的病理科医师对专科疾病（如血液病理学、肾脏病理学、肝脏病理学、神经病理学和皮肤病理学等）的诊断标准较难于掌握，而专科医院的病理科医师一般也不熟悉本专科以外疾病的病理诊断和鉴别诊断。所以，对病理医师而言，需要病理会诊（pathological consultation）来解决一些疑难病例和少见病例的病理学诊断。

病理会诊可在病理诊断报告书签发前或后。病理诊断报告书签发前的病理会诊常因病例疑难或少见，主检病理医师难以做出明确诊断，递交科内或院外会诊。病理诊断报告书签发后的病理会诊原因较复杂。第一种情况是原诊治医院受医疗技术限制，无法治疗或无法进一步治疗而需要转院，收治医院的临床医师为确保在准确诊断前提下进行治疗，提出病理会诊；第二种情况是原诊治医院的临床医师认为病理学诊断结果与临床不符，与病理医师沟通后仍不能达成一致意见，提出院外会诊；第三种情况是患者及其家属对原诊治医院病理学诊断的报告存有疑虑而要求院外会诊，此时往往由患者或其家属到一家或多家医院要求会诊；第四种情况是基层医院病理科条件所限，不能进行一些特殊检查如免疫组织化学、电镜等，要求上一级有条件医院会诊；第五种情况是原诊治医院与患者发生医疗纠纷，患者及其家属提出法律诉讼，法院要求上一级医院予以会诊。

病理会诊可由申请方（医院或患方）将病理切片直接带至会诊方会诊，这称为直接会诊。申请方如通过图像传送系统要求会诊方进行远程切片会诊，称为间接会诊。无论何种情况，会诊方如接受会诊，应提出会诊意见。病理会诊报告是会诊方组织有关病理专家个人或集体阅片后的咨询意见。会诊意见书上应写明："病理医师个人会诊咨询意见，仅供原病理学诊断的病理医师参考。"原病理学诊断的病理医师应自行决定是否采纳病理会诊的咨询意见和采纳的程度。

二、肿瘤的细胞病理学诊断

（一）常用方法

正确采集肿瘤细胞是细胞病理学诊断的先决条件，也是提高确诊率的关键。采集样本要尽可能从病变处直接取样方能代表主要病变。采集方法应安全、简便，患者不适感小，且要防止引起严重并发症或促使肿瘤播散。

1. 脱落细胞学检查（Exfoliative cytological examination）　对体表、体腔或与体表相通的管腔内肿瘤，利用肿瘤细胞易于脱落的特点，取其自然脱落或分泌排出物，或用特殊器具吸取、刮取、刷取表面细胞进行涂片检查，亦可在冲洗后取冲洗液或抽取胸、腹腔积液离心沉淀物进行涂片检查。

适用于脱落细胞学检查的标本有痰液、尿液、乳头排液、阴道液涂片；宫颈刮片、鼻咽涂片、食管拉网涂片、各种内镜刷片；抽取胸腔积液、腹腔积液、心包积液和胸脊液离心涂片；支气管冲洗液沉淀涂片。

2. 穿刺细胞学检查（Aspiration cytology）　用直径 <1mm 的细针刺入实体瘤内吸取细胞进行涂片检查。对浅表肿瘤可用手固定肿块后直接穿刺，对深部肿瘤则需在 B 型超声波、X 线或 CT 引导下进行穿刺。

3. 涂片制作　取材后应立即涂片，操作应轻巧，避免损伤细胞，涂片须厚薄均匀。涂片后应在干燥前立即置于 95％ 乙醇或乙醇乙醚（各半）混合液固定 15min，以保持良好的细胞形态，避免自溶。常用的染色方法有苏木精伊红（HE）法、巴氏（Papanicoloau）法，吉姆萨（Giemsa）法和瑞氏（Wright）法等。

传统的涂片用手推，近年来应用一项在取材、涂片和固定等多个环节上均有革新的细胞学技术——液基细胞学（liquid based cytology）。此项技术最早用于宫颈细胞学检查，现已广泛应用于非妇科细胞学标本。该技术利用细胞保存液，将各类标本及时固定，并转化为液态标本，然后采用密度梯度离心或滤膜过滤等不同的核心技术，去除标本中可能掩盖有诊断意义细胞的物质，如红细胞、炎症细胞、黏液或坏死碎屑等，进而利用自动机械装置涂片，使细胞均匀薄层分布于直径 1～2cm 的较小区域内进行阅片。该技术可获得背景清晰的高质量涂片，可大大减少阅片时间，提高阳性诊断率。此外，细胞保存液延长了标本保存期，便于标本转运，并可重复制片，还能保护细胞中的 RNA、DNA 和蛋白质免受降解，有利于分子生物学和遗传学等技术的开展。除此之外，薄层涂片技术使计算机自动细胞图像分析筛选成为可能。

（二）应用范围

1. 脱落细胞学检查　如下所述。

（1）阴道脱落细胞学：吸取或刮取子宫颈或阴道穹隆的细胞制备涂片，通常用巴氏或 HE 染色。最常用于子宫颈鳞状细胞癌的诊断和普查，诊断正确率可达 90％ 以上。此外，还可用来观察女性内分泌激素水平的变化。

（2）痰涂片和支气管刷片细胞学：可用于肺癌的诊断和组织学分型，如鳞状细胞癌、小细胞癌或腺癌。

（3）胸、腹腔积液脱落细胞学：抽取胸、腹腔积液，经离心后吸取沉淀物制备涂片，可用于肺癌、胃肠道癌、卵巢癌和恶性间皮瘤等诊断和鉴别诊断。

（4）尿液脱落细胞学：收集尿液，经离心后吸取沉淀物制备涂片，常用于膀胱肿瘤的诊断。

（5）乳房乳头溢液细胞学：可用于诊断乳腺炎症性疾病、导管上皮细胞增生、非典型增生和乳腺癌。

（6）其他：食管拉网涂片检查常用于食管鳞状细胞癌和其他病变的诊断；胃灌洗液涂片可用于胃腺癌的诊断；脑脊液和心包积液抽取后离心沉淀，制备涂片，分别用于神经系统炎症和肿瘤以及心包转移性肿瘤和恶性间皮瘤的诊断。

2. 穿刺细胞学检查　某些器官或组织既无自然脱落细胞，内镜又不能达到，需用穿刺细胞学检查。最常用于浅表可触及的肿块，如淋巴结、乳腺、涎腺、甲状腺、前列腺和体表软组织，也可在超声引导、X 线或 CT 定位下穿刺深部组织的肿块，如肝、肺、胰腺、肾脏、卵巢、腹膜后、软组织和骨等。

（1）淋巴结：是穿刺细胞学最常见的部位，可用于诊断淋巴结转移性癌，也可用于区分恶性淋巴瘤和反应性增生，结合免疫组化技术还可对某些类型恶性淋巴瘤进行组织学分型，对疑为恶性淋巴瘤者，为确保正确分型，最好作组织病理学检查。

（2）乳腺：穿刺细胞学检查有助于术前确定乳腺肿块的性质，便于制订治疗计划和决定手术方式，诊断正确率达 80%～90%。穿刺涂片还可行雌、孕激素测定，以利于术前化疗药物的选择。

（3）涎腺：主要用于大涎腺（腮腺、颌下腺和舌下腺）的穿刺细胞学检查，以确定肿块性质和肿瘤的良、恶性。诊断的正确性较低，一般在 70%～80%。由于涎腺肿瘤的上皮和间质成分变化多端，而良性肿瘤大多有包膜，有些学者认为应谨慎应用。

（4）甲状腺：穿刺细胞学检查对甲状腺炎、结节性甲状腺肿、乳头状癌、髓样癌和间变性癌有帮助，但不能用于滤泡性腺瘤和癌的诊断和鉴别诊断。

（5）胸、腹腔脏器：在超声、X 线或 CT 引导下的细针穿刺细胞学检查可用于肝、肺、胰腺、肾脏和卵巢等实质脏器肿块的诊断，诊断正确率达 80%～90%。

（6）其他：纵隔、腹膜后、软组织和骨等部位也可用细针穿刺做细胞学检查，但诊断较困难，常难以正确区分肿瘤的良恶性或做出明确的组织学分型。

（三）诊断报告书

1. 基本内容　填写患者基本情况同组织病理学诊断报告书，包括病理号、姓名、性别、年龄、送检医院或科室、住院号、门诊号、送检日期和收验日期。

2. 诊断表述基本类型　如下所述。

（1）直接表述性诊断：适用于穿刺细胞学标本的诊断报告。根据形态学观察的实际情况，对于某种疾病或病变做出肯定性（Ⅰ类）、不同程度意向性（Ⅱ类）细胞学诊断，或是提供形态描述性（Ⅲ类）细胞学诊断，或是告知无法做出（Ⅳ类）细胞学诊断。

（2）间接分级性诊断：用于查找恶性肿瘤细胞的细胞学诊断。

1）三级法：分阳性、可疑和阴性。阳性为找见肯定的恶性细胞，临床医师可依据细胞学诊断报告行手术切除、化学治疗或放射治疗；可疑为找见难以确诊的异型细胞，临床医师应重复细胞学检查或做活组织检查，如临床和影像学等检查强烈提示恶性，也可进行治疗；阴性为仅找见正常或炎症变性细胞。

2）四级法：分为阳性、可疑、非典型性和阴性。非典型性细胞属于狭义的癌前病变中见到的细胞，还可能包括异型显著的炎症变性细胞，甚或数量很少而形态不典型的癌细胞。非典型细胞的临床意义不明确，需进一步检查，不能单独依据此结果进行治疗。

3）五级法：Ⅰ级为无异型或不正常细胞；Ⅱ级为细胞学有异型（核异质细胞），但无恶性证据；Ⅲ级为细胞学怀疑为恶性；Ⅳ级为细胞学高度怀疑为恶性；Ⅴ级为细胞学确定恶性。

4）Bethesda 系统分级法：用于宫颈和阴道涂片细胞学检查，采用巴氏染色法。为两级法，即低级别鳞状上皮内病变（LGSIL）和高级别鳞状上皮内病变（HGSIL）。

世界卫生组织（WHO）不推荐用数字式分级诊断，建议细胞学报告应采用诊断性名称，如有可能还应说明类型（鳞状细胞癌、腺癌、小细胞癌等）。

（四）优点和局限性

1. 优点　细胞学检查取材方便，所需设备较简单，操作、制片和检查过程快速，给患者造成的痛苦很小，易于推广和重复检查，是一种较理性的肿瘤诊断方法。细胞学检查还适用于宫颈癌和食管癌等肿瘤的普查。

2. 局限性　细胞学检查有较高的假阴性率，一般为 10% 左右。因此，阴性结果并不能否定恶性肿瘤的存在；深部肿瘤如肝癌、肺癌、胰腺癌和肾癌等，常难以取得较理想的标本；早期食管癌、贲门癌和肺癌，尽管拉网或痰液细胞学检查为阳性，影像学检查往往不能显示出肿瘤的确切部位，难以精确定位而影响治疗，还需进一步做内镜检查来确定肿瘤的部位。细胞学检查结果如与临床不符或有争议的病例，应设法取活组织作组织病理学检查，明确诊断。

（徐鸿洁）

第五节　肿瘤病理学诊断的特殊技术

一、特殊染色和组织化学技术

目前实验室常用的特殊染色和组织化学技术主要有以下几种。

（一）PAS 染色（高碘酸 – 雪夫法）

可以显示糖原和中性黏液物质、基膜、大多数真菌和寄生虫，还可以显示腺泡状软组织肉瘤瘤细胞胞质内结晶，阳性反应呈红色。

（二）网状纤维染色

显示网状纤维和基膜物质。网状纤维主要由 III 型胶原纤维组成，基膜则主要由 IV 型胶原和层粘连蛋白（laminin）构成。网状纤维和基膜吸附银并呈 PAS 阳性染色是由于其表面被覆蛋白多糖或糖蛋白。常规工作中，以银为基础的网状纤维染色主要用于区分：①上皮性和非上皮性肿瘤；②各种间叶性肿瘤之间的鉴别；③原位癌和浸润性癌。

显示网状纤维染色的方法很多，常用方法有 Gomori 和 Gorden – Sweets 氢氧化银氨液浸染法，结果显示网状纤维呈黑色，胶原纤维呈黄棕色，胞核呈灰褐色或红色（核固红复染）。

（三）三色染色

为结缔组织多色染色法，是用 3 种颜色显示多种结缔组织成分，如胶原、肌肉、淀粉样物质、黏液物质、纤维素、软骨、神经胶质和血细胞成分等，主要用于显示或区分各种纤维成分。由 3 种染料成分所显示的 3 种组织结构分别是细胞核、胞质和细胞外纤维。如 Masson 三色染色法结果为胶原纤维、黏液、软骨呈蓝色，胞质、肌肉、纤维素、神经胶质呈红色，胞核呈黑色。

（四）淀粉样物染色

淀粉样物质是一种病理性细胞外蛋白质，因其与淀粉在碘液中呈相同染色反应而得名。常规 HE 染色、淀粉样物质为无细胞均一、淡嗜伊红色物质，其化学成分约 90% 为原纤维性蛋白，10% 为 P 成分（一种糖蛋白）。淀粉样原纤维性蛋白主要有两大类：一为淀粉样轻链（AL）蛋白，由浆细胞分泌，含免疫球蛋白轻链；另一为淀粉样相关（AA）蛋白，由肝细胞合成的非免疫球蛋白物质。淀粉样物沉着可见于肿瘤、慢性感染和某些遗传性疾病等多种疾病。在骨髓瘤、重链病、Waldenstrom 巨球蛋白血症、甲状腺髓样癌、胰岛细胞瘤、肺小细胞癌等肿瘤中存在淀粉样物质。

刚果红染色显示淀粉样物质呈红色，胞核呈蓝色，在荧光显微镜下呈橘黄色或红色，在偏振光显微镜下呈苹果绿双折光性。甲基紫染色显示淀粉样物质呈紫红色或红色，胞核呈蓝色。

（五）亲银和嗜银细胞染色

分布在全身各处的神经内分泌组织和细胞具有亲银或嗜银特性。亲银细胞具有将银溶液直接还原成不溶性黑色金属银的能力，而嗜银细胞则需加入还原剂后才能将银溶液还原成金属银。肾上腺嗜铬细胞瘤、少数类癌（起源于后肠）亲银细胞染色阳性，大多数类癌嗜银细胞染色阳性，甲状腺髓样癌、垂体腺瘤、胰岛细胞瘤、皮肤 Merkel 细胞癌全身各处神经内分泌癌等可呈亲银或嗜银细胞染色阳性。

常用的亲银细胞染色是 Masson - Fontana 银染色法，亲银细胞颗粒呈棕黑色，黑色素也呈黑色，胞核呈红色。常用的嗜银细胞染色是 Grimelius 硝酸银染色法，此法最好采用 Bouin 液固定组织，嗜银细胞颗粒呈棕黑色，背景呈黄色或浅棕色。

（六）中性脂肪染色

脂质在组织化学上可以分为单纯脂质、复合脂质和衍生脂质 3 类。中性脂肪通常采用脂溶性色素染色法，脂溶性色素主要有苏丹Ⅲ、苏丹Ⅳ、油红 O 等，这些色素既能溶于有机溶剂又能溶于脂质内，故不能用于石蜡包埋的材料，只能在新鲜组织冷冻切片上进行染色。目前，肿瘤病理诊断上主要用于皮脂腺肿瘤和脂肪肉瘤的诊断，卵巢纤维瘤与卵泡膜纤维瘤的鉴别诊断，有时也可用于恶性纤维组织细胞瘤、黄色瘤和肾上腺皮质肿瘤的诊断和鉴别诊断。苏丹Ⅳ（猩红）和油红 O 染色法都能将脂质染成红色，但油红 O 染色反应最强，且能显示细小脂滴。

（七）色素染色

许多色素在一般常规 HE 染色切片上很相似而不易区分，通常需要采用不同的特殊染色方法显示，来确定色素的性质。肿瘤病理学诊断工作中使用比较多的是含铁血黄素和黑色素染色。

显示含铁血黄素的常用方法是 Perls 染色法，含铁血黄素呈蓝色，其他组织呈红色。显示黑色素的常用方法是 Masson - Fontana 银染色法，黑色素呈黑色，其他组织呈复染的颜色，可用于恶性黑色素瘤的诊断，也可为一些含黑色素的病变如色素痣、蓝痣，含黑色素的肿瘤如色素性神经鞘瘤、透明细胞肉瘤等的诊断和鉴别诊断提供依据。

（八）黏液染色

黏液可分为中性和酸性黏液两大类。中性黏液由氨基己糖和游离己糖组成，不含酸性反应基（游离酸根或硫酸酯）。酸性黏液较复杂，可分为硫酸化结缔组织黏液（包括涎酸的羧基化黏液）和透明质酸。

中性黏液对 PAS 染色呈阳性反应，不能被淀粉酶消化。酸性黏液因其成分不同，对奥辛蓝（AB）、甲苯胺蓝、胶体铁、高铁二胺（HID）以及硼氢化物/氢氧化钾/高碘酸雪夫（PB/KOH/PAS）染色呈不同染色反应。

胃型胃癌、黏液表皮样癌、某些黏液腺癌、脊索瘤和滑膜肉瘤含中性黏液，PAS 染色阳性。肠型胃癌和结直肠癌含酸性黏液，AB 染色呈蓝色，HID 染色则可将硫酸化酸性黏液染成棕黑色，而羧基化（涎酸）酸性黏液染成蓝色。

含黏液的间叶性肿瘤如黏液脂肪肉瘤和黏液纤维肉瘤中的黏液为透明质酸，在 AB 染色前先用透明质酸酶消化则可使染色反应消失，黏液软骨肉瘤 AB 染色阳性，但不能用此法取消 AB 的蓝色反应。

二、电子显微镜技术（Electric microscopy）

电子显微镜（电镜）是病理形态诊断和研究中的一个重要工具。电镜分辨率高，最大分辨率可达 0.2nm，是光镜（0.2μm）的一千倍，能清楚显示细胞的微细结构（亚细胞结构），可用于肿瘤病理诊断和鉴别诊断的辅助检查手段之一，也可用于肿瘤的病因和发病机制的研究。电镜有数种类型，包括透射电镜、扫描电镜、超高压电镜和分析电镜等。本项仅叙述肿瘤病理诊断中最常用的透射电镜。

（一）应用

1. 区别分化差的鳞癌和腺癌　鳞癌有发育良好的细胞间桥粒和胞质中张力微丝；腺癌有微绒毛、连接复合体，胞质内黏液颗粒或酶原颗粒。

2. 区别分化差的癌和肉瘤　癌有细胞连接和基膜；肉瘤通常无细胞连接，也无基膜，但可有外板。

3. 区别腺癌和恶性间皮瘤　腺癌的微绒毛少，短而钝，中间微丝和糖原颗粒少，含黏液颗粒或酶原颗粒；恶性间皮瘤的微绒毛多、细长，中间微丝和糖原颗粒较丰富，不含黏液颗粒和酶原颗粒。

4. 无色素性黑色素瘤　胞质内存在不同成熟阶段的前黑色素小体和黑色素小体。

5. 神经内分泌肿瘤　胞质内含有神经分泌颗粒，依据颗粒的大小、形状、电子致密度和空晕的有无和宽度等特征还可进一步区分不同类型的神经内分泌肿瘤。

6. 小圆细胞恶性肿瘤　小细胞癌的细胞器发育差，偶见桥粒、张力微丝和原始细胞连接，有时在胞质内含神经分泌颗粒；胚胎性横纹肌肉瘤有肌动蛋白和肌球蛋白微丝以及 Z 带物质；Ewing 肉瘤的细胞器很少，但有丰富的糖原颗粒；成神经细胞瘤的胞质内含微管和致密核心颗粒，胞膜有许多细长的树突状突起。

7. 确定某些软组织肿瘤的起源或分化　平滑肌肉瘤有伴致密体的肌微丝，质膜下微饮空泡和外板；血管肉瘤的胞质内可找见特征性 Weibel - Palade 小体；腺泡状软组织肉瘤有类晶体和大量线粒体；透明细胞肉瘤有黑色素小体。

8. 其他　Langerhans 组织细胞增生症中能见到呈杆状的 Birbeck 颗粒；精原细胞瘤的胞核中可见显著的核仁丝。

（二）注意事项

（1）电镜检查在肿瘤病理诊断中仍起着一定的作用，与其他辅助方法如特殊染色或免疫组织化学技术一样，电镜结果的解释必须结合临床资料、大体形态、常规光镜检查和其他辅助方法一起做出。

（2）组织离体后必须迅速取材和固定，超过 1h 未固定的组织不宜做电镜检查。电镜观察范围很小，应结合光镜、先在 1mm 薄切片定位后再做超薄切片观察。

（3）检查者必须了解自溶和坏死等人工伪像的超微结构形态特点，必须熟悉各种肿瘤电镜表现的特点和变化范围。

（4）电镜确定肿瘤的细胞起源时，通常需证实假定细胞的一组超微结构特征。例如，要确定为平滑肌细胞，在电镜下应观察到有伴致密体的肌微丝、质膜下微饮空泡和外板。肌成纤维细胞也可以见到伴致密体的微丝束，但无其他平滑肌的超微结构特征，而有胞质内发育良好的粗面内质网和细胞间的纤维连接（fibronexus）。

（5）肿瘤电镜诊断时，超微结构特点一般无法用于区别肿瘤的良、恶性。在分化差的恶性肿瘤，不是每个肿瘤都有特征性超微结构特点。

（6）电镜诊断报告书应单独做出，并附于病理诊断报告书中。

三、免疫组织化学技术

（一）概述

免疫组织化学（immunohistochemistry，IHC）技术是用已知抗体或抗原在组织切片上检测组织和细胞中相应未知抗原或抗体的一种特殊组织化学技术。IHC 方法特异性强，敏感性高，将形态、功能和物质代谢密切结合一起，已成为现代诊断病理学上最重要的、必不可少的常规技术。

当前 IHC 所用的抗体多达上千种，可分为多克隆抗体和单克隆抗体两大类。多克隆抗体的优点是制备方便，敏感性高，可用于石蜡切片，部分多克隆抗体有较好抗原特异性，缺点是非特异性交叉反应较多，抗血清效价不太稳定。单克隆抗体的优点是抗原特异性强，质量和效价稳定，可根据需要随时批量生产，非特异性交叉反应少，缺点是敏感性较低，有些单克隆抗体只能在冷冻切片上染色。最近研制的兔源性单克隆抗体的敏感性增高，且大多数常用的抗体都能在石蜡切片上标记。

IHC 检测方法很多，目前应用得最多的方法是过氧化物酶 - 抗过氧化物酶法（PAP 法）和亲和素 - 生物素复合物法（ABC 法），其他可选择的方法有生物素 - 链霉亲和法（B - SA 法），碱性磷酸酶 - 抗碱性磷酸酶法（APAAP 法）和多聚体标记二步法（如 En Vision 法）等。

（二）常用标志物

1. 上皮性标志物　最常用的是角蛋白和上皮膜抗原，其他标志物包括桥粒蛋白（desmoplakins）和包壳蛋白（involucrin）等。

（1）角蛋白（keratins，Ker）：又称细胞角蛋白（cytokeratins，CK），是一组分子量 40~68kD 的中间微丝（直径 8~10nm）蛋白，为细胞骨架蛋白的一部分，存在于上皮细胞内和复层鳞状上皮的无细胞角质层内。在胶电泳上至少可以区分出 20 种不同类型角蛋白，按等电点不同分为碱性和酸性两大组，在上皮细胞内常成对表达。正常的复层上皮和导管上皮主要表达高分子量角蛋白，单层上皮和腺上皮则主要表达低分子量角蛋白。

抗角蛋白抗体种类很多，但没有一种抗体能识别所有亚型角蛋白。主要识别高分子量角蛋白的抗体有 AE3 和 34βE12，主要识别低分子量角蛋白的抗体有 AE1、35βH11 和 CAM5.2。将 AE1 和 AE3 混合或 34βE12 和 35βH11 混合，则可同时识别高分子量和低分子量角蛋白。角蛋白阳性的肿瘤有癌、恶性间皮瘤和生殖细胞肿瘤（精原细胞瘤除外），阳性反应定位在细胞质中；角蛋白阴性的肿瘤则有大多数肉瘤、恶性淋巴瘤和恶性黑色素瘤。要进一步区分鳞癌和腺癌或特殊组织和器官来源的癌时，则可用针对不同分子量角蛋白抗体（如 CK5、CK10、CK7、CK20 等）和其他标志物。有些间叶来源的肿瘤可表达角蛋白，通常为 CK8 和 CK18，而不表达 CK7、CK19 和其他角蛋白。

（2）上皮膜抗原（epithelial membrane antigen，EMA）：一种人乳脂肪小球膜上的跨膜糖蛋白，存在于正常乳腺组织肿瘤中，也存在于许多其他上皮性肿瘤中，EMA 定位于正常乳腺上皮细胞膜的顶端，但在肿瘤细胞上定位于整个细胞膜上。EMA 的敏感性不如角蛋白，肝细胞癌、基底细胞癌、胚胎性癌、垂体腺瘤、甲状腺髓样癌和肾上腺皮质腺癌不表达 EMA。EMA 的特异性也不如角蛋白，浆细胞瘤、间变性大细胞淋巴瘤、霍奇金淋巴瘤和某些间叶性肿瘤可表达 EMA。EMA 与角蛋白一起应用能作为上皮细胞的补充标志物。

2. 非上皮性标志物　与上皮性标志物相对，包括间叶组织标志物波形蛋白和肌组织、内皮、组织细胞和细胞外间质等各种标志物。

（1）波形蛋白（vimentin，Vim）：一种分子量 57kD 的中间微丝蛋白，存在于成纤维细胞、肌细胞、内皮细胞、淋巴细胞、施万细胞、室管膜细胞和黑色素细胞中，也可出现在各种间叶源性肿瘤中。由于波形蛋白缺乏细胞类型特异性，对诊断帮助不大，但可作为有用的"对照标志物"，阳性反应定位在细胞质中。

（2）肌动蛋白（actin）：一种具有收缩功能的细微丝蛋白（直径 5~6nm），广泛存在于各种不同类型细胞。肌肉特异性肌动蛋白有两种：α-平滑肌肌动蛋白（α-SMA）存在于平滑肌、肌成纤维细胞和肌上皮细胞及其相应肿瘤中，阳性反应定位在细胞质中；肌肉特异性肌动蛋白（MSA）存在于平滑肌和横纹肌及其相应肿瘤中，阳性反应也定位在细胞质中。

（3）结蛋白（desmin，Des）：一种分子量 53kD 的中间微丝蛋白，存在于大多数肌细胞（骨骼肌、平滑肌和心肌）及其相应肿瘤中，阳性反应定位在细胞质中。

（4）肌源性转录因子 D 家族（myoD 家族）：两种核内蛋白 myoD1 和成肌蛋白（myogenin）能特异性定位在向横纹肌分化肿瘤的核内。

（5）钙调结合蛋白（caldesmon）和钙调宁蛋白（calponin）：存在于平滑肌、肌成纤维细胞和肌上皮细胞及其相应肿瘤的细胞质中。

（6）CD31、CD34 和第 8 因子相关抗原（factorⅧ-related antigen，F8）：存在于内皮细胞、血管瘤和血管肉瘤中，是血管内皮细胞标志物，其中 CD31 的特异性较高。

（7）D2-40：淋巴管内皮细胞和淋巴管肿瘤的标志物，阳性反应定位于细胞膜上，正常血管内皮不表达 D2-40。D2-40 还可在恶性间皮瘤、精原细胞瘤、卵巢浆液性肿瘤和胃肠道间质瘤等肿瘤中表达。

（8）CD68、CD163、溶质酶（lysozyme，Lys）和第ⅩⅢa 因子：这些组织细胞或所谓纤维组织细胞标记证物中，除 CD163 的特异性较强外，其他标志物可在许多其他肿瘤中表达，特异性差，阳性反应均定位在细胞质中。

（9）纤维连接蛋白（fibronectin，FN）、层粘连蛋白（laminin）和骨连接蛋白（osteonectin，ON）：

这些细胞外间质标志物可出现在成纤维细胞、骨母细胞和基底膜中，可用于肿瘤诊断和肿瘤浸润的研究。

3. 淋巴造血组织标志物　淋巴造血组织，尤其淋巴细胞在其发育和分化过程中能形成许多分化性抗原，应用相应的抗体能区分出免疫表型不同的细胞系，同一细胞系的不同亚型和不同分化阶段的细胞群。这些标志物在现代淋巴瘤和白血病的诊断和分型中必不可少。

（1）白细胞共同抗原（leucocyte common antigen，LCA、CD45）：一种存在于所有造血细胞、分子量220kD的抗原，它不存在于非造血组织中。抗LCA抗体是区别造血组织与非造血组织的良好标志物，特异性高达100%，敏感性96%，至今未发现假阳性反应，故广泛应用于淋巴瘤的诊断和鉴别诊断。阳性反应定位在细胞膜上。

（2）免疫球蛋白（immunoglobulin，Ig）：免疫球蛋白重链有五类（μ、γ、α、δ和ε），而轻链仅两类（κ和λ）。Ig是B淋巴细胞和B细胞淋巴瘤可靠的标志物，几乎所有不同分化阶段的B细胞及其相应肿瘤都可在细胞表面和（或）胞质内表达Ig。病理诊断中最常用Igκ和Igλ是否克隆性表达来鉴别反应性滤泡增生还是滤泡性淋巴瘤，有时也可用IgH来区别某些类型的B细胞淋巴瘤。

（3）全B细胞标志物：最常用的是CD20和CD79α，其他标志物有CD19、CD22、Oct－2和Bob.1。约90%以上B细胞淋巴瘤和结节性淋巴细胞为主的霍奇金淋巴瘤表达上述抗体。除CD79α为胞质染色、Oct－2和Bob.1为胞核染色外，其余均为胞膜染色。

（4）全T细胞标志物：常用的有CD3、CD45RO，其他标志物有CD2、CD5和CD7。T淋巴细胞和T细胞淋巴瘤能表达上述抗体，阳性反应定位在细胞膜上。

（5）NK细胞相关标志物：CD56和CD57，在NK细胞、NK细胞淋巴瘤和NK样T细胞淋巴瘤中表达，定位在细胞膜上。

（6）组织细胞、树突状细胞和髓细胞相关标志物：CD68和CD163用于标记组织细胞肉瘤，定位于胞质，呈颗粒性。S－100蛋白、CD1a和Langerin用于标记Langerhans组织细胞增生症，S－100蛋白定位于胞核，其余两种定位于胞质，如单独S－100蛋白阳性，见于胶质树突细胞肿瘤。CD21、CD35和clusterin用于标记滤泡树突细胞肿瘤，定位于胞质。MPO是粒细胞和髓细胞肿瘤相关标志物，定位于胞质，颗粒性。

（7）淋巴细胞不同分化阶段或亚群相关标志物：TdT是B、T或NK细胞系的淋巴母细胞肿瘤标志物，定位于胞核。CD10和bcl－6可用于确定滤泡中心细胞来源的肿瘤，而MUM－1则用于确定活化B细胞来源的肿瘤（包括浆细胞肿瘤），其中CD10定位于胞质，bcl－6和MUM－1定位于胞核。CD38和CD138用于标记浆细胞、浆母细胞和某些免疫母细胞肿瘤，阳性反应定位于细胞膜上。

（8）其他：CD15和CD30用于诊断霍奇金淋巴瘤，阳性反应定位在Golgi区和细胞膜。cycylinD1用于诊断套细胞淋巴瘤，定位在胞核。CD30和ALK用于诊断间变性大细胞淋巴瘤，ALK定位在胞核或胞质。bcl－2可用于鉴别反应性滤泡增生和滤泡性淋巴瘤，前者阴性，后者阳性，定位在胞质。TIA－1、粒酶B和穿孔素用于NK细胞肿瘤或NK样T细胞淋巴瘤的辅助诊断，定位在胞质，颗粒性。Ki－67是反映肿瘤活性的标志物，定位在胞核。

4. 神经组织标志物　如下所述。

（1）胶质纤维酸性蛋白（glial fibrillary acidic protein，GFAP）：一种分子量51kD的中间微丝蛋白，它是星形胶质细胞的主要成分，也存在于室管膜细胞，胶质瘤和室管膜瘤中。髓母细胞瘤和含胶质细胞或向胶质细胞分化肿瘤内可局灶性存在GFAP阳性细胞，阳性反应定位在胞质和胞质突起中。

（2）神经微丝蛋白（neurofilament proteins，NF）：一种由68kD、150kD和220kD不同分子量亚单位组成的三联体，是神经元特异性中间微丝。NF存在于神经元、神经节细胞、肾上腺髓质嗜铬细胞、神经内分泌细胞以及相应的肿瘤中。阳性反应定位在胞质中。

（3）神经元特异性烯醇化酶（neuron specific enolase，NSE）：由两个γ亚单位组成的烯醇化酶，存在于神经元、神经内分泌细胞以及相应的肿瘤中。商用NSE多克隆抗体的特异性很低，需与其他抗体一起使用，结果解释时也应小心。阳性反应定位在胞核。

（4）微管相关蛋白（microtubule – associated proteins）：包括 MAP – 2 和 MAP – Tau，为神经元骨架蛋白，表达于神经元、神经元肿瘤和混合性神经元 – 胶质瘤（如中央性神经细胞瘤、副神经瘤、神经节细胞瘤、节细胞胶质瘤和乳头状胶质神经元瘤等），阳性反应定位在胞质内。

（5）S – 100 蛋白：一种含 α 和 β 两条多肽链的可溶性酸性蛋白，分子量 20 ~ 55kD，因其能溶于 100% 硫酸铵而得名。在神经系统中，S – 100 蛋白存在于胶质细胞、神经元、施万细胞、脑膜上皮细胞以及这些细胞相应肿瘤中。阳性反应定位在胞核或胞核和胞质中。

（6）其他：神经元相关蛋白 NeuN 定位在神经元肿瘤的胞核上。髓磷脂碱性蛋白（MBP）是髓鞘结构蛋白的主要成分，是少突胶质细胞、施万细胞以及相应肿瘤的特异性标志物，定位于胞质。CD57（Leu7）也能在少突胶质细胞、施万细胞以及相应肿瘤中表达，定位在细胞膜上。同时应用 S – 100 蛋白、MBP 和 CD57 标记可提高少突胶质细胞瘤和恶性神经鞘膜瘤的阳性检出率。

5. 内分泌和神经内分泌系统标志物　机体内除垂体、甲状腺、甲状旁腺、松果体、肾上腺和性腺等内分泌器官和组织外，还有一些分散在许多器官中的细胞能表达神经元和典型内分泌细胞的生物合成功能，称为神经内分泌细胞。它们能表达一般性神经内分泌标志物外，还能表达产生激素及其相关产物的标志物。

（1）神经内分泌细胞一般性标志物：包括 NSE、嗜铬颗粒蛋白 A（chromograninA，CgA）、突触囊泡蛋白（synaptophysin，Syn）、CD56、蛋白基因产物 9.5（protein gene product 9.5，PGP9.5）和组胺酶等。这些标志物可用来确定被检测细胞的神经内分泌性质，也可用于神经内分泌肿瘤的诊断和鉴别诊断。除 NSE 定位于胞核外，其余标志物均定位于胞质。

（2）激素及其相关产物标志物：包括垂体激素（ACTH、GH、LTH、TSH、FSH、LH）、胰岛细胞、胃肠道和呼吸道细胞激素（胰岛素、胰高血糖素、胰多肽、生长抑素、促胃液素、血管活性肠多肽、促胃液素释放肽、P 物质、5 – 羟色胺）和其他激素（肾上腺素、去甲肾上腺素、甲状腺素、甲状旁腺激素、性激素和 HCG 等）。这些标志物均定位于胞质中，能用来确定被检测细胞和相应肿瘤的类型和功能。

6. 器官或组织特异型性抗原标志物　原发部位不明的转移性肿瘤中，约 80% 为上皮性恶性肿瘤，一些器官或组织特异性抗原有助于确定肿瘤的起源部位。

（1）前列腺特异性抗原（prostate – specific antigen，PAS）、前列腺酸性磷酸酶（prostatic acid phosphatase，PAP）和前列腺特异性膜抗原（prostate – specific membrane antigen，PSMA）：这几种标志物对转移性前列腺癌具有较高的特异性和敏感性，阳性反应定位在胞质中。

（2）甲状腺球蛋白（thyroglobulin，TGB）：甲状腺滤泡上皮起源的肿瘤都能表达 TGB，但其敏感性随肿瘤分化程度而异，可用于证实转移性甲状腺癌，阳性反应定位于胞质。

（3）甲状腺转录因子 – 1（thyroid transcription factor – 1，TTF – 1）：一种细胞核的组织特异性蛋白转录因子，见于甲状腺滤泡上皮及其肿瘤，定位于胞核。TTF – 1 比 TGB 敏感，但特异性比 TGB 低，TTF – 1 还能在呼吸性和肺泡上皮细胞及其相应肿瘤中表达。

（4）表面活性脱辅基蛋白 A（surfactant apoproteinA，SP – A、PE – 10）：肺泡上皮细胞和 60% ~ 70% 肺腺癌表达 SP – A，其敏感性不如 TTF – 1，但特异性高，阳性反应定位在胞质。

（5）巨囊病液体蛋白 – 15（gross cystic disease fluid protein – 15，GCDFP – 15）和乳珠蛋白 A（mammaglobinA）：这两种标志物对乳腺癌有较高特异性和敏感性，可用于证实转移性乳腺癌，阳性反应定位在胞质。GCDFP – 15 还存在于顶泌汗腺肿瘤中。

（6）胰淀粉酶（pancreatic amylase）和 α₁ – 抗胰蛋白酶（AAT）：对外分泌胰腺以及相应肿瘤有一定特异性，但特异性很低，目前很少应用。

（7）CDX2：肠上皮细胞发育所必需的转录蛋白因子，该标志物在十二指肠至结直肠腺癌中均表达，阳性反应定位于胞核。CDX2 也可在胃、胰腺、胆囊癌和卵巢黏液性癌中表达。

（8）Hep Par1：一种由肝细胞产生功能未明蛋白，能在石蜡切片上标记的单克隆抗体，能用于肝细胞癌的诊断和鉴别诊断，有较高的特异性和敏感性。阳性反应定位在胞质，呈颗粒性。

（9）胎盘碱性磷酸酶（placental alkaline phosphatase，PLAP）和OCT-4：PLAP表达于各种生殖细胞肿瘤，包括精原细胞瘤、无性细胞瘤、胚胎性癌和卵黄囊瘤，阳性反应定位在细胞膜上。OCT-4是生殖细胞的一个核转录因子，除卵黄囊瘤外，能表达于其他生殖细胞肿瘤中，特异性和敏感性均比PLAP高，也可作为检测原位生殖细胞肿瘤的极好标志物，阳性反应定位于胞核。

7. 肿瘤相关抗原标志物　这类标志物种类很多，但只有少数几种抗体在肿瘤诊断中有应用价值。

（1）癌胚抗原（carcinoembryonic antigen，CEA）：一种分子量180kD的糖蛋白。最初认为对结肠癌具有特异性，之后发现也存在于胎儿结肠黏膜和少量存在于成人结肠黏膜中，起源于内胚层的上皮性肿瘤（结肠、胃、胰腺、胆管和肺等）均可表达CEA。此外，乳腺、汗腺、膀胱和宫颈癌等偶也可表达CEA。阳性反应定位在胞质或胞膜上。

（2）α-甲胎蛋白（α-fetoprotein，AFP）：肝细胞癌和卵黄囊瘤表达AFP，胚胎性癌中可存在少数AFP阳性细胞，定位在胞质。

（3）CA-125：卵巢浆液性肿瘤和内膜腺癌表达CA-125，但卵巢黏液性肿瘤不表达此抗原。阳性反应定位在胞质或胞膜上。CA-125也可在部分胆管和胰腺癌中表达。

（4）CA19-9：大多数胰腺癌和胃癌，部分膀胱癌、肺腺癌、乳腺癌和胆囊癌中表达CA19-9，定位在胞质。

（5）BCL-125：乳腺癌相关糖蛋白，存在于大多数乳腺癌中，也可在宫颈癌和肺鳞癌中表达。

（6）SM-1：一种与肺小细胞癌反应的单克隆抗体。

（7）RC38：一种与肾细胞癌反应的单克隆抗体。

（8）HMB45、melanA和NK1/C3：这几种黑色素瘤相关抗原的单克隆抗体对恶性黑色素瘤具有较高特异性，但也可以在其他黑色素细胞病变和少数其他肿瘤中表达，阳性反应定位在胞质。

8. 其他标志物　如下所述。

（1）雌激素和孕激素受体（ER、PR）：乳腺、子宫和性腺组织存在ER和PR，大多数乳腺癌和子宫内膜样癌表达ER和PR，定位在胞核。ER和PR阳性肿瘤对内分泌治疗有效，预后好，故检测ER和PR有助于乳腺癌等激素依赖性肿瘤的治疗选择和预后估计。

（2）病毒抗原：人乳头状瘤病毒、单纯疱疹病毒、EB病毒和乙型肝炎病毒等的检测有助于某些肿瘤（如宫颈癌、鼻咽癌、恶性淋巴瘤和肝癌等）的病因学研究和诊断。

（3）细胞增生活性标志物：最常用的是Ki-67（MIB-1）和PCNA，阳性反应定位于胞核。由于Ki-67标记更为可靠，故现已很少用PCNA来检测细胞增生活性。

（4）癌基因和抗癌基因标志物：这些基因蛋白产物的抗体可用来检测某些肿瘤中有无异常表达，可间接了解这些基因功能状态和有无突变，为治疗选择和预后判断提供依据。较常用的有p53、Rb、c-erbB2、ras和bcl2等。

（5）生长因子及其受体标志物：如EGF、EGFR、FGF和FGFR等。

（6）细胞因子标志物：如干扰素和白细胞介素等。

（7）多药耐药基因及其相关基因标志物：如p170、拓扑异构酶（topoisomerase）和谷胱甘肽S-转移酶π（GST-π）等。

（三）应用

1. 分化差恶性肿瘤的诊断和鉴别诊断　应用角蛋白、波形蛋白、白细胞共同抗原和S-100蛋白可大致将癌、肉瘤、恶性淋巴瘤和恶性黑色素瘤区分开来。

2. 确定转移性恶性肿瘤的原发部位　如淋巴结转移性癌表达TGB和TTF-1提示肿瘤来自甲状腺，骨转移性癌表达PSA和PAP提示肿瘤来自前列腺。

3. 恶性淋巴瘤和白血病的诊断和分型　如瘤细胞表达CD20和CD79α，提示为B细胞淋巴瘤，进一步标记如cyclinD1阳性则提示为套细胞淋巴瘤。又如瘤细胞表达CD3和CD45RO，提示为T细胞淋巴瘤，如还表达CD30和ALK则提示为间变性大细胞淋巴瘤。典型霍奇金淋巴瘤表达CD15和CD30。

4. 激素及其相关蛋白检测　用以诊断和分类（神经）内分泌肿瘤或确定非内分泌系统肿瘤异常激

素分泌功能。

5. 确定由两种或多种成分组成肿瘤内的各种成分　如 Triton 瘤（"蝾螈"瘤）由施万细胞和横纹肌细胞两种成分组成，可分别用 S-100 蛋白和结蛋白予以证实。

6. 研究组织起源不明肿瘤　如软组织颗粒细胞瘤曾被认为起自肌母细胞，免疫组织化学显示瘤细胞表达 S-100 蛋白，结合电镜显示神经膜细胞（施万细胞）分化证据，现已知为周围神经的良性肿瘤。

7. 研究某些病原体与肿瘤发生的关系　如某些类型乳头状瘤病毒（HPV16 和 HPV18）与宫颈癌发生关系密切；EB 病毒与鼻咽癌、Burkitt 淋巴瘤、霍奇金淋巴瘤和 NK/T 细胞淋巴瘤发生关系密切。

8. 研究和寻找癌前病变的标志物　如凝集素 PNA、SJA 和 UEA-1 在结直肠腺瘤、腺瘤癌变和腺癌中呈逐渐递增的改变。

9. 确定肿瘤良恶性或估计恶性肿瘤生物学行为　如用免疫球蛋白轻链 κ 和 λ 来鉴别反应性滤泡增生（$κ^+/λ^+$）还是滤泡性淋巴瘤（$κ^+/λ^-$ 或 $K^+/λ^+$）。应用细胞增生活性标志物（如 Ki-67）或癌基因蛋白产物（c-erbB2、p53）可估计恶性肿瘤生物学行为，提供肿瘤的预后指标。

10. 为临床提供治疗方案的选择　乳腺癌 ER 和（或）PR 阳性患者应用内分泌治疗（如他莫昔芬、来曲唑）可获得长期缓解，存活期延长。多药耐药基因蛋白产物 p170 表达则提示该肿瘤对化疗药物有耐药性。最近，肿瘤药物靶向治疗要求检测相应靶点，用于提供治疗的选择。例如，B 细胞淋巴瘤表达 CD20，可应用利妥昔单抗治疗；胃肠道间质瘤表达 CD117，可应用伊马替尼治疗；乳腺癌强表达 c-erbB2，则可应用曲妥珠单抗治疗。

四、流式细胞术

（一）概述

流式细胞术（flow cytometry）是一种应用流式细胞仪（flow cytometer，FCM）进行细胞定量分析和细胞分类研究的新技术。FCM 又称为荧光激活细胞分类仪（fluorescent activated cell sorter，FACS）。

FCM 能以高达 5 000~10 000 个细胞/秒的速度分类细胞，精确性和灵敏性高，纯度达 90%~99%，且可同时测定 6~8 个参数。由于 FCM 只能检测单个分散细胞，故必须使用细胞悬液。对实体瘤则必须先将组织剪碎，加蛋白酶消化使之分散为单个细胞后才能检测，最好使用新鲜未固定组织制备细胞悬液。

（二）应用

（1）肿瘤细胞增生周期分析、染色体倍体测定、S 期比率和染色体核型分析等，有助于估计肿瘤的生物学行为。

（2）单克隆抗体间接荧光染色法鉴定不易区分的正常和克隆性原始幼稚的血细胞，进行白血病和恶性淋巴瘤的分型诊断。

（3）肿瘤相关基因（如 p53）定量分析，为预后判断提供依据。

（4）多药耐药基因（mdr1）产物的定量，为化疗药物的选择提供依据。

（5）肿瘤疗效监测，残存肿瘤细胞检测以及肿瘤有无复发的判断等。

五、图像分析技术

（一）概述

病理学和组织学研究主要依据形态学观察和描述，为解决在显微镜下客观地测量组织特征，图像分析仪（image autoanalyzer，IAA）已用于病理学的诊断和研究。IAA 是应用数学方法将观察到的组织和细胞二维平面图像推导出三维立体定量资料，包括组织和细胞内各组分的体积、表面积、长度、平均厚度、大小、分布和数目等，称为图像分析技术，又称为形态计量术（morphometry）。近年来应用光学、电子学和计算机研制成的自动图像分析仪，能更精确计量和分析各种图像的参数。

（二）应用

（1）观察和测量肿瘤细胞的面积、周长、最大长径和横径、核的形态、核浆比例、实质细胞和血管的多少等参数，为进一步研究肿瘤浸润和转移等生物学行为提供精确的定量数据。

（2）Feulgen 染色法将细胞核内 DNA 染成紫红色后，可用图像分析技术精确测量肿瘤细胞中 DNA 含量和作染色体的倍体分析。

（3）其他：von Kossa 染色未脱钙骨组织后，用于诊断代谢性骨病（如骨软化症、骨质疏松症），并能精确定量骨和骨样组织的含量，以估计疾病的严重程度。ATP 酶和 NADH 染色肌肉，测定 I 型和 II 型肌纤维的各种形状因子和比例，用于肌病的诊断和研究。此外，还可用于测定小肠绒毛的面积来估计吸收功能；测定内分泌细胞的形状因子以判断内分泌功能等。

六、细胞遗传学和分子生物学技术

（一）染色体分析

1. 概述　染色体分析（chromosome analysis）又称为核型分析（karyotype analysis），是用形态学方法研究正常和变异性状遗传物质，即染色体的一种常规细胞遗传学分析方法。将新鲜组织经处理后使细胞分散，经培养后用秋水仙碱处理，使分裂细胞终止在分裂中期，然后用显带技术来显示染色体结构和数目异常。研究证实，几乎所有肿瘤细胞都有染色体异常，其结构变化和数目增减往往不是随机的，因此，这种细胞遗传学分析可作为肿瘤诊断的一种辅助方法。在实体瘤中，许多恶性淋巴瘤、软组织和骨肿瘤有频发性、非随机性染色体异常。最常表现为染色体易位（translocation），其他异常包括缺失（deletion）、倒位（inversion）、重复（duplication）、等臂染色体（isochromosome）、环状染色体（ringchromosome）、三体（trisomy）和单体（monosomy）等。

2. 应用　如下所述。

（1）淋巴瘤和白血病：如 92% 慢性粒细胞性白血病存在 Ph 染色体，即 t（9；22）（q34；q11）；70% ~95% 滤泡性淋巴瘤 t（14；18）（q32；q21）；70% ~80% 间变性大细胞淋巴瘤 t（2；5）（p23；q35），这些频发性、非随机性染色体易位可用于诊断和鉴别诊断。又如 B 慢性淋巴细胞白血病/小淋巴细胞淋巴瘤常存在 del（13q14）、少数存在 del（11q22 - 23）、del（17p13）和 + 12，这些染色体异常并非完全特异，在肿瘤诊断中帮助不大，但对预后判断有价值。其中 - 13q 是预后良好的指标；- 11q 常见于淋巴结广泛转移，生存期短；- 17p 见于晚期患者，预后不良；+ 12 不是原发性遗传学改变的指标，可能与疾病进展相关，最近研究表明 + 12 与预后无关。

（2）软组织和骨肿瘤：如 90% 以上滑膜肉瘤存在特征性染色体易位 t（x；18）（p11；q11）；约 85% Ewing 肉瘤 t（11；22）（q24；q12），这在分化差的滑膜肉瘤和小圆细胞恶性肿瘤的诊断和鉴别诊断中非常有用。又如成神经细胞瘤患者中 30% ~40% 存在 del（1p36），30% ~50% 存在 del（11q23），约 25% 存在双微染色体（double minute chromosome，DM）或均一染色区（homogeneously staining region，HSR）。DM 或 HSR 提示位于染色体 2p24 上的 MYCN 基因扩增，这些 MYCN 扩增的成神经细胞瘤分化差或未分化，临床上进展迅速，预后差。

（3）其他肿瘤：肾细胞癌的细胞遗传学分型使这些肿瘤的诊断性形态学特点更明确。约 90% 透明细胞癌 del（3p）；乳头状肾细胞癌有 7、17 和 20 号染色体的三体，无 del（3p）；嫌色细胞癌则有 1、2、4、10、13、17 和 20 号染色体杂合子丢失的低二倍体。最近还发现一种与 Xp11.2 易位导致 TFE3 基因融合相关的肾癌，肿瘤好发于儿童和青少年，瘤细胞的胞质透明或嗜伊红色，可有乳头状结构，常伴有大量砂粒体，临床分期常为 III ~ IV 期，但临床经过较缓慢。

睾丸生殖细胞肿瘤（尤其精原细胞瘤）常存在 12 号染色体结构异常，即等臂染色体，i（12p）；约 50% 髓母细胞 i（17q）；脑膜瘤最常见的染色体异常为 22 号染色体单体。

（二）荧光原位杂交

1. 概述　荧光原位杂交（fluorescent in situ hybridization，FISH）是应用荧光素标记 DNA 的特定探

针与组织切片上的肿瘤组织杂交，在荧光显微镜下能显示与其相应的染色体某个区段或整条染色体。这些探针通常含 $1 \times 10^4 \sim 1 \times 10^6$ 碱基的核苷酸序列，可应用于分裂中期细胞和间期细胞分析。而且，FISH 不仅能用新鲜组织检测，还能在石蜡切片上进行分析。该法比标准的染色体分析技术省时、价格相对低廉，不需要新鲜组织，但需要荧光显微镜观察，且组织切片上荧光染色易淬灭，不能长期保存。

2. 应用 FISH 能有效地检测染色体结构和数目异常，尤其适用于染色体易位、缺失和扩增。由于应用的探针较大，故不能识别大多数点突变。

成神经细胞瘤中 2p24 上的 MYCN 基因扩增用 FISH 法检测，能提高检测阳性率。乳腺癌中 17q11 - q12 上的 HER2 基因扩增可用 FISH 法或 IHC 法检测，但 FISH 法检测更为准确，是选择靶向药物，曲珠妥单抗（trastuzumab）治疗乳腺癌的标准检测方法。

（三）基因座特异性原位杂交

基因座特异性原位杂交（locus - specific in situ hybridization，LISH）也能应用于组织切片，能在保持肿瘤的结构和细胞学特点下分析染色体的改变。该法用酶代替荧光检测，又称为比色原位杂交（colorimetric in situ hybridization，CISH），其敏感性虽不如 FISH 法，但不需要荧光显微镜、照相设备和分析软件，且价格更低廉，组织切片能长期保存。CISH 最常用于基因扩增，如乳腺癌中的 HER - 2/NEU 基因的扩增。

（四）比较基因组杂交

比较基因组杂交（comparative genomic hybridization，CGH）是在分别提取肿瘤细胞和正常淋巴细胞中 DNA 后，用不同荧光染料染色并进行杂交，然后确定肿瘤细胞所有染色体上整个基因组是否存在某些染色体区段或整条染色体的增加或减少的遗传学分析方法。与标准细胞遗传学分析不同的是，CGH 仅依赖于可得到的基因组肿瘤 DNA，不需要肿瘤分裂中期细胞或特异性 DNA 探针。CGH 可从新鲜组织、细胞或石蜡包埋组织中提取的 DNA 进行检测。

CGH 主要用于检测染色体的缺失和重复，即染色体丢失，获得以及基因扩增。例如，不同类型肾细胞癌有其特征性染色体的获得或丢失，CGH 能将所有染色体数目异常检测出来。故 CGH 是发现基因组失平衡的一个有用的检测方法，但不能用于检测染色体易位、倒位、倍体改变和点突变。

（五）Southern 印迹杂交

Southern 印迹杂交（Southern blot hybridization）是将肿瘤细胞中提取的 DNA 用限制性核酸内切酶消化，经琼脂糖凝胶电泳按分子量大小分离酶切 DNA 片段，再使其变性，形成单链 DNA 片段，然后吸印在硝酸纤维素滤膜上，再用已知标记的 DNA 探针杂交，检测是否存在被探针杂交的 DNA 片段。

Southern 印迹杂交是检测因抗原受体重排产生克隆性淋巴细胞的最有用方法，可通过分析 IgH 有无重排用于诊断 B 细胞淋巴瘤或白血病，也可通过分析 TCRB 或 TCRγ 基因有无重排来诊断 T 细胞淋巴瘤或白血病。Southern 印迹杂交还可用于染色体易位的检测，但检测的断裂点 DNA 区段需在 15 ~ 20kb 之间。本法最大优点是能检测抗原受体基因所有的重排，但操作复杂，费时，限制了在病理诊断中应用。

（六）聚合酶链反应（polymerase chain reaction，PCR）

聚合酶链反应是另一种扩增特定 DNA 区段的高效方法，能扩增约 1×10^3 bp 的 DNA 区段。PCR 技术以单链 DNA 为模板，用寡核苷酸或长度 20 ~ 40bp 小片段 DNA 为引物，利用 DNA 聚合酶，在 DNA 自动合成仪中合成 DNA。肿瘤细胞中提取的特定 DNA 区段可通过此法检测出来，如果提取肿瘤细胞中 mRNA，经反转录酶作用，合成 cDNA，再以此为模板进行聚合酶链反应，称为反转录 PCR（reverse transcription - PCR，RT - PCR）。

PCR 和 RT - PCR 常用于检测恶性淋巴瘤中 IgH 和 TCR 基因重排，该法比 Southern 印迹杂交技术操作简便、快速、敏感性高，故已作为常规分子生物学检测的方法。PCR 和 RT - PCR 还能用于检测染色体易位，核苷酸序列的微卫星重复或短串联重复的改变。由于 PCR 技术的敏感性非常高，1 000 个细胞中只要有一个异常细胞即能被检出，因此能用于检测微小的残留肿瘤细胞。

（七）其他分子生物学技术

1. DNA 测序（DNA sequencing）技术　DNA 测序仪能可靠地检测出各个 DNA 核苷酸是否发生点突变。为了避免 PCR 扩增产物由于反应本身出现碱基配对差错，应选用高保真的 TagDNA 聚合酶，并进行正反双向测序。

2. DNA 单链构象多态性（single strand conformation polymorphism，SSCP）技术　单链 DNA 分子中碱基的变异可导致构象的改变，其泳动速度也随之改变。SSCP 技术是在复性凝胶电泳的 PCR 扩增序列上检测点突变，这是因为大多数含有突变的 DNA 片段在复性凝胶电泳上有异常迁移。依据有突变碱基的 DNA 迁移率与正常对照 DNA 迁移率不同而出现不同 DNA 条带，用于肿瘤诊断和研究。

3. 微阵列（microarray）技术　又称为生物芯片（biochip）技术，用微量点样方法将大量核酸片段，多肽分子或细胞等生物样品有序列地固定于支持物（玻片、硅片、聚丙烯酰胺凝胶和尼龙膜等载体）的表面，然后与标记的待测样品中靶分子杂交，再通过特定的仪器对杂交信号的强度进行快速、高效地分析，从而判断样本中靶分子的数量改变。依据生物芯片上样品所储存的不同类型信息，可分为基因芯片、蛋白芯片、细胞芯片和组织芯片等。这一技术的标志物并不针对 DNA 的突变或改变，而是针对全部基因在转录的 RNA 水平上的差异。生物体中细胞和组织的所有特点最终取决于基因表达的产物，因此，基因表达的详尽描述可为肿瘤的分类提供极为准确的方法，且可预测对治疗的反应和确认干预治疗的生物学途径。

应用肿瘤的基因表达谱（gene expression profile，GEP）可对形态学上难以进一步分型的肿瘤进行分子分型。例如，按 GEP 能将弥漫性大 B 细胞淋巴瘤至少分为发生中心 B 细胞样和活化 B 细胞样两大类，前者对 CHOP 方案治疗反应好，5 年生存率明显高于后者。又如乳腺癌的 GEP 分析可证实存在临床上不同的五种亚型，即腔 A 型，腔 B 型，ERBB2 过表达型、基底样型和正常乳腺样型，不同分子亚型的预后不同；GEP 分析还证实了预测乳腺癌无转移生存率和总生存率的基因表达印记。滤泡性淋巴瘤的 GEP 分析发现影响未治疗患者生存期的预测基因表达印记不是来自肿瘤细胞，而是来自肿瘤浸润免疫细胞。

七、肿瘤常用病理学检查技术

病理学是研究疾病的病原、发病机制、病理变化（形态的、功能与代谢的）和转归的科学。其任务是揭示疾病本质，确立新的病种或变型（variant），根据病原和病理变化明确疾病诊断，解释临床表现，预测疾病的转归。

病理学检查是诊疗过程中进行的各种检查中的一种，是病理医师应用病理学知识、有关技术和个人专业实践经验，对送检的标本（或称检材，包括活体组织、细胞和尸体等）进行全面检查，并结合有关临床病史、影像学检查和其他实验室检查资料，通过分析、综合后获得关于该标本病理变化性质的判断和具体疾病的病理诊断。与其他检查报告不同，作为病理学检查结论的病理学诊断，其反馈的信息既不是某些生理和生化指标的变化，也不是有无定位和（或）占位病灶及其在影像学上的特征，而是反映疾病的本质，即病变的性质和（或）疾病的种类，为临床医师诊断疾病、制订治疗方案、评估疾病预后和总结诊治疾病经验等提供重要的（有时是决定性的）依据，并在疾病预防，特别是传染病预防中发挥重要作用。

（一）常规病理制片技术

疾病的发生常具有其各自的形态特征，病理诊断属形态学范畴，通常依据大体标本的肉眼检查和组织切片的显微镜下观察做出。常规病理技术包括取材、固定和石蜡切片的制作。

1. 取材　此步骤在技术员协助下由病理医师完成。有经验的病理医师往往能借助大体观察（巨检）确定或大致确定病变性质（如肿瘤的良恶性等）并准确采取到显微镜下观察所需要的检材。

（1）肉眼检查的一般原则：可概括为看、触、切、取。

看：标本的种类、性状、病变的部位、形状、数目、大小、色泽、与周围的关系等。

触：标本的坚度、质地。

切：切面观察标本的结构，囊性时注意内容物的性状和含量。

取：选取合适的组织块切片诊断。

（2）剖验标本的一般原则：虽然标本的大小、形状各不相同，切法有所区别，但应遵循下列原则：①暴露最大切面，其中一个切面须通过病灶中心；②做切面时勿切到底，使一端互相连着，便于观察标本各部分的相互关系；③能显示脏器标本的主要管道分布。

实性标本：一般沿最大面切开，并相隔 0.5~1cm 做多个平行切面。皮肤、黏膜等标本应由表及里垂直切开，观察横切面。

管状标本：一般从病变对侧将管道纵行剖开。小器官如阑尾、输卵管等可横切数个切面。

囊状标本：无定向，视病变情况选择囊壁厚处或病变穿透囊壁处做多个切面。

（3）取材的一般原则

1）小块活检组织的取材：内镜所取食管、胃、肠、支气管、膀胱等处组织，肝、肾等穿刺组织及宫颈活检，必须全部取材，标记包埋面，并用吸水纸包裹，以防遗失。其他较小或不规整组织，如刮宫内膜、部分肿瘤组织等，可选择有代表性的病变包埋制片。

2）大标本的取材：切除的大标本取材应有代表性。不同特点的病变分别取材，不可遗漏重要病变。一般应包括病变、正常组织、病变与正常组织交界处、切缘以及其他附带组织。切片要用墨汁标记，便于镜下观察定位。如系恶性肿瘤，局部淋巴结须分组逐个检出取材。切取组织块的面积一般不超过 2.0cm×1.5cm，厚度不超过 3mm。切面须尽量平整。如系骨组织或钙化物质，先行脱钙处理。

2. 固定　通过添加固定剂让组织中的所有细胞及细胞外成分迅速死亡，以免细胞中溶酶体成分的破坏作用，保持离体组织细胞与活组织时的形态相似，并防止细菌繁殖所致的腐败，以保存蛋白质与核酸的基本结构。病理标本的制作和组织切片都必须先进行固定。常用固定剂有 10% 甲醛溶液（福尔马林）、乙醇等。固定应"适当"，其内涵为：①固定方法和固定剂选择恰当（如欲观察糖原，宜选用纯乙醇或 Carnoy 液作固定液）；②固定液量恰当，以常规使用的 10% 甲醛溶液为例，标本与固定液的比例约为 1：5；③固定时间恰当。一般固定液在 24h 内，不能穿透厚度超过 3mm 的实体组织，或超过 5mm 的多孔疏松组织。依此推算，大的实体标本，即使采取 1cm 为间距的书页式切开，按固定液由两面同时透入计算，固定时间也应在 24h 左右。但在取材后，因组织块厚度为 2~3mm，依双面透入计，约 12h 即可。考虑到 10% 甲醛溶液固定 >24h 可能会影响以后的免疫组化效果，故一般情况下，固定时间应为 12~24h。较小标本（厚 1mm）固定 4~6h 即可；④因另有目的（如杀死结核杆菌等），其固定时间应在 5~7d。

手术切除的组织标本，应及时投入固定液中固定。固定液为 10% 甲醛溶液时其量不得少于标本体积的 5 倍。标本容器上要标明患者的姓名及所取组织部位、块数，以免混淆。做术中冷冻切片及做酶组织化学染色的标本，均不要固定。胃黏膜和子宫内膜取出后，应先平铺于小滤纸片上，黏膜表面向上，然后放入固定液中。肌肉组织取出后平铺于卡片纸上，按原来肌肉的张力用大头针钉住固定。

各种体液、穿刺液细胞学检查标本应于获取后立即送检。因故不能及时送检时，可经离心沉淀，取沉渣均匀涂片 2 张，晾干后放入 95% 乙醇中固定，然后连同固定液或涂片表面涂以甘油后送检。其他如穿刺液涂片、印片、刮取细胞和刷取细胞涂片等，亦应如上固定后送检。

3. 石蜡切片　是常规病理最基本的技术，切片制作的优劣、完美与否将直接影响病理诊断的准确性。石蜡切片的制作除组织固定外，还包括脱水、包埋、切片、染色、封片等几个主要步骤。

（1）脱水：利用脱水剂将组织内的水分置换出来，以利于有机溶剂的渗入。其彻底与否，直接关系到组织是否能充分透明；而脱水过度则容易造成组织变脆。目前绝大多数医院的组织脱水通过脱水机来完成，按一定的程序进行，主要试剂为二甲苯和乙醇。

（2）包埋：用包埋剂来支持组织的过程。其关键一是平整，二是方位。蜡的熔点应在 56~58℃。

（3）切片：用切片机将包埋有组织的蜡块切成薄片。切片厚度一般为 4~6μm，切片的要求是完整、薄、均匀。

（4）染色：未经染色的组织切片不能直接在光学显微镜下观察。苏木素和伊红染色（HE）是最通用的染色方法。

（5）封片：切片滴中性树胶后加盖玻片封片。

（二）细胞制片

细胞制片包括各种来源的样本制备，如宫颈脱落细胞、痰涂片和呼吸道刷片、胸腔积液、腹腔积液、尿液、脑脊液脱落细胞，消化道脱落细胞等。涂片的制片方式包括手工涂片或膜式、沉降式及甩片式液基细胞涂片等，染色可为 HE（苏木素 – 伊红）或 Giemsa，依各实验室的习惯而定。宫颈脱落细胞多用巴氏染色。

（三）冷冻切片

冷冻切片是利用物理降温的方法将新鲜的组织标本冷冻使其产生一定的硬度进行切片的技术方法。制冷的方法有氯乙烷喷洒、二氧化碳喷射、半导体等，恒温冷冻切片机可以制作适于各种目的的冷冻切片，是目前最为常用的理想冷冻切片制片方式。与石蜡切片相比，由于冷冻切片不需脱水包埋，故制片速度快，是术中为手术医师提供病理诊断的良好方法。此外由于冷冻切片的标本是未经固定的新鲜组织，也是脂肪染色、酶组织化学染色以及某些免疫组织化学染色和原位分子杂交的理想制片方法。冷冻切片的不足是组织细胞的形态略逊于石蜡切片。

（四）特殊染色

为了显示与确定组织或细胞中的正常结构或病理过程中出现的异常物质、病变及病原体等，需要分别选用相应的显示这些成分的染色方法进行染色。常用的有：胶原纤维染色（Masson 等）、网状纤维染色、弹性纤维染色、肌肉组织染色（磷钨酸苏木素）、脂肪染色（苏丹Ⅲ）、糖原染色（PAS）、黏液染色（PAS）等。

（五）免疫组化

免疫组化是应用免疫学基本原理——抗原抗体反应，即抗原与抗体特异性结合的原理，通过化学反应使标记抗体的显色剂（荧光素、酶、金属离子、放射性核素）显色来确定组织细胞内的抗原（多肽和蛋白质），并对其进行定位、定性及定量的方法。多用于组织病变的诊断与鉴别诊断、肿瘤预后的评估并指导药物的选择等。免疫组化方法有直接法和间接法；按照标志物的种类可分为免疫荧光法、免疫酶法、免疫铁蛋白法、免疫金法及放射免疫自影法等。

（六）电镜技术

电镜技术分为透射电镜和扫描电镜，两者标本的制备和用途各有不同，与光学显微镜（LM）相比，透射电镜（TEM）的主要优势在于其分辨力得到了极大提高，能够显示细胞亚结构或超微结构。由于电镜产生的电子束穿透能力很弱，必须把标本切成厚度 < 0.1μm 的薄片才能适用，这种薄片称为超薄切片，切片的制作过程基本上和石蜡切片相似，只是组织需要包埋在极硬的可耐受电镜镜筒内的真空环境及电子穿过切片所产生的热的环氧树脂材料里。扫描电镜标本经过喷涂处理后用于观察细胞表面的微细结构。

（七）流式细胞术

流式细胞术是一门综合了光学、电子学、流体力学、细胞化学、免疫学、激光和计算机等多门学科和技术的方法，可在液流系统中，加速测定单个细胞或细胞器的生物学性质，并把特定的细胞或细胞器从群体中加以分类和收集，既是细胞分析技术，又是精确的分选技术。其特点是快速测定库尔特电阻、荧光、光散射和光吸收来定量测定细胞 DNA 含量、细胞体积、蛋白含量、酶活性、细胞受体和表面抗原等许多重要参数；此外可根据这些参数将不同性质的细胞分开，以获得供生物学和医学研究用的纯细胞群体。目前最高分选速度已达到每秒钟 3 万个细胞。在肿瘤的诊断中多用白血病的分型、肿瘤细胞染色体的异倍性测定等。

（八）分子诊断技术

通过从分子水平上完成 DNA、RNA 或蛋白质检测，从而对疾病做出诊断的方法。目前常用的有基因诊断和肿瘤标志物检测。

1. 基因诊断　用分子生物学的理论和技术，通过直接探查基因的存在状态或缺陷，从基因结构、定位、复制、转录或翻译水平分析基因的功能，从而对人体状态与疾病做出诊断的方法。基因诊断不仅能对某些疾病做出确切的诊断，如确定某些遗传病，也能确定基因与疾病有关联的状态，如对疾病的易感性、发病类型和阶段的确定等。基因诊断的主要技术有核酸分子杂交（原位杂交、Southern 杂交、Northern 杂交、斑点杂交等）、PCR、基因测序和生物芯片技术。

2. 肿瘤标志物检测　指肿瘤细胞和组织由于相关基因或异常结构的相关基因的表达所产生的蛋白质和生物活性物质，在正常组织中不产生或产量甚微，而在肿瘤患者组织、体液和排泄物中可检测到。此外，在患者机体中，由于肿瘤组织浸润正常组织，引起机体免疫功能和代谢异常，产生一些生物活性物质和因子，虽然这些物质和因子特异性低，但与肿瘤的发生和发展有关，也可用于肿瘤辅助诊断。肿瘤标志物分别有：原位性肿瘤相关物质、异位性肿瘤相关物质、胎盘和胎儿性肿瘤相关物质、病毒性肿瘤相关物质、癌基因、抑癌基因及其产物等。肿瘤标志物测定方法包括：流式细胞术、Western Blot 和组织芯片等。

3. 激光微切割　激光显微切割技术是快速可靠的从组织切片的特定显微区域获取纯的单个或多个细胞的有力工具，可应用于不同的分子分析技术中。该技术在获取细胞的同时，既可以保留细胞和组织的形态，又可以保持 DNA、RNA 和蛋白质的完整性。

细胞可以从冰冻、石蜡或塑料包埋的组织切片、血涂片及细胞培养（活的或者固定的）中获取。组织切片可以是未染色的或用改良的苏木素和伊红（HE）染色的。其他的染色方法可包括用荧光剂或显色剂的免疫组织化学（IHC）、原位荧光杂交技术，这些可根据后续要做的检测来选择。

激光显微切割、激光捕获显微切割以及激光电压弹射操纵显微切割这些术语的命名与获取细胞时使用的仪器有关，每种仪器有其特有的细胞获取方法。一些仪器的系统是激光移动代替镜台移动，另一些是组织切片/细胞被黏附到膜上以用来切取。这些方法的特征是：切取的细胞如何从玻片上或从培养皿里转移到收集容器中。

激光显微切割技术的一个主要优点是能够获取纯的细胞来做分子学分析。来自纯细胞的资料意味着比来自含有异源性细胞的同源组织更加特异（Curran et al，2000）；另外的优点还包括最大限度减少标本丢失，提供对标本进行不同染色和准备程序的机会。

（徐鸿洁）

第三章

肿瘤的内科治疗

第一节 概 述

肿瘤内科学（medical oncology）是在肿瘤治疗中逐渐发展起来的较新的学科，是研究用化学药物治疗恶性肿瘤，以达到治愈、好转或延长生存期和提高生存质量的治疗方法的学科。以化疗为主的抗肿瘤药物治疗在肿瘤综合治疗中的地位已被确立，形成了内科学的一个分支，即肿瘤内科学。

人类用药物治疗肿瘤的历史已有上下数千年。在第一次世界大战时，德军曾使用一种毒气 – 芥子气（硫芥），发现它有骨髓抑制作用。1935 年，为了战争的需要又合成了氮芥，数年后发现它有损伤淋巴组织的作用。之后，耶鲁大学的 Gilman 等研究了它对小鼠淋巴瘤的治疗作用，证明有效。于是，1942 年 10 月他开始第一次临床试用治疗淋巴瘤，结果肿瘤明显缩小，这揭示了化学药物用于治疗恶性肿瘤的可能性。然而，现代肿瘤内科的概念，一般以 1946 年 Gilman 和 Philips 发表氮芥用于治疗淋巴瘤的文章。这篇综述标志着现代肿瘤化疗的开始，即烷化剂的临床应用为开端。

1948 年 Farber 应用抗叶酸药 – 甲氨蝶呤（MTX）治疗急性白血病有效；1950 年 MTX 成功的治疗绒癌；1952 年又合成了嘌呤拮抗剂 6 – 巯基嘌呤（6 – MP），开始了抗代谢药物治疗恶性肿瘤的历史。1955 年长春碱类药物用于临床，开创了植物类药物。

1956 年放线菌素 D（ACTD）治疗肾母细胞瘤和绒毛膜癌取得疗效，开创了抗生素治疗恶性肿瘤的历史。1957 年按设想合成了环磷酰胺（CTX）和 5 氟尿嘧啶（5 – Fu），直至目前仍为临床常用的抗癌药。20 世纪 60 年代以后，逐步建立和完善抗癌药物研究的发展体系，从而使新的、有效的抗癌药物不断涌现。

1967 年分离出阿霉素（ADM），扩大了抗肿瘤适应证。1971 年顺铂（DDP）进入临床后逐渐扩展其使用范围，对多种肿瘤取得了较好疗效。而且，开始注意到正确使用抗癌药物的临床研究，包括合理地确定剂量、用药时间、毒副反应的监测及防治，抗癌药物的联合使用等。人们开始认识肿瘤细胞动力学及抗癌药物药代动力学，这就促进了临床肿瘤化疗学科的发展，并已有少数恶性肿瘤可经化疗治愈，如急性淋巴细胞白血病、霍奇金病（Hodgkin disease）、睾丸肿瘤等。Elion 和 Hitchings 因研究核酸合成对细胞生长的重要性、以及研制抗嘌呤类抗癌药的贡献，于 1988 年获得了诺贝尔奖。

20 世纪 70 年代从植物中提取并半合成的长春瑞滨（NVB）和紫杉醇（PTX），在 80 年代后期用于临床，并对乳腺癌和卵巢癌取得了较突出的疗效，成为当前最受关注的抗癌药物。

80 年代后期在肿瘤化疗不良反应方面，即针对化疗引起患者严重呕吐及骨髓抑制的对策方面取得了突破性进展，开发出新型的止吐药物 5 – HT_3 受体拮抗剂（如昂丹司琼、格雷司琼等）、化疗保护剂（美司钠、氨磷汀等）、粒细胞集落刺激因子（G – CSF）和白介素 – 2（IL – 2）等。在止吐及升白细胞和血小板方面发挥其独特的疗效，为解决这些不良反应及推动肿瘤内科治疗的进步起了重要作用。随着临床药理学、细胞增生动力学、分子生物学和免疫学的发展，临床肿瘤化疗学科也获得进一步发展，1968 年 Karnofsky 正式提出的肿瘤内科学这一名称，逐步形成了内科学分支的专门学科，确立了肿瘤内科治疗在肿瘤治疗中的地位。

近年来，新型抗癌药物如抑制微管蛋白解聚的紫杉醇类、拓扑异构酶抑制剂喜树碱衍生物、抗肿瘤单抗（如 Rituximab 和 Herceptin 等）和诱导分化药物（维甲酸类）相继用于临床，而且分子靶向性药物、肿瘤基因治疗、抗肿瘤转移、抗血管生成等方面也已取得了一些进展，成为医学界最为活跃的一个研究领域。

（徐鸿洁）

第二节　肿瘤化疗的基础理论

一、肿瘤细胞增生动力学

肿瘤细胞增生动力学是研究肿瘤细胞群体生长、增生、分化、丢失和死亡变化规律的学科。和正常体细胞相同，肿瘤细胞由 1 个细胞分裂成 2 个子代细胞所经历的规律性过程称为细胞增生周期，简称细胞周期，这一过程始于一次有丝分裂结束时，直至下一次有丝分裂结束。经历一个细胞周期所需的时间称为细胞周期时间。细胞周期时间短的肿瘤，单位时间内肿瘤细胞分裂的次数更多。处在细胞周期中的肿瘤细胞依次经历 4 个时相，即 G_1 期、S 期、G_2 期和 M 期。部分细胞有增生能力而暂不进行分裂，称为静止期（G_0 期）细胞。G_0 期的细胞并不是死细胞，它们不但可以继续合成 DNA 和蛋白质，完成某一特殊细胞类型的分化功能，还可以作为储备细胞，一旦有合适的条件，即可重新进入细胞周期。这一期的细胞对正常启动 DNA 合成的信号无反应，对化放疗的反应性也差。G_0 期细胞的存在是肿瘤耐药的原因之一。

处于细胞增生周期的肿瘤细胞占整个肿瘤组织恶性细胞的比值称为肿瘤的生长分数。恶性程度高，生长较快的肿瘤一般生长分数较高，对化放疗的反应较好；而恶性程度低，生长缓慢的肿瘤的生长分数较低，对化疗不敏感，反应性差。

二、生长曲线分析

细胞增生是肿瘤生长的主要因素，内科治疗通过杀灭肿瘤细胞或延缓其生长而发挥作用。生长曲线分析通过数学模型描述肿瘤细胞在自然生长或接受治疗时数量随时间变化的规律。

1. SkipperSchabel – Wilcox 生长模型　20 世纪 60 年代，Skipper 等为肿瘤细胞增生动力学做出了影响深远的开创性工作，建立了肿瘤细胞的指数生长模型和 Log – kill 模型（对数杀伤模型）。他们对小鼠 L1210 白血病移植瘤进行研究，观察到几乎所有肿瘤细胞都在进行有丝分裂，并且细胞周期时间是恒定的，细胞数目以指数形式增长，直至 10^9（体积约为 $1cm^3$）时引起小鼠死亡。在 L1210 白血病细胞的生长过程中，无论其大小如何，倍增时间是不变的。假设 L1210 白血病细胞的细胞周期时间为 11 个小时，则 100 个细胞变为 200 个细胞大约需要 11 个小时，同样用 11 个小时，10^5 个细胞可以增长至 2×10^5 个，而 10^7 个细胞可以增长至 2×10^7 个。类似地，如果 10^3 个细胞用 40h 增长到 10^4 个细胞，则用同样的时间 10^7 个细胞可以增长为 10^8 个细胞。

在 Skipper – Schabel – Wilcox 模型中，肿瘤细胞数目呈指数增长，其生长分数和倍增时间恒定，不受细胞绝对数和肿瘤体积大小的影响。如果用图形表示肿瘤细胞数目随时间的变化，在半对数图上是一条直线（图 3 – 1A）；而纵坐标取肿瘤细胞绝对数时，得到的是一条对数曲线（图 3 – 1B）。这条对数曲线形象地说明了恶性肿瘤细胞在相对短的时间内迅速增生的巨大潜力。

Log – kill 模型提示，对于呈指数生长的肿瘤，细胞毒类药物的细胞杀伤是按照一级动力学进行的，即对于特定的肿瘤，一定的药物剂量能够杀死细胞的比例是个常数，而无论肿瘤负荷大小如何。如果一周期药物治疗能将肿瘤细胞数目由 10^6 减少至 10^4，则同样的治疗能够使肿瘤负荷从 10^5 变成 10^3。研究还表明，对数杀伤的比例与药物的剂量相关（图 3 – 2）。

2. Goldie – Coldman 模型　Log – kill 模型提示，只要给予足够周期的化疗，肿瘤细胞的数目终将降到 1 个以下，而治愈肿瘤。但实际上，很多肿瘤不能治愈。这是由于肿瘤细胞存在异质性，部分细胞对化疗耐药。

　　肿瘤细胞具有遗传不稳定性，在增生过程中可以自发突变，由对特定剂量的某种药物敏感变为不敏感。Goldie 和 Coldman 对基因突变和耐药发生之间的关系做出了定量的阐释，提出耐药发生率与肿瘤大小（或肿瘤细胞数）以及肿瘤细胞自发突变率呈一定的函数关系。Goldie – Coldman 模型指出了肿瘤负荷对于疗效的重要性，为体积大的肿瘤难以治愈提供了生物学解释。

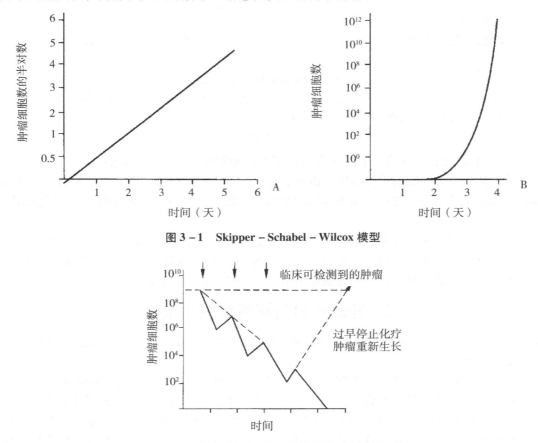

图 3 – 1　Skipper – Schabel – Wilcox 模型

图 3 – 2　Log – kill 模型，化疗杀伤恒定比例的肿瘤细胞

图中每周期化疗细胞杀伤 3 个对数级细胞，化疗间期肿瘤细胞增生 1 个对数

级。虚线表示每周期化疗净杀伤 2 个对数级细胞

　　3. Gompertzian 生长模型　实验数据和临床观察表明，多数人类肿瘤的生长并不符合指数生长模型，而符合 Gompertzian 生长曲线（图 3 – 3）。这一曲线的起始端近于指数增长，但随着时间的推移和细胞数量的增加，其生长分数减小，倍增时间变长，最终细胞数量达到平台。在 Gompertzian 的起始端，肿瘤体积小，虽然生长分数高，肿瘤倍增时间短，但肿瘤细胞绝对数量增加较少；在曲线的中部，尽管总的细胞数和生长分数都不是最大的，但是它们的乘积达到最大，因此肿瘤数量增长的绝对值最大；在曲线的末端，肿瘤细胞数量很大，但是生长分数很小。

　　在 Gompertzian 模型中，肿瘤细胞的生长速度与肿瘤负荷相关。当有效治疗使肿瘤负荷减小后，肿瘤细胞的生长会加速。

　　4. Norton – Simon 模型　根据 Norton – Simon 模型，化疗杀伤肿瘤细胞的比例是随时间变化的，与此时 Gompertzian 生长曲线上的生长速率成正比。在 Gompertzian 生长曲线中，生长速率随着肿瘤的长大而逐渐变小，因此在 Norton – Simon 模型中，化疗对大肿瘤的杀伤比例低于小肿瘤，大肿瘤的缓解率较低。当肿瘤负荷减小后，分裂较慢的细胞将加速增生，对化疗将更加敏感。

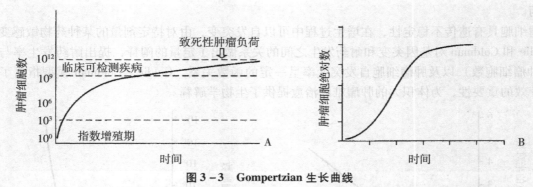

图 3 - 3 Gompertzian 生长曲线

Gompertzian 生长曲线显示当早期肿瘤数量少的情况下肿瘤细胞呈指数性快速生长，随着肿瘤体积的增大，生长速度相对变慢，出现相对的平台期

A. 纵坐标为对数；B. 纵坐标为绝对数

5. 动力学模型研究的新领域　上述动力学模型对于理解肿瘤生长规律和探索有效治疗方案具有重要意义，但并未涵盖所有肿瘤的生长特性，也不能指导所有药物的使用。例如，生物治疗不是成比例杀伤肿瘤细胞，而是定量杀伤，这样，如果残留的细胞数量较少，则可以通过免疫治疗提高抗肿瘤效应，达到治愈。

前述模型都是在研究细胞毒类药物的过程中建立起来的。细胞毒类药物对肿瘤细胞有一定的杀伤作用，并且对处于有丝分裂中的细胞效果更好。而分子靶向药物可以通过信号调控和使细胞稳定发挥作用，不一定需要杀灭肿瘤细胞，这为肿瘤细胞增生动力学研究提出了新的课题。

三、肿瘤内科治疗的原则和策略

1. 联合化疗　联合化疗是肿瘤内科治疗最重要的原则之一。目前大多数肿瘤的标准化疗方案中都包括两种或多种抗肿瘤药。

联合化疗的依据在于：①由于肿瘤细胞的异质性，在治疗开始前就存在对某种化疗药物耐药的细胞，单一药物对这些耐药细胞是无效的，这些细胞会继续生长，成为肿瘤进展的根源；②根据 Goldie - Coldman 模型，随着肿瘤细胞的增生，由于基因的不稳定性，会产生随机突变，使得原来对某种药物敏感的肿瘤细胞产生耐药，并且肿瘤负荷越大，耐药的发生率越高。因此当治疗时应及早应用多种有效药物，尽快减少肿瘤负荷，降低或延缓对一种药物耐药的肿瘤发展为对其他药物耐药，以提高治愈率，延长生存期。

设计多药联合方案时，需要遵循一定的原则。这些原则包括：①选择的药物已证实在单独使用时确实有效；②联合使用的药物具有不同的作用机制；③联合使用的药物之间毒性尽量不相重叠；④联合使用的药物疗效具有协同或相加效应，而不能相互拮抗；⑤联合化疗方案经临床试验证实有效。

2. 多周期治疗　根据对数杀伤理论，化疗按比例杀灭肿瘤细胞，鉴于目前化疗药物的有效率，即使对于较小的肿瘤，单个周期的化疗也很难将肿瘤细胞数目减少到可治愈的数量级，并且化疗后残存的细胞将继续增生。通过定期给予的多次用药，实现肿瘤细胞数目的持续逐级递减，可以提高疗效。

3. 合适的剂量、时程和给药途径　化疗药物的毒性明显，多数情况下治疗窗狭窄，因此必需十分注意剂量的确定。临床研究确定了化疗方案中各种药物推荐的标准剂量，在治疗前和治疗过程中还需要根据患者的耐受性进行调整。在患者能耐受的前提下，应给予充足剂量的治疗，随意减少剂量会降低疗效。

在应用药物时，需要注意药物给药的持续时间、间隔时间和不同药物的先后顺序。细胞周期非特异性药物的剂量反应曲线接近直线，药物峰浓度是决定疗效的关键因素；对于细胞周期特异性药物，其剂量反应曲线是一条渐近线，达到一定剂量后，疗效不再提高，而延长药物作用时间，可以让更大比例的细胞进入细胞周期中对药物敏感的时相，提高疗效。因此，细胞周期非特异性药物常常一次性静脉推注，在短时间内一次给予本周期内全部剂量；而细胞周期特异性药物则通过缓慢滴注、肌内注射或口服来延长药物的作用时间。

4. 不同化疗周期的合理安排　序贯、交替、维持和巩固治疗，如前所述，根据 Goldie – Coldman 模型，避免肿瘤细胞发生耐药的最佳策略是尽早给予足够强度的多药联合治疗，最大程度地杀灭肿瘤细胞。交替化疗是将非交叉耐药的药物或联合化疗方案交替使用。序贯化疗指先后给予一定周期数的非交叉耐药的药物或化疗方案。维持治疗和巩固治疗都是在完成初始化疗既定的周期数并达到最大的肿瘤缓解疗效后，继续进行的延续性治疗，其中维持治疗采用初始治疗中包括的药物，而巩固治疗采用与初始治疗不同的药物。

（余旭芳）

第三节　抗肿瘤药物

一、药物分类及作用机制

（一）根据药物的化学结构、来源及作用机制分类

依此将抗肿瘤药物分为六大类：

1. 烷化剂　主要有氮芥（HN_2），环磷酰胺（CTX），异环磷酰胺（IFO），消瘤芥（AT – 1258），苯丁酸氮芥（CB – 1348），美法仑（LPAM），N – 氮甲（N – 甲），卡莫司汀（BCNU），洛莫司汀（CCNU），司莫司汀（Me – CCNU），白消安（白消安，BUS），噻替派（TSPA），二溴甘露醇（DBM）等。

作用机制：这类化合物具有活泼的烷化基因，能与生物细胞中核酸、蛋白质及肽的亲核基团作用（如羧基、氨基、巯基、羟基、磷酸基团的氢原子等），以烷基取代亲核基团的氢原子。烷化剂的主要作用部位在 DNA。结果使 DNA 分子的双螺旋链发生交叉联结反应，还可形成异常的碱基配对，导致细胞的变异；也可引起核酸脱失或 DNA 断裂，从而造成细胞的严重损伤，导致细胞的死亡。

2. 抗代谢类　叶酸拮抗剂类，主要有甲氨蝶呤（MTX）；嘧啶拮抗剂类，有 5 – 氟尿嘧啶（5 – Fu）、替加氟（FT207）、阿糖胞苷（Ara – C）、羟基脲（HU）、卡莫氟（HCFU）、优氟啶（UFT）。嘌呤拮抗剂类，主要有 6 – 巯基嘌呤（6 – MP），6 – 巯鸟嘌呤（6 – TG）等。

作用机制：此类药物为细胞生理代谢药物的结构类似物，能干扰细胞正常代谢物的生成和作用发挥，抑制细胞增生，进而导致细胞死亡。抗代谢物的作用机制各不相同，但均作用于细胞增生周期中的某一特定的时相，故属于细胞周期特异性药物。

3. 抗生素类　醌类（蒽环类），主要有阿霉素（ADM），柔红霉素（DNR），表柔比星（EPI），吡柔比星（THP – ADM），米托蒽醌（MTT）；糖肽类，如博莱霉素（BLM），平阳霉素（PYM）；放线菌素类，如放线菌素 D（ACTD）；丝裂霉素类，如丝裂霉素 C（MMC）；糖苷类，如普卡霉素（MTM）；亚硝脲类，如链佐星（STZ）。

作用机制：抗肿瘤抗生素主要抑制 DNA、RNA 及蛋白质的合成。直接作用于 DNA，如丝裂霉素、博莱霉素、链佐星，它们可直接与 DNA 结合而干扰 DNA 的复制；抑制 RNA 的合成：如放线菌素 D，柔红霉素、阿霉素、普卡霉素等，这些化合物可与 DNA 发生嵌入作用，阻断依赖 DNA 的 RNA 产生，抑制转录过程，从而抑制蛋白质的合成；嘌呤霉素类，它们作用于核糖体水平，干扰遗传信息的翻译，从而抑制蛋白质的合成。

4. 植物类　①生物碱类：长春新碱（VCR），长春碱（VLB），长春地辛（长春碱酰胺，VDS），长春瑞滨（去甲长春碱，NVB），秋水仙碱（COLC），羟喜树碱（HCPT），三尖杉碱（HRT）；②木脂体类：依托泊苷（鬼臼乙叉苷，VP – 16），替尼泊苷（VM – 26）；③紫杉醇类：紫杉醇（PTX），紫杉特尔（Taxotere）。

作用机制：植物类药物可抑制 RNA 合成，与细胞微管蛋白结合，阻止微小管的蛋白装配，干扰增生细胞的纺锤体的生成，从而抑制有丝分裂，导致细胞死亡。

5. 激素类　①雌激素类：己烯雌酚（DES），溴醋己烷雌酚（HL – 286）；②雌激素受体阻断剂及

抑制雌激素合成药物：三苯氧胺（TMX），氯三苯氧胺（toremifen）；③雄激素类：苯丙酸睾酮，甲基酮，氟羟甲睾酮；④抗雄激素类：氟他胺（Fugerel）；⑤黄体酮类：甲羟孕酮（MPA），甲地孕酮（MA）；⑥芳香化酶抑制剂：氨鲁米特（AG），福美坦（FMT），瑞宁得（Arimidex）；⑦肾上腺皮质激素：泼尼松，地塞米松；⑧甲状腺素类：甲状腺素。

作用机制：肿瘤的生长与某种激素水平相关，通过应用某种激素或抗激素与某一受体竞争性结合，从而阻断激素作用；另一作用通过抑制激素的合成来改变肿瘤生长所依赖的内分泌环境，从而达到抑制肿瘤生长之目的。

6. 杂类　①金属类：抗癌锑（sb - 71），顺铂（顺氯氨铂，DDP），卡铂（CBP）；②酶类：L - 门冬酰胺酶（L - ASP）；③抗转移类：雷佐生（ICRF - 159）；④其他：丙卡巴肼（甲基苄肼，PCZ），达卡巴嗪（氮烯咪胺，DTIC），羟基脲（HU），去甲斑蝥素（norcanthridin）等。

作用机制：这类药物来源、化学结构及作用机制均不相同。①铂类：主要具有烷化剂样作用，与细胞亲核基因结合，引起 DNA 的交叉联结，导致 DNA 复制障碍，从而抑制癌细胞的分裂，为细胞周期非特异性药物；②酶类：L - 门冬酰胺酶，能将肿瘤组织周围的门冬酰胺水解为门冬氨酸及氨，造成门冬酰胺减少，而肿瘤组织中无门冬酰胺合成酶，完全依赖外源性门冬酰胺供应，干扰了肿瘤细胞蛋白质的合成，肿瘤细胞生长受到抑制，导致肿瘤死亡；③雷佐生：其双内酰亚胺键在体内可解开与核酸、蛋白质中的氨基、巯基等发生酰化反应，从而抑制 DNA、RNA 和蛋白质合成。

（二）按抗肿瘤药物对各期肿瘤细胞的敏感性不同分类

依此分为两大类：

1. 细胞周期非特异性药物（cell cycle nonspecific agents，CCNSA）　CCNSA 能杀死增生周期中各时相的肿瘤细胞甚至包括 G_0 期细胞，这类药物可直接作用 DNA，或与 DNA 形成复合物，影响 DNA 的功能，从而杀死癌细胞。这类药物包括全部的烷化剂、大部分抗癌抗生素及铂类药物。

2. 细胞周期特异性药物（cell cycle specific agents，CCSA）　CCSA 主要杀伤处于增生周期的某一时相细胞，G_0 期细胞对其不敏感，S 期和 M 期细胞对其敏感。这类药物包括抗代谢药（S 期）和植物药（M 期）。

抗代谢药中的阿糖胞苷（Ara - C）和羟基脲（HU），主要干扰 DNA 的合成，而不抑制 RNA 和蛋白质的合成，因此是典型的 S 期药物，有的称之为 S 期时相特异性药物。抗代谢药中的 6 - 巯基嘌呤、5 - 氟尿嘧啶和甲氨蝶呤在干扰生物大分子 DNA 合成的同时，也抑制 RNA 和蛋白质的合成，使细胞分裂速度减慢，因而使处于 S 期的细胞减少，故不是典型的 S 期药物。

植物药中的 VCR、VLB 等能干扰微管蛋白的装配，从而阻断纺锤丝的形成，使恶性细胞处于中期而不继续增生，称之为 M 期时相特异性药物。

二、细胞周期非特异性药物和周期特异性药物与疗效的关系

1. CCNSA　对肿瘤细胞的作用较强而快，能迅速杀灭癌细胞，其作用特点呈剂量依赖性（dose dependent）。其杀伤肿瘤细胞的疗效和剂量成正比，即增加剂量，疗效也增强，其剂量 - 反应曲线接近直线。这提示，在使用 CCNSA 时，只要机体能耐受，应大剂量给药，但考虑大剂量给药时毒性也增加，因此大剂量间歇给药是最佳选择。

2. CCSA　药效作用缓慢且较弱，其剂量 - 反应曲线是一条渐近线，即在开始小剂量类似于直线，达到一定剂量后不再升高，而形成一个坪，即使再增加剂量也无济于事，除 S 期或 M 期细胞外，其他细胞时相对其不敏感，在治疗策略上应小剂量持续给药。

（余旭芳）

第四节　常见的抗肿瘤药物相关毒性

随着抗肿瘤药物种类的迅速增多以及作用靶点的日益丰富，其相关的毒性反应正变得越来越复杂。充分地了解、监控和预防毒性反应的发生，不仅可以更加有效地利用药物的治疗作用，减少或避免药物毒性造成的损害，还有助于更好地理解药物的药理学作用。

一、消化系统毒性

1. 恶心和呕吐　恶心和呕吐是常见的化疗相关不良反应。化疗药物诱发呕吐的机制包括：①直接作用于呕吐中枢；②刺激消化道黏膜内的嗜铬细胞释放大量的 5 - 羟色胺和多巴胺等神经递质，激活中枢的化学感受器，并进一步将信号传导至呕吐中枢引起呕吐。已知参与恶心、呕吐反射的神经递质有 5 - 羟色胺、多巴胺、组胺、阿片类物质、P 物质和乙酰胆碱等。化疗引起的恶心、呕吐可分为三种形式：急性、迟发性和预期性。急性是指恶心、呕吐发生于给药后的 24h 以内，高峰期在 5 ~ 6h。迟发性指给药 24h 后发生的呕吐。预期性呕吐指未经历用药或发生于给药前的呕吐，与心理作用有关。

2. 口腔黏膜炎　口腔黏膜炎与细胞毒性药物对细胞分裂旺盛的口腔黏膜细胞的直接损伤和继发性感染等因素有关。典型的临床表现是在化疗后 1 ~ 2 周，口腔内出现伴有烧灼样疼痛的黏膜萎缩、红肿，甚至深浅不一的溃疡，严重者可形成大片的白色伪膜。黏膜炎可因感染或其他损伤加重，也可随着化疗药物的停止应用而逐渐修复。

3. 腹泻　化疗相关性腹泻的主要原因是药物对肠道黏膜的急性损伤所导致的肠道吸收和分泌失衡。腹泻的程度可以从轻度到生命威胁，并可严重影响患者的生活质量和对治疗的依从性。

二、骨髓抑制

化疗药物可以诱导骨髓中分裂旺盛的造血细胞凋亡，并导致不同功能分化阶段的血细胞，主要包括白细胞、血小板和红细胞数量的减少。除博莱霉素和门冬酰胺酶外，大多数细胞毒性药物均有不同程度的骨髓抑制。不同药物对白细胞、血小板和红细胞的影响程度有所不同。粒细胞单核细胞集落刺激因子、粒细胞集落刺激因子、促血小板生成因子和促红细胞生成素等可以通过诱导造血干祖细胞向不同血细胞的分化和增生，一定程度上降低药物对骨髓抑制的程度和持续时间。

三、肺毒性

多种化疗药物可以导致肺、气道、胸膜和肺循环系统的损伤。导致药物性肺损伤的机制目前认为主要有以下几种：①药物或其在肺内的代谢产物对肺的直接损伤；②超敏反应；③药物代谢的个体差异，某些个体可表现为对药物的高吸收、低代谢和高蓄积。最常见的药物性肺损伤为间质性肺病和肺纤维化。临床症状主要为隐匿性发病的呼吸困难和咳嗽，可伴有发热。在病变初期，胸片检查可无异常征象，以后逐渐出现典型的弥散性肺间质浸润的表现。

四、心脏毒性

心肌细胞属于有限再生细胞，因此心脏的毒性可表现为慢性和长期性，临床表现可包括充血性心力衰竭、心肌缺血、心律失常和心包炎等。心脏毒性的发生，可与药物的累积剂量有关。

五、神经毒性

化疗药物可以造成中枢和外周神经毒性。中枢神经毒性可表现为急性的非细菌性脑膜炎以及慢性进展的偏瘫、失语、认知功能障碍和痴呆。外周神经毒性是因药物对缺少血 - 脑屏障保护的外周神经细胞的损伤，包括感觉和运动神经损伤。感觉神经损伤可表现为四肢末端的感觉异常、感觉迟钝、烧灼感、疼痛和麻木，运动神经损伤可表现为肌无力和肌萎缩。

六、皮肤毒性

化疗药物所致的皮肤损伤多种多样，随着药物种类的迅速增多，皮肤损伤的临床表现越来越复杂和多样。主要的皮肤毒性包括手足综合征、放射回忆反应、痤疮样皮疹、色素沉着、甲沟炎和指甲改变等。

七、脱发

正常人体的毛囊生发过程十分旺盛，化疗药物或放疗可以使毛囊的生发功能受到抑制甚至破坏，可以导致暂时性或永久性脱发。脱发可发生于化疗后的数天至数周内，其程度与化疗药物的种类、剂量、化疗间期长短和给药途径等相关。脱发主要表现为头发脱落，也可有眉毛、睫毛、阴毛等其他部位毛发的脱落。因多数化疗药物对毛囊干细胞没有损伤，脱发通常是暂时性，但如果毛囊干细胞损伤，则可能导致永久性脱发。

八、肾和膀胱毒性

化疗药物可以直接损伤肾小球、肾小管、肾间质或肾的微循环系统，导致无症状的血清尿素氮、肌酐升高，甚至急性肾衰竭，也可因药物在肾小管液中的溶解度饱和导致的排泄障碍和肿瘤溶解综合征等间接因素导致损伤。预防和治疗肾脏毒性的方法主要有根据肾小球滤过率调整药物剂量、水化利尿以及碱化尿液等。

大剂量环磷酰胺和异环磷酰胺可引起出血性膀胱炎，主要与其代谢产物对膀胱黏膜的损伤有关，同时应用美司钠可预防出血性膀胱炎的发生。

九、肝脏毒性

化疗药物引起的肝脏毒性可以是急性肝损害，包括药物性肝炎、静脉闭塞性肝病，也可以因长期用药引起肝慢性损伤，如纤维化、脂肪变性、肉芽肿形成和嗜酸粒细胞浸润等。药物性肝炎通常与个体特异性的超敏反应和代谢特点相关。化疗药物也因可对免疫系统的抑制作用，激活潜伏的乙型和丙型肝炎病毒，导致肝损伤。

十、其他

一些抗癌药物也可以引起过敏反应、不同程度的血栓性静脉炎，有些药物一旦外渗，可导致局部组织坏死。

十一、远期毒性

化疗药物的远期毒性主要包括生殖毒性和第二肿瘤的发生。前者包括致畸和不育等。化疗可引发第二肿瘤，主要为非淋巴细胞性白血病，烷化剂类药物引起的白血病通常发生于初次治疗的两年以后，5~10年是高峰期。

（余旭芳）

第五节 化学治疗临床应用

一、肿瘤化疗的几个概念

1. 根治性化学治疗（curative chemotherapy） 根治性化疗即应最大限度地消灭恶性肿瘤细胞，并采用必要的巩固和强化治疗，以期达到治愈。有效的根治性化疗可分为几个阶段：

（1）诱导缓解化疗：是最大限度地杀灭肿瘤细胞降低肿瘤负荷，使肿瘤细胞数降至10^9以下，以达到临床完全缓解。

（2）修整扶正的阶段：使患者的免疫功能和骨髓功能得到恢复，有利于病情的巩固，以后再采取巩固治疗。

（3）缓解后的巩固与强化治疗：使肿瘤细胞继续受到杀伤，使肿瘤细胞数目降到 10^6 以下，可为机体正常或强化了的免疫细胞所消灭，从而达到治愈。如急性淋巴性白血病、恶性淋巴瘤、精原细胞瘤和绒毛膜上皮癌等采取积极的全身化疗，可取得完全缓解。

2. 辅助化疗（adjuvant chemotherapy）　指在采取有效的局部治疗（手术或放疗）后，主要针对可能存在的微转移癌，为防止复发转移而进行的化疗。例如，乳腺癌手术后辅助化疗已被证明能明显改善疗效，提高生存率。

3. 新辅助化疗（neoadjuvant chemotherapy）　也称之为初始化疗，指对临床表现为局限性肿瘤，可用局部治疗手段（手术或放疗）者，在手术或放疗前先使用化疗。其目的有：

（1）希望化疗后局部肿瘤缩小，降低肿瘤分期，从而提高手术切除率，缩小手术范围，减少手术造成的损伤，最大限度地保留器官。

（2）化疗可抑制或消灭可能存在的微小转移灶，从而改善预后，降低肿瘤细胞的活力，减少术后转移，了解化疗敏感性，指导术后化疗。新辅助化疗在肛管癌、膀胱癌、乳腺癌、喉癌、骨肉瘤及某些软组织肉瘤等起到有效作用。

4. 姑息性化疗（palliative chemotherapy）　对癌症的晚期病例，已失去手术治疗的价值，化疗也仅为姑息性。主要目的是减轻患者的痛苦，提高其生活质量，延长其寿命。

5. 研究性化疗（investigational chemotherapy）　肿瘤化学治疗是一门发展中的学科，研究探索新的药物和新的治疗方案、不断提高疗效是很有必要的。另外，对一些目前尚无公认有效治疗方案的肿瘤可以进行研究性化疗。

二、联合化疗设计的基本原则

1. 联合化疗方案组成原则　①构成联合化疗方案的各药，应该是单独使用时证明对该癌症有效者；②应尽量选择几种作用机制、作用时相不同的药物组成联合化疗方案，以便更好地发挥协同作用。常常应用时相特异性药物与时相非特异性药物配合；③应尽量选择毒性类型不同的药物联合，以免毒性相加，使患者难以耐受；④最重要的是，所设计的联合化疗方案应经严密的临床试验证明其确实有效。

2. 确定化疗治疗目标　根据治疗可能达到的效果，确定不同的治疗目标，并制定相应的策略与具体化疗方案；化疗方案均应选用标准化疗方案。

所谓标准治疗方案，是指已经过足够病例的临床研究，疗效已得到充分证实，且可以重复，得到普遍承认的治疗方案。根据顺序选择一线、二线、三线治疗方案。

三、剂量强度

剂量强度（dose intensity，DI）是指不论给药途径、用药方案如何，疗程中单位时间内所给药物的剂量，通常以 $mg/（m^2·w）$ 来表示。

剂量强度的基础是剂量-反应曲线，为线性关系。对药物敏感的肿瘤而言，剂量愈高疗效也愈大。在临床上，这种线性关系只见于对化疗比较敏感的淋巴瘤、睾丸肿瘤、乳腺癌和小细胞肺癌等的治疗。对有治愈可能的患者，应尽可能使用可耐受的最大剂量强度的化疗以保证疗效。

四、肿瘤内科治疗原则、适应证和禁忌证

（一）治疗原则

（1）首先：明确肿瘤诊断，肿瘤病理性质和分化程度，临床分期，此次化疗的目的。

（2）其次：是了解患者情况，包括年龄、平素体质状况、既往肿瘤治疗情况，心、肝、肾功能状况等。

（3）此次治疗可能选择方案及药物，对该肿瘤的敏感性、需要的有效剂量、给药途径、用法、疗程及患者可能承受的能力。

（4）时刻有肿瘤综合治疗的观念。

（二）适应证

（1）对化疗敏感的全身性恶性肿瘤，如白血病、多发性骨髓瘤和恶性淋巴瘤等患者为化疗的首选对象。

（2）已无手术和放疗指征的播散性晚期肿瘤或术后、放疗后复发和转移患者。

（3）对化疗疗效较差的肿瘤，可采用特殊给药途径或特殊的给药方法，以便获得较好疗效。如原发性肝癌采用肝动脉给药或大剂量化疗加解救治疗的方法。

（4）癌性胸、腹腔和心包腔积液，采用腔内给药或双路化疗的方法。

（5）肿瘤引起的上腔静脉压迫、呼吸道压迫、颅内压增高患者，先作化疗，以减轻症状，再进一步采用其他有效的治疗措施。

（6）有化疗、内分泌药物治疗、生物治疗指征的患者。

（7）手术前后或放疗前后需辅助化疗的患者。

（三）禁忌证

（1）白细胞总数低于 $4.0 \times 10^9 / L$ 或血小板计数低于 $50 \times 10^9 / L$ 者。

（2）肝、肾功能异常者。

（3）心脏病心功能障碍者，不选用蒽环类抗癌药。

（4）一般状况衰竭者。

（5）有严重感染的患者。

（6）精神病患者不能合作治疗者。

（7）食管、胃肠道有穿孔倾向的患者。

（8）妊娠妇女，可先做人工流产或引产。

（9）过敏体质患者应慎用，对所用抗癌药过敏者忌用。

（四）注意事项

（1）需要综合治疗的患者，应系统安排合理的综合治疗计划。

（2）内科治疗必须在有经验医师的指导下进行，治疗中应根据病情变化和药物毒副反应随时调整治疗用药以及进行必要的处理。

（3）治疗过程中密切观察血常规、肝肾功能和心电图变化。定期检查血常规，一般每周检查 1~2 次，当白细胞和血小板降低时每周检查 2~3 次，直到化疗疗程结束后血常规恢复正常时为止；肝肾功能于每周期之前检查 1 次，疗程结束时再检查 1 次；心电图根据情况复查。

（4）年龄 65 岁以上或一般状况较差者应酌情减量用药。

（5）有骨髓转移者应密切注意观察。

（6）既往化疗、放疗后骨髓抑制严重者，用药时应密切观察血常规，并及时处理。

（7）全骨盆放疗后患者应注意血常规，并根据情况掌握用药。

（8）严重贫血的患者应先纠正贫血。

（五）停药指征

（1）白细胞低于 $3.0 \times 10^9 / L$ 或血小板低于 $80 \times 10^9 / L$ 时，应停药观察。

（2）肝肾功能或心肌损伤严重者。

（3）感染发热，体温在 38℃ 以上。

（4）出现并发症，如胃肠道出血或穿孔、肺大咯血。

（5）用药两个周期，肿瘤病变恶化，可停用此方案，改换其他方案。

五、耐药性

（一）概念

1. 天然抗药性（natural drug resistance）　肿瘤细胞在化疗开始前即有抗药性。

2. 获得性抗药性（acquired drug resistance）　一些肿瘤细胞开始时对化疗敏感，在化疗过程中，敏感细胞不断被杀灭，残留的肿瘤细胞逐渐获得抗药性。

3. 多药耐药性（multi - drug resistance，MDR）　有些癌细胞不仅对同类药产生抗药性，同时对非同类、多种作用机制和化学结构不同的药物也产生耐药，这种广谱耐药的现象称为"多药耐药性"。MDR 多见于植物类药和抗癌抗生素。

（二）肿瘤细胞耐药性机制

肿瘤细胞耐药性机制有以下几点：①药物的转运或摄取过程障碍；②药物的活化障碍；③靶酶质和量的改变；④增加利用内替的代谢途径；⑤分解酶增加；⑥修复机制增加；⑦由于特殊的膜糖蛋白增加，而使细胞排出药物增多；⑧DNA 链间或链内交联减少；⑨激素受体减少或功能丧失等。多药耐药（MDR）产生的机制包括转运蛋白（P - 糖蛋白、多药耐药相关蛋白、肺耐药蛋白）、谷胱甘肽（GSH）解毒酶系统、DNA 修复机制与 DNA 拓扑异构酶含量或性质的改变等。

（三）P - 糖蛋白（permeability - glycoprotein，PgP）耐药机制

P - 糖蛋白是一种能量依赖性药物输出泵，能将细胞内药物"泵"出细胞外，降低细胞内药物浓度，一般称为典型 MDR。P - 糖蛋白其分子量为 1.7×10^5，约 1 280 个氨基酸组成，它由 mdr - 1 基因编码，位于细胞膜。PgP 有两个端：N 端位于细胞膜内侧，具有药物结合的特殊功能，可与胞质中的药物结合；C 端位于细胞膜外侧，可将 N 端结合的药物"泵"出。当化疗药物入细胞内时，P - 糖蛋白选择性的把胞质内的化疗药物排除细胞外，降低细胞内药物浓度，减少化疗药物对"靶"分子的杀伤作用，而产生耐药。P - 糖蛋白整个过程需要 ATP 酶的参与，是一个主动耗能的过程。因此，PgP 是一种能量依赖性药物输出泵。

六、肿瘤药物的不良反应及处理

（一）抗肿瘤药物的双重性

一是抗肿瘤药具有杀伤癌细胞的作用，即其治疗作用（therapeutic action）；同时，对人体的某些正常组织器官细胞亦有一定损害，这就是抗肿瘤药的不良反应。不良反应包括不良反应、毒性反应、后效应和特殊反应等。

（二）按不良反应的性质分类

1. 一般分类　①急性毒性；②亚急性毒性；③慢性毒性。

2. WHO 分类　①急性毒性和亚急性毒性；②慢性毒性和后期毒性。

3. 临床分类　①立即反应：过敏性休克、心律失常、注射部位疼痛；②早期反应：恶心、呕吐、发热、过敏反应、流感样症状、膀胱炎；③近期反应：骨髓抑制、口腔炎、腹泻、脱发、周围神经炎、麻痹性肠梗阻、免疫抑制；④迟发反应：皮肤色素沉着、心毒性、肝毒性、肺毒性、内分泌改变、不育症、致癌作用。

4. 按脏器分类　造血器官；胃肠道；肝；肾和尿路系统；肺；心脏；神经系统；皮肤；血管和其他特殊器官；局部反应；全身反应：发热、倦怠、变态反应、感染、免疫抑制、致畸性和致癌性等。

5. 按转归分类　①可逆性；②非可逆性。

6. 按后果分类　①非致死性；②致死性。

（三）按程度分类

1. Karnofsky 分级　①轻度反应（＋）：不需治疗；②中度反应（＋＋）：需要治疗；③重度反应（＋＋＋）：威胁生命；④严重反应（＋＋＋＋）：促进死亡或致死。
2. WHO 分级　分 0、1、2、3、4 度。
3. ECOG 分级　分 0、1、2、3、4 度，因毒性死亡者为 5 度。

七、胃肠肿瘤化疗

（一）食管癌化学药物治疗

20 世纪 60 年代和 70 年代食管癌化学药物治疗（简称化疗）以单一药物为主，对象为晚期食管癌，由于病变过于广泛，患者全身状况差，病程进展快，并发症多，故疗效差，缓解期短，故认为食管癌对化疗不敏感。最常用的药物有博来霉素（BLM）、丝裂霉素 C（MMC）、多柔比星（ADM）、氟尿嘧啶（5－FU）、甲氨蝶呤（MTX），有效率在 15% 左右，无完全缓解的报道，缓解期为 1～4 个月。自 20 世纪 80 年代顺铂应用以来，尤其多种药物联合应用以来，食管癌化疗的疗效有所提高，缓解期延长，而且部分病例获得完全缓解，给食管癌的化疗带来希望和生机。目前化疗不仅用于治疗晚期食管癌，而且用于与手术和放射治疗的综合治疗。

1. 适应证　如下所述。
（1）不宜手术或放射治疗的各期患者或术前、放射治疗前需要化疗的患者。
（2）术后有癌灶残留，癌旁组织的血管或淋巴管中有癌栓者。
（3）大剂量放射治疗后局部癌灶未能控制者。
（4）手术或放射治疗后的巩固治疗或治疗后复发转移的患者。
（5）骨髓及肝、肾、心、肺功能基本正常。
（6）预期生存时间在 8 周以上的患者。

2. 禁忌证　食管癌患者化疗的禁忌证为恶病质、骨髓及心、肺、肝、肾功能不全者。有食管穿孔、出血及感染等并发症的患者，有明确诊断的精神病患者亦不适于化疗。

3. 疗程设计　如下所述。
（1）疗程时间：应以肿瘤细胞增生周期的长短来确定。通常主张以多个治疗周期给药，应至少超过 2 个以上肿瘤细胞增生周期，从而使在第 1 个治疗周期没有被杀伤的肿瘤细胞可以在以后的治疗周期中被杀伤。食管癌属生长缓慢的肿瘤，其细胞增生周期时间为 5.4～8.1 天，倍增时间在 10 天以上，因此食管癌的化疗多以 21～28 天为 1 个治疗周期，3～4 个治疗周期为 1 个疗程。

（2）疗程间隔：应以停药后化疗引起的毒副反应完全消失，机体正常功能基本恢复，而被杀伤的肿瘤细胞尚未修复的时间设计。由于骨髓造血干细胞及食管黏膜上皮细胞的增生周期均较食管癌细胞的增生周期短，故目前认为化疗每个周期间隔时间以 10～14 天，疗程间隔时间以 35～45 天为宜。

4. 单药化疗　单药化疗药物中 DDP、5－FU、TAX、MTX 是治疗食管癌仍有发展潜力的药物。主要适用于治疗食管鳞癌。近年来随着发达国家食管腺癌发病率的增加，新型抗肿瘤化疗药如 taxol、CPT－11 等的单药临床试验，包括了一定数量的食管腺癌。这些药物对食管癌只表现出中度抗瘤活性，很少有获完全缓解者，且缓解期缩短。

（1）氟尿嘧啶：属嘧啶类抗代谢药，抑制胸腺嘧啶核苷酸合成酶，阻断尿嘧啶脱氧核苷酸转变为胸腺嘧啶脱氧核苷酸，影响 DNA 的生物合成。本药属细胞周期特异性药物，对增生细胞各期都有杀伤作用，但对 S 期的作用较强。一般静脉滴注给药，$375mg/m^2$，每周 2 次，总量 8～12g 为 1 个疗程。口服给药每天 150～300mg，分 3 次服用。其对食管癌的有效率为 30% 以上。

（2）博来霉素：从轮生链霉菌培养液中提取的碱性糖肽类化合物，具有广谱抗肿瘤作用。其作用机制系引起 DNA 单链及双链断裂，在细胞学上表现为染色体缺失或断片，属于细胞周期非特异性药物。一般用法为 10～20mg 静脉或肌内注射，每周 2～3 次，总剂量 300～600mg。其对食管癌的有效率可达

50% 左右，但缓解期短，仅 17～90 天，停药后易复发。

（3）长春地辛：为半合成的长春花生物碱，具有广谱抗肿瘤作用。它可抑制微管蛋白的聚合，阻断微管的形成，亦能破坏已形成的微管，使核分裂停止于中期。此药可改善食管癌患者的主观症状，使部分瘤体缩小。一般用法为 2～4mg/m² 静脉注射，每周 1 次，连用 6 周。其对食管癌的有效率约 30%。

（4）顺铂：系含铂无机络合物。它与 DNA 结合形成交叉连接，从而破坏了 DNA 的功能，为周期非特异广谱抗肿瘤药物，但对 G_1 期细胞较敏感。一般用法为 20mg 静脉推注，每天 1 次，连用 5 天为 1 个疗程，间隔 1～2 周重复应用。其对食管癌的有效率约 20%。近年来合成了一系列水溶性好、毒性较小的新一代铂化合物，其中卡铂已在临床上广泛使用。对食管癌的疗效较顺铂为佳。

（5）冬凌草：唇形科香茶菜属植物，其抗肿瘤成分为贝壳杉烯骨架类型的四环二萜类化合物，分子中环戊酮伴有环外亚甲基是其抗肿瘤活性基因。此药对 DNA 聚合酶有抑制作用，使肿瘤细胞 DNA 合成受阻，系细胞周期非特异性药物。国内研究表明其有效率超过 30%，能明显延长患者的存活期。

5. 联合化疗　临床和实验研究证明选择 2～3 种有效单药组成联合化疗方案，对实体瘤的疗效远较单药化疗为好，目前食管癌的化疗也已广泛采用联合化疗的方法，使临床疗效有了大幅度提高。但目前食管癌联合化疗的有效率报道差异很大，有效率在 15%～86%。由于没有显著提高生存率，故近 10 年来化疗多与放射治疗、手术相结合应用。

治疗食管癌有一定临床疗效的化疗方案有 27 种之多，但应用最为广泛的是 BLM – DDP – VDS 及 DDP – 5 – FU 两种。前者也因其毒性，临床已渐趋少用，只有 DDP – 5 – FU 方案及以其为基础的派出方案，因临床疗效较高、耐受性较好、便于与放射治疗、手术联合等优势，而临床应用日渐增多。随着新药的出现，治疗食管癌的新型方案初步凸现出较好的效果。在 DDP – 5 – FU 方案基础上加用 leucovorin 的生化修饰方案（DDP – LV/5 – FU），加用 taxol 的 TAX – DDP – 5 – FU 方案，因对食管鳞癌、腺癌都有较高缓解率和轻度毒性及便于参与综合治疗，已成为目前我国治疗食管癌的常用方案。

6. 治疗周期　如下所述。

（1）初治患者，一般化疗 4～6 个周期，必要时 8 周后加强化疗。

（2）术前化疗 4 个周期。

（3）术后 4 周开始化疗 4～6 个周期，术后病理证实术前化疗方案有效者，仍用原化疗方案，无效者改换方案。

1）术后病理证实，癌侵及食管黏膜层和黏膜下层，细胞高分化者，术后一般可不化疗。但低分化者应化疗。

2）低分化，癌侵及食管壁肌层或侵及食管壁全层或有食管外癌转移者，术后化疗 4 个周期，8 周后化疗 4 个周期。

（4）放射治疗前化疗 2～4 个周期，放射治疗后酌情化疗 4 个周期。

（5）介入性化疗经导管直接向肿瘤供血动脉灌注化疗药物，可增加局部肿瘤组织的药物浓度，因而提高了疗效，减轻了不良反应，一般对下端效果较好，但对食管的多源性失血和插入动脉的选择还应进一步研究。常用的药物有 DDP（80mg/m²）、CBP（300mg/m²）、BLM/PYM（20～30mg/m²）、5 – FU（750mg/m²）、MMC（10～15mg/m²）、ADM（40mg/m²）等，可选择 2～3 种不同作用的药物同时给药，4 周 1 次，3 次为 1 个疗程。介入性化疗可与放射治疗合并使用，也可做术前治疗，以增强肿瘤局部控制作用。

目前尚未明确食管癌动脉灌注化疗的最佳适应证，可根据病灶的位置、肿瘤分期和患者的一般状况而定。动脉灌注化疗可适用于：癌灶局限于食管一个动脉供血段，无明显远处转移灶；胸段食管癌可能侵及周围器官而不适宜手术，待灌注化疗使瘤体缩小后再行切除术；血管造影证实肿瘤有供应血管；符合化疗适应证，非禁忌证患者。有主要脏器功能不全，年迈体弱，血凝障碍和感染发热，食管有出血、穿孔倾向者禁用。

（6）化疗停药指征：①吞咽完全梗阻、食管出血或食管穿孔；②感染性发热，体温在 38°C 以上者；③呕吐频繁或引起电解质紊乱；④便血或严重腹泻，每天 5 次以上；⑤一般情况严重恶化或出现主要脏器毒性。

（7）肿瘤细胞的抗药性和不良反应：肿瘤细胞对化疗药物有着不同的敏感性，因此存在疗效差异。肿瘤细胞的抗药性包括天然抗药性及获得性抗药性，从而限制了抗肿瘤药物的应用范围与疗效发挥。化疗药物在抑制肿瘤生长、杀伤癌细胞的同时往往机体正常细胞亦有影响，从而产生各种不良反应。如胃肠道反应、骨髓抑制、心脏毒性、肺部毒性、神经系统毒性等。

辅助性放射治疗和化疗作为提高手术切除率和提高术后长期生存率的方法，因不良反应大，在提高治疗效率的同时也增加了死亡率，其有效性也正在进一步评估中。一项多中心前瞻性随机性研究比较了食管鳞癌患者术前联合放化疗后手术与单纯手术的疗效差异，发现总体生存率并无提高，而术后死亡率在联合治疗组要显著高于单纯手术组，且费用亦明显增高。但目前许多比较研究中 EUS 的应用有限或根本没有应用，故分期不准确可能影响了结论的可靠性，因此，联合治疗的作用尚有待进一步证实。

（二）胃癌化学治疗

胃癌对抗癌药相当不敏感，有天然抗药性并容易发生获得耐药与多药耐药。抗癌药本身还有不可避免的不良反应，胃癌治疗的可治愈手段是根治性切除。为了提高手术切除率以及根治后巩固疗效，围手术期的辅助化疗是必要的。不能手术、非根治术及根治术后复发转移不可再切除的晚期患者，行以化疗为主的综合治疗。

1. 治疗的作用、目的与地位　胃癌化学治疗用于围手术期辅助治疗及进展转移期（advanced or recurrent/metastatic gastric cancer，又称晚期）主导治疗，当确诊晚期时经荟萃文献 5 篇分析，PS 均为 0 ~ 2 级，随机分组，比较化疗组与最佳支持治疗组结果中位生存期，化疗组 10 个月，对照组 3.1 个月（$P < 0.006$），1 年生存率为（35% ~ 40%）：10%、2 年生存率（60% ~ 10%）：0，且化疗组生活质量改善，从循证医学证明全身化疗使晚期患者受益。在围手术期辅助化疗中新辅助化疗（术前化疗）效果已被公认。术后辅助化疗随机试验结果不同，有的报告术后化疗与单纯手术组 5 年生存率无显著差别，近年大多数认为 Ⅲ 期根治术后化疗有益，胃癌化疗的终点目标是延长生存期及提高生存质量。化疗在胃癌综合治疗中占有重要地位。

2. 化学治疗的适应证　如下所述。

（1）必须有病理学诊断。

（2）年龄应 < 75 岁，≥75 岁须十分慎重。

（3）体力状况评级（PS）0 ~ 2，预计生存率≥3 个月。

（4）术后辅助化疗指规范根治手术患者，晚期者必须具有明确客观可测病灶，肿瘤≥10cm，肝转移灶占肝总面积≥50%。肺转移≥25%，全身化疗难以获效，慎重使用。

（5）初治化疗效果好，复治（二线以上方案）有效率差，难以超过 20%，复治选药应选择与以前化疗无交叉耐药者。

（6）术后辅助化疗后复发者，需与末次辅助化疗相隔 1 个月以上，可进行化疗。晚期初治化疗失败者应至少间隔 1 个月，检验指标正常时方可二线化疗。

（7）心、肝、肾、造血功能正常，血常规指标：WBC ≥ 4.0×10^9/L，ANC ≥ 2.0×10^9/L，PLT ≥ 100×10^9/L，Hb 100g/L。

（8）无严重并发症：活动性消化道大出血、胃肠穿孔、黄疸、消化道梗阻、非癌性发热 > 38℃。

每周期（或疗程）化疗前由患者本人签署知情同意书，患者授权家属代签时，患者应写书面授权书，无知情同意书医师不得进行化疗。

3. 中止化学治疗标准　如下所述。

（1）本次化疗中病情进展时停止此方案。

（2）与化疗相关严重不良反应，出现以下 1 项及以上者

1）不能进食，呕吐不能控制，出现水电解质紊乱。

2）严重腹泻，水样或血性便 > 5 次/天。

3）WBC $< 2.0 \times 10^9/L$，ANC $< 1.0 \times 10^9/L$，PLT $< 60 \times 10^9/L$。

4）中毒性肝炎：ALT > 正常 5 倍，胆红素 > 5.0mmol/L。

5）中毒性肾炎：BUN > 10.0mmol/L、Cr > 200μmol/L、蛋白尿、血尿。

6）心肌损害、心律失常、心力衰竭。

7）间质性肺炎、肺纤维变、肺水肿、过敏性肺炎。

8）严重药物过敏反应。

（3）出现严重消化系统并发症，合并严重感染。

（4）患者拒绝继续化疗，不必提出理由，但要本人签名。

4. 制订化疗方案遵守的原则　如下所述。

（1）从循证医学原则即全面、客观、明确利用证据制订化疗方案。

（2）药物选用、组合、给药剂量与方法有循证科学依据，不以个别报告、个人经验、主观推断为根据。

（3）国际公认大样本、随机对照分组、盲法试验（RCT）与系统评价（SR）为最可靠依据。

（4）以 GCP（药品临床试验规范）作为遵循准则。

5. 评价全身化疗的指标　如下所述。

（1）中间指标：近期有效率（RR），无进展生存期（TTP）。以 RECIST，NCI 标准判定。

（2）终点指标：症状改善，生活质量（QOL），总生存期（OS）。

（3）相关指标：不良反应、化疗相关并发症与相关死亡。

（4）可行评估：患者依从性，药品经济学，相关技术与设备投入。

6. 化疗新方法　如下所述。

（1）手术或放射治疗的辅助化疗：目前辅助化疗受到重视，因为近年对肿瘤开始转移时间的看法与过去有明显不同。过去认为肿瘤开始时仅是局部疾病，以后才向周围侵犯，先由淋巴道转移，最后经血路全身转移，因此治疗肿瘤的关键是早期将肿瘤彻底切除，手术范围力求广泛。但近年已认识到肿瘤发生后，肿瘤细胞即不断自瘤体脱落并进入血循环，其中的大部分虽能被身体的免疫防御机制所消灭，但有少数未被消灭的肿瘤细胞确会成为复发和转移的根源，因此当临床发现肿瘤并进行手术时，事实上大部分患者已有远处转移。因此手术后应当早期配合全身化疗，抓住大部分肿瘤已被切除的机会，及时消灭已转移的微小病灶。

1）术前化疗：胃癌的分期是决定其预后的重要因素，分期偏低的胃癌有可能通过扩大根治方案获得治愈，分期偏高的病例不应奢望通过扩大手术方案以寻求根治。应争取采用以手术为主的临床综合性治疗，以期能延长患者的术后远期生存率。

胃癌的术前辅助性化疗在以手术为主的临床综合治疗中具有以下优点：①术前辅助性化疗能使胃癌病灶缩小或消失，转移淋巴结玻璃样变及纤维化；②能提高胃癌 RO 切除率；③有利于评估胃癌对化疗的反应，避免术后无意义的化疗，或选择了无效的抗癌药而于患者的治疗无益。

2）术中腹腔内温热化疗：术中腹腔内温热化疗（intraoperative peritonea hypertherm chemotherapy，IPHC）是十余年逐渐发展起来的一项化疗新技术，适用于预防、治疗胃癌术后腹膜转移或复发。对于进展期胃癌患者，术中应尽可能切除肉眼所见的转移病灶，包括已种植于腹膜的瘤结节，以减少患者肿瘤的负荷，辅以 IPHC 治疗，可望进一步提高疗效。

符合下列情况之一者，可列为行 IPH 的治疗对象：①术中腹腔游离癌细胞检测阳性；②癌肿浸润至浆膜或浆膜外；③腹膜已有散在性转移。

3）术后辅助化疗：国内目前将化疗作为胃癌患者术后的常规治疗，随着新药的不断开发，肯定的治疗方案、确切的效果尚待不断的探讨研究证实之中。

A. 术后辅助化疗的目的：主要是试图消灭术后存在的亚临床转移灶，其应用是属半盲目性的，目的是以巩固手术疗效，减少术后复发，达到治疗。

B. 进展期胃癌患者的化疗原则：①病理类型恶性程度高；②脉管癌栓或淋巴结转移；③浅表广泛

型癌灶，面积＞5cm²；④多发性癌灶；⑤40 岁以下的青年患者：所以如胃癌患者情况许可，均应行术后化疗。

C. 术后辅助化疗的给药途径：目前主要还是以全身静脉化疗或口服给药的方法。

D. 术后辅助化疗的效果：判定治疗的效果，还将看化疗药物对肿瘤的敏感性：胃癌是对化疗相对敏感的肿瘤，虽然化疗药物进展很快，表现近期有效率提高，改善生存质量和延长生存期不甚明显，不断有新的方案推出，但至今没有一个规范方案可循。在胃癌术后化疗效果的对照研究中，国内的化疗方案许多设计不尽完善，有待于大样本、高质量、多中心的 RCT 研究。进展期胃癌化疗的效果有明显提高，主要表现在下述几个方面：①近期单药的客观有效率≥20%，两药合用为 30%～50%，三药合用为 40%～70.2%，三药以上合用未见更高；②中位无病进展期约为 6 个月（3～8 个月）；③中位生存期为 9 个月（5～16 个月）；④生存质量改善者为 50%。

（2）新辅助化疗：新辅助化疗是在手术前给予辅助化疗。手术前给予辅助化疗的时间不可能太长，一般给予 3 个疗程左右。它的作用机制可能不同于手术后 6～12 个疗程的辅助化疗，因此不称为术前辅助化疗，而称为新辅助化疗或诱导化疗。化疗开始越早，产生抗药性的机会就越少，因此近年不少肿瘤如乳腺癌采用新辅助化疗。

1）胃癌新辅助化疗的主要优点：近年来，许多文献表明新辅助化疗可以增进进展期胃癌的手术切除率及改善预后，因而广受重视。胃癌新辅助化疗的主要优势在于：①杀灭癌细胞，缩小肿瘤，降低临床分期（downstaging），增加手术切除的机会；②杀灭手术区域以外的亚临床转移灶，预防源性瘤播散；③获得肿瘤的体内药敏资料，为术后选择辅助化疗方案提供依据；④对肿瘤迅速进展者免于不必要的手术；⑤肿瘤对化疗的反应可作为判断患者预后的指标之一。早中期胃癌手术根治率高，行新辅助化疗的意义不大，而肿瘤腹腔广泛播散或远处转移者预后太差，也不应纳入其范畴内，所以准确的术前分期对病例的选择至关重要。

2）新辅助化疗对象：早、中期胃癌行新辅助化疗的意义不大，术前分期为 Ⅲ/Ⅳ 期的胃癌患者，腹腔广泛播散和肿瘤远处转移者不应纳入新辅助化疗的范畴内。

3）新辅助化疗方案：多选用联合化疗方案。一般进行 1～3 个疗程，以 6～8 周为 1 个周期。给药途径以静脉或口服为主，亦有采用介入治疗，即术前经皮选择性或超选择性动脉内插管将化疗药物直接注入肿瘤血管床，大大增加了肿瘤区域的化疗药物浓度，而减轻了毒副反应，初步研究显示，疗效优于静脉全身化疗。

4）新辅助化疗的疗效：疗效好坏与手术切除率及患者预后直接相关：除根据肿瘤缩小程度判断以外，对手术切除标本的病理组织学观察也很重要。此外，还需指出，新辅助化疗的直接效果虽以有效率、手术切除率作为评价标准，但最终仍以能否延长生存期为准。

（3）腹腔内化疗：进展期胃癌术后 5 年生存率在 40% 左右，术后复发多源于术前已存在的淋巴、血行微转移，浆膜及转移淋巴结表面的脱落癌细胞在腹膜种植形成的转移灶。文献报道，浸润型胃癌、浆膜型或弥散型患者 60% 以上腹腔脱落癌细胞阳性。腹腔化疗能够实现高浓度化疗药，直接作用于脱落癌细胞或腹膜转移结节，可明显提高物的有效浓度，延长作用时间；化疗药经脏腹膜吸收，经淋巴管和静脉入门静脉，可起到淋巴化疗和防止肝转移的作用；大部分化疗药经肝代谢后以非毒性形式进入体循环。不良反应明显降低。加热可增加细胞膜通透性，增加瘤细胞或组织对化疗药的渗透和吸收。提高细胞内药物的浓度及反应速度，使瘤细胞膜结构和核 DNA 同时受损，所以温热和顺铂具有良好的增效和协同作用。同时顺铂与 5-FU 也有协同作用，顺铂能改变癌细胞膜的通透性，加强 5-FU 对瘤细胞的杀伤作用。5-FU 阻碍 mRNA 的成熟，抑制修饰酶提高顺铂的抗肿瘤效果。因进展期胃癌术后，腹腔热灌注化疗较静脉化疗疗效高，且不良反应轻，所以进展期胃癌术后应常规行腹腔热灌注化疗。腹腔化疗给药方法有单点穿刺给药法、留置导管法等。腹腔内化疗的并发症有切口感染、腹膜炎、切口出血、化疗药外漏等。

1）腹腔灌注化疗的机制：胃癌腹腔积液的形成多是晚期肿瘤侵犯胃壁浆膜层和淋巴管的广泛转移和淋巴管堵塞所致，其中含有大量的脱落癌细胞，是造成腹膜种植转移的重要原因。并进一步加重腹腔积液的形成，大量腹腔积液的形成不仅使患者丢失大量的营养成分，而且对心肺功能和患者心理也产生极不利的影响。腹腔灌注化疗使化疗药物直接与腹膜腔广泛接触，充分有效地直接作用于原发灶和癌细胞，并通过联合用药，通过多种途径作用于癌细胞和癌细胞的不同生长周期，杀死和减少癌细胞，改善淋巴循环等，从而达到控制腹腔积液的目的。

2）高热腹腔灌注抗癌的依据：肿瘤组织和正常组织一样，都有营养血管。但是，不同时期的肿瘤其内部的血管分布和血滤情况却不一样，即使是很小的肿瘤也是如此。肿瘤在迅速增长时，肿瘤中的部分血管床发生进行性退变。很多肿瘤特别是小肿瘤，瘤体内的血流比正常组织内的要少。在加热过程中，肿瘤内的血流停留时间比正常组织内为长，热的消散比正常组织慢，因而癌体内的温度比正常组织内为高。Song 在实验中发现高热可明显损坏肿瘤中的血管，而正常组织内的血管则不受损害。Gerweck 发现热可使肿瘤组织内的糖酵解率上升，乳酸产物增加，pH 降低。Roberts 发现，单核白细胞在 > 42.5℃时，总蛋白合成减少，DNA 和 RNA 合成延迟。

高热损坏了肿瘤内的血管、糖酵解加快、乳酸产物增多、内环境变成酸性。加上低氧、营养缺乏等，使肿瘤的内环境发生急剧的变化。这种亚适应环境，增加了肿瘤细胞耐高热的敏感，抑制耐热损坏的修补，干扰对热的耐受力，同时增大某些药物对肿瘤细胞的作用。肿瘤细胞对高热的敏感并不是它内在的固有改变或对热所发生的特殊敏感性，而是由于灌注不足，内环境酸化、缺氧和细胞功能丧失所造成的区域性变化所致。这一系列的变化，可能就是人工高热加抗癌药物治疗胃癌癌细胞腹膜种植有效的生物、生理的物质基础。

3）腹腔灌注化疗药的选择：在选择药物方面，目前尚无统一标准。Brenner 建议采取以下原则：①药物能直接或通过组织内代谢转化物杀灭肿瘤细胞；②药物具有较低的腹膜通透性；③药物在血浆内能迅速被清除；④药物对腹腔肿瘤细胞有剂量－药物的正相关效应。目前常用的腹腔内化疗药物有：顺铂、卡铂、氟尿嘧啶、多柔比星、羟基树碱、博来霉素、足叶乙苷、丝裂霉素、噻替哌等。

4）腹腔灌注化疗的注意事项：①腹腔积液不宜放尽，进药后应保持残留腹腔积液量在500mL 左右为宜，以免化疗药物浓度过大造成肠坏死；②留置的导管在皮下潜行有利于避免腹腔积液和化疗药的外渗；③化疗药注入后，加入几丁糖，利于防止癌性粘连或化疗药引起的纤维性粘连，从而有利于药物达到每一个部位；④化疗药的搭配，应根据癌细胞的生长期与化疗药的不同作用机制进行；⑤化疗药的剂量应根据患者的一般情况、腹腔积液的程度及病理类型而定；⑥化疗期间，应及时复查血常规和肝肾功能的情况，若 WBC < 4 000/mm^3 则应及时处理；⑦化疗期间，应加强水化治疗，静脉补液 1 500 ~ 2 000mL，保持尿量1 500 ~ 2 000mL/d，必要时给予呋塞米 20 ~ 40mg；⑧套管针为软性硅胶管，对肠道无任何刺激性，可较长时间放置，但应注意避免滑脱与无菌；⑨注入化疗药时，操作者应戴手套，保护自己不被化疗药污染，同时也应避免化疗药外渗至患者的皮肤或皮下，造成皮肤坏死等；⑩可用输液夹来控制放腹腔积液的速度，放腹腔积液的量可达到每次 1 500 ~ 2 000mL。

5）腹腔灌注化疗与介入联合化疗的优点：①腹腔局部给药，局部药物浓度高，组织渗透性好，不良反应轻；②腹腔局部给药与胃左动脉给药可互补，一方面有利于控制腹腔积液，另一方面局部血管给药，还有利于控制胃癌的血道转移；③腹腔内化疗药的排泄途径是经过门静脉循环的，对微小肝转移灶有治疗作用，因为微小肝转移灶的营养主要来自门静脉；④腹膜有吸收功能，化疗药可通过腹膜吸收而达到全身化疗的目的；⑤可作为晚期胃癌伴腹腔积液的姑息疗法，并可能使一部分患者获得再次手术的机会；⑥化疗药对腹膜引起的炎性刺激可致腹膜肥厚，壁腹膜与脏腹膜发生粘连有利于腹腔积液的包裹，减少腹腔积液产生的空间，但我们认为，另一方面也可能导致肠粘连和影响下一次治疗的疗效。

（4）动脉灌注化疗：介入放射学的发展，为胃癌的综合治疗提供了一项新的途径。术前经动脉灌注化疗及栓塞治疗能达到杀灭癌细胞、使癌灶局限或缩小、提高手术切除率。有效病理组织学所见：癌细胞核浓缩，细胞质嗜酸性，有空泡，癌腺管结构破坏，癌细胞坏死，核变性等，变性的癌细胞出现异型怪状的核或多核，癌间质炎性细胞浸润较明显，可见泡沫细胞及多核巨噬细胞，出现钙化及纤维化等。但介入治疗有着一定操作的风险和缺乏大样本的随机试验，以及详尽的临床研究资料，如近远期生存率，RO 的切除率，可接受的并发症等数据，目前尚处在一个临床研究的阶段。

动脉灌注化疗与全身静脉化疗相比有以下特点：①局部肿瘤组织药物浓度明显提高，全身体循环药物浓度明显降低；②全身不良反应明显降低，而局部脏器药物反应相对较重；③局部灌注所用化疗药的剂量可以大大提高；④疗效明显提高。动脉灌注化疗使用方法主要是将导管插入肿瘤供血区域动脉内并经该导管灌注化疗药物。目前动脉灌注化疗主要用于肝癌的治疗，动脉插管的方法有开腹插管（经胃、十二指肠动脉或经胃网膜右动脉插管）及经股动脉插管。近年来皮下灌注泵的应用大大地简化了动脉灌注的操作。动脉灌注化疗的并发症主要有导管感染、导管堵塞、导管脱落以及化疗本身的并发症如肝功能损害、骨髓抑制等。

（三）小肠腺癌化学治疗

小肠腺癌对化疗药物不是很敏感，且研究发现化疗并不能提高原发性小肠腺癌的生存期，但对于不能切除的小肠癌患者应用化疗后可使某些不能切除的肿块缩小，暂时缓解症状，并对控制亚临床转移灶可能有一定作用，若患者情况允许，则应采取化疗。有关小肠腺癌化疗的经验比较少，现有国内外有关小肠腺癌的临床研究中，涉及的化疗药物及方案均以老药为主，包括 5 - FU、MMC、CCNU 和 ADM 等，疗效均不能令人满意。而目前以草酸铂、伊立替康等为代表的新一代化疗药物已经在大肠癌辅助化疗和姑息性化疗中广泛应用，提高了大肠癌患者的生存率。同时，化疗联合生物靶向治疗的临床研究也在进行中，因此，十分有必要借鉴大肠癌治疗的经验。

目前，参照结肠癌的方案进行，即使在小肠癌氟尿嘧啶（5 - FU）也是明显有效的药物。但 Coit 证实十二指肠癌与胃癌有相似性。目前还没有明确的推荐方案。对小肠癌患者，考虑选用含 5 - FU 的结直肠癌的化疗方案时，必须根据个体的情况来决定。在十二指肠癌的治疗中，我们可以选择有效的包含有 5 - FU 的胃癌的治疗方案。

结肠直肠癌标准化疗方案：

（1）叶酸/5 - FU（Machover 方案）：叶酸 200mg 加入 5% 葡萄糖溶液 250mL，静脉滴注，2h 内滴完。

滴至一半时，静脉注入 5 - FU 370 ~ 400mg/m²，每天 1 次，连用 5 天。

每月 1 个疗程，可连用半年。叶酸能够增强 5 - FU 的抗肿瘤作用，可将大肠癌的缓解率提高 1 倍，被认为是目前治疗晚期大肠癌的最新和较有效的方案。

5 - FU 的剂量调整：

根据在治疗间期观察到的按 WHO 标准毒性程度调整下个治疗周期的剂量：

WHO 0 级　5 - FU 的每天剂量增加 30mg/m²。

WHO 1 级　5 - FU 的每天剂量维持不变。

WHO ≥ 2 级　5 - FU 的每天剂量减少 30mg/m²。

（2）叶酸/5 - FU：叶酸 300mg/m²，静脉滴注，第 1 ~ 5 天。

紧接着，5 - FU 500mg/m²，2h 内静脉滴注，第 1 ~ 5 天。

每 3 ~ 4 周重复。

5 - FU 的剂量调整：

根据化疗期间观察到的按 WHO 标准的毒性作用程度确定下个治疗周期的调整剂量，大多数情况下可提高 5 - FU 的每天剂量，注射时间必须保持不变：

WHO 0 级　5 - FU 的每天剂量增加 50mg/m²。

WHO 1 级　5 - FU 的每天剂量维持不变。

WHO ≥ 2 级　5 - FU 的每天剂量减少 50mg/m²。

（3）低剂量的亚叶酸钙/5 - FU（Poon 方案）：亚叶酸钙 20mg/m²，静脉滴注，第 1 ~ 5 天。

5 - FU 425mg/m²，静脉滴注，第 1 ~ 5 天。

4 周和 8 周重复 1 次，以后每周 1 次。

如果在化疗期间没有明显的骨髓和非血液系统的不良反应，可将 5 - FU 的剂量增加 10% 每周 1 次的亚叶酸钙/5 - FU 方案：

亚叶酸钙 500mg/m²，2h 内静脉滴注。

在叶酸注射后 1h，5 - FU 600mg/m²，静脉滴注。

每周 1 次共 6 周为 1 个疗程，接着休息 2 周，然后再开始下一周期剂量调整：

骨髓毒性 WHO ≥1，5 - FU 的剂量减少到 500mg/m²。

粒细胞 <3 000/mL 和（或）血小板 <100 000/mL，停止治疗直到粒细胞 ≥3 000/mL 和（或）血小板 ≥100 000/mL。

胃肠道毒性 ≥1，5 - FU 的剂量减少到 500mg/m²。

在所有检查正常后才再次开始化疗，在任何情况下不能应用于 60 岁以上的患者。

（四）大肠癌化疗

据统计大肠癌就诊病例中有 20% ～30% 已属于Ⅵ期，单纯手术已经无法根治，因此必须综合考虑是否需要化疗。还有近 50% 左右的患者在手术治疗后的 5 年内出现复发或转移。此外，为了提高治愈率，减少复发，术后辅助化疗也被寄予了较高的期望。

但 30 余年来，尽管对大肠癌的化疗已进行了较广泛的研究，总的来说没有显著的进展，迄今无论单药化疗或联合化疗的疗效均不能令人满意，缓解期限较短。因此对术后辅助化疗与否至今仍存在争议。一些国外的肿瘤科医师则更倾向于术后给予辅助化疗。

1. 大肠癌化疗的适应证　①术前、术中应用化疗以减少扩散；②术后化疗防止复发或手术不彻底等；③手术后癌肿复发不宜再次手术；④晚期不能手术或已有远处转移者；⑤Duke B 期和 C 期根治术的辅助治疗；⑥癌肿大，切除有困难。术前化疗使其缩小以利肿瘤切除。

2. 大肠癌化疗常用药物　如下所述。

（1）氟尿嘧啶（fluorouracil，5 - FU）：它是一种嘧啶拮抗剂，抗代谢药，影响 DNA 及 RNA 的生物合成，对细胞增生周期 S 期最敏感，从而抑制肿瘤生长。此药最早用于治疗大肠癌，自 1957 年氟尿嘧啶应用于临床以来，对其有效率报道不一，为 5% ～85%，至今仍是大肠癌化疗的基本药物。一般 10 ～15mg/kg 体重，总量 6 ～8g 为 1 个疗程。一般缓解期 2 ～6 个月，亦有个别应用 5 - FU 全身化疗治愈直肠癌的报道。近年来对 5 - FU 不同给药途径、给药方案是研究的一大热点。部分学者认为 5 - FU 的半衰期极短，仅 10 ～20min，因此持续静脉滴注效果更好，并能减轻毒副反应，并为欧洲各国列为首选的给药方式，但美国学者则认为推注较为方便、简单，而滴注麻烦，影响生活质量，且需放置中心导管，不但增加费用并增加感染的风险等，故美国继续应用推注给药的方法。不良反应有骨髓抑制，消化道反应，严重者可有腹泻，局部注射部位静脉炎，也有极少见的急性小脑综合征和心肌缺血等，后者为短时性。用药期间应注意监测白细胞计数。

（2）替加氟（tegafur，FT - 207）：为氟尿嘧啶的衍生物，在体内经肝脏活化逐渐转变为氟尿嘧啶而起抗肿瘤作用。能干扰和阻断 DNA、RNA 及蛋白质合成，主要作用于 S 期，是抗嘧啶类的细胞周期特异性药物，其作用机制、疗效及抗瘤谱与氟尿嘧啶相似，但作用持久，口服吸收良好，毒性较低。剂量一般 800 ～1 200mg/d，分 4 次口服，20 ～40g 为 1 个疗程。直肠栓剂每次 0.5 ～1g，每日 1 次。注射剂每次 15 ～20mg/kg，每日 1 次，静脉注射或点滴，疗程总剂量 20 ～40g。此药不良反应同氟尿嘧啶，但毒性较低，疗效亦不及氟尿嘧啶。

（3）亚硝基类：亚硝基类药物对大肠癌也有一定疗效，常用的有氯乙亚硝脲（BCNU）、环己亚硝脲（CCNU）、甲环亚硝脲（Me - CCNU）和链尿霉素（streptozotocin）等。通过比较，BC - NU 有效率明显低于 5 - FU，Me CCNU 有效率约 15%。近年来对 Me CCNU 的研究认识到了它的远期毒性，它可引起累计性肾损害，并使第 2 个原发恶性肿瘤的危险增加。

（4）丝裂霉素 C（mitomycin MMC）：对肿瘤细胞的 G1 期、特别是晚 G1 期及早 S 期最敏感，在组织中经酶活化后，它的作用似双功能或三功能烷化剂，可与 DNA 发生交叉联结，抑制 DNA 合成，对 RNA 及蛋白合成也有一定的抑制作用。MMC 亦广泛用于胃肠道肿瘤，治疗大肠癌的有效率为 12% ～16%，有效者缓解期为 3 ～4 个月。剂量为每次 6 ～10mg，每周 1 次，40 ～60mg 为 1 个疗程。此药的不良反应有骨髓抑制、胃肠道反应和对局部组织有较强的刺激性，此外少见的不良反应有间质性肺炎、不可逆的肾衰竭、心脏毒性等。对骨髓抑制的不良反应较大而限制了它的应用。

（5）长春新碱（vincristine VCR）：主要抑制微管蛋白的聚合而影响纺锤体微管的形成，使有丝分裂停止于中期。成人剂量 $25\mu g/kg$（一般每次 $1\sim2mg$），儿童 $75\mu g/kg$，每周 1 次静脉注射或进行冲击疗法。不良反应有胃肠道反应、骨髓抑制、周围神经炎（如四肢麻木、腱反射消失、肌肉震颤、头痛、精神抑郁等）、脱发、体位性低血压、乏力、发热、局部刺激等。注意该药与吡咯类抗真菌剂合用增加神经系统不良反应，与苯妥英钠合用，降低苯妥英钠的吸收，肝功能异常时注意减量使用。

（6）顺铂（ciplatin，DDP，CDDP）：为金属铂的配位化合物，主要作用靶点为 DNA，作用于 DNA 链间及链内交链，形成 DDP - DNA 复合物，干扰 DNA 复制，或与核蛋白及胞质蛋白结合。剂量一般为每次 $20mg/m^2$，每天 1 次，连用 5 天，或 1 次 $30mg/m^2$，连用 3 天，静脉滴注，并需利尿。治疗过程中注意血钾、血镁变化，必要时需纠正低钾、低镁。不良反应有消化道反应、肾毒性、神经毒性、骨髓抑制、过敏反应、心脏功能异常、肝功能改变及其他少见不良反应。

3. 联合化疗　联合化疗具有提高疗效、降低毒性、减少或延缓耐药性产生等优点，迄今已有不少联合化疗方案用于大肠癌的治疗，5 - FU 仍为大肠癌化疗的基础用药。常用的方案有以下几种。

（1）传统的 MVF 方案：即 5 - FU + VCR（长春新碱）+ Me - CCNU（甲基洛莫司汀）。5 - FU $10mg/kg \cdot d$ 静脉注射，共 5 天，VCR $1mg/m^2$ 静脉注射，第 1 天用 1 次，此两药均每 5 周重复 1 次；Me - CCNU $175mg/m^2$，第 1 天口服，隔周重复。

（2）FLE 方案：5 - FU + 左旋咪唑（levamisole）。左旋咪唑原为驱虫剂，单一用药对大肠癌无抗肿瘤活性，但有国外临床研究显示此方案能降低 Duke C 期结肠癌患者术后复发率、死亡率，提高生存率，故有人推荐作为Ⅲ期结肠癌术后辅助化疗的标准方案。此方案于大肠癌根治术后 28 天开始，5 - FU $450mg/m^2$ 静脉注射，每天 1 次，连用 5 天，以后改为每周 1 次，连用 48 周。左旋咪唑 50mg，每 8h 1 次连服 3 天，每 2 周重复 1 次，共服 1 年。

（3）CF + 5 - FU（leucovorin，柠檬胶因子，醛氢叶酸）方案：CF 能够增强 5 - FU 的抗肿瘤作用，提高大肠癌的缓解率。此治疗方案有多种剂量组合的报道，CF 多用每天 $200mg/m^2\times5$ 天，5 - FU 每天 $370\sim500mg/m^2\times5$ 天，28 天 1 个疗程，可连续用半年。但 CF/FU 方案的最佳剂量方案组合至今仍未确定。

（4）5 - FU + 干扰素（interferon，α - IFN）：5 - FU 与干扰素并用对多种实验性肿瘤包括人结肠癌细胞株有协调作用，机制尚不明了。一般为 5 - FU $750mg/d$，连续滴注 5 天，以后每周滴注 1 次；α - IFN 900 万 U 皮下注射，每周 3 次。有报道此方案神经系统毒性反应达 37%。还有人推荐在 5 - FU + CF 基础上第 1～7 天加用 INF 500 万～600 万 U/m^2，加用 INF 组黏膜炎、腹泻和血小板下降比较明显。

（5）FAM 方案：即 5 - FU $500mg/m^2$ 静脉滴注，第 1～5 天。ADM（多柔比星）$30mg/m^2$，静脉滴注第 1 天，28 天重复，MMC（丝裂霉素）$6\sim8mg/m^2$，静脉滴注第 1、8 天。8 周为 1 个疗程。

（6）其他：还有 FAP 方案（5 - FU + ADM + DPP）、FMEA 方案（5 - FU + Me - CCNN + EPI）等。

4. 局部化疗方案　目前临床上对化疗药物、化疗方法的应用提出了更高的要求，目的是发挥最佳的杀灭肿瘤细胞的生物学效应，而对机体正常细胞及组织产生最小不良反应，为此学者们提出了许多解决方法。给药时间从过去单一的术后给药，改为现在的术前、术中、术后、间断或持续给药，且收到了一定临床效果。给药途径的改变，包括从静脉、动脉、淋巴管、局部注射，化疗药浸泡（如洗胃、灌肠），区域动脉灌注等。以下对大肠癌的局部化疗作简要介绍。

（1）肠腔内化疗：1960 年，Rousselot 提倡用肠腔化疗以提高结肠癌根治术疗效。患者按常规施行根治性手术，术中给予 5 - FU（30mg/kg 体重）注入癌瘤所在大肠腔内，按常规实施手术。据报道，术中肠腔化疗可提高 C 期大肠癌患者的远期生存率并可减少肝转移，其机制是通过肠壁吸收 5 - FU 进门静脉系统和引流的区域淋巴结，杀灭可能进入门静脉和区域淋巴结的癌细胞；同时肠腔内的 5 - FU 可杀伤和消灭癌细胞，防止癌细胞扩散，有减少局部复发的可能性。也有临床研究将 5 - FU 制成栓剂或乳剂，对直肠癌患者在手术前经肛门直肠腔内给药，发现用药后直肠癌均发生不同程度的组织学改变，效果远较静脉给药好。

（2）动脉灌注化疗：动脉灌注化疗是恶性肿瘤综合治疗的重要手段之一。正确选择靶血管，是动脉灌注化疗成功的关键。动脉造影可为动脉灌注化疗提供解剖依据。由于术后肿瘤的营养血管被切断，因此，动脉化疗只适用于术前、术中和直肠癌术后髂内动脉化疗。方法：经皮股动脉插管至肠系膜下动脉近端，行血管造影以明确载瘤肠段血管分布，用 5 – FU 1g、丝裂霉素 12mg 做选择性肠系膜下动脉及直肠上动脉灌注给药。动脉灌注化疗的优点：使肿瘤供血动脉内注入高浓度化疗药物，使其痉挛、收缩、甚至闭塞细小血管，使癌巢坏死，缩小；手术中出血减少，且术中见肿瘤坏死主要出现在边缘区，与周围组织分界较清楚，少有致密粘连，有利于完整切除肿瘤；灌注化疗药物刺激局部瘤组织引起大量细胞浸润及纤维组织增生，加强对肿瘤的抑制作用，防止癌细胞扩散和转移，减少癌细胞术中种植；化疗药物经过静脉回流门腔静脉，可达到全身化疗目的；动脉化疗给药局限，选择性高，全身不良反应少。

（3）门静脉灌注化疗：大肠癌在原发灶根治术后 5 年内约 50% 发生肝转移。为预防肝转移，1979 年 Taylor 等开始进行术后门静脉灌注 5 – FU 的随机对照研究。其方法为，完成大肠癌切除后经大网膜静脉注入 5 – FU 250 ~ 500mg，或者经胃网膜右静脉插管，引出腹壁外，待术后持续灌注 5 – FU 1g/d，连续 7 天，同时加用 5 000U 肝素。结果表明该疗法可延长 Duke B 期和 Duke C 期直肠癌患者的生存期。这一初步结果的报告引发了世界范围内多个类似的随机对照研究。因为门静脉灌注应用简便，毒性低、增加费用不多，采用该方法作为结肠癌术后的辅助化疗具有较大的吸引力。但其临床结果至今仍存在争议。

（4）腹腔化疗：大肠癌相当多的患者发生转移，最常见的部位依次是切除部位、腹膜表面和肝脏。大肠癌的腹腔化疗是近年来国内外研究较多的课题。经腹腔化疗，可直接提高腹内抗癌药物浓度，直接作用于复发部位和转移病灶，提高病灶局部的细胞毒性作用，减少全身不良反应，故对大肠癌术后复发和转移的防治有其独到之处，为大肠癌的术后辅助化疗开辟了新的途径。

化疗药物可选用 5 – FU、MMC、DDP 等，以 5 – FU 应用最多。腹腔化疗要求大容量贯注，一般每次以 1.5 ~ 2.0L 为宜，保留 23h，24h 内大多由腹膜吸收完毕，连续 5 天为 1 个疗程。

腹腔内反复注入大量化疗药物使其在腹腔内积蓄，增加了局部药物毒性，有的引起肠浆膜甚至肌层坏死。因此，应用过程中要严密观察腹部体征及白细胞计数变化。腹腔化疗的并发症与导管有关者有出血、肠穿孔、肠梗阻、液体外渗、腹腔和皮肤感染等。此外尚有白细胞减少、肺部感染等全身并发症。

腹腔化疗除了直接注入化疗药物外还有灌洗化疗，于手术切除病灶后关闭腹腔前用氮芥溶液（浓度 20mg/L）浸浴腹腔、盆腔 5 ~ 10min，吸净后，再放置 5 – FU 500 ~ 1 000mg（加水 500 ~ 600mL），不再吸出，然后常规关腹。一些临床研究报道，灌洗化疗可有效地杀伤腹膜表面的微小病灶、降低复发和转移。目前多数学者认为，高温、低渗化疗药液灌洗有明显的药代动力学方面的优越性，值得临床推广应用。但选哪种化疗药物最有效以及其浓度和用量尚待进一步研究。

综上所述，近些年来大肠癌手术后辅助化疗取得了巨大进步并获得了一定肯定，有利于防止局部复发和远处转移，提高长期生存率，已经成为综合治疗中必不可少的重要组成部分，无论在晚期患者的姑息性治疗或者术后辅助治疗都已获得一定疗效。

5. 新辅助治疗　近年来，新辅助化疗作为综合治疗的一种方法在结直肠癌中的应用已得到越来越多的关注。新辅助化疗是指在施行手术或放射治疗之前应用的全身性化疗，其目的是使原发肿瘤或转移病灶缩小，降低肿瘤分期，使不能切除的肿瘤变成可以切除，提高治愈性手术切除率，降低复发率；控制术前存在的微小癌及亚临床灶，抑制由于手术作用引发的肿瘤增生刺激，控制医源性转移；在损伤肿瘤病灶的血管应及淋巴管之前，化疗药物容易使肿瘤局部达到有效浓度，起到高剂量杀伤作用；帮助术后选择化疗方案，为术后判定或选择抗癌药物提供依据，并可协助评价预后，防止远处转移。因此，新辅助治疗有可能提高结直肠癌的治疗效果。尽管目前缺乏临床随机资料肯定其疗效。但结直肠癌患者术前放化疗的应用已经越来越普遍。但国外亦有临床研究显示大肠术前化疗加术后化疗及单纯术后化疗对可切除结直肠癌患者的 5 年生存率、术后并发症差异没有统计学意义。

目前新辅助化疗对大肠癌远期生存率的影响还没有明确的结论，且长程的术前治疗会耽误根治切除的时机，其临床应用有待进一步循证医学证据。

（余旭芳）

第六节 恶性肿瘤化疗的适应证和禁忌证

一、化疗药物的应用原则

临床中常采用单药、两药或多药联合组成化疗方案的形式进行抗肿瘤治疗，只有在了解药物作用机制、药动学、肿瘤生物学特点及患者临床特点的基础上，针对不同治疗目的，把握好用药时机，合理选择药物的组合、剂量和疗程等，以达到最佳疗效。

（一）联合化疗

联合化疗是肿瘤内科治疗最重要的原则之一，目前大多数肿瘤的标准化疗方案中都包括两种或两种以上的抗肿瘤药。

肿瘤具有异质性，并且肿瘤细胞在组织中分别处于不同周期时相，对药物敏感性各异，单用一种药物很难完全杀灭。如将不同作用机制的药物联合应用，有助于更快速地杀灭不同类型、不同时相的肿瘤细胞，减少耐药的发生，提高疗效。细胞动力学研究表明，肿瘤是由处于细胞周期不同时相的肿瘤细胞组成，各类抗癌药物由于作用机制不同，有些仅对处于增生状态的细胞有作用，有些对 G_0 期细胞也有作用。多数肿瘤都包含了对化疗药物敏感不同的细胞，因此联合应用作用于不同细胞周期时相的抗癌药物，有助于提高化疗的疗效。联合化疗的药物通常需要兼顾不同的细胞周期，规避相同的毒性，而且应该是由单独应用有效的药物组成，以获得最好的疗效，同时使不良反应得到最大限度的控制。理想状况下，联合给药应出现协同效应。联合用药的另一个关键因素是不良反应是否会叠加。遗憾的是多数细胞毒类药物的不良反应类似，主要为骨髓抑制，这就需要在联合给药时予以减量。而且两次给药的间隔也是无法避免的，主要就是为了能有足够的时间从严重的不良反应中得到恢复。抗肿瘤化疗，最为重要的是提高疗效，同时不良反应可以接受，但不影响患者的生活质量。

联合化疗并非随意选择几种药物进行简单相加拼凑，在设计方案时需要遵循一定的原则，包括：①选用的药物一般应为单药应用有效的药物，只有在已知有增效作用，并且不增加毒性的情况下，方可选择单用无效的药物；②选择不同作用机制的药物或作用于不同细胞周期的药物；③各种药物之间有或可能有互相增效的作用；④毒性作用的靶器官不同，或者虽然作用于同一靶器官，但是作用的时间不同；⑤各种药物之间无交叉耐药性；⑥合适的剂量和方案，根据药动学及作用机制安排给药顺序，避免拮抗。需要注意的是，在进行合理思考和设计后，联合方案的疗效和安全性仍然必须经临床研究证实，特别是考虑替代现有的标准治疗时，更加需要进行严谨的比较。

联合化疗对于提高疗效的重要性已经在临床实践中得到了广泛的证实。例如，急性淋巴细胞白血病单药化疗时，完全缓解率不足 40%，治愈率为 0，而目前的标准联合化疗方案完全缓解率超过 95%，治愈率可达到 80%。大多数细胞毒类药物的毒性较大，临床上使用患者所能耐受的最大剂量时，单一药物的疗效仍不够满意，联合使用多种药物是进一步提高疗效的必要手段。

（二）多周期化疗

根据对数杀伤理论，化疗药物按比例杀伤肿瘤细胞，鉴于目前化疗药物的有效率，即使对于较小的肿瘤，单周期化疗也难以将肿瘤细胞减少到可治愈的数量级。多周期治疗即通过定期给予的多次用药，实现肿瘤细胞数目的持续逐级递减，可以提高疗效。

（三）合适的用药剂量、时间和顺序

多数化疗药物的治疗窗狭窄，在组成联合方案时尤其需要谨慎确定剂量。通过临床研究进行剂量爬坡确定各种药物的推荐剂量，并根据患者的体表面积计算具体用量，目前描述剂量使用情况的度量单位

仍为剂量强度，是指化疗周期内单位时间内给予的药物剂量，单位为 mg/m^2。虽然临床研究确定了化疗方案中各种药物推荐的标准剂量，但是在治疗前和治疗过程中还需根据患者的耐受性进行调整，在患者能耐受的前提下，应给予充足剂量的治疗，随意减低剂量会降低疗效。

药物给药的持续时间、间隔时间和顺序都可能会影响其疗效和毒性，其设定需依据所选药物的作用机制。如化疗药物主要作用于增生旺盛的细胞，因此剂量限制性毒性往往为骨髓毒性和消化道等其他系统或器官的毒性反应，一定的给药间隔是保证正常组织及时修复所必需的，在不良反应消失或减低至Ⅰ度前不宜给予同种药物或具有相同毒性的其他药物。细胞周期非异性药物的剂量反应曲线接近直线，药物峰浓度是决定疗效的关键因素，对于细胞周期特异性药物，其剂量反应曲线是一条渐近线，达到一定剂量后，疗效不再提高，而延长药物的作用时间，可以让更大比例的细胞进入细胞周期中对药物敏感的时相，以提高疗效。因此，细胞周期非特异性药物常常一次性静脉注射，在短时间内一次给予本周期内全部剂量，而细胞周期特异性药物则通过缓慢静脉滴注、肌内注射或口服来延长药物的作用时间。

药物的给药间隔时间可能影响其疗效和毒性。细胞毒类药物对正常细胞也会产生毒性，常见的如骨髓毒性和胃肠道反应，这些毒性需要一定时间以恢复，在毒性恢复前不宜给予同种药物或具有相同毒性的其他药物。考虑到不同药物对细胞周期和其他药物代谢的影响，合适的间隔时间是重要的，如 MTX 滴注 6 小时后再滴注 5-Fu 的疗效最好而且毒性减低。

出于细胞周期和药动学的考虑，一些化疗方案中规定了给药顺序。联合化疗中常用的策略之一为先使用细胞周期非特异性药物，以减小肿瘤负荷，待更多 G_0 期细胞进入增生周期后，再使用细胞周期特异性药物，以杀灭增生活跃的肿瘤细胞。又如，DDP 可使 PTX 的清除率减低，若使用 DDP 后再给 PTX，可产生较为严重的骨髓抑制，因此应先给予 PTX，再给予 DDP。

（四）合适的给药途径

化疗药物的给药途径可分为静脉给药、口服给药和局部给药等方式。各种方式分别具有不同的优缺点，治疗时应根据治疗的目的，选择合适的给药途径。

1. 静脉给药　静脉给药可以减小药物吸收过程中的差异，便于准确给予剂量，同时也可避免刺激性药物对胃肠道、皮肤和肌肉的毒性，因此是最常用的给药途径。但是静脉给药多为一次性或短时间内几次给予，一旦给药后发生严重的不良反应，可能会持续一段时间或者出现后延加重，恢复过程受制于肝肾功能及药物本身的代谢清除特点。

2. 口服给药　口服药物治疗具有药物作用持久、平缓、用药方便和毒性低的特点，并且易于随时调整或撤除药物，但也受到药物生物利用度等的影响，部分药物胃肠道吸收不完全，可能会影响疗效。

3. 局部给药　在一些特殊的情况下，需要通过局部给药以达到最佳治疗效果。局部给药包括腔内化疗、鞘内化疗和动脉内化疗。腔内化疗又分为胸膜腔内化疗、腹膜腔内化疗、心包内化疗和膀胱灌注。这种治疗模式是通过药物直接与局部肿瘤细胞接触，杀死局部肿瘤细胞，而对全身正常组织影响较少，能够减轻全身的毒性反应。胸膜腔内化疗还能产生局部化学性炎症，导致胸膜腔闭塞而起到控制胸腔积液的作用。腔内给药，药物仅能渗透到肿瘤大约 1mm 的深度，对治疗体积较大的肿瘤效果并不理想，但对于弥漫性肿瘤引起的体腔积液有较好的效果。腔内给药既可给予单药，也可根据肿瘤类型联合应用几种药物，一般选择局部刺激性小的药物，以免引起剧烈胸痛或腹痛。由于多数药物不能透过血-脑屏障，在中枢神经系统受侵或受侵风险大时，需要鞘内注射药物。对于浓度依赖性的抗肿瘤药物，局部药物浓度对于疗效是至关重要的，而动脉内给药化疗既可提高肿瘤局部浓度，又不增加全身毒性。药动学表明，动脉内药物的灌注术，药物首先进入靶器官，使靶器官的药物分布量不受血液分布的影响，同时靶器官的首过效应使其成为全身药物分布最多的部位。动脉内给药对于某些实质性器官肿瘤的治疗具有优越性，如原发性肝癌的动脉内化疗可以使肿瘤缩小，从而达到可手术的水平，并能够最大程度地减少对肝功能的损害。

（五）不同化疗方案的合理安排

为避免肿瘤细胞发生耐药的最佳策略是尽早给予足够强度的多药联合治疗，最大程度地杀灭肿瘤细胞。因此，选取最有效且毒性不相重叠的药物组成联合化疗方案，多周期给药，是临床上最常用的方法。但这种方法也存在不足，多种药物存在相同的毒性时，毒性叠加会限制药物剂量。此外药物间的作用可能存在竞争性的干扰，这些都限制了联合治疗方案的疗效、化疗的周期数及在一个方案中能联合应用的有效药物的数量。为克服以上不足，人们对化疗方案的使用策略进行了调整，提出了序贯化疗、交替化疗、维持化疗和巩固治疗等一些治疗方法。交替化疗是将非交叉耐药的药物或联合化疗方案交替使用，更易于使药物达到最适治疗剂量，与序贯化疗相比，更能保障尽早使用多种非交叉耐药的药物，并且与同时使用多种药物相比，其毒性较低。序贯化疗是指先后给予一定周期数的非交叉耐药的药物或化疗方案，然后再序贯给予另一药物或化疗方案，通过序贯化疗，药物易于达到较高的剂量，并且可以避免单一化疗方案对耐药细胞的选择作用。此外，当序贯治疗采用联合方案时，也易于实现在整个治疗过程中使用更多种类的药物，从而减少发生耐药的可能性。序贯化疗在乳腺癌的辅助治疗中显示出了一定的优势。序贯化疗模式的优势可能归功于剂量密度的增加，而交替治疗与序贯化疗相比，可能会降低某些优势药物的剂量密度，从而影响其疗效。维持治疗和巩固治疗都是在完成初始化疗既定的周期数并达到最大的肿瘤缓解疗效后，继续进行的延续性治疗，其中维持治疗采用初始治疗中包括的药物，而巩固治疗采用与初始治疗不同的药物。如前所述，当肿瘤负荷减小时，细胞增生加快，如果此时不继续治疗，不仅肿瘤增长加速，而且可能产生继发耐药，给今后的治疗带来困难。维持治疗前的初始治疗可以作为体内药敏试验，为维持治疗选择合适的药物，而巩固治疗则设想在肿瘤负荷较小时尽早使用非交叉耐药的药物以防止耐药发生。并且，在初始治疗后肿瘤进展时，部分患者由于耐受下降等原因难以接受二线治疗，维持治疗和巩固治疗可以为更多的患者争取到接受后续治疗的机会，以期提高疗效。维持治疗和巩固治疗的疗效已经在淋巴细胞白血病和非小细胞肺癌取得了一定的疗效，但在多数肿瘤中的地位尚未确立。

二、化疗在恶性肿瘤治疗中的应用

随着新机制及新剂型药物的不断研发，化疗亦从单纯的姑息性治疗向根治性治疗过渡，在肿瘤治疗中发挥着日益重要的作用。但是单纯通过药物即能够治愈的肿瘤依旧较少，多数仍需要配合放疗、手术等局部治疗手段进行多学科综合治疗，以最终达到提高疗效及延长生存期的目的。根据化疗的目的，化疗可分为以下几类：

（一）根治性化疗

有些肿瘤经积极化疗后有望治愈，如急性白血病（特别是小儿急性淋巴细胞白血病）、绒癌、恶性葡萄胎、霍奇金淋巴瘤、非霍奇金淋巴瘤及睾丸癌等。一旦确诊，应尽早给予正规化疗，强调足剂量、足疗程的标准化疗；应积极给予强力止吐药物、集落刺激因子等对症支持治疗，以保证治疗的安全性、患者的耐受性和依从性。尽量避免减低剂量及延长化疗后间隙期，不可在取得临床完全缓解后即终止治疗，应要求患者完成根治性的全程治疗方案，治疗不正规或半途而废将会使患者失去宝贵的治愈机会。

（二）辅助化疗

辅助化疗是指恶性肿瘤在局部有效治疗（手术或放疗）后所给予的化疗。目前辅助化疗越来越受到广泛的重视，这是因为近年来对肿瘤开始转移时间的看法较过去有显著改变，而且通过辅助化疗使许多肿瘤患者获得了生存的益处。过去普遍认为肿瘤开始时仅是局部疾病，以后才向周围侵犯，并由淋巴结和血液向全身转移，因此，治疗肿瘤的步骤是早期将肿瘤彻底切除，手术范围力求广泛，如根治术、扩大根治术等。但是，近年来已认识到肿瘤自发生后，肿瘤细胞就不断自瘤体脱落并进入血液循环，其中的大部分虽能被自身的免疫防御机制所消灭，但有少数未被消灭的肿瘤细胞却会成为复发和转移的根源。因此，当临床发现肿瘤并进行手术时，大部分患者事实上已有远处转移。是否需要辅助化疗是根据疾病的复发概率、病理变化（浸润和细胞分化程度）、疾病分期（侵犯程度和淋巴结转移状态）来确定的，而且要参考所用的化疗方案所带来的不良反应。对化疗敏感或复发危险性较大的患者，辅助化疗的意义更大。早期肿瘤，局部治疗即可治愈，复发的概率很小，相对于化疗的不良反应，其给患者带来的收益不大，不需要辅助化疗，如ⅠA期非小细胞肺癌、低危的Ⅱ期结肠癌等。事实上，是否需要辅助化疗及采用什么方案用于辅助化疗，是基于大样本随机对照研究的结果来确定的。只有那些能够显著降低术后复发并带来生存优势的方案才会被推荐应用于辅助化疗。一般认为，辅助化疗应在术后1个月内进行，单一疗程不足以杀灭所有残留的肿瘤细胞，需要多疗程化疗。目前，辅助化疗主要用于乳腺癌、结直肠癌、骨肉瘤、胃癌、非小细胞肺癌等。

（三）新辅助化疗

新辅助化疗是指局限性肿瘤在手术或放疗前给予的化疗。对于未发生远处转移的局部进展期肿瘤患者，在接受手术或放疗前，先进行化疗，主要作用在于：缩小肿瘤体积，降低临床分期，提高手术切除率；在不影响治愈率的前提下，提高乳腺癌、骨肉瘤、头颈部鳞癌和直肠癌的器官保全率和患者的生活质量；可清除或抑制可能存在的微转移灶；作为体内药敏试验，为进一步药物治疗提供重要指导。新辅助化疗策略已应用于局部晚期乳腺癌、骨肉瘤、头颈部鳞癌、直肠癌和胃癌等的治疗。根据新辅助化疗的目的，可以看到，追求肿瘤体积缩小、降期是其特点。因此，在选择药物时强调高效药物的强强联合，针对可能发生的不良反应，提早预防积极处理，避免因此而影响疗效；在决定治疗方案和时限时既要考虑疗效又要兼顾安全性，不能增加围术期合并症；同姑息性化疗仅依赖于影像学判断疗效不同，新辅助化疗后可以获得手术标本，因此病理学观察肿瘤退缩分级也将提供重要的参考价值，决定后续治疗。

（四）姑息性化疗

晚期肿瘤多已全身扩散，不再适合手术或放疗等局部治疗手段，化疗往往是主要的治疗手段，大多数实体肿瘤是无法通过单纯药物治疗来实现治愈的。晚期肿瘤通过药物治疗，可使部分患者的肿瘤体积缩小，症状减轻，疾病得以控制，延长生存期。尽管不能治愈肿瘤，但通过姑息性化疗可以延长患者的中位生存期（median survival time，MST）。更重要的是，伴随着肿瘤体积的缩小，肿瘤所导致的相关症状缓解了、肿瘤负荷所导致系统反应综合征减轻了、营养状况改善了、患者生活质量提高了。总之，姑息性化疗的主要目的为提高患者生活质量和延长生存期。

三、恶性肿瘤化疗的适应证和禁忌证

恶性肿瘤化疗前应获得病理或细胞学诊断，个别确实难以取得组织学或细胞学材料的病例，也应通过临床物理学及实验室检查获取比较确切的诊断依据，并结合临床征象体检，充分了解肿瘤的侵犯范围，在经验丰富的专家指导下，获取充分的临床证据以支持诊断，并考虑到化疗可能给患者带来的益处远远超过其害处时，再酌情使用化疗。接受化疗的患者体质状况应比较好，生活基本能自理。无伴发其他严重的疾病，血常规、肝肾功能及心电图均正常。凡骨髓或肝肾功能有轻度损伤时，可参照有关标准调整化疗药物的用量。

化疗必须在肿瘤专业医生指导下进行，应该让患者熟悉有关药物的常见不良反应，加强临床观察和复查生化及血细胞分析等检查，详细了解药物不良反应的发生情况，做好各项指标的监测，以便及时发现情况，做出相应的处理，尽可能减轻不良反应，提高治疗效果。应根据肿瘤病理类型和分期，是否存在高危复发因素，按初治或复治等情况，制订合适的策略，选择合理的、最佳的化疗方案。化疗方案应选择经实践检验过的、疗效肯定的、国内外通用的"标准"联合化疗方案，必要时可邀请有关专科（如肿瘤外科、放疗科）医生共同研究制订综合治疗计划。对有望治愈的患者，应争取首次治疗取得完全缓解，此后再予巩固强化治疗，争取达到根治的目的。化疗期间应加强化疗药物过敏、粒细胞减少及并发感染、恶心、呕吐等常见不良反应的观察和处理。应帮助患者树立战胜肿瘤的信心，消除对化疗的恐惧心理，对可能出现的消化道反应及脱发要有足够的思想和心理准备，需及早采取预防措施，尽量减轻化疗的不良反应。治疗期间应注意卧床休息，进清淡、富于营养、易消化吸收的饮食，也要补充适量的新鲜水果及液体以便促进药物的代谢物从尿中排泄。此外，必须注意保持口腔清洁，防止黏膜损伤，减少并发感染的机会。

（一）恶性肿瘤化疗的适应证

（1）对化疗敏感的恶性肿瘤，化疗为首选治疗。对于这类肿瘤，部分患者可通过化疗治愈，如白血病、精原细胞瘤等。

（2）化疗是综合治疗的重要组成部分，可以控制远处转移，提高局部缓解率，如恶性淋巴瘤、肾母细胞瘤等。

（3）辅助化疗用于以手术为主要治疗方式的肿瘤，可消除微小残留病灶，有利于降低术后复发率。

（4）为了局限肿瘤，在应用局部治疗手段前先使用新辅助化疗，可促使局部肿瘤缩小，清除或抑制可能存在的微小转移灶，达到降低分期、缩小手术和放疗范围、增加手术切除率的目的，有利于最大限度地保持机体功能、防止转移、延长患者的生存时间。

（5）无手术或无放疗指征的播散性晚期肿瘤患者，或术后、放疗后复发转移的患者。

（6）因病情需要，选择经胸、腹膜腔，骨髓，椎管内及动脉内插管，给予局部区域化疗。

（二）恶性肿瘤化疗的禁忌证

化疗药物一般都有明显的不良反应，不宜用于预防性、诊断性治疗，或作为安慰剂使用，使用时需要权衡利弊得失。有下列情况之一者，应禁用或慎用：

（1）一般情况较差、年老体弱、恶病质等无法耐受化疗者。

（2）骨髓功能差、严重贫血、白细胞和血小板低于正常范围而无法满足正常化疗要求者（治疗前中性粒细胞计数 $< 1.5 \times 10^9/L$，血小板计数 $< 80 \times 10^9/L$ 者）。

（3）伴有心、肝、肾、肺功能异常，肾上腺功能不全，有出血倾向者，慎行化疗，并禁用对有关器官功能有严重不良反应的药物。

（4）以往做过多程化疗、骨髓转移者慎行化疗；进行重大手术及大面积放疗者，应避免同时进行化疗。

（5）过敏体质，尤其对化疗药物过敏者，应慎行化疗。

（6）严重感染、高热、出血、失水、电解质紊乱、酸碱平衡失调等并发症及有其他严重内科疾病的患者忌行化疗。

（7）精神病未能控制及无法自控的患者；由于依从性差，无法对化疗不良反应进行及时全面的观察和处理者，慎行化疗。

（8）食管、胃肠道有穿孔倾向或肠梗阻患者。

（三）化疗过程中需要调整药物的情况

在化疗中如出现以下情况应考虑减药、停药或换药：

（1）判断化疗无效者，如化疗 1 个周期后在间歇期中发生病情恶化，或治疗 2 个周期后病变评价为进展者。

（2）出现 3~4 级血液学毒性或非血液学毒性，如骨髓抑制，心、肝、肾功能损害，化学性肺炎等，应根据情况决定是否要在下个周期调整用药或停药。

（3）出现严重的相关并发症，如胃肠道出血、穿孔、大咯血等。

（4）出现较为严重的化疗药物过敏反应。

（5）因患者无法耐受或经济等原因，拒绝进一步化疗者。

（四）注意事项

（1）化疗必须在有经验医师的指导下进行：治疗中应根据病情变化和药物不良反应随时调整治疗用药，以及进行必要的处理。

（2）治疗过程中密切观察血常规、肝肾功能和心电图变化：定期检查血常规（包括血红蛋白、白细胞和血小板计数），一般每周检查 1~2 次，当白细胞和血小板降低时每周检查 2~3 次，直到化疗疗程结束后血常规恢复正常为止；肝肾功能于每周期前检查 1 次，疗程结束时检查 1 次，如有异常应进行相应的治疗，并增加复查的次数；心电图根据情况复查。

（3）年龄 65 岁以上或一般状况较差者应酌情减量用药。

（4）有骨髓转移者应密切注意观察。

（5）既往化疗、放疗后骨髓抑制严重者用药应注意。

（6）全骨盆放疗后应注意患者血常规，并根据情况调整用药。

（7）严重贫血的患者应先纠正贫血。

（余旭芳）

第七节 肿瘤化疗常见不良反应及处理

一、骨髓抑制

绝大多数细胞毒类药物都有骨髓抑制性。由于血细胞的半寿期不同，化疗药物对其的影响也不同。对化疗药物最敏感的是白细胞，其次是血小板，多疗程化疗也会引起血红蛋白降低。不同化疗药物导致骨髓抑制发生的时间、持续时间、严重程度均不相同。影响骨髓抑制的因素除药物外，还与患者个体骨髓储备能力密切相关。而肝病、脾功能亢进、曾接受过抗肿瘤治疗者更易引起明显的骨髓抑制。

（一）中性粒细胞减少

化疗引起的白细胞减少以中性粒细胞减少为主。中性粒细胞减少时，感染的机会明显增加。感染发生的危险与中性粒细胞减少的程度和持续时间有关。中性粒细胞减少至 $0.5 \times 10^9/L$ 以下并持续 $10 \sim 14$ 天时，感染的危险性将明显增加。对中性粒细胞抑制较明显的药物有：亚硝脲类、蒽环类、紫杉类、NVB、VLB、MMC、VP-16、IFO 等。大部分的细胞毒类药物出现中性粒细胞减少的时间为 $7 \sim 14$ 天，一般于 21 天恢复正常。部分药物表现为延迟性骨髓抑制（如亚硝脲类），中性粒细胞减少发生于化疗后 $28 \sim 35$ 天，$42 \sim 60$ 天才得以恢复。临床上，粒细胞集落刺激因子（G-CSF）可缩短与细胞毒化疗有关的严重中性粒细胞缺乏持续的时间，使感染的机会减少。

接受普通剂量化疗时，G-CSF 的用法有 3 种：第 1 个周期化疗后预防性地给予 G-CSF：化疗导致了发热性的中性粒细胞减少，下周期化疗后预防性地给予 G-CSF；化疗后出现发热性的中性粒细胞减少时给予 G-CSF 治疗。

化疗导致发热性的中性粒细胞减少后，下一疗程可以考虑减量，延长休息时间或预防性地应用 G-CSF。如果减量将影响患者的疗效和生存期（如恶性淋巴瘤，化疗缓解率和生存率与剂量强度有关），则需要预防性地应用 G-CSF。如果化疗以姑息性治疗为目的，应考虑减量。

G-CSF 推荐剂量为每天 $5\mu g/kg$，用于外周血干细胞动员时为每天 $10\mu/kg$，皮下注射。预防性应用时，在化疗后 $24 \sim 48h$ 给予 G-CSF。G-CSF 应持续给药至中性粒细胞绝对计数达 $(2 \sim 3) \times 10^9/L$。近年来，长效 G-CSF 已经被批准用于临床。每疗程化疗仅需要应用长效 G-CSF 一次，疗效和普通剂量 G-CSF 相当。

（二）血小板减少

血小板减少是临床常见化疗药物剂量限制性毒性反应。对血小板影响较明显的细胞毒类药物有 MMC、CBP、GEM、亚硝脲类等。严重的血小板下降会引起凝血功能障碍，可伴有出血并危及生命。对血小板减少的患者应密切注意出血倾向，防止重要器官出血的发生，同时避免使用有抗凝作用的药物。

对于化疗引起的血小板减少，输注血小板仍然是最主要的预防和治疗措施。在药物筛选中，已发现了多种具有促进血小板生长潜能的因子，如 IL-1、IL-3、IL-6、IL-11，巨核细胞生长和发育因子（MGDF）、血小板生成素（TPO）等。其中，重组人 IL-11（rhIL-11）较常用于治疗化疗引起的血小板减少症。临床试验结果表明，化疗后给予 IL-11 可减少需要输注血小板的机会。IL-11 推荐剂量为每天 $50\mu g/kg$，皮下注射，主要不良反应为发热、水肿、心动过速、结膜充血等。TPO 的主要临床作用就是作为血小板减少症的治疗药物，特别是因放化疗而导致的血小板减少症。重组人 TPO（rhTPO）具有刺激巨核细胞生成的作用，其临床应用致使更低的血小板输注率，出血风险减少且不良反应较少。

（三）贫血

癌性贫血的原因包括癌症本身、放化疗引起的骨髓抑制、肿瘤侵犯骨髓、溶血、脾大、失血、铁生成障碍和促红细胞生成素（EPO）缺乏。DDP 是最容易引起贫血的化疗药物，因 DDP 对肾小管损伤而使 EPO 产生减少，是导致贫血的原因之一。其他化疗药物多疗程治疗后也会导致贫血。脊髓和盆腔放疗，因照射范围包括了主要造血的部位，因此也会导致贫血。包括治疗因素在内的各种原因引起的癌性贫血，使患者的生活质量受到了影响。

内源性 EPO 产生于肾脏，对红细胞的生成起调节作用。当发生缺氧或红细胞携带氧的能力下降时，EPO 生成增加并促进红细胞生长。基因重组 EPO 最早被批准用于治疗慢性肾衰竭导致的贫血。EPO 可缓解癌性贫血，减少输血的需要，改善患者的一般状况。化疗后血红蛋白（Hb）≤100g/L 可治疗性给予 EPO；当 Hb <120g/L 时，可根据临床情况决定是否使用 EPO。EPO 剂量为 150U/kg，每周 3 次，连续 4 周。EPO 治疗超过 6 ~ 8 周仍然无效的患者应停药，继续治疗将无临床获益。应检查患者是否存在缺铁。

除此之外，输血也是一种可选择的治疗措施。癌性贫血是一种慢性过程，患者对贫血的耐受性明显好于急性失血者。因此，Hb >100g/L 很少考虑输血。当 Hb <70g/L 时可考虑输注红细胞。Hb 为 70 ~ 100g/L 时应根据患者的具体情况决定是否输血。一般老年患者耐受性较差，如伴有其他心、肺疾病者，输注红细胞改善贫血症状可使患者获益。

二、恶心、呕吐

恶心、呕吐是化疗最常见的不良反应之一，总体发生率为 70% ~ 80%。接受不同的化疗药物或不同的药物剂量强度会产生不同程度的恶心、呕吐。化疗引起的恶心、呕吐是严重影响患者治疗耐受性和依从性的不良反应。严重的恶心、呕吐不仅明显影响患者的生活质量，而且将使患者对于今后的治疗失去信心。化疗前给予预防性使用抗呕吐药物可全部或部分缓解急性呕吐。

（一）化疗致呕吐的机制

化疗引起恶心、呕吐最常见的机制是化疗药物间接或直接地激活了大脑化学受体触发区（chemo - receptortrigger - zone，CTZ）。其一，导致呕吐的化学物质通过脑脊液或血液直接送达 CTZ，化疗药物和 CTZ 相互作用后释放多种神经递质，这些物质激活了呕吐中枢，引起呕吐。CTZ 释放的神经递质包括多巴胺、5 - 羟色胺（5 - HT）、组胺、去甲肾上腺素、阿扑吗啡、血管紧张素 II、肠多肽、胃泌素、抗利尿激素、促甲状腺素释放激素、亮氨酸、脑啡肽和 P 物质等。其中，5 - HT 是引起急性呕吐的重要因素。其次，化疗药物损伤消化道黏膜（特别是回肠黏膜），导致肠上皮嗜铬细胞释放 5 - HT，刺激传入迷走神经的 5 - HT3 受体，从而使呕吐中枢兴奋引起呕吐。P 物质是另一个与化疗引起呕吐有关的重要神经递质。P 物质通过中枢机制，与位于脑干的神经激肽 1（NK1）受体结合导致呕吐。NK1 受体的激活与后期的急性呕吐及延迟性呕吐有关。动物实验和临床研究表明，NK1 受体的抑制剂可缓解 DDP 所致的急性和延迟性呕吐。

其他相关的机制包括前庭机制及味觉损伤。化疗药物存在于血液或唾液腺中，影响口腔黏膜和味蕾，使口中产生异味和味觉改变。化疗后味觉损伤，口中的异味、苦味会引起呕吐。化疗药物直接或间接作用于大脑皮质引起呕吐。

（二）化疗所致呕吐的类型

1. 急性呕吐　发生于化疗后 24h 内，通常在给药后 1 ~ 2h 内出现，给药后 4 ~ 6h 最严重。

2. 延迟性呕吐　发生于化疗 24h 后，可持续 48 ~ 72h。常见于接受了明显致吐的化疗药物后，如 DDP、CBP、CTX 和 ADM。虽然延迟性呕吐的严重程度不如急性呕吐，但对患者营养与进食影响很大，可导致脱水和电解质紊乱。

3. 预期性呕吐　可发生于化疗给药前、给药中和给药后。主要原因是以往化疗过程中未能很好地控制呕吐，不愉快的经历导致以后化疗的预期性呕吐。因此，在首次化疗时如能有效地给予止吐药物控制呕吐，有助于减少预期性呕吐的发生。治疗预期性呕吐可用镇静药物，如苯二氮䓬类药物。不同的化疗药物引起呕吐的发生率和强度明显不同，相同的化疗药物也因所给予的剂量不同而导致呕吐的程度不同。其中，DDP 是引起呕吐最严重的药物。

（三）治疗

1. 5-HT3 受体拮抗剂　5-HT3 受体拮抗剂可同时作用于中枢和外周的 5-HT3 受体，对于化疗药物引起的急性呕吐具有明显的抑制作用。对于中度致吐药物引起呕吐的完全控制率达 50%~90%，对于重度致吐药物（如 DDP）引起呕吐的完全控制率也可达 50%~70%。5-HT3 受体拮抗剂与地塞米松合用可提高呕吐的完全控制率。但 5-HT3 受体拮抗剂对于延迟性呕吐的控制率在 50% 以下。5-HT3 受体拮抗剂的同类药物有多种，各种药物的半衰期和与受体的亲和力有所差别，但这类药物的疗效和不良反应相似，均可选用。剂型包括口服和静脉给药，两者疗效相当。给药方案为：使用最低有效剂量，化疗前单剂给药，联合地塞米松可增加止吐效果。5-HT3 受体拮抗剂对于延迟性呕吐的效果有限，和单用地塞米松相比，加 5-HT3 受体拮抗剂不增加疗效。常用的药物有昂丹司琼、格雷司琼、托烷司琼、阿扎司琼、帕洛诺司琼等。

2. NK1 受体拮抗剂　如前所述，NK1 受体的激活与后期的急性呕吐及延迟性呕吐有关。阿瑞吡坦（aprepitant）是 NK1 受体拮抗剂。临床研究表明，与 5-HT3 受体拮抗剂加地塞米松的两药联合方案相比，阿瑞吡坦加 5-HT3 受体拮抗剂加地塞米松的三药联合方案对于预防高致吐性化疗的急性呕吐效果更明显，化疗第 1 天呕吐的完全缓解率分别为 89% 和 78%。在预防延迟性呕吐的两项双盲试验中比较了阿瑞吡坦加地塞米松和单用地塞米松的疗效，完全缓解率分别是 75% 和 68%，56% 和 47%，阿瑞吡坦加地塞米松的疗效优于单用地塞米松。因此对于延迟性呕吐，推荐阿瑞吡坦 80mg 口服加地塞米松，DDP 用药后第 2~3 天给药。

三、口腔黏膜炎

口腔黏膜上皮是更新较快的组织。在生理状态下，口腔黏膜上皮每 7~14 天更新一次，以修复因化学和机械等原因造成的损伤。因此，口腔黏膜也是对化疗和放疗损伤敏感的组织。化疗或放疗后短期内，上皮组织释放细胞因子产生炎性反应，进而造成组织损伤。化疗 4~5 天后，上皮细胞增生修复低下，上皮萎缩。化疗后 1 周左右，口腔黏膜产生溃疡。而此时恰好是化疗后粒细胞缺乏时期，黏膜溃疡可伴有细菌或真菌等感染。患者出现明显的症状，如口腔疼痛、吞咽困难、进食减少。一些化疗药物，如氟尿嘧啶，引起口腔黏膜炎的同时可能伴有腹泻，导致患者水电解质平衡紊乱。一般情况下，2~3 周后黏膜溃疡修复，口腔疼痛缓解。

（一）化疗致口腔黏膜炎

总体来说，约 40% 的患者化疗后将发生口腔黏膜炎，其中一半的患者因症状明显需要治疗和止痛。黏膜炎的发生因化疗药物、剂量及给药方案的不同而发生率及严重程度均不相同。在普通剂量下，MEL、TSPA、ADM、EADM、NVT、PTX、VP-16、MTX、5-Fu 及衍生物、Ara-C 等均有不同程度的致口腔黏膜炎。部分细胞毒类药物，当提高给药剂量后，黏膜炎便成为剂量限制性毒性。例如，大剂量 EADM（120~150mg/m^2）、大剂量 VP-16、MTX 和 Ara-C 等化疗后口腔溃疡的发生率可高达 80%。48% 的多发性骨髓瘤接受含大剂量 MEL 动员方案加自体外周血干细胞移植的患者，可发生溃疡性口腔黏膜炎。给药方法也与黏膜炎的发生有关。PTX 24h 静脉滴注时黏膜炎加重，而每周给药时黏膜炎是剂量限制性毒性。5-Fu 持续静脉滴注时，黏膜炎是剂量限制性毒性，而 5-Fu 静脉注射时黏膜炎较轻。卡培他滨口服后，其有效血药浓度时间延长，黏膜炎的发生也相应增加了，严重黏膜炎约占 3%。ADM 脂质体的黏膜炎发生较 ADM 多见，发生率为 30%，其中 Ⅲ~Ⅳ度黏膜炎发生率为 9%。

（二）治疗

将要进行化疗的患者在治疗 2 周前应接受口腔科医师的全面检查和相应治疗。如需拔牙或治疗口腔炎症，均应在 2 周前完成，使放化疗前伤口得以愈合，以免存在潜在的感染灶。同时，要教育患者注意口腔清洁和养成良好的口腔卫生习惯，进食后勤漱口、刷牙，如已经发生黏膜炎时要避免使用质地较硬的牙刷，可使用纱布或棉签清洁。

硫糖铝治疗消化性胃肠溃疡的疗效已得到了临床肯定。硫糖铝悬液漱口用以预防和治疗化疗引起的口腔溃疡也有一系列的研究。

palifermin 是重组人角化细胞生长因子，已被美国和欧盟批准用于需造血干细胞移植或骨髓移植的造血系统恶性肿瘤患者，以减少严重口腔溃疡的发生率和持续时间。接受 palifermin 的患者报告，日常活动功能如吞咽、进食、谈话和睡眠均有显著改善，阿片类镇痛药物的使用明显减少了。

四、心脏毒性

化疗引起的心脏毒性中，对蒽环类药物的研究最多。蒽环类药物引起的心脏毒性包括 3 种临床表现：急性、亚急性和迟发性。急性心脏毒性表现为：室上性心动过速、室性异位搏动、心内膜下心肌炎、明显的心电图改变、心肌病，甚至死亡。严重急性心脏毒性的发生率低，大多为轻度的可逆反应。亚急性心脏毒性出现在末次给药的 1 年内，高峰通常在给药后的第 3 个月。迟发性心脏毒性一般在给药 5 年后出现。急性心脏毒性的发生与蒽环类药物的剂量无关，而迟发性心脏毒性与蒽环类药物的累积剂量有关。迟发性心脏毒性是不可逆的，严重者表现为充血性心力衰竭（CHF），是蒽环类药物主要的剂量限制性毒性。

CHF 的发生率和蒽环类药物的累积剂量显著相关。ADM 剂量 $> 450 \sim 550 mg/m^2$，EADM $> 900 \sim 1\,000 mg/m^2$ 时，发生 CHF 的危险性明显增加。ADM 的累积剂量为 $550 mg/m^2$、$600 mg/m^2$ 和 $1\,000 mg/m^2$ 时，CHF 的发生率分别为 $1\% \sim 5\%$、30% 和 50%。其他相关危险因素包括高血压、既往心脏病史、老年人、纵隔放疗、女性和体质指数（BMI）明显超过正常。与其他抗肿瘤药物联合可能增加蒽环类药物的心脏毒性，如曲妥珠单抗、紫杉类等。蒽环类药物相关的心脏毒性一旦发生应积极给予药物治疗，包括联合应用利尿剂、血管紧张素转换酶抑制剂、β 受体阻滞剂和洋地黄。肿瘤稳定患者可考虑行心脏移植术。

蒽环类药物的心脏毒性与其累积剂量相关，但仍有少数患者在较少累积剂量时已发生明显的心脏毒性，而有各种危险因素的患者只能接受较低的累积剂量。心电图对于蒽环类药物引起心脏毒性的预测没有肯定的价值。虽然应用超声心动图或放射性核素的方法测定左室射血分数（left ventricular ejection fraction，LVEF）也不能很好地预测 CHF，但目前仍然是临床应用最多的方法。对于有危险因素的患者，应每 1~2 个疗程随访 LVEF。对于无危险因素的患者，当 ADM 的累积剂量 $> 300 mg/m^2$ 时也应随访 LVEF。心内膜下心肌活检可发现心肌损害，但创伤性的方法使其难以被广泛接受。近年来的研究发现，血浆肌钙蛋白是心肌受损的标记，测定肌钙蛋白可早期预测 CHF。研究显示，肌钙蛋白 T 水平和蒽环类药物相关的心肌损害有关，对预测 CHF 的发生有一定的价值。

ADM 脂质体是在 ADM 周围包裹脂质体。ADM 脂质体无法通过连接紧密的心肌细胞，使药物在心肌的峰浓度降低。但 ADM 脂质体可通过炎症和肿瘤区的血管，使药物在肿瘤部位的暴露不受影响。Batist 等的临床研究比较了 ADM 脂质体或传统多柔比星加 CTX 治疗晚期乳腺癌患者的心脏毒性和疗效。心脏毒性发生率有明显差别，分别为 ADM 脂质体组 6%，传统 ADM 组 21%。两组的肿瘤疗效和生存率相似。

抗代谢药 5 – Fu 引起心脏毒性的报道最早见于 1975 年。以后的研究发现，5 – Fu 所致心脏毒性的发生率为 3%。5 – Fu 持续静脉滴注时心脏毒性的发生率可增加到 7.6%，无症状性心电图改变可高达 68%。5 – Fu 持续滴注时少数患者出现心前区疼痛，心电图可出现类似心肌梗死的图形，但心肌酶谱没有异常改变，提示冠状动脉痉挛是可能的原因。

曲妥珠单抗是人源化的 HER – 2 单抗，已被批准用于治疗 HER – 2 过度表达的乳腺癌。在早期的临床试验中，曲妥珠单抗的心脏毒性就已经被认识到了，主要为 LVEF 下降和 CHF。曲妥珠单抗联合 ADM 的心脏毒性发生率最高为 27%，曲妥珠单抗联合 PTX 心脏毒性的发生率也会增加为 13%，而曲妥珠单抗单药心脏毒性的发生率较低，为 2%～8%。曲妥珠单抗引起的心脏毒性和其剂量无关，停药后及给予抗心力衰竭治疗可使 80% 的患者症状改善。临床使用曲妥珠单抗时建议定期复查 LVEF，当 LVEF 值较基础值下降超过 15% 时，建议暂停使用曲妥珠单抗。

五、肺毒性

多种化疗药物可引起肺毒性，除 BLM 外，大部分化疗药物引起肺毒性的机制并不清楚。可引起肺毒性的细胞毒类药物包括 BLM、BU、BCNU、CLB、CTX、Ara-C、TXT、VP-16、氟达拉滨、GEM、MTX、MMC、PTX、丙卡巴肼、VLB。靶向治疗药物吉非替尼、利妥昔单抗和硼替佐米亦有肺毒性的报道。

BLM 是化疗药物中引起肺毒性研究最多的药物，主要用于霍奇金淋巴瘤或生殖细胞肿瘤患者的化疗。霍奇金淋巴瘤患者接受 ABVD 方案化疗后急性肺毒性的发生率为 25%～31%，但约 10% 的患者同时接受了放疗。BLM 是多肽类抗癌抗生素，早在 20 世纪 60 年代已被认知其可引起肺毒性。其发生机制为：肿瘤坏死因子诱导的免疫反应；与 Fe^{3+} 形成复合物激活氧自由基。BLM 引起的肺毒性主要表现为肺纤维化，少数为对 BLM 超过敏，后者较纤维化易于控制。临床表现为呼吸困难、干咳、乏力，可伴有发热。激素治疗可使部分患者缓解，但发生肺纤维化者难以逆转。BLM 引起肺毒性的危险因素包括：BLM 的累积剂量、肾功能减退、年龄、吸烟、纵隔放疗和高氧。当博来霉素的累积剂量 > 300 000IU 时，肺毒性的发生率可明显增加；累积剂量 <450 000IU 时肺毒性的发生率约 5%，而累积剂量达 550 000IU 时，其致死性肺毒性高达 10%。BLM 进入人体后，50%～70% 以原型从肾脏清除。正常肾功能者半衰期为 2～5h，肾小球滤过率下降者半衰期可延长到 30h。肾功能减退者，BLM 的暴露时间延长，肺毒性的危险增加。因此，对于肾功能减退患者，或同时应用 DDP 等具有肾毒性的药物时，应密切监测并调整 BLM 的剂量。

吉非替尼是小分子酪氨酸激酶抑制剂，作用于 EGFR 阻断信号转导，抑制肿瘤细胞增生。临床研究表明，吉非替尼对于东方人种的非小细胞肺癌具有肯定的疗效，特别是女性、不吸烟、腺癌患者。美国和欧洲的研究发现，吉非替尼可导致间质性肺炎，发生率为 1.1%。但日本患者的发生率较高。部分患者接受了肺活检，病理检查显示肺间质性炎症和纤维化。吸烟男性比不吸烟女性发生间质性肺炎的危险明显增加了（OR 值为 20.5），女性不吸烟者的发生率仅 0.4%。治疗以激素为主，同时用抗生素治疗未增加疗效。

六、肾和膀胱毒性

（一）化疗引起的肾毒性

1. DDP　化疗引起的肾毒性，以 DDP 为著。DDP 已在临床应用多年，至今仍然广泛应用于多种恶性肿瘤的治疗，对其肾毒性的产生和预防也有比较充分的研究。DDP 以代谢产物的形式从肾脏清除。DDP 引起的肾毒性主要是对近端肾小管的损害，可能累及集合管，但对肾小球无影响。DDP 对肾小管的破坏不仅有重金属直接损伤的原因，也可能是 DDP 和肾小管上皮细胞 DNA 产生交叉联结所致。

DDP 肾毒性的产生和其剂量有关，单次剂量 $< 50mg/m^2$ 时发生肾功能损害的机会很小。单次剂 > $50mg/m^2$ 时必须同时给予水化，不然将造成不可逆的肾功能损害。水化是预防 DDP 引起肾毒性的有效方法。水化可以使顺铂接触肾小管的药物浓度降低，接触时间缩短。因此，DDP 用药前、后应给予大量生理盐水，使尿量保持在 100mL/h 以上。如 DDP 剂量 > $75mg/m^2$，则水化还要加强。水化的同时经常给予甘露醇或利尿剂，但是否能够进一步减少肾损害并不十分肯定。同时应用其他肾毒性药物将加重顺铂肾毒性的危险，如氨基糖苷类抗生素、长期应用非甾体解热镇痛药物等。

除使用水化方法减少 DDP 引起的肾毒性外，尚有一些研究致力于寻找具有减少肾毒性的药物，其中比较成功的是氨磷汀。氨磷汀在体外没有活性，在体内经碱性磷酸酶水解脱磷酸后成为含自由巯基的活性代谢产物 WR-1065。自由巯基能直接与烷化剂和铂类药物的活性基团结合，减少烷化剂和铂类药物对 DNA 的破坏；另一方面，自由巯基可清除化疗药物产生的氧自由基，减少自由基对细胞膜及 DNA

的损伤。氨磷汀对正常细胞具有选择性的保护作用，与细胞毒类药物同时应用不减少其抗肿瘤作用。临床研究显示，卵巢癌患者接受含 DDP 方案化疗，加或不加氨磷汀保护。两组患者疗效相当，加氨磷汀组的肾毒性明显降低了。

2. 氨基蝶呤　MTX 给药后主要从肾脏排泄，通过肾小球滤过和肾小管主动分泌，很快从尿液中清除。普通剂量的 MTX 很少引起肾毒性。当排泄至肾小管的 MTX 和其代谢产物浓度很高时，药物即在肾小管上的沉积，导致急性肾衰竭。尿液在正常生理 pH 时，药物处于充分离子化状态，不易在肾小管产生沉积。但当尿液 pH 呈酸性（pH<5.7）时，药物易沉积于肾小管。大剂量 MTX 治疗时，水化和碱化尿液是有效防止其肾毒性的方法。水化可使尿液中的药物浓度减低，同时给予碳酸氢钠可使尿液的 pH 呈碱性（pH>8），从而减少了药物在肾小管上的沉积。尿液的排泄量应保持在 100mL/h 以上。大剂量 MTX 治疗时必须进行血药浓度监测，同时给予四氢叶酸解救。

3. IFO　IFO 和 CTX 是同分异构体，两者具有相似的抗肿瘤活性和毒性。但 CTX 并无肾毒性，而 IFO 却可能产生不同程度的肾毒性，甚至为不可逆的肾衰竭，需血液透析或肾移植，严重者可威胁生命。IFO 引起肾毒性的机制可能是其代谢产物中有较多的氯乙醛，并且 IFO 对近端肾小管有直接影响。肾小管损伤后可表现为氨基酸尿、蛋白尿、肾小管酸毒症和低钾血症等。IFO 肾毒性的发生率为 5% ~ 30%。儿童对 IFO 特别易感，可导致肾性软骨病和生长迟缓。危险因素包括累积药物剂量，患者年龄较轻（特别是<5 岁的儿童）、单侧肾切除、肾脏接受过放疗、后腹膜肿块、既往或同时接受 DDP 或其他具有肾毒性的药物。药物剂量是 IFO 导致肾毒性的重要相关因素。早期临床研究发现，单次大剂量给予 IFO 将造成肾小管急性坏死，几天内即出现肾衰竭。IFO 分次给药可明显降低肾毒性。因此，IFO 一般为 3 ~ 5 天分次给药，也有医生采用持续静脉滴注给药。美司钠对 IFO 引起的出血性膀胱炎有预防作用，但不能减轻其肾毒性。

（二）出血性膀胱炎

大剂量 CTX 和 IFO 都有明显的尿路毒性。大剂量 CTX 引起出血性膀胱炎的发生率为 5% ~ 35%。IFO 导致的严重出血性膀胱炎的发生率为 40%，而接受过盆腔放疗的患者发生率高达 70%。CTX 和 IFO 两者均产生代谢产物丙烯醛，后者经肾脏排泄至膀胱，是引起尿路毒性的主要物质。动物实验显示，丙烯醛使尿路上皮出现溃疡、炎性反应和水肿。临床上，出血性膀胱炎表现为血尿和下尿路刺激症状。预防出血性膀胱炎传统的治疗方法为给予大量液体水化和利尿，或同时进行膀胱冲洗。

美司钠是一种含有巯基的化合物，对大剂量 CTX 和 IFO 引起的出血性膀胱炎具有预防作用，并比其他巯基化合物具有更好的尿路保护作用。静脉给药后，美司钠完全由肾脏排泄。美司钠在血液中没有活性，经肾脏排泄至尿液后重新被激活。在尿液中，美司钠中的巯基和丙烯醛结合，形成无活性的物质而排出，对尿路不再具有刺激损伤作用。

美司钠应在 CTX 和 IFO 给药前、给药后 4h 及 8h 分别给予，每次用量为 CTX、IFO 剂量的 20%。当应用大剂量 CTX 进行骨髓移植前化疗时，美司钠的剂量可相应地提高到相当于 CTX 剂量的 120% 和 160%。以持续静脉滴注的方式给予 IFO 时，美司钠可以在给药前先给予相当于 IFO 20% 的剂量，然后再按照 IFO 剂量的 100% 与其同步输注。IFO 输注结束后，还应继续输注美司钠（相当于 IFO 剂量的 50%）6 ~ 12h，以便能更好地保护泌尿系统。

七、神经毒性

（一）长春花生物碱的神经毒性

长春花生物碱是一类具有神经毒性的细胞毒类药物，包括 VCR、VLB、VDS 和 NVB。长春花生物碱可抑制肿瘤细胞有丝分裂时微管蛋白的聚合，使纺锤丝形成受阻，有丝分裂停止于中期，导致肿瘤细胞死亡。长春花生物碱同时也非选择性地和微管 p 亚单位结合，干扰了神经轴突微管的功能，其中以感觉神经受损最明显。

长春花生物碱引起的神经毒性临床表现相似，以指（趾）末端感觉异常和深部腱反射减退为主要特征。腱反射减退一般为无症状性的，体检方能发现。随药物累积剂量的增加，指（趾）末端感觉异常的范围可扩大到整个手足，感觉由麻木加重至烧灼感。维生素对此类神经毒性无肯定的治疗作用。停药后神经毒性将逐渐减轻。长春花生物碱对副交感神经的功能也有影响，可导致患者便秘、排尿困难，严重者出现肠梗阻。对自主神经产生影响时可发生直立性低血压。

神经毒性是 VCR 的剂量限制性毒性。VCR 的单次给药剂量和累积剂量都和神经毒性的发生有关。VCR 的单次给药剂量应不 > 2mg，年龄 > 70 岁的患者应酌情减量至 1mg。VCR 的累积剂量超过 25mg 时，神经毒性明显增加。VLB、VDS 和 NVB 的剂量限制性毒性则为骨髓抑制，神经毒性较 VCR 为弱，但同样与单次给药剂量和累积剂量有关。NVB 和其他具有神经毒性的细胞毒类药物联合可能加重神经毒性的程度，如 NVB 联合 L－OHP 可导致严重便秘，但 NVB 和 DDP 联合并不增加神经毒性。

（二）紫杉类药物的神经毒性

PTX 和 TXT 引起神经毒性的机制和长春花生物碱相似。紫杉类药物作用于神经元的微管，使神经轴突破坏和脱髓鞘。临床表现为"手套（袜子）"型的感觉异常及麻木感，严重时表现为烧灼感。深部腱反射减退，震动觉消失，直立性低血压。视神经损害可引起短暂的黑矇，运动功能受影响时出现下肢无力。

紫杉类药物引起的神经毒性和药物单次剂量及累积剂量均有关。当 PTX 250mg/m²，每 3 周给药，或 PTX 超过 100mg/m²，每周给药时，神经毒性成为剂量限制性毒性。累积剂量和神经毒性的发生有关。但无论 PTX 还是 TXT，并无绝对的剂量极限。

一旦发生神经毒性，停药是最主要的方法。大部分患者经较长时间后可获得症状缓解。目前尚无疗效肯定的预防或治疗神经毒性的药物。

（三）DDP 和 L－OHP 的神经毒性

神经毒性是 DDP 仅次于肾毒性的主要毒性之一，与 DDP 的累积剂量关系密切。DDP 的累积剂量达 300 ~ 500mg/m² 时，神经毒性的发生率明显增加。DDP 引起神经毒性的原因并不十分清楚，可能的原因是与重金属铂离子在神经元的累积有关，这种损伤往往难以逆转。DDP 引起的神经毒性表现为周围感觉神经病、自主神经病、癫痫发作、脑病、短暂的皮质性失明、球后视神经炎、声带麻痹、视网膜损伤和高频区听力损伤。周围感觉神经病变时，以足趾和脚麻木多见。可发生腱反射减退，但运动神经受损少见。停止应用 DDP 后，部分患者神经毒性可缓慢恢复，但约 30% 的患者神经毒性不可逆。细胞保护剂氨磷汀对于 DDP 引起的神经毒性可能具有预防作用。

L－OHP 是近年来得到广泛应用的铂类药物，周围神经毒性是其最常见的毒性之一。L－OHP 引起的累积性神经毒性是剂量限制性毒性。临床表现为肢体末端或口唇周围感觉异常、感觉性共济失调、肌肉痉挛、注射药物的手臂疼痛、咀嚼时下颌疼痛等。这些症状可能仅持续数分钟至数小时。L－OHP 特征性的神经毒性表现为类似于喉痉挛的呼吸困难，但并无解剖学的异常改变。这种呼吸困难由感觉异常所致，并不伴有喉头或支气管水肿和痉挛，停药后可恢复。另一特征是，这些神经毒性在患者遇冷时会加重，如进食冷的食物、接触冷水或金属物质。神经毒性在停药后会缓慢恢复，至停药后 6 个月，约 3/4 的患者可减轻或消失。当 L－OHP 的累积剂量超过 800mg/m² 时，有可能导致永久性的感觉异常和功能障碍。有研究表明，同时应用谷胱甘肽可减轻 L－OHP 的神经毒性。在 L－OHP 前、后注射钙和镁，可能有助于预防神经毒性。

（四）沙利多胺的神经毒性

沙利多胺具有抗肿瘤新生血管的作用，已被批准用于多发性骨髓瘤的治疗，但其神经毒性为剂量限制性毒性。沙利多胺的神经毒性发生率为 25% ~ 70%，和该药物应用时间的长短有关。神经毒性的本质为轴突性神经病。典型的临床表现为周围性末梢感觉异常，或疼痛性感觉异常。感觉丧失以手和足为主，可同时伴有运动和位置觉减退。接受沙利多胺治疗时间的长短和神经毒性的发生有关。有报道显示，沙利多胺每日剂量 > 400mg 时，发生神经毒性的危险性明显增加，但累积剂量和神经毒性的关系存在争议。

（五）硼替佐米的神经毒性

硼替佐米是蛋白酶体抑制剂，目前已用于多发性骨髓瘤和套细胞淋巴瘤的治疗。和既往接受的治疗有关，多发性骨髓瘤接受过沙利多胺治疗者，更易于发生神经毒性，发生率为30%～60%。主要为周围感觉神经病，极少数为感觉运动神经病。

八、性腺功能障碍

（一）化疗对儿童性腺的影响

现代化疗已能够使一些肿瘤患者获得长期生存。在肿瘤得到控制后，长期生存者生活质量的保证已成为重要问题。特别是儿童或青年期肿瘤患者，接受抑制性腺功能的化疗药物将不同程度地影响这些患者今后的生活质量。化疗药物对性腺功能的影响早在20世纪40年代后期就已经受到了关注。当时已认识到HN2会引起男性精子缺乏、女性闭经。至今，已有许多研究评价了烷化剂对性腺功能的影响。其他对性腺功能影响较大的细胞毒类药物类包括丙卡巴肼、DTIC和铂类化合物，可能对性腺有抑制的药物还包括蒽环类，而抗代谢药对性腺的影响不大。

烷化剂和DDP、CBP是最容易引起不育的药物。烷化剂中仅CTX和CLB被证实单药可引起不育，其他药物的评价都是从联合化疗中获得的，结果可能受到其他药物的影响。CBP是DDP的类似物，但临床试验显示CBP所致不育的危险性小于DDP。化疗药物对性腺的影响程度因化疗药物的选择、药物累积剂量、患者的性别和接受化疗时患者的年龄而不同。

一般来说，青春期前男孩和女孩的性腺对化疗不敏感，因为生殖上皮还未开始增生。化疗对青春期前男孩性功能损伤的发生率为0～24%，成人为68%～95%。和成年男性一样，丙卡巴肼、CTX、CLB对青春期前男孩的影响最大，而不含烷化剂的化疗可能不影响青春期的精子发育，不影响成年后的精子数和生育能力。化疗不影响产生睾酮的睾丸间质细胞，因此一般青春发育期无明显延迟，青春期后的睾酮水平也在正常水平。化疗对青春期前性腺的抑制也存在剂量依赖关系。相同的化疗对女孩今后生育能力的影响小于男孩。大部分化疗不会导致女孩发育停止，青春发育和青春期后的卵巢功能正常。甚至患霍奇金病接受MOPP（HN2、VCR、丙卡巴肼、泼尼松）化疗的女孩，90%发育正常。但大剂量化疗还是会对青春期前的卵巢功能造成损害，但一般不影响正常发育。

（二）化疗对成人性腺的影响

化疗引起不育，是由于化疗损害了睾丸基底上皮和成人卵巢的卵泡及生长期卵母细胞。烷化剂和DDP、CBP引起男性精子缺乏、女性闭经的危险性最大。青春期后，男性睾丸生殖上皮终身对烷化剂的损伤敏感，其敏感性是青春期前的5倍。烷化剂可引起精子减少或缺乏，导致不育。接受低剂量化疗的患者，1～3年内精子水平可能恢复正常。如果化疗损伤了精原干细胞，有可能导致永久的精子缺乏。烷化剂和丙卡巴肼对男性性腺的损害最明显。烷化剂可导致85%～95%男性和50%女性不育。MOPP是治疗霍奇金病的有效方案，接受MOPP方案化疗者有97%出现精子缺乏，而接受ABVD方案者有54%出现精子缺乏，且几乎所有患者均恢复精子生成。由于ABVD方案疗效与MOPP相等，致不育及第二肿瘤的危险比MOPP小，因此，ABVD已很大程度上替代了MOPP。

卵巢对烷化剂的敏感性随年龄的增长而增加。年龄<30岁的妇女CTX导致闭经的危险是年龄>40岁妇女的1/4。大部分化疗药物引起的闭经是暂时的，持续数月或数年后可恢复。但年长女性化疗后可能导致提前绝经。可能的解释是，细胞毒类药物加速了卵母细胞的排空。年轻女性的卵巢拥有众多的卵母细胞，化疗可能减少了存活的卵母细胞数，但影响不大。化疗药物加速了年长女性卵母细胞的正常排空过程，导致了提前绝经。烷化剂是可能导致永久性卵巢功能损害的主要化疗药物，并与累积剂量有关。

（三）化疗对妊娠的影响

细胞毒类药物对胎儿的影响与妊娠时间有关。在妊娠前3个月，化疗可致流产和畸胎。妊娠后期，化疗可使新生儿体重不足，但很少引起先天性畸形。临床研究发现，儿童或少年期接受过化疗的长期生存者，他们所生子女中先天性畸形或遗传性疾病的发生率并不比普通人群高。除外遗传性肿瘤（如视网膜母细胞瘤），这些长期生存者的子女恶性肿瘤的发生也未明显增加。

（四）预防

在预期可获得长期生存的肿瘤患者接受抗肿瘤治疗前，应评价其性腺的功能状况和生育情况。由于烷化剂对性腺的毒性最大，在选择化疗药物前应考虑治疗后对性腺的远期影响。在疗效相当的情况下，选择毒性较小的药物。如以 ABVD 方案替代 MOPP 方案治疗霍奇金病。对于需要保存生育能力的患者，在接受烷化剂治疗前可将精子和卵子采集后保存起来。

九、第二原发肿瘤

第二原发肿瘤是抗肿瘤治疗相关远期毒性中最严重的并发症。自 20 世纪 70 年代以来，已有许多研究评价了抗肿瘤治疗与第二肿瘤的相关性。美国的研究表明，儿童肿瘤患者治疗后发生第二肿瘤的危险性是普通人群的 5.9 倍。化疗引起白血病已被很多研究所证实，而治疗相关的实体瘤更多地与放疗有关。霍奇金病、睾丸癌和儿童肿瘤是化疗提高患者生存率最明显的肿瘤，这些患者的发病年龄一般比较轻，对于长期生存患者第二肿瘤的研究也最多。其次为乳腺癌和卵巢癌。值得注意的是，第二肿瘤的发生并不都与治疗有关，生活方式、遗传因素、免疫缺陷等都是第二肿瘤的相关原因。

化疗药物中，烷化剂、鬼臼毒素、蒽环类和铂类药物被认为具有致癌性，并随其累积剂量的增加而危险性增加。可能引起白血病的烷化剂包括 NH_2、CLB、CTX、MEL、MeCCNU、CCNU、BCNU、BU 等，而 CTX 致白血病的危险性相对较小。烷化剂相关白血病的危险性在化疗后 1～2 年开始增加，高峰在 5～10 年，10 年后危险性降低。化疗引起的白血病主要为急性粒细胞白血病（AML），占所有白血病的 10%～20%。其次为急性淋巴细胞白血病（ALL）、慢性粒细胞白血病（CML）和骨髓增生异常综合征（MDS）。烷化剂相关的 AML 发生率为 1%～20%，50% 病例以 MDS 为先期表现，而原发 AML 很少有这种情况。

霍奇金病传统 MOPP 方案治疗后长期生存患者的第二原发白血病的危险性明显增加，主要与 NH_2 和丙卡巴肼有关。MOPP 10～12 个疗程比 6 个疗程致白血病的危险性增加 3～5 倍。20 世纪 80 年代后，ABVD 方案逐渐取代了 MOPP 方案。铂类药物的作用机制与烷化剂相似，广泛应用于各种肿瘤的治疗。在卵巢癌的研究中发现，含铂类药物的联合方案化疗显著增加了白血病的危险。许多大型研究显示，他莫昔芬可降低对侧乳腺癌的危险。据早期乳腺癌协作组统计，服他莫昔芬 5 年的患者可相对降低 47% 对侧乳腺癌的危险的。但长期服用他莫昔芬有致子宫内膜癌的危险。服用他莫昔芬 2 年，患子宫内膜癌的危险性增加 2 倍；服用他莫昔芬 5 年，患子宫内膜癌的危险性增加 4～8 倍。对于乳腺癌术后需要进行辅助内分泌治疗的患者来说，他莫昔芬治疗后生存期的提高和对侧乳腺癌的减少带来的益处，远大于子宫内膜癌所带来的害处。但必须对长期服用他莫昔芬的患者进行子宫内膜癌的监测，特别是以往有雌激素替代治疗史的患者。

（余旭芳）

第八节　化疗药物的临床给药途径

一、静脉给药

静脉给药为最常见的给药途径。经中心静脉导管或周围静脉导管给药，采用静脉注射或静脉滴注。对于腐蚀性化疗药物如 ADM、NVB 等，目前常采用经外周静脉置入中心静脉导管（peripherally inserted central catheter，PICC）、输液港（implantable venous access port，PORT）或中心静脉导管（central venous catheter，CVC）给药。在通过中心静脉导管给药前，宜通过回抽血液来确定导管在静脉内，如果遇到阻力或者抽吸无回血，则应进一步确定导管的通畅性，不应强行冲洗导管。注药时应询问患者是否有痛感、灼热感、刺痛感或其他不适感觉，观察同侧胸部有无静脉怒张、颈部锁骨上区及上肢的水肿等。非腐蚀性化疗药物可经周围静脉注药，在给药前，也要先通过回抽血液或推注生理盐水，以确认导管在静脉内。抗代谢药 5 – Fu，经稀释后静脉滴注。因 5 – Fu 半衰期短，对于胃肠道肿瘤，常采用便携式微量注药泵，持续 48 小时静脉滴注，该化疗药物输注完毕宜注入 100mL 生理盐水，以减轻高浓度 5 – Fu 对血管的刺激。处理如下：

（1）需由经过培训且技术熟练的专业人员操作，选择合适的输液部位及输液工具。

（2）根据医嘱按规范给药顺序用药，不同化疗药物之间用生理盐水或葡萄糖冲洗。联合化疗时需注意配伍禁忌。

（3）现配现用，注意避光。

（4）按化疗药物的不同作用及理化特点选择合适的给药方式和速度。

（5）对于易发生过敏反应的药物，遵医嘱给予预处理，规范使用输液器，用药过程中进行心电监护。

（6）对于采用周围静脉给药者，输注过程中特别注意观察有无药物外渗，预防并及时处理相关输液并发症。

二、肌内注射

肌内注射适用于对组织无刺激性的药物，如 TSPA、BLM、PYM 等，需备长针头深部肌内注射，以利于药物的吸收。处理如下：

（1）注意观察患者出凝血时间是否异常。

（2）选择肌肉较发达部位注射，避开疼痛、肿胀和有硬结节的部位。长针头深部肌内注射，并轮换注射部位。

（3）注意药物对局部组织的刺激或损害。

三、口服

口服药物毒性低，作用持久、平缓。适用于胃肠道吸收较完全的药物。需装入胶囊或制成肠溶制剂、片剂及胶囊，应整片吞服，不可嚼碎或打开，以减轻药物对胃黏膜的刺激，并防止药物被胃酸破坏。常用的卡培他滨宜饭后半小时服用，以免直接接触胃黏膜，引起不适；替莫唑胺胶囊宜空腹或至少餐前一小时服用，并与止吐药同时服用，以免食物影响其吸收，以减轻胃肠道反应；CCNU 可睡前给药，以减少呕吐的发生。处理如下：

（1）向患者或家属介绍化疗药物的作用、用法及可能出现的不良反应。

（2）对已出院的患者，通过电话随访以了解其服药情况，判断其治疗的依从性。

（3）观察药物的不良反应，及时给予相应处理。

四、腔内化疗

腔内化疗是指胸、腹膜腔和心包腔内化疗。主要用于癌性胸腔积液、腹腔积液及心包积液。药物可直接与局部肿瘤细胞接触，可减轻毒副反应。一般选用可重复使用、局部刺激较小、抗瘤活性好的药物，以提高局部疗效。需经介入治疗置管或穿刺，每次注药前需抽尽积液。处理如下：

（1）置管或穿刺时严格执行无菌操作，观察患者的生命体征变化。

（2）指导患者取合适体位，并协助患者每 15 分钟更换体位，使药物与腔壁充分接触，以最大限度地发挥药物的作用，并可预防粘连的发生。

（3）需留置导管者暂夹紧导管。可用施乐扣和透明贴膜固定于合适的位置，引流时保持导管通畅。

（4）注意观察穿刺点有无红肿、疼痛、渗液，固定是否合适，做到班班交接。穿刺部位每周换药 1～2次。

五、鞘内化疗

由于多数化疗药物不能透过血 – 脑屏障，为缓解中枢神经系统受侵出现的症状或治疗单纯脑脊髓膜受侵，应选择鞘内化疗。鞘内化疗的药物可通过腰椎穿刺或埋在皮下的药泵给药。导管与侧脑室相连，经长时间灌注将化疗药物带到脑脊液中，达到有效的治疗浓度。处理如下：

（1）严格执行无菌操作。

（2）鞘内注药后应去枕平卧6小时。

（3）观察患者的生命体征变化。特别注意观察患者有无头痛、颈项强直、发热或意识改变。

六、动脉内化疗

为了提高抗癌药物在肿瘤局部的有效浓度，可经动脉内给药化疗。对于浓度依赖性的抗肿瘤药物，局部药物浓度是决定疗效的最关键因素之一。局部动脉给药的条件是：肿瘤局部侵犯为主，少远处转移，如动脉内化疗较适合结肠癌肝转移的治疗；给药动脉主要供应肿瘤而较少供应正常组织；所用抗肿瘤药物，局部组织摄取快，全身灭活或排泄快，特别是药物第1次通过肿瘤时即可被绝大部分吸收。处理如下：

（1）严格执行无菌操作。

（2）术后4~6小时密切观察患者的生命体征及术侧肢体远端血液循环情况。

（3）行股动脉穿刺者，嘱患者平卧位，患肢制动8小时，穿刺部位用沙袋压迫，术后24小时内避免剧烈运动。

（4）鼓励患者多饮水，使每日尿量在2 000mL以上。

（吕海鹏）

第九节　肿瘤化疗药物的配制与防护

目前使用的抗癌药物多为细胞毒性药物，对肿瘤细胞杀伤的同时对正常组织也有不同程度的损害。医护人员在接触抗癌药物时，如不注意防护，将对其健康造成威胁。

一、抗肿瘤药物的职业危害

在化疗药物的配制过程中，当粉剂安瓿打开时及瓶装药液抽取后拔针时均可出现肉眼观察不到的溢出，形成含有毒性微粒的气溶胶或气雾，通过皮肤或呼吸道进入人体，危害备药人员的健康并导致环境污染。国内外研究均证实，多数抗肿瘤药物选择性较差，在杀伤或抑制恶性肿瘤细胞生长的同时，对正常组织细胞也存在不同程度的损害。因此，抗肿瘤药物的毒性不仅对患者产生不良反应，也对备药和执行化疗的医务人员造成健康威胁，有一定的潜在危害。根据抗肿瘤药物毒性反应具有剂量依赖性的特点，归纳起来，抗肿瘤药物的潜在毒性主要包括：致畸、致癌、器官损害。因此，护士应当重视并做好职业防护，尽可能避免相关危害。

二、医护人员接触化疗药物的场所与吸收途径

（1）医护人员在工作时都有可能接触化疗药物并被动吸收，如准备和配置化疗药物、执行化疗、处理化疗药物渗出、处理化疗患者的污染物等。

（2）医护人员被动吸收化疗药物的途径有皮肤吸收、呼吸道吸入、消化道摄入。主要由以下环节通过皮肤吸收：

1）准备和使用化疗药物的过程中可能发生接触药物的事件。从药瓶拔出针头；使用针尖、注射器转移药物；打开安瓿；注射器抽取药液过多；从注射器和输液器排出空气；更换输液器、输液袋或输液瓶时。

2）发生化疗药物溢出事件，清除溅出或溢出的药物。

3）废弃物丢弃过程中可能接触药物的事件。丢弃使用抗肿瘤药物过程中用过的材料：处理化疗患者的体液（如血液、尿液、粪便、呕吐物、腹腔积液、胸腔积液、汗液）；处置吸收或污染有接触过抗

肿瘤药物患者体液的材料（如桌布、抹布等）；

三、防护

（一）化疗防护的两个原则

一是工作人员尽量减少与抗癌药物的接触；二是尽量减少抗癌药物污染环境。

（二）加强专业人员职业安全教育

执行化疗的医护人员必须经过专业培训，包括化疗药物的基础知识，化疗的不良反应及预防处理，化疗潜在的职业危害及防护措施。对可能被动接触化疗药物的护士（包括实习护士）、清洁工人、护工等都应进行相关知识的教育培训，学会正确处置被化疗药物、血液污染的物品。对孕妇及哺乳期工作人员尽可能调离化疗科工作。对经常接触化疗药物的医护人员应建立健康档案，定期体检如血常规、肝肾功能。适当安排休息。

（三）改善医疗器具，完善防护设施

为了避免专业人员在接触抗肿瘤药物时由于不慎而造成的潜在危害，并遵照化疗防护原则，要求：

（1）使用无排气管的软包装输液袋，防止有毒气体排至空气中。

（2）建议生产企业根据临床抗肿瘤药物的应用剂量，生产多种规格的制剂。建议医院采用多种剂量规格的制剂，减少备药人员接触化疗药物的机会。

（3）抗肿瘤药物尽量采用瓶装。

（4）运送时采用无渗透性密封装置并注明特殊的标志，防止运输药物的过程中打碎药瓶使药物溢出。

（四）生物安全柜备药

临床上常见的二级生物安全柜和三级生物安全柜对化疗防护都有效。生物安全柜作用原理：

（1）采用垂直层流装置，使空气在操作台内循环滤过，通过台面下的滤过吸附器充分滤过和吸附药物的微粒及空气中的尘粒。

（2）由于操作台内形成负压循环气体，从而在操作者与操作台之间形成空气屏障，防止柜内污染空气外溢。

（3）在操作台侧面有一气孔，内装有吸附剂，可吸附溢出的药物微粒，防止污染气体排入大气。

生物安全柜防护作用：

（1）保护操作者及环境在备药和处理废物时不受药物微粒、气溶胶或气雾的危害。透明的玻璃挡板可有效防止化疗药物飞溅入眼内。

（2）保护备药环境无微粒，防止药物污染环境。

（3）保护维修人员在常规检查、更换附件或修理污染滤器时的安全。

（五）规范药物配制

如果要保证在临床上使用抗肿瘤药物过程中达到安全防护，必须将抗肿瘤药物处理中心化。采用集中式管理，即由经过培训的专业人员在防护设备齐全的化疗备药操作室负责所有抗肿瘤药的配制及供应。这样才能施行比较有效的、经济的防护措施，并利于集中处置，以使污染缩小到最小范围，有利于职业安全和环境卫生保护。

1. 设立抗肿瘤药物备药操作室　为加强抗肿瘤药物使用过程中的安全防护措施，有条件的医院应专门设立备药操作室，以便集中式管理，达到药物处理中心化。要求非备药人员不得进入操作室，备药人员进入室内要戴帽子、口罩，更换清洁工作服或隔离衣及拖鞋以作为防护，并在备药前准备好所需药品，通过传递窗送入操作室。备药时尽量减少人员流动，备药完毕由专用窗口递出，以使药物污染缩小到最小范围。操作室内除备一台生物安全柜外，还需配备一次性帽子、口罩、一次性防渗漏隔离衣、PVC 手套、乳胶手套、一次性注射器、一次性双层小单、消毒用品、污物专用袋及锐器盒。

如果不具备上述条件的，一定要在配制化疗药物的场所配备抽风、排风设备，以保证空气对流，降低化疗药物在空气中的浓度。备药时应戴防护眼镜及防护口罩，避免操作者被药物污染，以达到安全防护的目的。

2. 严格遵守接触抗肿瘤药物的操作规程　如下所述。

（1）备药前准备：备药前准备好所需的所有药品及器材。洗手，戴帽子，穿防渗漏隔离衣，戴手套（双层手套，即在乳胶手套内戴一副PVC手套），隔离衣的袖口应卷入手套之中。在操作台面应覆以一次性双层防护垫（一面吸水，一面防渗漏）。

（2）备药操作规程：①严格三查七对，双人核对并在输液单上签名，逐一摆好；②严格执行无菌操作原则，以防药液污染患者造成不良后果；③安瓿的操作，割锯安瓿前应轻弹其颈部，使附着的药物落于瓶底部，打开安瓿时要用一块无菌的纱布包绕着安瓿，以防安瓿折断时药物在空气污染中传播和划破手套及手指；④小玻璃瓶的操作，稀释后立即抽出瓶内气体，防止玻璃瓶中的压力升高使药液溢出；⑤抽取药液时应注意抽出药液以不超过注射器容量的3/4为宜，防止针栓脱出；⑥一瓶或一袋药液配制后立即签名并注明配制时间；⑦在完成全部药物配制后，用75%乙醇擦拭安全柜内壁及操作台表面；⑧备药过程中一切医疗废物统一放于污物专用袋中集中封闭处理，以防蒸发污染室内空气；⑨操作完毕脱去手套后用洗手液及流动水彻底洗手，有条件行淋浴，以减轻毒性作用。

（六）静脉给药时的防护

静脉给药时，护士应做好个人防护并戴手套。静脉滴注药液时，应采用密闭式静脉输液法，注射溶液以塑料袋包装为宜，以防止操作时药液溢出，危害工作人员和污染空气，也利于液体输入后污染物品的处理。由于注射器、输液器、针头等均为一次性使用，故用后放入专用袋中密闭焚烧处理。静脉给药操作完毕后，脱掉手套后用肥皂流动水彻底洗手。同时要用清水漱口，洗手和漱口是降低污染环境和防止药液进一步吸收的重要步骤。

（七）抗肿瘤药物污染处理的防护规则

配制和使用细胞毒药物的场所必须配备细胞毒药物溢出包，其内容包括：防渗漏隔离衣1件、乳胶手套4副、鞋套1双、护目镜1副、面罩和再呼吸面罩各1个、吸水手巾2块、锐器盒1个、医疗垃圾袋2个、一次性收集盆1个。

（1）当抗肿瘤药物暴露后，应立即标明污染范围，避免其他人员接触。

（2）护士必须戴一次性口罩、帽子、双层手套、护目镜等个人防护措施。

（3）若药液溢到桌面或地面上，应用纱布吸附药液；若为药粉则利用湿纱布轻轻擦抹，以防药物粉尘飞扬，污染空气，并将污染纱布置于专用袋中封闭处理。

（4）用肥皂水擦洗污染表面3遍，再用75%乙醇擦拭2遍。

（5）若操作过程中不慎将药液溅至皮肤或眼睛，立即用大量清水或生理盐水反复冲洗5分钟。

（6）化疗患者的呕吐物、排泄物及其48小时内的血液和体液含有抗癌药物，所以在处理其体液时必须戴帽子、口罩。水池、马桶用后至少冲水2次。医院内必须设有污水处理装置。

职业防护上到医院领导、上级管理部门，下到医生、护士本人都应引起重视，并切实落实。最为重要的是建立完善的化疗防护机制，包括建立化疗防护的科学化、规范化管理，如制定护士化疗操作规程、安全防护措施等，同时强化公共卫生监督、完善监测系统及防护设施，并定期根据情况加强化疗防护，制订强有力的反馈约束机制，形成化疗防护的制度化、常规化，使化疗危险性降到最低，以达到职业防护的目的。

（吕海鹏）

第四章

抗肿瘤药物

抗肿瘤药物是一类对肿瘤细胞有杀灭作用或干扰其生长和代谢的药物。经过近 50 年的发展，药物治疗已经成为肿瘤治疗的主要手段之一，已由姑息性治疗过渡到根治性治疗的阶段。抗肿瘤药物在肿瘤的综合治疗中占有极为重要的地位，虽然传统的细胞毒类抗肿瘤药在目前的肿瘤化疗中仍起主导作用，但以分子靶向药物为代表的新型抗肿瘤药物治疗手段已取得了突破性的进展，其重要性不断上升。传统的肿瘤化疗存在两大主要障碍，包括毒性反应和耐药性的产生，细胞毒类抗肿瘤药由于对肿瘤细胞缺乏足够的选择性，在杀伤肿瘤细胞的同时，对正常的组织细胞也产生不同程度的损伤作用，毒性反应成为肿瘤化疗时药物用量受限的关键因素，化疗过程中肿瘤细胞容易对药物产生耐药性是肿瘤化疗失败的重要原因，亦是肿瘤化疗急需解决的难题。近年来，随着肿瘤分子生物学和转化医学的发展，抗肿瘤药已从传统的细胞毒性作用向针对分子靶点等多环节作用的方向发展。分子靶向治疗是指在肿瘤分子生物学的基础上，将与恶性肿瘤相关的特异性分子作为靶点，使用单克隆抗体、小分子化合物等的特异性干预调节肿瘤细胞生物学行为的信号通路，从而抑制肿瘤的发展，同时弥补了化疗药物毒性反应大和容易产生耐药性的缺点，具有高选择性和高治疗指数的特点。

第一节 抗肿瘤药物的分类

目前临床应用的抗肿瘤药种类较多且发展迅速，尚无统一的分类标准。抗肿瘤药物主要包括细胞毒类和非细胞毒类两大类药物。细胞毒类抗肿瘤药即传统化疗药物，主要通过影响肿瘤细胞的核酸和蛋白质的结构与功能，直接抑制肿瘤细胞增生和（或）诱导肿瘤细胞凋亡，如烷化剂、抗代谢药和抗微管蛋白药等。非细胞毒类抗肿瘤药是一类发展迅速的、具有新作用机制的药物，该类药物主要以肿瘤分子病理过程的关键调控分子为靶点，如调节体内激素平衡的药物和分子靶向药物等。目前常用的抗肿瘤药物分类方法有 3 种：即临床分类法、作用机制分类法和细胞动力学分类法。

一、临床分类法

临床分类法主要依据药物的来源和性质分类。

1. 烷化剂　具有活泼的烷化基团，能与细胞中 DNA 或蛋白质分子中的氨基、巯基、羟基、羧基和磷酸基等起作用，以其本身的烷基取代这些基团的氢原子而起烷化作用，然后释放活泼的烷化基团，攻击重要基团，形成分子内、外交联，使 DNA 断裂，导致细胞死亡。主要有 CTX、异环磷酰胺、洛莫司汀、司莫司汀、噻替派等。

2. 抗代谢类　抗代谢药多是模拟正常机体代谢物质（如叶酸、嘌呤碱、嘧啶碱等）的化学结构而合成的类似物，因此能与有关代谢物质发生特异性的对抗作用，从而干扰核酸，尤其是 DNA 的生物合成，阻止肿瘤细胞的分裂繁殖。主要有 5 - Fu、MTX、Ara - C、巯嘌呤等。

3. 抗肿瘤抗生素类　抗肿瘤抗生素的作用主要是抑制 DNA、RNA 和蛋白质的合成。主要有多柔比星、表柔比星、BLM、丝裂霉素等。

4. 植物碱类　主要有紫杉醇、多西他赛、依立替康、长春碱、长春新碱、长春地辛、长春瑞滨、依托泊苷等。

5. 激素类　主要有泼尼松、地塞米松、他莫昔芬、来曲唑、己烯雌酚、甲地孕酮等。

6. 杂类　主要有DDP、CBP、L－OHP、门冬酰胺酶、达卡巴嗪等。

7. 单克隆抗体　主要有利妥昔单抗、曲妥珠单抗、西妥昔单抗、贝伐珠单抗等。

8. 小分子靶向药物　主要有伊马替尼、吉非替尼、拉帕替尼、舒尼替尼、索拉非尼，厄洛替尼等。

二、作用机制分类法

从抗癌药物分子水平的作用机制来进行分类，可以把抗癌药物分为以下几类：

1. 阻断DNA复制　这类药物包括以CTX为代表的烷化剂和亚硝脲类药物，主要破坏DNA的结构。MMC、BLM等抗生素与DDP等金属化合物也可直接破坏DNA的结构。5－Fu可与胸腺嘧啶核苷酸合成酶结合，抑制脱氧尿嘧啶核苷酸与酶结合，使之不能甲基化，影响DNA的复制。

2. 影响RNA转录　如ACTD嵌入DNA双螺旋内，抑制RNA聚合酶的活性，抑制RNA的合成。ADM嵌入DNA后，使DNA链裂解，阻碍DNA及RNA的合成。

3. 抑制蛋白质合成　化疗药L－ASP可将血清中门冬酰胺分解，使肿瘤细胞缺乏门冬酰胺，从而使其蛋白质合成发生障碍。而正常细胞可自己合成门冬酰胺，受影响较小。

4. 阻止细胞分裂　植物药长春碱类能抑制微管蛋白的聚合，使之不能形成纺锤丝，从而抑制细胞有丝分裂。PTX使微管蛋白过度聚合成团块和束状，抑制纺锤丝形成而不能解聚，阻止细胞的有丝分裂。

5. 拓扑异构酶抑制剂　DNA复制时，此类药物如CPT－11，与拓扑异构酶Ⅰ和DNA形成稳定复合物，使DNA单链断裂，无法重新连接，DNA复制受阻，细胞死亡。鬼臼毒素类药物如VP－16作用于拓扑异构酶Ⅱ，使DNA双链断裂，阻碍DNA复制。

6. 阻断肿瘤新生血管　恶性肿瘤的生长和转移与肿瘤区域的血管密切相关，VEGF及其受体就是关键的因素。肿瘤区域的新生毛细血管是肿瘤赖以生长和进展的物质基础，肿瘤细胞需要新生血管为迅速生长的肿瘤提供营养和排出代谢废物。因此，抑制肿瘤血管形成作为肿瘤治疗的一个途径，已发展成为当今肿瘤领域研究的主攻方向之一。抗VEGF单抗（贝伐珠单抗）联合化疗治疗结直肠癌获得了明显延长患者生存的效果。其他抗VEGF的小分子靶向药物主要通过抑制其信号转导起作用，如索拉非尼、舒尼替尼等。

7. 肿瘤细胞信号转导抑制剂　肿瘤细胞表面抗原、生长因子受体或细胞内信号转导通道中重要的酶或蛋白质在肿瘤的生长侵袭过程中起重要作用，通过抑制这些重要的酶或蛋白质可以控制肿瘤的生长，这些有针对性的分子靶点药物的作用，包括对肿瘤细胞分化、细胞周期、凋亡、细胞迁移、浸润转移等过程的调控而起作用，并不直接破坏DNA或RNA等遗传物质的结构。而且所选择的靶点均是与肿瘤发展有关的关键酶或蛋白质，所以对正常细胞组织的影响比较小，如伊马替尼作用于干细胞因子受体（c－Kit），吉非替尼作用于EGFR。

三、细胞动力学分类法

根据抗癌作用与细胞增生周期的关系，将直接抗癌药物分成细胞周期特异性药物和细胞周期非特异性药物两大类。

1. 细胞周期非特异性药物　细胞周期非特异性药物直接破坏DNA或影响其复制与功能，杀死处于增生周期中各期的细胞，甚至包括处于休眠期的G_0期细胞。其作用强度随药物剂量的增加而增加，一次给药剂量的大小与抗肿瘤效果成正比。这类药物包括烷化剂、大部分抗癌抗生素及铂类药物。

2. 细胞周期特异性药物　细胞周期特异性药物仅对增生周期的某些期敏感，对处于G_0期的细胞不敏感。如作用于M期的各种植物类药，作用于S期的抗代谢药。这些药物作用于细胞周期中某一阶段的肿瘤细胞，由于只有部分细胞处于这一阶段，药量过分增大并不能成正比地增加对细胞的杀伤。若能在有效药物浓度下维持一定的时间，使所有细胞都有机会进入这一周期而被杀伤，则疗效更好。

（吕海鹏）

第二节 抗肿瘤药物的药动学

药动力学是应用动力学原理，研究药物在体内的命运，并用数学方法描述药物在体内动态变化规律的科学。药动学在药物发挥作用的过程中占有重要的地位，药物的疗效和毒性从根本上来说取决于药物及其活性代谢物在作用部位所具有的浓度和维持作用的时间。药动学知识是制定安全有效剂量及合理用药的基础。抗肿瘤药物的药动学主要研究抗肿瘤药物在人体内的吸收、分布、代谢和排泄，与抗肿瘤药物到达肿瘤部位的浓度及治疗疗效均有密切关系。

一、抗肿瘤药物的吸收

抗肿瘤药物的给药可通过口服、肌内注射与静脉注射途径，其中以静脉注射吸收最快，药物经静脉注射后可在 2~3 次循环的时间内均匀地分布于血浆，目前大部分抗肿瘤药物均采用静脉途径给药。有些抗肿瘤药物的半衰期特别短而且是细胞周期特异性药物，如 5-Fu，可以通过延长静脉滴注时间的方式来维持稳定的血浆浓度，既可提高疗效，又可降低不良反应。抗肿瘤药物皮下或肌内注射后，一般 15 分钟可完全吸收，但由于大部分抗肿瘤化学药物的毒性较大，局部刺激性大，很少采用肌内或皮下注射的方式。而大部分生物因子药物通常采用肌内或皮下注射给药。抗癌药物口服吸收个体差异较大，有些化疗药物在胃肠道吸收不完全，生物利用度低，也可能被消化酶破坏或在肝脏代谢而失活。口服给药的方式比较方便，如新开发的卡培他滨、复方替加氟，降低了毒性，每日口服可以维持一定的血药浓度，而且也便于患者门诊治疗。小分子靶向药物大部分都是采用口服给药的途径。为了提高抗肿瘤药物在肿瘤局部的浓度，特别是剂量与疗效密切的药物，有时可经动脉给药。对肿瘤进行局部动脉给药一般要求所治疗的肿瘤主要侵犯局部，而无远处转移，如局限于盆腔的卵巢癌、无转移的四肢骨和软组织肿瘤；并且给药动脉主要供应肿瘤而较少供应正常组织，如原发性肝癌；所使用的药物较为稳定，局部组织摄取快，全身灭活或排泄快，如氟尿嘧啶脱氧核苷。

二、抗肿瘤药物的分布

抗肿瘤药物经静脉注射后，多数的血浓度下降很快，可迅速而广泛地分布于各组织，但能选择性地集中于肿瘤局部的药物很少。为了使药物能更多地进入肿瘤局部，除了局部动脉给药外，药物化学家一直在为抗肿瘤药物寻找一个合适的载体。希望抗肿瘤药物结合载体后能更多地进入肿瘤组织，从而减少对正常组织的损伤，如以脂质体为载体，在水溶液中可形成微球，将抗肿瘤药物包埋在内，减少了药物与血浆蛋白的结合，延长了稳定血药浓度的时间，使药物能更多地进入肿瘤。通常情况下，脂质体药物的毒性有所减轻，如目前使用的 ADM 脂质体和 PTX 脂质体。不同给药途径也能明显影响药物的体内分布，静脉给予抗肿瘤药物后，药物在体腔内的分布很少，如果要提高体腔内的药物浓度，就需要采用局部给药的方法。过去认为，除了强脂溶性抗肿瘤药物外，其他类型的药物均不易透过血脑屏障进入中枢神经系统，水溶性抗肿瘤药物必须鞘内注射，方能起效。目前认为，脑或脊髓的肿瘤内血管供应十分丰富，肿瘤新生血管内皮细胞形成的毛细血管壁不完整，因此全身给药虽不能进入正常脑或脊髓组织，但仍能部分进入肿瘤组织。目前发展的大部分小分子靶向药物相对分子质量小，容易透过血脑屏障，对实体瘤的脑转移有效。

三、抗肿瘤药物的代谢

抗肿瘤药物的代谢是药动学的主要研究内容。药动学参数是决定药物剂量和疗程的主要参考因素，药物代谢的半衰期、清除率和浓度－时间曲线下的面积（AUC）是最重要的参数。半衰期是指药物的血浆浓度或体内的药物量降低 50% 所需要的时间。肝功能障碍会明显影响药物的代谢，从而影响药物的半衰期。AUC 代表血浆浓度和时间的总和作用，也是药动学或药物毒性的重要参数，AUC 与药物的给药剂量直接相关，CBP 用药剂量常以 AUC 作为参考。

四、抗肿瘤药物的排泄

抗癌药的主要排泄器官是肝脏的胆管系统与肾脏。在体内化学结构不改变的抗肿瘤药物主要由肾脏排泄，而在肝脏代谢的抗癌药主要的排泄器官为胆管。肝脏通过胆管排泄抗肿瘤药物及其代谢产物的能力会受到食物的影响。有肝、肾功能障碍时，使用抗肿瘤药物应慎重。一方面，抗肿瘤药物可进一步加重肝、肾功能的损害；另一方面，也可因抗肿瘤药物的排泄障碍而影响药物在体内的存留时间和药量，从而加重药物的毒性。肝功能改变的程度与清除抗肿瘤药物能力间的数量关系尚不清楚，因此转氨酶不一定能反映肝脏清除抗肿瘤药物的能力，而直接反映肝脏代谢能力的直接胆红素常作为衡量肝脏清除抗肿瘤药物能力的特异性检测指标。在肾脏排泄抗肿瘤药物方面，若肾功能小于正常值的 70% 或病变肾脏排泄抗肿瘤药物能力减退超过正常排泄量的 1/3 时，就会影响肾脏排泄药物的能力，此时必须减少药物的用药剂量。肌酐清除率是常用来衡量肾脏排泄药物能力的指标。

五、药动学和药效学的临床应用

1. 根据毒性调整药物剂量　在实践中，对超毒性药物通常是减少剂量，但是超毒性的原因各不相同，一般按药动学和药效学来区分。如果降低药物的剂量水平则有可能造成疗效下降，那么为了减少药效学上较高的毒性而降低剂量，对患者是不适的。相反，对清除率改变的患者，剂量减少仍可保持满意的 AUC。假定患者的清除率正常，只是有超毒性，最好是改变治疗的方法，而不是降低到亚治疗剂量的 AUC。

2. 根据清除障碍调整药物剂量　在开始治疗和后续治疗之前，通常要评价肝和肾的功能，但是这种剂量的调整多凭临床经验，一般常用肾脏肌酐清除率来评价肾脏排泄药物的能力和血清胆红素水平来评价肝脏功能。

3. 根据药效学的改变调整药物剂量　人们认为，接受过大剂量药物治疗的患者药效反应较低，这是由于药效学发生了改变，骨髓对抑制性化疗的敏感性增加，且常伴有肿瘤耐药。在此情况下继续进行化疗，应预料到蕴含着的高度毒性，发生骨髓抑制的可能性增高了，通过减少剂量来预防骨髓抑制毒性，在这种情况下有较好的效果。

（吕海鹏）

第三节　抗肿瘤药物的药理作用和耐药机制

一、抗肿瘤药物的作用机制

1. 细胞毒类抗肿瘤药物的作用机制　几乎所有的肿瘤细胞都具有一个共同的特点，即与细胞增生有关的基因被开启或激活，而与细胞分化有关的基因被关闭或抑制，从而使肿瘤细胞表现为不受机体约束的无限增生状态。从细胞生物学角度来讲，抑制肿瘤细胞增生和（或）诱导肿瘤细胞凋亡的药物均可发挥抗肿瘤的作用。肿瘤干细胞学说认为肿瘤是一种干细胞疾病，干细胞在长期的自我更新过程中，由于多个基因的突变导致干细胞生长失去调控而停止在分化的某一阶段，无限增生所形成的异常组织。肿瘤干细胞是肿瘤生长、侵袭、转移和复发的根源，有效地杀死肿瘤干细胞是肿瘤治疗的新策略。肿瘤细胞群包括增生细胞群、静止细胞群（G_0 期）和无增生能力细胞群。肿瘤增生细胞群与全部肿瘤细胞群之比称为生长比率。肿瘤细胞从一次分裂结束到下一次分裂结束的时间称为细胞周期，共经历 4 个时相：即 DNA 合成前期（G_1 期）、DNA 合成期（S 期）、DNA 合成后期（G_2 期）和有丝分裂期（M 期）。抗肿瘤药物通过影响细胞周期的生化事件或细胞周期调控对不同周期或时相的肿瘤细胞产生细胞毒作用并延缓细胞周期的时相过渡。依据药物对各周期或时相肿瘤细胞的敏感性不同，大致将药物分为

— 91 —

两大类：细胞周期非特异性药物能杀灭处于增生周期各时相的细胞甚至包括 G_0 期细胞，如直接破坏 DNA 结构，以及影响其复制或转录功能的药物（烷化剂、抗肿瘤抗生素及铂类化合物等），此类药物对恶性肿瘤细胞的作用往往较强，能迅速杀死肿瘤细胞，其杀伤作用呈剂量依赖性，在机体能耐受的药物毒性限度内，作用随剂量的增加而成倍增强；细胞周期特异性药物仅对增生周期的某些时相敏感，而对 G_0 期细胞不敏感，如作用于 S 期细胞的抗代谢药物和作用于 M 期细胞的长春碱类药物，此类药物对肿瘤细胞的作用往往较弱，其杀伤作用呈时间依赖性，需要一定的时间才能发挥作用，达到一定剂量后即使剂量再增加其作用也不再增强。

2. 非细胞毒类抗肿瘤药物的作用机制　随着在分子水平对肿瘤发病机制和细胞分化增生和凋亡调控机制认识的深入，研究者开始寻找以肿瘤分子病理过程的关键调控分子作为靶点的药物，这些药物实际上超越了传统的直接细胞毒类抗肿瘤药。这些药物包括改变激素平衡失调状态的某些激素或其拮抗药；以细胞信号转导分子为靶点的蛋白酪氨酸激酶抑制剂、法尼基转移酶抑制剂、MAPK 信号转导通路抑制剂和细胞周期调控剂；针对某些与增生相关细胞信号转导受体的单克隆抗体；破坏或抑制新生血管生成，能有效阻止肿瘤的生长和转移的新生血管生成抑制剂；减少癌细胞脱落、黏附和基膜降解的抗转移药；以端粒酶为靶点的抑制剂；促进恶性肿瘤细胞向成熟分化的分化诱导剂等。

二、抗肿瘤药物的耐药机制

肿瘤细胞对抗肿瘤药物产生耐药性是化疗失败的重要原因。有些肿瘤细胞对某些抗肿瘤药物具有天然耐药性，即对药物开始就不敏感，如处于非增生的 G_0 期肿瘤细胞一般对多数抗肿瘤药不敏感。亦有的肿瘤细胞对于原来敏感的药物，治疗一段时间后才产生不敏感的现象，称之为获得性耐药，其中表现最突出、最常见的耐药性是多药耐药，即肿瘤细胞在接触一种抗肿瘤药后，产生了对多种结构不同、作用机制各异的其他抗肿瘤药的耐药性。MDR 的共同特点是：一般为亲脂性的药物，分子质量在 300 ~ 900kDa 之间；药物进入细胞通过被动扩散；药物在耐药细胞中的积聚比敏感细胞少，使细胞内的药物浓度不足以产生细胞毒作用；耐药细胞膜上多出现一种称为 P - 糖蛋白的跨膜蛋白。耐药性产生的原因十分复杂，不同药物其耐药机制不同，同一种药物可能存在着多种耐药机制，目前的研究认为导致肿瘤耐药的机制主要有以下几个方面：

1. 肿瘤细胞的自发突变　肿瘤细胞可因其固有的遗传不稳定性，易于发生突变而获得耐药性。与细菌对抗生素的耐药机制相似，这种因自发突变而产生的耐药性，可以是在接触药物之前就存在于肿瘤细胞群中的天然耐药基因变异型，也可以是在接触药物后诱发基因突变而产生的获得性耐药基因变异型。肿瘤细胞群中耐药细胞出现的时间早晚，与耐药细胞的数量、化疗疗效和肿瘤是否有潜在的治愈可能有关。也就是说，耐药细胞出现得越早，意味着治疗后耐药细胞的相对数量越多、出现肿瘤进展的时间越早，疗效越差。理论上只有在没有耐药细胞存在的情况下，肿瘤才有被药物治愈的可能。

2. 细胞凋亡与耐药　在生理状态下，细胞的凋亡机制可以使发生基因突变或异常改变的细胞进入凋亡程序而被清除。凋亡调控通路的异常，不仅是细胞发生恶性转化的原因之一，也是肿瘤耐药的重要机制。抗凋亡能力不仅可以使发生异常改变的细胞存活下来，也使细胞对基因损伤等的打击更加耐受。因为大多数的细胞毒类药物是通过对细胞 DNA 的损伤，最终激活凋亡通路而杀伤肿瘤细胞的，所以，凋亡通路的失活将导致耐药的产生。凋亡调控系统中任何组成部分的去功能化或功能缺失，都可能通过不同的途径导致细胞程序性死亡功能的缺陷，使肿瘤细胞更容易发生天然、广谱或早发的耐药。

3. 肿瘤细胞增生动力学与耐药　处于增生周期中不同时相的肿瘤细胞对化疗药物的敏感性存在差异，通常静止期（G_0 期）的细胞对药物最不敏感。而作用于某一特定周期时相的药物，如抑制 DNA 合成的药物，对于没有进入 DNA 合成期（S 期）的细胞则完全无效。因细胞周期动力学变化导致的耐药，与基因水平改变所产生的耐药不同，前者是可以恢复的暂时性耐药，理论上如果有效药物的浓度可以维持足够长的时间，所有的细胞包括 G_0 期细胞均可以进入对药物敏感的细胞周期时相中，而因基因改变产生的耐药，即使细胞从 G_0 期进入到了增生周期，依然不会恢复对药物的敏感性。

4. 肿瘤耐药的生物化学机制 如果可以获得药物与细胞作用后的分子水平信息，就有可能发现药物细胞毒性减弱的原因。在耐药细胞中，发现了数量庞大的生物化学改变，并且这些发现随着新药的出现和研究水平的进步还在与日俱增。大多数药物发挥作用的过程包括：首先通过细胞膜进入胞内，部分药物还需要在细胞内被激活，而后活性药物与细胞内的靶分子结合，发挥作用，以上作用环节中任意环节的改变，都可能导致耐药的出现，高度耐药细胞通常是多种耐药机制的综合体。

5. 肿瘤负荷与耐药 肿瘤化疗的疗效与治疗开始时肿瘤细胞的数量明显相关，负荷大的晚期肿瘤很难治愈，术后辅助化疗因切除了大部分肿瘤，更有可能被治愈。增生的肿瘤细胞群中始终存在一定比例的自发突变，肿瘤细胞数越多，发生自发性突变的细胞数量就越多，也就越容易出现耐药，耐药细胞的发生率与肿瘤大小（或肿瘤细胞数量）呈正相关。

三、肿瘤耐药的克服

多种治疗策略对克服肿瘤耐药有一定的效果，包括多药联合化疗、在肿瘤负荷低的时候开始治疗、应用新药对抗耐药、通过提高给药剂量来克服耐药等。实验证实，如果细胞在某一剂量水平耐药，进一步提高剂量则可能恢复敏感性。这可能与剂量提升后，肿瘤细胞内的药物浓度随之升高，并使药物的作用靶点饱和有关。高剂量化疗联合造血干细胞移植无疑可以治愈部分常规剂量化疗无法治愈的肿瘤，如高剂量化疗在白血病、淋巴瘤和生殖细胞肿瘤等的治疗中，体现了较好的疗效。但是对于一些化疗不敏感的肿瘤，一味提高化疗药物的剂量，并不能对抗肿瘤细胞的耐药，反而会导致严重的不良反应。

（吕海鹏）

第四节 细胞毒类抗肿瘤药

细胞毒类抗肿瘤药依据药物的来源和性质可分为6类，即烷化剂、抗代谢药物、抗肿瘤抗生素、植物碱类药物、铂类和其他未分类药物。以上分类方法不能代表药物的作用机制，来源相同的药物作用机制之间可能存在差异。

一、烷化剂

烷化剂作用于DNA，具有细胞毒性、致突变性及致癌性。所有药物都可以通过形成中间产物而产生烷基化。烷化剂通过烷化生物大分子的氨基、羧基、巯基或磷酸基来影响细胞的功能，重要的是，核酸（DNA和RNA）和蛋白质亦可被烷基化。DNA和RNA的N-7位嘌呤处是最易受到烷基化的位点，O-6鸟嘌呤被亚硝脲烷基化，鸟嘌呤的烷基化导致核苷酸序列的异常、信使RNA密码的错配、DNA交联双链不能复制、DNA双链断裂，以及遗传物质转录和翻译的其他损伤。烷化剂的主要作用方式是交联DNA双链，细胞毒性可能是由于损伤DNA模版，而不是失活DNA聚合酶或其他与合成DNA有关的酶，DNA链断裂也是细胞毒性作用一个次要的原因。烷化剂是细胞周期非特异性药物，一定剂量的药物可杀死固定比例的细胞。肿瘤耐药可能与细胞修复核酸损伤的能力有关，也可能通过结合谷胱甘肽来失活药物。

本类药物可分为氮芥类、亚硝脲类、乙烯亚胺类、甲烷磺酸酯类，主要药物有HN2、苯丁酸氮芥、CTX、IFO、美法仑、TSPA、白消安、六甲蜜胺、卡莫司汀、尼莫司汀等。多数药物对恶性淋巴瘤、白血病、乳腺癌、卵巢癌有效；部分药物对消化道肿瘤、肺癌、睾丸癌、肉瘤有效；少数药物对甲状腺癌、鼻咽癌、膀胱癌、恶性黑色素瘤等有效；亚硝脲类对脑瘤及脑转移瘤有效。

使用注意事项：对本类药物过敏的患者、妊娠及哺乳期妇女禁用；有肝肾功能损害、骨髓抑制、感染的患者禁用或慎用；有骨髓转移、多程放化疗患者应适当减低剂量；尽量减少与其他烷化剂联合使用或同时接受放疗；HN2可使血及尿中的尿酸增加，血浆胆碱酯酶浓度减低，应定期检测血清中尿酸的水平；有严重呕吐的患者应进行血生化（氯化物、钠、钾、钙）检测；CLB、BU应慎用于有癫痫史、头部外伤或使用其他潜在致癫痫药物的患者；使用CTX、IFO时应鼓励患者多饮水，大剂量给药时应水化利尿，给予保护剂美司钠；BCNU、MeCCNU 可抑制身体免疫机制，使疫苗接种不能激发身体产生抗体，化疗结束后 3 个月内不宜接种活疫苗。

HN2 是双氯乙胺类烷化剂的代表，它是一种高度活泼的化合物，在中性或弱碱性条件下能迅速与多种有机物质的亲核基团相结合，HN2 最重要的反应是与鸟嘌呤第 7 位氮呈共价结合，产生 DNA 的双链内不同碱基的交叉联结，G_1 期及 M 期细胞对 HN2 的细胞毒作用最为敏感，高剂量时对各周期的细胞和非增生细胞均有杀伤作用。由于 HN2 具有高效、速效的特点，尤其适用于纵隔压迫症状明显的恶性淋巴瘤患者。常见的不良反应为恶心、呕吐、骨髓抑制、脱发、耳鸣、听力丧失、眩晕及男性不育等。

CTX 是 HN2 与磷酸胺基结合而成的化合物，为潜伏化药物，需要活化才能起作用，CTX 体外无活性，进入体内后经肝微粒体细胞色素 P450 氧化，裂环生成中间产物醛磷酰胺，在肿瘤细胞内分解出磷酰胺氮芥而发挥作用。CTX 抗瘤谱广，为目前临床广泛应用的烷化剂，对恶性淋巴瘤疗效显著，对多发性骨髓瘤、急性淋巴细胞白血病、肺癌、乳腺癌、卵巢癌、神经母细胞瘤和睾丸肿瘤等均有一定的疗效。常见的不良反应有骨髓抑制、恶心、呕吐、脱发等。大剂量 CTX 可引起出血性膀胱炎，可能与大量代谢物丙烯醛经泌尿道排泄有关，同时应用美司钠可预防发生。

IFO 是 CTX 的异构体，与 CTX 的不同之处是有一个氯乙基接在环上的 N 原子上，这一差异使其溶解度增加，代谢活性增强。其生物作用类似 CTX，即其作用在于激活磷酸异唑环 C－4 上的羟基化，主要干扰 DNA 的合成。主要用于骨及软组织肉瘤、非小细胞肺癌、乳腺癌、头颈部癌、子宫颈癌、食管癌等肿瘤的治疗。不良反应中限制剂量提高的主要毒性为泌尿道刺激，如不给尿路保护剂，18% ~40% 的患者可出现血尿，所以一般必须配合应用尿路保护剂美斯纳使用，并给予适当水化；肾毒性主要表现为血肌酐升高，高剂量时甚至可导致肾小管坏死，其他不良反应有骨髓抑制、恶心、呕吐、脱发等。

TSPA 是乙烯亚胺类烷化剂的代表，抗恶性肿瘤的机制类似 HN2，活性烷化基团为在体内产生的乙烯亚胺基，本药为细胞周期非特异性药，抗瘤谱较广。主要用于治疗乳腺癌、卵巢癌、肝癌、黑色素瘤和膀胱癌等。不良反应为骨髓抑制，可引起白细胞和血小板减少。局部刺激性小，可作静脉注射、肌内注射、动脉内注射和腔内给药。

BU 又名马利兰，属甲烷磺酸酯类，在体内解离后起烷化作用。小剂量即可明显抑制粒细胞生成，可能与对粒细胞膜药物的通透性较强有关。对慢性粒细胞性白血病疗效显著，对慢性粒细胞白血病急性病变无效。口服吸收良好，组织分布迅速，半衰期为 2 ~3 小时，绝大部分代谢成甲烷磺酸由尿排出。主要不良反应为消化道反应和骨髓抑制，久用可致闭经或睾丸萎缩。

BCNU 又名氯乙亚硝脲、卡氮芥，为亚硝脲类烷化剂，虽然其结构上有一个氯乙胺基，但化学反应与 HN2 不同，进入体内后，先裂解为两个部分，分别发挥烷化作用及与蛋白质结合破坏某些酶的功能。本品属周期非特异性药，与一般烷化剂无完全的交叉耐药。BCNU 具有高度脂溶性，并能透过血脑屏障。主要用于原发或颅内转移脑瘤，对恶性淋巴瘤、骨髓瘤等有一定的疗效。主要不良反应有骨髓抑制、胃肠道反应及肺部毒性等。

二、抗代谢药

抗代谢药，是模拟正常代谢物质，如叶酸、嘌呤碱、嘧啶碱等的化学结构所合成的类似物，与有关代谢物质发生特异性的拮抗作用，从而干扰核酸，尤其是 DNA 的生物合成，阻止肿瘤细胞的分裂繁殖，它们对于细胞周期中的 S 期作用最强，是细胞周期特异性药物。当细胞增生速度较快时，抗代谢药物最为有效。这类药物的动力学具有非线性的量－效曲线特点，达到一定剂量之后，再增加剂量杀伤作用不再增加。由于新细胞不断进入细胞周期，药物的杀伤作用与细胞暴露于药物的时间成正比。主要有二氢叶酸还原酶抑制剂、胸苷酸合成酶抑制剂、嘌呤核苷合成酶抑制剂、核苷酸还原酶抑制剂、DNA 多聚酶抑制剂。

（一）二氢叶酸还原酶抑制剂

本类药物主要有 MTX、培美曲塞（pemetrexed）等。主要不良反应有骨髓抑制，皮肤系统、消化系统、泌尿系统、中枢神经系统反应等。MTX 主要用于治疗急性白血病，特别是急性淋巴细胞白血病，恶性葡萄胎，绒癌，乳腺癌，恶性淋巴瘤，头颈部癌，肺癌，成骨肉瘤等。培美曲塞可联合 DDP 用于治疗无法手术的恶性胸膜间皮瘤、非小细胞肺癌等。

注意事项：MTX 禁用于严重营养不良、肝肾功能不全、骨髓抑制、免疫缺陷者及孕妇；对于有感染、消化性溃疡、溃疡性结肠炎、体弱、年幼或高龄的患者应慎用；可能发生肺炎，特别是卡氏肺孢子虫病肺炎；大剂量 MTX 治疗仅能由专家、在有必需设备和人员的医院内使用，同时应采用"亚叶酸解救"；要密切监测肾功能和血清 MTX 水平以发现潜在的毒性，建议碱化尿液及增大尿量；培美曲塞禁用于对本品或该药的其他成分有严重过敏史的患者，治疗前需预服皮质类固醇和维生素等药物。

MTX 的化学结构与叶酸相似，对二氢叶酸还原酶具有强大而持久的抑制作用，它与该酶的结合力比叶酸大 106 倍，呈竞争性抑制作用。药物与酶结合后，使二氢叶酸（FH2）不能变成四氢叶酸（FH4），从而使 5，10 - 甲酰四氢叶酸产生不足，使脱氧胸苷酸（dTMP）合成受阻，DNA 合成障碍，MTX 也可以阻止嘌呤核苷酸的合成，故能干扰蛋白质的合成。临床上用于治疗儿童急性白血病和绒癌，鞘内注射可用于中枢神经系统白血病的预防和症状的缓解。不良反应包括消化道反应如口腔炎、胃炎、腹泻、便血；骨髓抑制最为突出，可致白细胞、血小板减少，严重者可出现全血细胞下降；长期大剂量用药可致肝肾功能损害；妊娠早期应用可致畸胎、死胎。为减轻 MTX 的骨髓毒性，可在应用大剂量 MTX 一定时间后肌内注射甲酰四氧叶酸钙作为救援剂，以保护正常骨髓细胞。

培美曲塞为合成的新型多靶位抗叶酸类抗肿瘤药物，它和它的多聚谷氨酸盐能竞争性地抑制多种酶，包括二氢叶酸还原酶、胸腺嘧啶核苷酸合成酶及甘氨酰胺核苷酸甲基转移酶等叶酸依赖性酶，造成叶酸代谢和核苷酸合成过程的异常，从而抑制肿瘤细胞的生长繁殖。用于治疗不宜手术的恶性胸膜间皮瘤、非小细胞肺癌，对蒽环类和紫杉类药物治疗失败的乳腺癌也有效，还有试用于结直肠癌、胰腺癌、头颈部癌和膀胱癌的治疗。用药前需给予地塞米松，每次 4mg，口服，一日 2 次，在培美曲塞给药的前天、当日和之后 1 天（共 3 天），给予地塞米松可降低皮肤毒性的发生率和严重程度；叶酸，口服 400 ~ 1 000μg，每日 1 次，给培美曲塞 7 日起至化疗后的 3 周内给药；维生素 B12，每次 1mg，肌内注射，在培美曲塞给药前 7 日 1 次，以后可于培美曲塞用药同 1 天给药 1 次（即每 3 周期给药 1 次），叶酸和维生素 B12，可减轻培美曲塞的胃肠道反应和骨髓抑制。不良反应有骨髓抑制（主要为中性粒细胞减少），发热，感染，皮疹和脱屑，胃肠道反应有腹泻和恶心、呕吐，黏膜炎有口腔炎和咽炎等，若出现严重血液学毒性或神经系统不良反应，应及时停药并对症治疗。

（二）胸苷酸合成酶抑制剂

本类药物主要有 5 - Fu、卡培他滨、替加氟、卡莫氟、替吉奥、去氧氟尿苷、氟尿苷等。主要用于治疗消化道肿瘤、乳腺癌。部分药物还可用于肺癌、子宫颈癌、卵巢癌、膀胱癌、皮肤癌及鼻咽癌的治疗。较大剂量 5 - Fu 可治疗绒癌。替吉奥主要用于治疗晚期胃癌。

注意事项：对本类药物过敏者、孕妇禁用；当伴发水痘或带状疱疹时，衰弱患者禁用 5 - Fu；正接受抗病毒药索立夫定或其同型物（如溴夫定）治疗的患者禁用去氧氟尿苷、替吉奥和卡培他滨；卡培他滨禁用于已知二氢嘧啶脱氢酶（DPD）缺陷的患者；禁用于严重肝肾功能损伤的患者；高龄、骨髓功能低下、肝肾功能不全、营养不良者慎用；用药期间定期检查白细胞、血小板，若出现骨髓抑制，应酌情减量或停药；卡培他滨的心脏毒性与氟尿嘧啶类药物类似，包括心肌梗死、心绞痛、心律不齐、心脏停搏、心力衰竭和心电图改变；既往有冠脉疾病病史的患者心脏不良事件可能更常见；使用 5 - Fu、卡莫氟时不宜饮酒或同用阿司匹林类药物，以减少消化道出血的可能；去氧氟尿苷使用时应注意感染症状、出血倾向的发生；去氧氟尿苷和卡培他滨可能会引起严重的肠炎与脱水；当发生严重的腹部疼痛、腹泻及其他症状时，立即停药并对症治疗；卡培他滨可引起高胆红素血症及手足综合征（手掌—足底感觉迟钝或化疗引起的肢端红斑）。

5 - Fu 是尿嘧啶 5 位上的氢被氟取代的衍生物，5 - Fu 在细胞内转变为 5F - dUMP，而抑制脱氧胸苷酸合成酶，阻止脱氧尿苷酸（dUMP）甲基化转变为脱氧胸苷酸（dTMP），从而影响 DNA 的合成。此外，5 - Fu 在体内可转化为氟尿嘧啶核苷，以伪代谢产物的形式掺入 RNA 中干扰蛋白质的合成，故对其他各期细胞也有作用。5 - Fu 口服吸收不规则，需静脉给药，吸收后分布于全身体液，肝和肿瘤组织中浓度较高，主要在肝代谢灭活，变为 CO_2 和尿素，分别由呼气和尿排出，半衰期为 10~20 分钟。对消化系统癌（食管癌、胃癌、肠癌、胰腺癌、肝癌）和乳腺癌疗效较好，对子宫颈癌、卵巢癌、绒癌、膀胱癌、头颈部肿瘤也有效。对骨髓和消化道的毒性较大，出现血性腹泻应立即停药，可引起脱发、皮肤色素沉着，偶见肝肾功能损害。

卡培他滨是一种对肿瘤细胞有选择性活性的口服细胞毒类制剂，其本身无细胞毒性，但可转化为具有细胞毒性的 5 - Fu，其结构通过肿瘤的相关性血管因子胸腺嘧啶磷酸化酶在肿瘤的所在部位进行转化，从而最大限度地降低了 5 - Fu 对人体正常细胞的损害。主要毒性包括腹泻、腹痛、恶心、呕吐、胃炎及手足综合征。近半数接受本品治疗者会诱发腹泻，对发生脱水的严重腹泻患者应严密监测并给予补液治疗；手足综合征的发生率也很高，但多为 1~2 级，3 级综合征者不多见，多数可以消失，但需要暂时停止用药或减少用量。

（三）嘌呤核苷合成酶抑制剂

本类药物主要有 6 - MP、硫鸟嘌呤、溶癌呤等。主要用于治疗绒癌、恶性葡萄胎、急性淋巴细胞白血病、非淋巴细胞白血病、慢性粒细胞白血病的急变期。

注意事项：骨髓抑制并出现明显的出血现象者，严重感染、肝肾功能损害、胆道疾病患者，有痛风病史、尿酸盐肾结石病史者，4~6 周内已接受过细胞毒性药物或放疗者慎用；老年性白血病确需服用本品时，则需加强支持疗法，并严密观察症状、体征及周围血常规等的动态改变，及时调整剂量；白血病时有大量白血病细胞破坏，在服用本品时则破坏更多，血液及尿中尿酸的浓度明显增高，严重者可产生尿酸性肾结石。

6 - MP 是腺嘌呤 6 位上的—NH，基团被—SH 基团取代的衍生物，在体内先经过酶的催化变成硫代肌苷酸（TIMP）后，阻止肌苷酸转变为腺核苷酸及鸟核苷酸，干扰嘌呤代谢，阻碍核酸合成，对 S 期细胞作用最为显著，对 G_1 期有延缓作用。肿瘤细胞对 6 - MP 可产生耐药性，因耐药细胞中 6 - MP 不易转变成硫代肌苷酸或产生后迅速降解。6 - MP 起效慢，主要用于急性淋巴细胞白血病的维持治疗，大剂量对绒癌亦有较好的疗效。不良反应常见骨髓抑制及消化道黏膜损害，少数患者可出现黄疸和肝功能损害。

（四）核苷酸还原酶抑制剂

本类药物主要有羟基脲、肌苷二醛、腺苷二醛等。主要用于治疗慢性粒细胞白血病、对 BU 耐药的慢性粒细胞白血病、黑色素瘤、肾癌、头颈部癌、子宫颈鳞癌。

注意事项：水痘、带状疱疹及各种严重感染者禁用；骨髓抑制为剂量限制性毒性，有胃肠道反应、致睾丸萎缩、致畸胎和引起药物热的报道；偶有中枢神经系统症状和脱发；用药期间避免接种死或活病毒疫苗；用本品期间应适当增加液体的摄入量，以增加尿量及尿酸的排泄。

羟基脲能抑制核苷酸还原酶、阻止胞苷酸转变为脱氧胞苷酸，从而抑制 DNA 的合成，对 S 期细胞有选择性杀伤作用，属于周期特异性药物。由于它能使 G_1/S 的过渡发生阻滞，使细胞集中于 G_1 期，故可用作同步化药物，以增加化疗或放疗的敏感性。治疗慢性粒细胞白血病有显著疗效，对黑色素瘤有一定作用。主要毒性为骨髓抑制，并有轻度消化道反应。肾功能不良者慎用，可致畸胎，故孕妇禁用。

（五）DNA 多聚酶抑制剂

本类药物主要有 Ara - C、吉西他滨等。Ara - C 主要用于治疗急性非淋巴细胞白血病、急性淋巴细胞白血病、慢性髓细胞白血病（急变期）、儿童非霍奇金淋巴瘤、鞘内应用预防和治疗脑膜白血病。GEM 主要用于治疗局部晚期或已转移的非小细胞肺癌、局部晚期或已转移的胰腺癌。

注意事项：对本类药物过敏者禁用。GEM 禁与放疗同时应用，严重肾功能不全患者禁联合使用 GEM 与 DDP；可抑制骨髓，需密切观察骨髓情况；可引起严重的血小板减少。有时需要输注血小板；阿糖胞苷综合征表现为发热、肌痛、骨痛、偶尔胸痛、斑丘疹、结膜炎和全身不适，通常发生于用药后 6~12 小时，可给予皮质类固醇预防和治疗。Ara - C 可引起继发于肿瘤细胞快速分解的高尿酸血症；使用苯甲醇作为溶媒，禁止用于儿童肌内注射；鞘内应用和大剂量治疗时，不要使用含苯甲醇的稀释液；鞘内注射后最常见的不良反应是恶心、呕吐和发热；放疗的同时给予 1 000mg/m² 的 GEM 可导致严重的肺或食管病变。如果 GEM 与放疗连续给予，由于严重辐射敏化的可能性，GEM 化疗与放疗至少间隔 4 周，如果患者情况允许可缩短间隔时间。吉西他滨滴注时间延长和用药频率增加可增加其毒性。

Ara－C 在化学结构上是脱氧胞苷的类似物，在体内经脱氧胞苷激酶催化成二或三磷酸胞苷，进而抑制 DNA 多聚酶的活性而影响 DNA 的合成，也可掺入 DNA 中干扰其复制，使细胞死亡。与常用抗肿瘤药无交叉耐药性。临床上用于治疗成人急性粒细胞白血病或单核细胞白血病。有严重的骨髓抑制和胃肠道反应，静脉注射可致静脉炎，对肝功能有一定影响。

GEM 为核苷同系物，属细胞周期特异性抗肿瘤药。主要杀伤处于 S 期的细胞，同时也阻断细胞增生由 G₁ 期向 S 期过渡的进程，在细胞内由核苷激酶代谢成有活性的二磷酸核苷和三磷酸核苷，其细胞毒性源于这两种核苷抑制 DNA 合成的联合作用。主要用于非小细胞肺癌、胰腺癌、膀胱癌、乳腺癌及其他实体肿瘤。不良反应主要为骨髓抑制，表现为白细胞和血小板减少，贫血，消化道反应，肝肾功能损害及过敏反应等。

三、抗肿瘤抗生素类

抗肿瘤抗生素通常来源于微生物，多为细胞周期非特异性药物，对低生长指数的慢性生长肿瘤尤为有效，通过多种机制来杀伤肿瘤细胞。本类药物主要有蒽环类、放线菌素类、丝裂霉素类、博来霉素类等。主要用于治疗头颈部肿瘤、消化道肿瘤、皮肤癌、肺癌、乳腺癌、子宫颈癌。此外，MMC 对膀胱肿瘤有效；BLM 对恶性淋巴瘤和神经胶质瘤有效；PYM 对恶性淋巴瘤、阴茎癌、外阴癌有效。

注意事项：禁用于对本类药物有过敏史，有严重肺、肝、肾功能障碍，严重心脏疾病的患者；胸部及其周围接受放疗者，骨髓功能抑制者，合并感染患者，水痘患者禁用或慎用；MMC 有时会引起严重骨髓功能抑制，故应定期进行临床检验（血液检查、肝功能及肾功能检查等）。充分注意可能出现的感染、出血倾向。BLM 或 PYM 用药过程中出现咳嗽、咳痰、呼吸困难等肺炎样症状，同时胸部 X 线出现异常，应停止给药，进行胸部 X 线检查，血气分析、动脉氧分压、一氧化碳扩散度等相关检查，可给予类固醇激素和适当的抗生素。对于肺功能较差、60 岁以上高龄患者 BLM 的总药量应在 150mg 以下。PYM 给药后如患者出现发热现象，可给予退热药；对出现高热的患者，在以后的治疗中应减少剂量，缩短给药时间，并在给药前后给予解热药或抗过敏剂。

（一）蒽环类

本类药物主要有柔红霉素、米托蒽醌、ADM、EADM、吡柔比星等。骨髓抑制及心脏毒性是最重要的不良反应，某些患者甚至发生严重的骨髓再生障碍。主要用于治疗急性白血病、恶性淋巴瘤、肉瘤；ADM、EADM、THP 还可用于治疗乳腺癌、肺癌、消化道肿瘤、头颈部恶性肿瘤、泌尿生殖系统肿瘤；DNR 对神经母细胞瘤有效；EADM 对黑色素瘤、多发性骨髓瘤有效。

注意事项：禁用于严重器质性心脏病或心功能异常患者、对本类药物过敏者、妊娠及哺乳期妇女；严重感染患者不提倡使用；过去曾用过足量 DNR、EADM 及 ADM 者不能再用。EADM 总限量为 800mg/m²；心脏毒性可表现为心动过缓、室上性心动过缓和心电图改变；心脏毒性与累积剂量相关，用药期间应严密监测心功能，以减少发生心力衰竭的危险；心力衰竭有可能在完全缓解期或停药几周后发生，在累积剂量很高时，心力衰竭可随时发生，而心电图预先无任何改变。DNR、EADM 可迅速溶解肿瘤细胞而致血中尿素和尿酸升高，必要时给予充足的液体和别嘌醇，以避免尿酸性肾病；骨髓抑制及消化道反应明显，脱发常见；应监测血常规及肝肾功能。本类药物漏出外周血管外可导致局部组织坏死。

ADM 为蒽环类抗生素，能嵌入 DNA 碱基对之间，并紧密结合到 DNA 上，阻止 RNA 转录过程，抑制 RNA 合成，也能阻止 DNA 复制，属细胞周期非特异性药物，S 期细胞对它更为敏感。ADM 抗瘤谱广、疗效高，主要用于急性淋巴细胞白血病或粒细胞白血病、恶性淋巴瘤、乳腺癌、卵巢癌、小细胞肺癌、胃癌、肝癌及膀胱癌等。最严重的毒性反应为可引起心肌退行性病变和心肌间质水肿，心脏毒性的发生可能与 ADM 生成自由基有关，右丙亚胺作为化学保护剂可预防心脏毒性的发生，使用总剂量不宜超过 450～550mg/m²，以避免发生严重的心脏不良反应。此外，还有骨髓抑制、消化道反应、皮肤色素沉着及脱发等不良反应。

EADM 在结构上与 ADM 的区别是在氨基糖部分 4 位的羟基由顺式变成了反式，这种立体结构的细微变化导致其心脏及骨髓毒性明显降低。本品为橘红色粉末状结晶，可溶于水，在生理盐水中稳定，当 pH 为 7 时呈橘红色，其主要作用是直接嵌入 DNA 碱基对之间，干扰转录过程，阻止 mRNA 的形成。它既能抑制 DNA 的合成也能抑制 RNA 的合成，所以对细胞周期的各个阶段均有作用，为细胞周期非特异性药物；对细胞膜和转运系统均有作用，但最主要的作用部位还是细胞核。EADM 主要用于乳腺癌、恶性淋巴瘤、软组织肉瘤、胃癌、卵巢癌等。其不良反应主要为消化道反应、骨髓抑制、脱发及心脏毒性，但都明显低于 ADM。ADM 的主要急性毒性及剂量限制性毒性，表现为白细胞下降和轻度血小板下降，一般在给药后第 10 天降至最低点，第 21 天恢复正常。

THP 在结构与 ADM 相似，是 ADM 的氨基糖部分第 4 位 OH 基上的一个异构体。THP 的主要作用机制为抑制 DNA 聚合酶 α 和 β，阻止核酸的合成，并对 G_2 期有阻断作用，半衰期较短，静脉给药 15 分钟后能很快从血液进入肿瘤组织，给药后 48 小时经胆道排出 20%、经肾排出 9%，在肝组织中的药物浓度明显低于 ADM。THP 主要用于头颈癌、乳腺癌、泌尿生殖系统肿瘤、卵巢癌、子宫癌、恶性淋巴瘤和急性白血病等。不良反应主要是骨髓抑制、胃肠道反应、口腔黏膜炎和脱发，少部分患者有心电图改变。

（二）放线菌素类

本类药物通过影响细胞核酸转录而发挥抗肿瘤作用。主要有 ACTD、阿克拉霉素等。常见不良反应包括骨髓抑制、胃肠道反应等。ACTD 主要用于治疗霍奇金病（HD）、神经母细胞瘤、无转移的绒癌、睾丸癌、儿童肾母细胞瘤（Wilms 瘤）、尤因肉瘤、横纹肌肉瘤。阿克拉霉素主要用于治疗肺癌、乳腺癌、消化道癌。

注意事项：ACTD 禁用于有水痘病史者；有骨髓功能低下、出血倾向、痛风病史、肝功能损害、感染、尿酸盐性肾结石病史、近期接受过放疗或抗癌药物者慎用。ACTD 的剂量限制性毒性为骨髓抑制；胃肠道反应多见于每次剂量超过 500μg 时，为急性剂量限制性毒性；当 ACTD 漏出血管外时，应立即用 1% 的普鲁卡因局部封闭，或用 50～100mg 氢化可的松局部注射及冷湿敷。

ACTD 为多肽类抗恶性肿瘤抗生素，能嵌入到 DNA 双螺旋中相邻的鸟嘌呤和胞嘧啶碱基之间，与 DNA 结合成复合体，阻碍 RNA 多聚酶的功能，阻止 RNA 特别是 mRNA 的合成，属细胞周期非特异性药物，但对 G_1 期作用较强，且可阻止 G_1 期向 S 期的转变。抗瘤谱较窄，对恶性葡萄胎、绒癌、霍奇金病、恶性淋巴瘤、肾母细胞瘤、骨骼肌肉瘤及神经母细胞瘤疗效较好。与放疗联合应用，可提高肿瘤对放疗的敏感性。消化道反应如恶心、呕吐、口腔炎等较常见；骨髓抑制先出现血小板减少，后出现全血细胞减少；少数患者可出现脱发、皮炎和畸胎等。

（三）丝裂霉素类

丝裂霉素类抗生素包括丝裂霉素 A、丝裂霉素 B 和丝裂霉素 C。目前，临床使用的主要是 MMC。

MMC 化学结构中有乙撑亚胺及氨甲酰酯基团，具有烷化作用。能与 DNA 的双链交叉联结，可抑制 DNA 复制，也能使部分 DNA 链断裂，属细胞周期非特异性药物。其抗瘤谱广，用于胃癌、肺癌、乳腺癌、慢性粒细胞白血病、恶性淋巴瘤等。不良反应主要为明显而持久的骨髓抑制，其次为消化道反应，偶有心、肝、肾毒性及间质性肺炎的发生，注射局部刺激性大。

（四）博来霉素类

博来霉素类药物主要有 BLM、PYM、匹莱霉素、利莱霉素等，其主要作用机制为引起 DNA 链断裂。

BLM 为含多种糖肽的复合抗生素，主要成分为 A2。BLM 能与铜或铁离子络合，使氧分子转成氧自由基，从而使 DNA 单链断裂，阻止 DNA 的复制，干扰细胞分裂繁殖，属细胞周期非特异性药物，但对 G2 期细胞作用较强。主要用于鳞状上皮癌（头、颈、口腔、食管、阴茎、外阴、子宫颈等），也可用于淋巴瘤的联合治疗。不良反应有发热、脱发等。肺毒性最为严重，可引起间质性肺炎或肺纤维化，可能与肺内皮细胞缺少使 BLM 灭活的酶有关。

PYM 为由我国平阳县土壤中分离得到的放线菌培养液中分离得到的抗肿瘤抗生素，经研究与国外的 BLM 成分相近，主要成分为单一的 A5，对鳞癌疗效较好，肺毒性相对较低。主要抑制胸腺嘧啶核苷掺入 DNA，与 DNA 结合使之破坏，另外它也能使 DNA 单链断裂，并释放部分游离核碱，可能因此破坏 DNA 模板，阻止 DNA 的复制。对皮肤癌、头颈部鳞癌、淋巴瘤、食管癌等疗效较好，对其他部位的鳞癌如肺、子宫颈及恶性黑色素瘤、睾丸肿瘤也有效。不良反应有发热、胃肠道反应、皮肤反应（色素沉着、皮炎、角化增厚、皮疹等）、脱发、肢端麻痛、口腔炎等。本品与 BLM 相比引起化学性肺炎或肺纤维化的机会较少。

四、植物碱类

植物碱类指来源于植物的具有抗肿瘤作用的药物，具有效成分中以生物碱占多数，其按作用机制大致分为：作用于微管和微管蛋白的 VLB 和紫杉类；作用于拓扑异构酶的喜树碱和鬼臼毒素类；抑制肿瘤细胞 DNA 合成的三尖杉碱类。

（一）紫杉类

紫杉类药物是从短叶紫杉或我国红豆杉的树干、树皮或针叶中提取或半合成的有效成分。由于紫杉醇类独特的作用机制和对耐药细胞也有效，是近年来受到广泛重视的抗恶性肿瘤新药。紫杉醇类能促进微管聚合，同时抑制微管的解聚，从而使纺锤体失去正常的功能、细胞有丝分裂停止。其对卵巢癌和乳腺癌有独特的疗效，对肺癌、食管癌、大肠癌、黑色素瘤、头颈部癌、淋巴瘤、脑瘤也都有一定疗效。PTX 的不良反应主要包括骨髓抑制、神经毒性、心脏毒性和过敏反应。PTX 的过敏反应可能与赋形剂聚氧乙基蓖麻油有关。TXT 的不良反应相对较少。本类药物主要有 PTX、TXT、PTX 脂质体。主要用于治疗乳腺癌、非小细胞肺癌；PTX 还可用于治疗卵巢癌、头颈部癌、食管癌、精原细胞瘤、复发非霍奇金淋巴瘤等。

注意事项：禁用于对紫杉类及赋形剂过敏、基线中性粒细胞计数 <1 500 个/mm^3、妊娠及哺乳期妇女、肝功能有严重损害的患者。PTX 的剂量限制性毒性是骨髓抑制，具有剂量和时间依赖性，可逆转且不蓄积。为预防 PTX 发生过敏反应，治疗前须预防给药。紫杉类药物的常见不良反应还可有发热、贫血、感染、低血压、神经毒性、脱发、皮肤反应、指甲改变、肝功能异常、恶心、呕吐、腹泻、黏膜炎、脱发、水肿等；TXT 由于可能发生较严重的过敏反应，应具备相应的急救设施，注射期间密切监测主要功能指标。

PTX（泰素，紫素，特素）的作用机制有别于长春花生物碱类抗微管药物，能特异地结合到小管的 β 位上，导致微管聚合成团块和束状并促使其稳定，干扰细胞的分裂和增生，起到抗肿瘤的作用，属于细胞周期特异性药物。DDP 的存在可能增加了 PTX 的毒性，而先用 PTX，后使用 DDP，则毒性减小，对肿瘤细胞的杀伤作用增大。主要用于晚期卵巢癌的一线和后继治疗，乳腺癌的术后辅助治疗，转移性乳腺癌的一线或二线化疗，非小细胞肺癌的一线治疗，并且对头颈部癌、食管癌、胃癌、膀胱癌等均有一定疗效。使用前为防止发生严重的过敏反应，接受 PTX 治疗的所有患者应事先进行预防用药，可用地塞米松 20mg 口服，通常在用 PTX 治疗之前 12 小时及 6 小时给予，苯海拉明 40mg 或其同类药物肌内注射和西咪替丁 400mg 或雷尼替丁 50mg 静脉注射，在用 PTX 之前 30～60 分钟前给予。不良反应主要有过敏反应，一般发生率约为 39%，其中严重过敏反应发生率不足 2%，最常见的表现为支气管痉挛性呼吸困难、心动过速、血压迅速降低等，遇到这种情况应迅速停止 PTX 注射液的滴入，给予相应的抗过敏、升压等治疗，其他较轻的症状包括脸红、皮疹和低血压等，这些过敏反应多数为 I 型变态反应，一般发生在第 1 次用药后最初 1 个小时内，严重反应常发生在用药后 2～10 分钟；其他不良反应还有骨髓抑制、神经毒性（主要为周围神经病变）、肌肉痛与关节痛、胃肠道反应、发热、脱发、肝肾功能损害等。

PTX 脂质体的主要成分为 PTX，辅料为卵磷脂、胆固醇、苏氨酸和葡萄糖。PTX 脂质体的毒性较

PTX 低，耐受性好。PTX 因其高度亲脂，常规使用聚氧乙烯蓖麻油和无水乙醇作为助溶剂，但该助溶剂可促进人体释放组胺，而引发过敏反应、中毒性肾损伤、神经毒性、心脏毒性等。PTX 脂质体不含聚氧乙烯蓖麻油和无水乙醇，预处理更方便，激素用量小于 PTX 注射液，过敏反应和肌肉疼痛等不良反应发生率低，血液毒性、肝毒性和心脏毒性亦小于紫杉醇注射液，并且 PTX 脂质体具有肿瘤靶向性和淋巴靶向性。主要用于卵巢癌、乳腺癌、非小细胞肺癌和胃癌等的治疗。为预防 PTX 脂质体可能发生的过敏反应，在用药前 30 分钟，给予地塞米松 5 ~ 10mg 静脉注射，苯海拉明 40mmg、西咪替丁 300mg 静脉注射。PTX 脂质体只能用 5% 的葡萄糖注射液溶解和稀释，不可用生理盐水或其他溶液溶解和稀释，以免发生脂质体聚集。不良反应有食欲缺乏、恶心、呕吐、脱发、肌肉关节痛、面部潮红、白细胞、中性粒细胞和血小板减少等。

TXT 与 PTX 属于同类药物，作用机制与 PTX 相同，通过干扰细胞有丝分裂而发挥抗肿瘤作用。TXT 通过加速游离微管蛋白的聚合，同时也抑制其解聚，致使细胞的有丝分裂不能进行，细胞阻断于有丝分裂期，从而达到抗肿瘤的作用，为细胞周期特异性药物。TXT 促进微管稳定的作用比 PTX 大 2 倍。用于乳腺癌术后或转移性乳腺癌、局部晚期或转移性非小细胞肺癌的治疗，对卵巢癌、头颈部癌、小细胞肺癌、胃癌等也有疗效。为了减轻过敏反应及体液潴留，所有患者在接受 TXT 注射液治疗前均必须预防服用糖皮质激素类药物，如地塞米松在 TXT 滴注一天前开始服用，每次 8mg，每 12 小时 1 次，连用 3 天。不良反应有骨髓抑制、过敏反应、体液潴留、皮肤毒性、恶心、呕吐、脱发、肌肉关节痛、神经毒性、肝肾功能损害、心脏毒性等。

（二）长春碱类

本类药物主要有 VLB、VCR、VDS、NVB 等。VLB（长春碱）及 VCR 为夹竹桃科长春花植物所含的生物碱，VDS 和 NVB 均为长春碱的半合成衍生物。长春碱类药物的作用机制为与微管蛋白结合，抑制微管聚合，从而使纺锤丝不能形成，细胞有丝分裂停止于中期，对有丝分裂有抑制作用。VLB 的作用较 VCR 强，属细胞周期特异性药物，主要作用于 M 期细胞。此外长春碱类药物还可干扰蛋白质合成和 RNA 多聚酶，对 G_1 期细胞也有作用。VLB 主要用于治疗急性白血病、恶性淋巴瘤及绒癌；VCR 对儿童急性淋巴细胞白血病疗效好、起效快，常与泼尼松合用作诱导缓解药；VDS 主要用于治疗肺癌、恶性淋巴瘤、乳腺癌、食管癌、黑色素瘤和白血病等；NVB 主要用于治疗肺癌、乳腺癌、卵巢癌和淋巴瘤等。长春碱类药物的毒性反应主要包括骨髓抑制、神经毒性、消化道反应、脱发及注射局部刺激等。VCR 对外周神经系统毒性较大。

注意事项：禁用于妊娠、哺乳期妇女。严重肝功能不全、骨髓功能低下和严重感染者禁用或慎用。骨髓抑制，VLB、VDS 最常见的为白细胞降低，并成为剂量限制性因素；NVB 的血液系统毒性表现为粒细胞减少和中度贫血，粒细胞减少属局限性毒性。VCR 的剂量限制性毒性是神经系统毒性，主要引起外周神经症状，如手指、足趾麻木，腱反射迟钝或消失，外周神经炎；运动神经、感觉神经和脑神经也可受到破坏；NVB 的外周神经毒性一般限于腱反射消失，感觉异常少见，长期用药可出现下肢无力；自主神经毒性主要表现为小肠麻痹引起的便秘。呼吸道毒性：可引起呼吸困难或支气管痉挛，可在注药后数分钟或数小时内发生；有局部组织刺激反应，可引起静脉炎，药液应避免漏出血管外和溅入眼内。VLB 仅用于静脉给药，严禁鞘内注射（可致死）。

VCR 为夹竹桃科植物长春花中提取的有效成分，作用于细胞有丝分裂期的微管蛋白，抑制微管蛋白的聚合，干扰纺锤体微管的形成，使有丝分裂期细胞停止于中期，为细胞周期特异性药物。VCR 还可以干扰蛋白质的代谢及抑制核糖核酸聚合酶的活性，并抑制细胞膜类脂质的合成和氨基酸在细胞膜上的转运，主要用于急性淋巴细胞白血病、恶性淋巴瘤、横纹肌肉瘤、尤因肉瘤、神经母细胞瘤、肾母细胞瘤、多发性骨髓瘤等的治疗。外周神经毒性为剂量限制性毒性，表现为手指（趾）麻木、腱反射迟钝或消失、感觉异常，也可表现为腹痛、腹胀、便秘，有时出现麻痹性肠梗阻或表现为运动神经和脑神经的损害，并产生相应的症状，神经毒性与累积剂量相关。药物有局部组织刺激作用，药液外漏，可引起局部组织坏死。

NVB 为一种半合成长春碱类化合物，与 VCR、VLB 在结构上的不同主要是 VLB 母环的改变。其抗肿瘤机制为，阻滞微管蛋白聚合成微管并诱导微管解聚，从而干扰细胞有丝分裂达到抗肿瘤的作用，属于细胞周期特异性药物。NVB对神经轴索微管的亲和力差，高浓度时才对轴索微管产生影响，因而神经毒性较低。主要用于非小细胞肺癌、乳腺癌、卵巢癌、头颈部肿瘤、霍奇金淋巴瘤（HL）等的化疗。NVB常引起注射部位的血管静脉炎、疼痛、肢体麻木感，重者局部可出现皮肤红肿、起水疱。药液渗出或漏出血管外，可导致局部组织坏死和溃疡。骨髓抑制为剂量限制性毒性，表现为粒细胞减少，其中Ⅲ/Ⅳ度白细胞下降达11%~51%，与剂量相关，可出现中度贫血、血小板减少。

（三）鬼臼碱类

本类药物主要有VP-16（鬼臼乙叉苷，足叶乙苷）和VM-26（鬼臼噻吩苷，替尼泊苷），为植物西藏鬼臼的有效成分鬼臼毒素的半合成衍生物。鬼臼毒素能与微管蛋白相结合，抑制微管聚合，从而破坏纺锤丝的形成。但VP-16和VM-26不同，主要抑制DNA拓扑异构酶Ⅱ的活性，从而干扰DNA的结构和功能，属细胞周期特异性药物，主要作用于S期和G_2期细胞，临床用于治疗肺癌及睾丸肿瘤有良好效果，也用于恶性淋巴瘤的治疗。VM-26对脑瘤亦有效，不良反应有骨髓抑制及消化道反应等。

VP-16系鬼臼毒的半合成衍生物，作用于细胞内脱氧核糖核酸拓扑异构酶Ⅱ，并抑制其功能，使脱氧核糖核酸断裂重新连接的反应受到干扰，抑制细胞的有丝分裂，达到抗肿瘤作用，属于细胞周期特异性药物。用于小细胞肺癌、睾丸癌、霍奇金淋巴瘤、非霍奇金淋巴瘤、急性粒细胞白血病、绒癌、恶性葡萄胎等的治疗。临床上广泛用于小细胞肺癌、生殖细胞恶性肿瘤及恶性淋巴瘤的一线及复发后的治疗，VP-16联合DDP或CBP是小细胞肺癌的一线标准化疗方案。不良反应主要有：骨髓抑制、周围神经毒性、恶心、呕吐、腹泻、脱发等。

（四）喜树碱类

喜树碱类是作用于DNA复制的拓扑异构酶抑制剂，主要包括：拓扑异构酶Ⅰ抑制剂，如CP-11、拓扑替康（topotecan，TPT）、羟基喜树碱（hydroxycamptothecin，HCPT）。喜树碱是从我国特有的植物喜树中提取的一种生物碱。HCPT为喜树碱羟基衍生物，TPT和CPT-11为喜树碱的人工合成衍生物。喜树碱的主要作用靶点为DNA拓扑异构酶，真核细胞DNA的拓扑结构由两类关键酶DNA拓扑异构酶Ⅰ（TOPO-Ⅰ）和DNA拓扑异构酶Ⅱ（TOPO-Ⅱ）调节，这两类酶在DNA复制、转录及修复中，在形成正确的染色体结构，以及染色体分离浓缩中发挥重要作用。喜树碱类能特异性抑制TOPO-Ⅰ活性，从而干扰DNA结构和功能，使DNA不能复制，造成不可逆的DNA链破坏，而发挥细胞毒作用，从而导致肿瘤细胞死亡，属细胞周期特异性药物，对S期的作用强于G_1和G_2期。喜树碱类对胃癌、绒癌、恶性葡萄胎、急性及慢性粒细胞白血病等有一定疗效，对膀胱癌、大肠癌及肝癌等亦有一定疗效，CPT-11用于治疗晚期结直肠癌，托泊替康用于治疗小细胞肺癌及初始化疗或序贯化疗失败的转移性卵巢癌。不良反应主要有泌尿道刺激症状、消化道反应、骨髓抑制及脱发等。

注意事项：对本类药物过敏者，严重骨髓抑制者，妊娠、哺乳期妇女禁用；CPT-11禁用于慢性炎性肠病和（或）肠梗阻者、血清胆红素超过正常值上限3倍者；CPT-11的剂量限制性毒性为延迟性腹泻（用药24小时后发生）和中性粒细胞减少。出现严重腹泻的患者，在下个周期用药时应减量。单药治疗9%的患者出现急性胆碱能综合征，可用阿托品治疗。其他不良反应包括对胃肠道、呼吸系统、免疫系统、肝功能等的影响。

CPT-11为半合成喜树碱衍生物，抗肿瘤机制为抑制脱氧核糖核酸拓扑异构酶Ⅰ，CPT-11与抑制脱氧核糖核酸拓扑异构酶Ⅰ形成稳定复合物，干扰断裂脱氧核糖核酸单链重新修复，阻止脱氧核糖核酸的复制，为细胞周期特异性药物。用于晚期结直肠癌、肺癌、卵巢癌、子宫颈癌等的化疗。用药期间或用药后24小时内可出现胆碱能综合征：表现为多汗、多泪、唾液分泌物增多、视物模糊、痉挛性腹痛、"早期"腹泻等，轻度可自行缓解，严重者需给予阿托品0.25mg皮下注射。用药24小时后可出现延迟性腹泻：表现为用药后第3~5天，呈水样便腹泻，平均持续约4天，同时伴有食欲缺乏、恶心、呕吐、体重减轻等症状，发生频率和严重程度与用药剂量大小相关，为剂量限制性毒性，大剂量洛哌丁胺治疗有效，首剂4mg口服，以后2mg，2小时1次，直至末次水样便后继续用药12小时，用药最长时间不超过 48 小时。骨髓抑制以中性粒细胞减少为主，为剂量限制性毒性。

（五）三尖杉生物碱类

三尖杉生物碱类包括三尖杉碱和高三尖杉酯碱，是从三尖杉属植物的枝、叶和树皮中提取的生物碱。可抑制蛋白合成的起始阶段，并使核蛋白体分解，释放出新生肽链，但对 mRNA 或 tRNA 与核蛋白体的结合无抑制作用，属细胞周期非特异性药物，对 S 期细胞作用明显。对急性粒细胞白血病疗效较好，也可用于急性单核细胞白血病慢性粒细胞白血病及恶性淋巴瘤等的治疗。不良反应包括骨髓抑制、消化道反应、脱发等，偶有心脏毒性。

注意事项：原有心律失常及各类器质性心血管疾病患者应慎用或不用；骨髓功能抑制或血常规呈严重粒细胞减少或血小板减少；有肝肾功能损害、痛风或尿酸盐肾结石病史的患者、孕妇及哺乳期妇女慎用；对骨髓各系列的造血细胞均有抑制作用，对粒细胞系列的抑制较重，红细胞系列次之，对巨核细胞系列的抑制较轻；较常见的心脏毒性有窦性心动过速、房性或室性期外收缩、心电图出现 ST 段变化及 T 波平坦等心肌缺血表现。但高三尖杉酯碱每次剂量 >3.0mg/m² 时，部分患者于给药 4 小时左右会出现血压降低的现象、常见的消化系统不良反应。白血病时有大量白血病细胞破坏，采用本品时破坏会增多，血液及尿中尿酸浓度可增高。

五、铂类

铂类药物为一类细胞周期非特异性药物，主要靶点是增生细胞的 DNA，有类似烷化剂双功能基团的作用，可以和细胞内的碱基结合，使 DNA 分子链内和链间交叉键联，因而失去功能不能复制，高浓度时也抑制 RNA 及蛋白质的合成。顺铂分子中心的铂原子是抗肿瘤作用的核心，而且只有顺式有活性。铂类药物的抗肿瘤效果可能和细胞凋亡有关，铂类药物对非增生细胞的作用机制主要不是抑制 DNA 的合成，而是使细胞停留在 G_2 期。本类药物作用的另一特点是对乏氧细胞也有作用。进入人体后可扩散通过带电的细胞膜。铂类药物的耐药问题已经广泛研究，主要机制为和 DNA 形成一个复合体从而使药物的运输系统改变、DNA 修复增加。但几种铂类化合物并无完全交叉耐药。本类药物主要有 DDP、CBP、L-OHP 等。DDP 和 CBP 主要用于治疗肺癌、卵巢癌、膀胱癌、头颈部鳞癌和生殖细胞癌；DDP 还可用于治疗骨肉瘤及神经母细胞瘤等；CBP 亦可用于治疗食管癌和间皮瘤等；L-OHP 主要用于治疗转移性结直肠癌、原发肿瘤完全切除后的 III 期结肠癌。

注意事项：对含铂化合物有过敏史者、孕妇、哺乳期妇女、严重肾功能不全者及严重骨髓抑制患者禁用。DDP 的主要限制性毒性是肾功能不良，一般剂量每日超过 90mg/m² 即为肾毒性的危险因素，治疗时应特别注意水化问题；神经损害如听神经损害所致的耳鸣、听力下降较常见，避免使用与肾毒性或耳毒性叠加的药物，如氨基糖苷类抗生素、两性霉素 B、头孢噻吩等；几乎所有患者均可发生不同程度的恶心、呕吐，应对症治疗；静脉滴注时需注意避光。CBP 的剂量限制性毒性是骨髓抑制，在治疗前后应定期复查血常规，出血性肿瘤患者禁用。L-OHP 的剂量限制性毒性是神经系统毒性反应，治疗停止后，神经系统症状通常可以改善。

DDP，又名顺氯氨铂（CDDP），为目前最常用的铂类药物。抗瘤谱广，但对肾、神经系统及胰腺有毒性。静脉注射后肝、肾、膀胱中分布最多，其次是卵巢、子宫、皮肤、骨等，在血浆中迅速消失。DDP 的清除主要通过和生物学大分子结合，包括蛋白质的巯基，而内部失活，血中消减呈二室模型，分布半衰期 41~49 分钟，清除半衰期约 57~73 小时，静脉注射 1 小时后血浆含量为 10% 左右，90% 与血浆蛋白结合，排出较慢，给药后 6 小时排除 15%~27%，一天内尿中排出 19%~34%，4 天内尿中仅排出 25%~44%，水化和利尿剂可以使清除半衰期缩短，铂排出加快，因而肾毒性减低。对多数实体肿瘤均有效，如睾丸肿瘤、乳腺癌、头颈部癌、卵巢癌、骨肉瘤及黑色素瘤等。不良反应主要为消化道反应、骨髓抑制、听神经毒性及肾脏毒性，均与所用剂量的大小及总剂量有关。在使用 DDP 前尤其是高剂量时，应先检查肾脏功能及听力，并注意多饮水或输液强迫利尿。高剂量 DDP 的不良反应可以很严重，包括恶心、呕吐、肾小管损伤、耳蜗毛细胞高频听力受损、伴随治疗出现的周围神经损伤导致感觉运动障碍。使用 DDP 必须严格掌握适应证，有肾功能损害和听神经损害的患者，包括既往有过肾病和听神经损伤的患者应当尽量不用，以免引起严重的不良反应。DDP的剂量与疗效相关，剂量过低会影响疗效，高剂量必须相应水化和应用止吐药，以免引起肾损伤和严重呕吐，最好避免长期应用DDP，因可导致低血钾、低血钙、低血镁，并易引起胰腺和中枢神经损伤。应用过较多DDP的患者应当长期随诊，特别是对其高频听力和肾功能的监测。

CBP为第二代铂类抗肿瘤药，其生化特征与DDP相似，但肾毒性、消化道反应及耳毒性均较低。作用机制与DDP相似，主要是引起靶细胞DNA的链间及链内交叉键联，破坏DNA而抑制肿瘤的生长。CBP的药动学和毒性与DDP不同，CBP的半衰期比DDP延长了4~6小时，主要由肾脏排出。但CBP对肾脏的毒性较低，恶心、呕吐反应也低于DDP。CBP除了高剂量以外，无明显神经毒性，但和DDP不同是，CBP对骨髓的抑制明显，而且对血小板的抑制比粒细胞更为突出，CBP和其他抑制骨髓的药物同时用药时，常因骨髓抑制而需要减低剂量。CBP为广谱抗肿瘤药，主要用于小细胞肺癌、卵巢癌、睾丸肿瘤、头颈部鳞癌等，也可用于非小细胞肺癌、膀胱癌、子宫颈癌、胸膜间皮瘤、黑色素瘤及子宫内膜癌等。不良反应主要为骨髓抑制，半数以上的患者可存在不同程度的白细胞和血小板减少，肾毒性较轻，不必像DDP那样需要水化、利尿，但既往有肾功能损伤的患者用药后损伤可能加重，因之应慎用或减量，其他反应如恶心、呕吐，较DDP轻微而少见，神经毒性、耳毒性及脱发均较罕见。

L-OHP为第三代铂类药物，与DDP结构上的差异在于DDP的氨基被1,2-二氨环己烷基团所代替。L-OHP与DDP的药动学特点有明显差别，DDP的DNA结合动力学特点呈两室模型，分布相约需15分钟，清除相结合需4~8小时，而L-OHP则可在15分钟内完成全部DNA结合，并且L-OHP可特异性地与红细胞结合，产生蓄积性，但不引起严重贫血，其游离铂对肾脏无损害，主要经尿排泄。主要为胃癌、结直肠癌的治疗，但此药对头颈部癌、乳腺癌、淋巴瘤、肺癌和其他肿瘤均有一定疗效。不良反应方面L-OHP与DDP相比，Ⅲ~Ⅳ度消化道反应少见，主要不良反应为外周感觉神经毒性，累及感觉神经末梢，遇冷刺激时加重，具有可逆性；其次为胃肠道反应，骨髓抑制相对较轻，无耳毒性、肾毒性，可用于肾功能损害者，该药剂量限制毒性主要是神经损伤。

六、其他细胞毒药物

（一）L-ASP

L-ASP通过分解肿瘤细胞增生所必需的门冬酰胺而起到抗肿瘤作用。门冬酰胺是蛋白质合成及细胞增长、增生所必需的氨基酸，正常细胞能够自身合成L-ASP，但某些肿瘤细胞如淋巴细胞白血病细胞不能合成门冬酰胺酶，必须依赖宿主供给自体生长代谢所需，L-ASP能水解血浆中的门冬酰胺为门冬氨酸和氨，使肿瘤细胞缺乏门冬酰胺，从而抑制蛋白质的合成，干扰DNA、RNA的合成，作用于细胞增生周期G_1期，是抑制该期的细胞周期特异性药物。主要用于急性白血病、慢性淋巴细胞白血病、霍奇金病、非霍奇金淋巴瘤、黑色素瘤等的治疗。禁用于对本品有过敏史或皮试阳性者，有胰腺炎病史或胰腺炎者，以及患水痘、广泛带状疱疹等严重感染者。主要不良反应为胃肠道反应，其次还有发热、高氨血症、休克等。给药期间应监测纤维蛋白原、纤维蛋白溶酶原、抗凝血酶-Ⅲ（AT-Ⅲ）、蛋白C等。

（二）亚砷酸

亚砷酸的化学名为三氧化二砷，是砒霜的主要成分，对急性早幼粒细胞白血病细胞有诱导分化、促凋亡作用。早幼粒细胞白血病的染色体易位产生PML-RARα融合基因，过度表达PML-RARα蛋白，抑制细胞的分化凋亡。实验发现，三氧化二砷可以降低细胞内PML-RARα的水平，抑制肿瘤细胞生长，促使肿瘤细胞凋亡。主要用于治疗急性早幼粒细胞白血病。常见不良反应有皮肤干燥、红斑、色素沉着、恶心、呕吐、腹胀、腹泻、肌肉关节酸痛、心电图异常、尿素氮增高、头痛、指尖麻木、血清转氨酶和胆红素升高等。

（三）维A酸

维A酸的化学名为全反式维A酸。维生素A（视黄醇）进入人体后转变成视黄醛，再经氧化变成维 A 酸，维 A 酸是第三代维 A 酸，其构型最为稳定。维 A 酸受体（RAR）包含有 DNA 结合区域，维 A 酸与维 A 酸受体结合直接作用于靶基因 PML－RARα，诱导早幼粒细胞白血病细胞分化成熟，同时维 A 酸对多种肿瘤细胞具有诱导分化、抑制增生、促进凋亡的作用。主要用于治疗急性早幼粒细胞白血病。不良反应有唇炎、唇干、头痛、口干、甲沟炎、皮肤黏膜干燥、面部脱屑、瘙痒、结膜炎、光过敏、轻度夜盲、恶心、呕吐、腹痛、腹胀、骨骼肌肉疼痛、肝肾功能损害、多浆膜腔积液、精神异常、维 A 酸综合征（RAS）等。

（李兆元）

第五节 非细胞毒类抗肿瘤药物

一、激素类抗肿瘤药物

某些肿瘤如乳腺癌、前列腺癌、甲状腺癌、子宫颈癌、卵巢癌和睾丸肿瘤与相应的激素失调有关，因此，应用某些激素或其拮抗药来改变激素平衡失调状态，以抑制激素依赖性肿瘤的生长。严格来讲，该类药物不属于化疗药物，应为内分泌治疗药物。目前的内分泌治疗中除甲状腺激素对甲状腺癌的控制以外，都涉及甾体类激素浓度或活性的改变。甾体类激素，包括雌激素、孕激素、雄激素和肾上腺皮质激素等，这些激素都有共同的基本结构——甾核。激素类药物在乳腺癌、前列腺癌及子宫内膜癌的治疗中发挥了重要的作用。激素类药物虽然没有细胞毒类抗肿瘤药的骨髓抑制等毒性反应，但因作用部位广泛，使用不当也会造成其他不良反应，在治疗过程中应密切观察疗效、药物毒性，并在肿瘤进展或毒性超出临床获益时，对治疗药物进行替换。

1. 雌激素类药物　常用于恶性肿瘤治疗的雌激素是己烯雌酚，可通过抑制下丘脑及脑垂体，减少脑垂体促间质细胞激素（ICSH）的分泌，从而使来源于睾丸间质细胞与肾上腺皮质的雄激素分泌减少，也可直接对抗雄激素促进前列腺癌组织生长发育的作用，故对前列腺癌有效。

2. 雄激素类药物　常用于恶性肿瘤治疗的有二甲基睾酮、丙酸睾酮和氟羟甲酮，可抑制脑垂体前叶分泌的促卵泡激素，使卵巢分泌的雌激素减少，并可对抗雌激素作用，雄激素对晚期乳腺癌，尤其是骨转移者疗效较佳。

3. 孕激素类药物　主要有甲羟孕酮和甲地孕酮，为合成的黄体酮衍生物，作用类似天然黄体酮，主要用于肾癌、乳腺癌、子宫内膜癌，并可增强患者的食欲、改善一般状况。

4. 糖皮质激素类药物　常用于恶性肿瘤治疗的是泼尼松和泼尼松龙等。糖皮质激素能作用于淋巴组织，诱导淋巴细胞溶解。对急性淋巴细胞白血病及恶性淋巴瘤有较好疗效，作用快，但不持久，易产生耐药性；对慢性淋巴细胞白血病，除可降低淋巴细胞数目外，还可降低血液系统并发症（自身免疫性溶血性贫血和血小板减少症）的发生率或使其减轻。常与其他抗肿瘤药物合用，治疗霍奇金病及非霍奇金淋巴瘤。对其他恶性肿瘤无效，而且可因抑制机体免疫功能而使恶性肿瘤进展。仅在恶性肿瘤引起发热不退、毒血症状明显时，可少量短期应用以改善症状。

5. 抗雌激素类药物　抗雌激素类药物主要包括他莫昔芬和托瑞米芬。乳腺癌细胞的胞质内存在雌激素受体，他莫昔芬和雌激素均可自由通过细胞膜，并与雌激素竞争性结合胞质内的雌激素受体，形成他莫昔芬受体蛋白复合物。该复合物进入乳腺癌细胞核内，不能像雌激素与受体结合的复合物一样促使癌细胞的 DNA 与 mRNA 结合，结果抑制了雌激素依赖性蛋白质的结合，并最终抑制了乳腺癌细胞的生长与增生。他莫昔芬是目前临床上最常用的内分泌治疗药物，为合成的抗雌激素药物，是雌激素受体的部分激动剂，具有雌激素样作用，但强度仅为雌二醇的 1/2；同时也有一定抗雌激素的作用，从而抑制雌激素依赖性肿瘤细胞的生长。主要用于治疗乳腺癌（雌激素受体/孕激素受体阳性患者，绝经前后均可使用）、化疗无效的晚期卵巢癌和晚期子宫内膜癌。托瑞米芬是选择性的雌激素受体调节剂（SERM），竞争性结合雌激素受体，抑制雌激素受体阳性的乳腺癌生长。托瑞米芬与雌激素竞争性地与乳腺癌细胞质内的雌激素受体相结合，阻止雌激素诱导肿瘤细胞 DNA 合成及细胞增生作用，主要用于治疗妇女雌激素受体阳性的乳腺癌。

6. 芳香化酶抑制剂类 芳香化酶抑制剂（AI）通过抑制芳香化酶的活性，阻断卵巢以外组织的雄烯二酮及睾酮经芳香化作用转化成雌激素，以达到抑制乳腺癌细胞生长、治疗肿瘤的目的。由于其不能抑制卵巢功能，故不能用于绝经前患者。主要有非甾体类芳香化酶抑制剂如来曲唑、阿那曲唑，甾体类芳香化酶灭活剂，如依西美坦。来曲唑为选择性非甾体类芳香化酶抑制剂，通过竞争性与细胞色素P450酶亚单位的血红素结合，从而抑制芳香化酶，减少雌激素的生物合成，主要用于绝经后雌激素或孕激素受体阳性的乳腺癌治疗。依西美坦为一种不可逆性甾体芳香化醇灭活剂，结构上与该酶的自然底物雄烯二酮相似，为芳香化酶的伪底物，可通过不可逆地与该酶的活性位点结合而使其失活（该作用也称自毁性抑制），从而明显降低绝经妇女血液循环中的雌激素水平，但对肾上腺皮质激素和醛固酮的生物合成有明显影响，主要用于绝经后雌激素或孕激素受体阳性的乳腺癌治疗。

7. 黄体生成素释放激素类药物 促黄体素释放素类似物包括戈舍瑞林、曲普瑞林和亮丙瑞林。该类药物主要作用于垂体－性腺轴，通过负反馈机制抑制垂体促性腺激素释放激素［又称促黄体素释放激素（LH－RH）］的生成和释放，导致垂体分泌促黄体素（LH）和促卵泡激素（FSH）的水平下降，进而抑制睾丸和卵巢生成睾酮和雌二醇。通过长期应用LHRHα而使男性血清中的睾酮和女性血清中的雌二醇水平维持在手术去势后的水平，这种药物作用是可逆的。使用这类药物可暂时增加男性血清睾酮和女性血清雌二醇的浓度，而使性激素依赖性肿瘤出现"暂时恶化"的现象，继而通过负反馈抑制脑垂体LH和FSH的合成，使血清LH和FSH的水平降低，从而降低睾酮和雌二醇的生成。该类药可用于绝经前及围绝经期晚期乳腺癌的治疗，以及前列腺癌的治疗，主要有戈舍瑞林和亮丙瑞林。

戈舍瑞林是LH－RH的一种类似物，长期使用戈舍瑞林抑制脑垂体LH的合成，从而引起男性血清睾酮和女性血清雌二醇的下降。主要用于前列腺癌，适用于可用激素治疗的前列腺癌；乳腺癌，适用于可用激素治疗的绝经前期及绝经期妇女的乳腺癌；子宫内膜异位症，缓解症状包括减轻疼痛并减少子宫内膜损伤的大小和数目。

亮丙瑞林为LH－RH的高活性衍生物，在首次给药后能立即产生一过性的垂体－性腺系统兴奋作用（急性作用），然后抑制垂体生成和释放促性腺激素，还可进一步抑制卵巢和睾丸对促性腺激素的反应，从而降低雌二醇和睾酮的生成（慢性作用）。主要用于绝经前且雌激素受体阳性的乳腺癌和前列腺癌的治疗。

8. 抗雄激素类药物 氟他胺（氟硝丁酰胺）是一种口服的非甾体类雄激素拮抗剂，氟他胺及其代谢产物2－羟基氟他胺可与雄激素竞争雄激素受体，并与雄激素受体结合成复合物进入细胞核，与核蛋白结合，抑制雄激素依赖性的前列腺癌细胞生长，同时氟他胺还能抑制睾丸微粒体17－α－羟化酶和17，20裂合酶的活性，因而能抑制雄激素的生物合成。主要用于前列腺癌。

二、分子靶向药物

随着分子生物学技术和细胞遗传学等领域的发展，对肿瘤发生、发展过程中的分子机制，包括染色体异常、癌基因扩增、生长因子及其受体的过表达、肿瘤相关信号传导通路的激活等的认识不断深入，越来越多的针对不同靶点的分子靶向药物用于肿瘤治疗，迅速扩展着肿瘤药物治疗的领域，推进肿瘤的治疗观念和理论的发展。分子靶向治疗，是指针对参与肿瘤发生、发展过程中的细胞信号传导和其他生物学途径的治疗手段。靶向药物可以通过多种机制干扰肿瘤细胞的增生和播散。主要机制有：干扰或阻断与细胞分裂、迁移和细胞外信号转导等参与细胞基本功能调控的信号转导分子，抑制肿瘤细胞增生或诱导凋亡；直接作用于凋亡相关分子，诱导肿瘤细胞的凋亡；通过刺激或激活免疫系统，直接识别和杀伤肿瘤细胞或通过携带毒性物质杀伤肿瘤细胞。广义的分子靶向治疗的分子靶点包括参与肿瘤细胞分化、周期、凋亡、迁移、侵袭性行为、淋巴转移、全身转移等多过程，从DNA到蛋白或酶水平的任何亚细胞分子。

（一）分子靶向药物的主要作用靶点

分子靶向药物主要针对恶性肿瘤发生、发展过程中的关键靶点进行治疗干预，一些分子靶向药物在相应的肿瘤治疗中已经表现出了较好的疗效。尽管分子靶向药物对其所针对的肿瘤有较好疗效，并且耐受性较好、毒性反应较轻，但一般认为在相当长的时间内分子靶向药物还不能完全取代传统的细胞毒类抗肿瘤药，临床上更常见的情况是两者联合应用。分子靶向药物的作用机制和不良反应与细胞毒类药物有所不同，使用中不一定非要达到剂量限制性毒性和最大耐受量，与常规化疗、放疗合并应用一般会有更好的疗效。此外，肿瘤细胞携带的分子靶点在治疗前、后的表达和突变状况往往决定靶向药物的疗效和疾病的预后，这就对靶向药物的个体化治疗提出了更高的要求，目前分子靶向治疗药物的主要作用靶点有：

（1）与信号传导相关的酶抑制药：如针对 BCR - ABL 融合蛋白和 c - Kit 激酶的抑制药、EGFR 酪氨酸激酶抑制药、RA - MERK - ERK 信号传导通路抑制药等。

（2）抗新生血管生成药物：如抗 VEGF 抗体、VEGF 受体抗体、VEGF 受体酪氨酸激酶抑制剂和血管内皮抑素（endostatin，恩度）等。

（3）单克隆抗体：如针对 B 淋巴细胞表面 CD20 抗原、上皮肿瘤细胞表面 HER - 2 抗原和表皮生长因子受体（EGFR）的单克隆抗体等。

（4）泛素 - 蛋白酶体抑制药：如硼替佐米（bortezomib）。

（5）作用于细胞周期的药物：如周期素依赖性激酶（cycling kinase CDK）抑制药和有丝分裂中 Aurora 激酶的抑制药等。

（6）其他：如蛋白激酶 C 抑制药、组蛋白去乙酰化酶抑制药、法尼基转移酶抑制药和金属蛋白酶抑制药等。

（二）分子靶向药物的分类

分子靶向药物目前尚无统一的分类方法，一般可根据药物的化学结构分为单克隆抗体和小分子化合物两类：单克隆抗体类药物多数不能穿透细胞膜，通过作用于肿瘤细胞生长的微环境和细胞表面的分子发挥作用；小分子化合物则可以穿透细胞膜，通过与细胞内的靶分子结合发挥作用。

1. 单克隆抗体类

（1）作用于细胞膜分化相关抗原的单克隆抗体：细胞膜分化抗原是指在细胞分化、成熟及活化的过程中出现或消失的表面标志，通常以分化抗原簇（CD）来代表。血细胞表面的分化抗原通常称之为白细胞分化抗原，在一些血液系统恶性肿瘤中会出现高表达。单克隆抗体与白细胞分化抗原结合后通过 CDC 和 ADCC 效应杀伤肿瘤细胞，还可以直接诱导肿瘤细胞凋亡。部分 CD 单克隆抗体可与化学药物、放射性核素构成单克隆抗体偶联物，将杀伤肿瘤细胞的活性物质特异性地输送到肿瘤细胞，以提高疗效。

目前临床常用的药物有：利妥昔单抗是一种针对 CD20 抗原的人鼠嵌合型单克隆抗体，CD20 抗原位于前 B 和成熟 B 淋巴细胞的表面，但在造血干细胞、正常血细胞或其他正常组织中不存在。利妥昔单抗可与 CD20 特异性结合导致 B 细胞溶解，从而抑制 B 细胞增生，诱导成熟 B 细胞凋亡，临床用于治疗非霍奇金淋巴瘤，主要不良反应为畏寒、发热和寒战等与输液相关的不良反应。阿仑珠单抗是一种靶向 CD52 抗原的人源化、非结合型抗体，与带 CD52 的靶细胞结合后，通过宿主效应的补体依赖的细胞溶解作用、抗体依赖的细胞毒作用和细胞凋亡等机制导致细胞死亡，临床用于治疗慢性淋巴细胞白血病，主要不良反应有发热、恶心、呕吐、感染、失眠等。

（2）作用于表皮生长因子受体（HER）单克隆抗体：生长因子是一种对细胞生长有高效调节作用的多肽物质，通过与细胞膜上特异性受体结合而产生生物效应。生长因子及其受.体发生基因突变将导致细胞生长、增生失控，引起肿瘤。单克隆抗体与相应生长因子受体结合，阻断细胞增生信号转导，抑制肿瘤细胞生长，同时也能通过诱导免疫应答杀伤肿瘤细胞。针对细胞因子及其受体的单克隆抗体主要有 EGFR 单克隆抗体、VEGFR 单克隆抗体、IGFR 单克隆抗体等。

目前临床应用的 EGFR 单克隆抗体主要有以下几种：曲妥珠单抗为重组人单克隆抗体，选择性地结合 HER - 2 的细胞外区域，阻断 HER - 2 介导的 PI3K 和 MAPK 信号通路，抑制 HER - 2 过度表达的肿瘤细胞增生。临床单用或者与紫杉类联合治疗 HER - 2 高表达的转移性乳腺癌。主要不良反应为头痛、腹泻、恶心和寒战等；西妥昔单抗和帕尼单抗针对 HER－1 的细胞外区域，前者属于人/鼠嵌合型 IgG1 单克隆抗体，后者则是完全人源化的 IgG2 单克隆抗体，作用主要为拮抗 EGFR 信号转导通路后抑制由该受体介导的肿瘤增生作用，主要用于治疗转移性结直肠癌，西妥昔单抗亦可用于治疗头颈部肿瘤；尼妥珠单抗（nimotuzumab，泰欣生）是我国研发的人源化单抗，用于 HER－1 阳性表达的 Ⅲ/Ⅳ 期鼻咽癌治疗。

（3）用于 VEGF 的单克隆抗体：肿瘤的生长和转移必须有新生血管的形成，VEGF 作为重要的促血管生长因子，与受体结合后能够诱导肿瘤血管形成，促进肿瘤生长。VEGFR 不仅在血管内皮细胞上表达，而且在肿瘤细胞上过表达。单克隆抗体与 VEGF 结合后不仅抑制肿瘤血管新生，同时还可以抑制肿瘤细胞增生，促进肿瘤细胞凋亡。贝伐珠单抗为重组人源化单克隆抗体，可选择性地与 VEGF 结合。阻碍 VEGF 与其位于肿瘤血管内皮细胞上的受体结合，抑制肿瘤血管生成，从而抑制肿瘤细胞生长。临床主要用于转移性结直肠癌、晚期非小细胞肺癌、转移性肾癌等的治疗。不良反应主要为高血压、蛋白尿、胃肠穿孔及阻碍伤口愈合等。

2. 小分子化合物类

（1）单靶点抗肿瘤小分子化合物：EGFR 酪氨酸激酶抑制剂（EGFR－TKI），目前已应用于临床的药物有吉非替尼、厄洛替尼和埃克替尼。EGFR－TKI 通过竞争 EGFR－TKI 催化区域上的 Mg－ATP 结合位点，阻断其信号传递，抑制有丝分裂原活化蛋白激酶的活化，促进细胞凋亡，并能抑制肿瘤血管生成。研究发现，只有存在 EGFR 敏感突变的非小细胞肺癌才能从 EGFR－TKI 治疗中获益。临床用于 EGFR 外显子突变阳性（如 19 外显子缺失突变或 21 外显子 L858 的突变等）的晚期非小细胞肺癌的一线治疗；既往化疗失败的晚期非小细胞肺癌的二线、三线治疗；厄洛替尼单药或联合 GEM 可用于治疗进展期胰腺癌。不良反应主要为腹泻、恶心、呕吐等消化道症状及丘疹、瘙痒等皮肤症状。

伊马替尼是针对 BCR－ABL 酪氨酸激酶的小分子抑制剂，与 ATP 竞争结合于酪氨酸激酶的 ATP 结合袋中，从而抑制该激酶的活性。此外，伊马替尼还可以抑制血小板衍生生长因子受体（PDGFR）、c－Kit 的酪氨酸激酶，大多数胃肠道间质瘤（GIST）存在 c－Kit 基因表达突变，对伊马替尼治疗有效率可达 90%。用于治疗费城染色体阳性的慢性髓系白血病的慢性期、加速期或急变期；成人复发的或难治的费城染色体阳性的急性淋巴细胞白血病；不能切除和（或）发生转移的恶性胃肠道间质瘤的成人患者；用于 c－Kit（CD117）阳性的 GIST 手术切除后具有明显复发风险的成人患者的辅助治疗。轻、中度不良反应多见，如消化道症状、液体潴留、肌肉骨骼疼痛及头痛乏力等，较为严重的不良反应主要为血液系统毒性和肝脏损伤。

依维莫司（everolimus）是西罗莫司类半合成衍生物，为一种 mTOR 抑制剂，可与细胞内的 FK506 结合蛋白结合形成复合物，再与 mTOR 的 FRB 区相结合，由此抑制 mTOR 的激酶活性，依维莫司还可以抑制缺氧诱导因子的表达，并可下调 VEGF，从而抑制肿瘤细胞增生，抑制血管生成。用于舒尼替尼或索拉非尼治疗失败的晚期肾细胞癌、室管膜下巨细胞性星形细胞瘤的治疗，还可用于复发的晚期乳腺癌的治疗。

硼替佐米是一种二肽硼酸盐，属可逆性蛋白酶体抑制剂，可选择性地与蛋白酶活性位点的苏氨酸结合，抑制蛋白酶体 26S 亚单位的糜蛋白酶和（或）胰蛋白酶活性。26S 蛋白酶体是一种大的蛋白质复合体，可降解泛蛋白，泛蛋白酶体通道在调节细胞内特异蛋白的浓度中起到重要作用，以维持细胞内环境的稳定，蛋白水解会影响细胞内多级信号串联，这种对正常细胞内环境的破坏会导致细胞死亡。临床用于多发性骨髓瘤和套细胞淋巴瘤的治疗。乏力、腹泻、恶心、呕吐、发热、血小板减少等为主要不良反应。

（2）多靶点抗肿瘤的小分子化合物：索拉非尼是多靶点酪氨酸激酶抑制剂，其作用靶点包括 PDGFR、VEGF 受体（VEGFR2 和 VEGFR3）、c－Kit、Fms 样酪氨酸激酶 3（FLT3）和 RAF，通过抑制肿瘤增生和抑制肿瘤新生血管生长两方面作用抑制肿瘤生长。用于治疗不能手术的晚期肾癌和无法手术或远处转移的原发性肝癌。不良反应有乏力、体重减轻、皮疹、脱发、腹泻、恶心、腹痛等。

舒尼替尼能抑制多个受体型酪氨酸激酶（RTK），对 PDGFR（α 和 β）、VEGF 受体（VEG－FR1、

VEGFR2 和 VEGFR3）、c–Kit、FLT3、1 型集落刺激因子受体（CSF–1R）和胶质细胞衍生的神经营养因子受体（RET）等活性均具有抑制作用，其中某些受体型酪氨酸激酶参与肿瘤生长、病理性血管形成和肿瘤转移的过程。用于既往治疗失败的胃肠道间质瘤，c–Kit 基因 9 号外显子突变的胃肠道间质瘤患者用伊马替尼治疗不理想，但用舒尼替尼疗效较好；还可用于治疗不能手术的晚期肾癌。不良反应有乏力、发热、腹泻、恶心、黏膜炎、高血压、皮疹等。

拉帕替尼是小分子靶向双重酪氨酸激酶抑制剂，在治疗剂量可同时阻断 ErbB1/EGFR 和 ErbB2/HER–2 的酪氨酸激酶活性，通过阻断 EGFR 和 HER–2 的同质和异质二聚体下调信号，抑制肿瘤的增生和转移。临床用于晚期和转移性乳腺癌的治疗。不良反应有胃肠道反应，包括恶心、腹泻、口腔炎和消化不良等，还有皮肤干燥、皮疹、背痛、呼吸困难及失眠等。

（三）其他

重组人血管内皮抑素为我国研发的内源性肿瘤血管生成抑制剂血管内皮抑素的基因工程药物，可通过多种通路抑制肿瘤血管生成。药理作用机制为抑制肿瘤血管内皮细胞的增生和迁移进而抑制肿瘤血管的生成，阻断肿瘤细胞的营养供给，从而达到抑制肿瘤增生或转移的目的。临床主要用于配合化疗，治疗不能进行手术的非小细胞肺癌。心脏毒性为其主要不良反应，此外还有消化系统不良反应如腹泻、肝功能异常和皮疹等。

（李兆元）

第五章

肿瘤的放射治疗

第一节 放射治疗发展简史

一、放射肿瘤学

放射肿瘤学（radiation oncology）是通过电离辐射作用，对良、恶性肿瘤和其他一些疾病进行治疗的临床专业学科。主要研究各系统肿瘤的病理特性、诊断、放射治疗原则及综合治疗原则，放射治疗方案的制定和实施，放射反应及处理等。放射肿瘤学以放射物理、放射生物学为基础，同时临床放射肿瘤学医生还需对患者的诊断及分期有全面的了解，做出正确的判断并决定最优的治疗策略。

目前和今后若干年肿瘤治疗以综合治疗为主，放射治疗是综合治疗的主要手段之一。因此，放射肿瘤治疗应考虑常见肿瘤的生物学特点，淋巴扩散规律，综合治疗原则等来决定放疗实施。同时，做到治疗方案个体化。

二、放射肿瘤学发展简史

1895 年 11 月 8 日伦琴发现了 X 线。1898 年居里夫人发现天然放射性元素镭。1899 年，由于当时对放射损伤及防护一无所知，研究人员超量接触放射线而发生了手部皮肤放射性癌，此时放射治疗进展处于低谷。

1902 年，X 线开始被用于治疗皮肤癌。致癌与治癌一对事物巧妙地出现于同一历史年代中。1920 年，研制出庞大的 200kV 级 X 线治疗机，开始了"深部 X 线治疗"时代。同年，Coohdge 使用了放射线剂量的测量方法，定出了剂量单位即伦琴，对放射治疗起到了极其重要的推动作用。1922 年在巴黎召开了首届国际放射治疗会议，肯定了放射治疗恶性肿瘤的疗效。1932 年，Coutard 奠定了每日 1 次、每周 5d 分割照射的方法学基础，迄今仍一直被人们所遵循。

1934 年，Joliot Curie 发明了人工放射性元素。1950 年开始用重水型核反应堆获得大量的人工放射性[60]钴源，促成了远距离[60]钴治疗机大批问世，使放射治疗后的各种肿瘤患者的存活率有了根本性的改观，从而奠定了现代放射肿瘤学的地位。

1951 年，电子感应加速器投入使用。1953 年，英国 Hammersmith 医院最早安装了 8MV 直馈型行波加速器。随后，直线加速器逐步替代[60]钴治疗机而成为放射治疗的主流机型。20 世纪 70 年代末，瑞典 Scanditronix 公司推出了医用电子回旋加速器，并在欧美的治疗中心安装使用，被认为是医用高能加速器的发展方向。随着[60]钴治疗机及直线加速器的推广使用，放射治疗的疗效有了质的突破，放疗也成为肿瘤的主要治疗手段之一。

随着一些新的放射性物质如铱源不断得到应用和医用加速器的性能改进，以及 20 世纪 70 年代 CT、模拟定位机、TPS 投入使用并不断更新，逐步形成了近代放射治疗。

近代放射治疗是建立在放射物理、放射生物和临床肿瘤学的基础上，它的发展导致放疗技术上的改进、剂量分割模式和分割方式的改变，显著提高了放疗效果。

适形调强放射治疗是目前放射治疗界的热点，它综合地体现了放射治疗在技术上的新进展。1965年，日本学者高桥（Takahashi）首先提出了旋转治疗中的适形概念。Proimos 等在 20 世纪 70 年代和 80 年代初报道了采用重力挡块进行适形放射治疗的方法。随着计算机技术的飞速发展和图像技术的介入，三维适形治疗极大地改变了常规放射治疗的面貌。三维适形放射治疗是一种综合医学影像、计算机技术和质量保证措施的现代放射治疗流程，它代表了 21 世纪初放射治疗的发展方向。

三、放射治疗在治疗肿瘤中的地位

目前约 70% 的恶性肿瘤在肿瘤发展的不同阶段需要放射治疗。放疗后总的治愈率达 18%。有近 72 种良性疾病需行放射治疗。

（李兆元）

第二节　放射治疗的基础

一、一般临床知识

如前所述，放射肿瘤科是一个临床学科，放射肿瘤医师是一位临床医师，他直接接受患者，进行诊断及治疗，因此必须具有一般的临床知识及经验，并能处理放射治疗前、中、后的临床问题。

二、肿瘤学知识

放射治疗主要用于治疗恶性肿瘤，所以必须具有一般的肿瘤学知识，如肿瘤流行病学、病因、发病机制以及肿瘤分子生物学等，特别是应熟悉临床肿瘤学，要了解不同肿瘤的生物学行为、转归，每一个肿瘤的分期以及不同期别的治疗，放射治疗在各种肿瘤不同期别治疗中的作用等。

三、临床放射物理学知识

放射治疗是用射线治疗肿瘤，因此必须具有射线的物理知识，如熟悉各种设备的性能、各种射线的特点及其应用、剂量及临床剂量学，了解剂量计算等，这是每天都要用的，对放射肿瘤医师来讲是十分重要的。

四、肿瘤放射生物学知识

肿瘤放射生物学的最基本目的是解释照射以后所产生的现象并建议改善现在治疗的战略，也就是从三个方面为放射治疗提供了发展，即提供概念，治疗战略以及研究方案（protocol）。概念：首先是放射治疗基本知识，照射后正常组织及肿瘤效应的过程及机制，它将有助于我们了解照射后发生的现象，如有关乏氧，再氧合，肿瘤细胞再增生以及 DNA 损伤后的修复。治疗战略：协助我们研究放射治疗的新方法，如乏氧细胞增敏剂，高 LET 放射治疗，加速分割及超分割放射治疗；研究方案：可为临床放射治疗研究方案提供意见，如为不同的分次治疗及剂量率提供转换因子，在治疗过程中何时应用增敏剂，将来进一步建议个体化治疗方案。综上所述放射肿瘤医师必须具备肿瘤放射生物知识，吴桓兴教授曾生动的形容说，肿瘤放射生物就是肿瘤放射治疗的药理学。

五、放射治疗过程

放射肿瘤医师、放射物理师、放射技师等，在放射治疗过程中各有不同的任务，如表 5 - 1 所述。

六、放射治疗前的准备工作

1. 患者及患者亲友的思想准备　包括病情、治疗方案、预后、治疗中及治疗后可能发生的反应及晚期反应等，并取得同意，签订知情同意书。

2. 医疗上的准备　如纠正贫血、脱水、控制感染等；头颈部照射时保持口腔清洁、洁牙，拔除照射野内残牙等。

表5-1　放射治疗过程

临床检查及诊断 （明确诊断，判定肿瘤范围，作出临床分期，了解病理特征）	放射肿瘤医师
确定治疗目的 根治、姑息、综合治疗（与手术综合，术前，术中或术后放射治疗，与化疗综合） 或单一放射治疗	放射肿瘤医师
确定放射源 （体外照射——常规照射、三维适形照射、调强放射治疗等，近距离照射）	放射肿瘤医师
制作患者固定装置与身体轮廓	模拟机技师
模拟机下摄片或 CT 模拟	模拟机技师
确定靶区体积 确定肿瘤体积及剂量 确定危险器官及剂量	放射肿瘤医师
制定治疗计划 设计照射野并计算选择最佳方案	放射物理师
制作铅挡块	模室技师
确定治疗计划	放射肿瘤医师 放射物理师
验证治疗计划	放射肿瘤医师 模拟机技师
签字	放射肿瘤医师 放射物理师
第一次治疗摆位	放射肿瘤医师 放射物理师 放射治疗技师
摄验证片	放射治疗技师 放射肿瘤医师
每周摄验证片	放射治疗技师 放射肿瘤医师
每周核对治疗单	放射肿瘤医师 放射物理师
每周检查患者（必要时更改治疗计划）	放射肿瘤医师
治疗结束时进行总结	放射肿瘤医师
随诊	放射肿瘤医师

（李兆元）

第三节　临床放射物理

临床放射物理（clinical radiophysics）是研究放射治疗设备、技术、剂量测量及剂量学、治疗计划设计、质量保证和质量控制、模室技术、特殊放疗方法学及学科前沿的新技术、新业务的分支学科。目的是指导临床如何选择放射线；如何得到合理的照射剂量分布；如何保证放射等。探讨提高肿瘤剂量，降低正常组织受量的方法。物理计划是精确放疗的必要手段。

一、放射源

1. 放射源　主要有3类：①放射性核素射出的 α、β、γ 射线。②X 线治疗机和各种加速器产生的不同能量的 X 线。③各类加速器产生的电子束、质子束、负 π 介子以及其他重粒子等。

2. 放射治疗的基本照射方式　①远距离治疗（tele therapy）也称体外照射，是指治疗时放射源与人体有一定距离，集中人体的某一部位进行照射。②近距离治疗（brachy therapy）也称内照射，将放射源密封直接放入被治疗的组织、人体的天然体腔内或直接置入被治疗的组织内（如舌、皮肤、乳房等），或贴敷在病变表面进行照射。

3. 放射性粒子植入　是近些年来发展起来的照射形式（本质也是近距离照射的一种），将放射性粒子直接植入到体内，进行放射治疗。分为永久性粒子植入和短暂性粒子植入治疗。

二、放射治疗设备

1. X 线治疗机　X 线是高速运动的电子突然受到物体（靶）的阻挡而产生的，以99.8%的热能散出，仅0.2%转为 X 线。根据能量的高低，X 线治疗机分为：①接触治疗机（10~60kV）。②浅层治疗机（60~120kV）。③中层治疗机（120~180kV）。④深部治疗机（180~400kV）。

2. ^{60}钴远距离治疗机　^{60}钴是一种人工放射性核素。由普通的金属^{59}钴在原子反应堆中经热中子照射轰击所成。核内的中子不断转变为质子并释放能量为 0.31MeV 的 β 射线；核中过剩的能量以 1.17MeV 及上 1.33MeVγ 线辐射的形式释出，γ 线平均能量为上 1.25MeV。^{60}钴半衰期短（5.27年），^{60}钴能量每月衰减 1.1%，最终衰变成稳定性元素镍（^{60}Ni）。目前能生产千居里甚至万居里以上高强度^{60}钴放射源，能量相当于峰值 3~4MV 高能 X 线。

3. 加速器（accelerator）　加速器是利用电磁场加速带电粒子达到高能的装置。医疗上最常使用的是电子感应加速器、电子直线加速器两种。电子直线加速器是利用高频电场加速电子，电子沿直线轨道运动；电子感应加速器是利用变压器感应电场加速电子。它们既可产生高能 X 线，又可以产生电子束（electron - beam）。

（1）高能 X 线：是高速运动的带电粒子打击钨靶产生的，不带电。特点：①能量高，深度剂量大。^{60}钴 10cm×10cm 照射野 10cm 深处百分深度量为52%，而 8MVX 线的百分深度量为70%，15MVX 线的百分深度为79%。②等剂量线平坦：照射野中心和边缘剂量仅差3%左右。③容积剂量小，患者的全身反应轻。

（2）电子束：电子束又称 β 射线，是带电离子，由加速器产生的高速运动的电子直接引出。临床剂量学特点：①能量大小可以调节，临床上可以根据病变深度不同，选择不同能量的电子束做治疗。②电子束能量到一定深度后迅速下降，有利于保护病变后正常组织（特别是重要器官如晶体、脊髓等）。③可用单野照射，适用于治疗表浅及偏中心部位的肿瘤。

4. 后装治疗机　现代后装治疗机是采用后装技术，后装技术（after - loading）就是先把无放射源的源容器置入患者的体腔内或插入组织中，然后在有防护屏蔽条件下，利用机器的自动控制的方法把放射源输入源容器内进行放疗。基本包括贮源器、机械驱动装置和控制系统。贮源器一般存储 1 枚^{192}铱放射源；机械驱动装置用来实现放射源的植入和退出。控制系统用来完成对上述操作的控制。

5. 模拟定位机　是模仿放疗机而设计的 X 线诊断机。它用 X 线球管代替治疗机的放射源，安装在模拟机的旋转机架一端；影像增强器安装于机架的另一端；射线准直器、机架和治疗床等部分是模拟外照射治疗机而设计的（图5-1）。

模拟机临床应用：①肿瘤及重要器官的定位。②确定靶区（或危及器官）的运动范围。③模拟治疗射野的确定，并勾画射野和定位、摆位参考标记。④拍摄射野定位片或证实片，检查射野挡块的形状及位置。

6. CT 模拟　是利用 CT 图像提供患者横断面内解剖结构的信息，进行数字影像重建，使得放射治疗靶区的定位更加准确可靠，实施三维适形、调强放射治疗的重要手段。完整的 CT 模拟应由三部分组成：大视野（FOV≥70cm）的 CT 扫描机；CT 图像的三维重建、显示及射野模拟功能的软件；激光射野定位仪。

CT 模拟采用的是螺旋 CT，将 CT 模拟软件合并入三维计划系统中。利用"虚拟透视"功能作为独立的系统来进行靶区的定位，以提高三维治疗计划的利用率。CT 模拟确定射野与普通模拟机不同，操作不是在实际患者身体上进行的，而是利用高数字重建图像（DRR）的影像所生成的"虚拟假体"上进行，方便医生提取所需要观察的靶区、某一组织或器官的一部分，或靶区与周围器官间的相互空间关系。模拟定位生成的射野等中心点坐标相对于 CT 扫描时定位参考点的位移传输给激光射野定位仪，通过激光灯或床的移动实现等中心点的体表投影标记。激光定位仪除了作靶中心和机械等中心在体表投影的指示功能外，还增加了使用射野在患者体表的外围投影的激光指示功能，其模拟过程不仅保证了体位的一致性，还保证了射野的一致性。

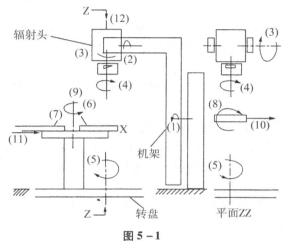

图 5-1

（1）机架旋转轴；（2）辐射头横向转动轴；（3）辐射头纵向转动轴；（4）覆束系统旋转轴；（5）治疗床等中心轴；（6）床面自转轴；（7）床面纵向转动轴；（8）床面横向转动轴；（9）床面高度方向；（10）治疗床横向移动方向；（11）治疗床纵向移动方向；（12）轴（1）至辐射源距离方向

7. 立体放射治疗设备　立体定向照射的设备主要有三部分组成：计划系统、立体定向系统和治疗实施系统。

（1）治疗实施系统：①γ刀主要部件包括辐射源、准直系统、治疗床、液压系统和控制部分。②SRT（SRS）所用的射线是直线加速器产生的高能 X 线。准直器是通过适配器附加于直线加速器的治疗准直器下形成的三级准直器。通常为一组圆形准直器，可在等中心处形成直径 5～50mm 的照射野；其他的实施系统结构与加速器相同，如床、机架的旋转，治疗参数的确定及机器控制等。

（2）立体定向系统：①基础环是实施立体定向照射过程中最基本的系统，包括影像定位和治疗摆位两部分。联系影像定位和治疗摆位两大部分的核心部件是基础环。其作用是在患者的治疗部位建立一个在定位、计划、治疗的整个过程中不变的患者三维坐标系统。用于 CT/MRI 定位的定位框架由相应的线段状的材料构成"N"或"V"字形。它们的特点是具有坐标的直读性。摆位框架的坐标指示器一般都采用毫米分度尺。②全身立体定向体架系统：由真空成型袋、热塑体膜、CT 定位框架、治疗摆位框架组成。它在治疗体位的皮肤表面和肢体设立 6～8 个标记点，依靠这些标记点，力求从 CT 定位到治疗摆位的过程中，保持治疗体位的一致性。可精确进行立体放疗、适形放疗、调强放疗的定位和治疗。

（3）三维治疗计划系统：是 SRS 和 SRT 治疗系统中不可缺少的重要组成部分。具备下述功能：①治疗计划系统具有很强的图像处理功能，包括患者图像横断、冠状、矢状的三维重建及显示；治疗床在不同位置、加速器机架任何旋转角度射野的显示；高档软件可做 CT/MRI/PET 图像的融合。②三维剂量计算功能。③系统具有基本的评价治疗方案的工具，如任意截面二维剂量分布显示、三维显示等剂量线与解剖结构的关系，剂量体积直方图（DVH）以及正常组织并发症概率（NTCP）和肿瘤控制率

（TCP）模式。④能完成特定患者三维坐标系的建立，确定靶区中心相对参考点的坐标。

三、放射治疗的有关名词

1. 射线的质　射线的质是表示射线穿透物质的能力，即射线的硬度，用能量表示。

临床上常用下述方法粗略地描述射线的质：①对 2MV 以下的 X 线通常用它的管电压值表示 X 线的峰值能量。临床上一般用半价层（HVL）表示 X 线的硬度。②对 2MV 以上的 X 线，通常以 MV 表示。③对 γ 射线，通常用核素表示，如^{60}钴 γ 线、^{137}铯 γ 线等。

当射线仅限于 X 线、γ 线时，射线的质只表示射线在物质中的穿透能力；但当射线扩展到其他种类如快中子、负 π 介子时，射线质的概念应表示射线的生物效应。

2. 吸收剂量　吸收剂量是指生物体（或介质）受照射时所吸收的能量。其老单位为拉德（rad），新单位用戈瑞（Gy）表示。

　　1Gy = 100rad　　　　　1cGy = 1rad

3. 照射剂量　照射剂量即射线在空气中的曝射量。表示 1mL 空气在 760mmHg（1mmHg = 0.33kPa）大气压力、0℃的标准状况下，经 X 线、γ 线照射后产生 1 个静电系单位的电荷量，其老单位为伦琴（R），新单位为 C/kg。

4. 剂量建成效应　X（γ）线照射介质时，介质内的吸收剂量随介质表面下的深度的增加而增加的现象，称为建成效应。

5. 源皮距（SSD）　放射源到模体表面照射野中心的距离。

6. 源瘤距（STD）　放射源沿射野中心轴到肿瘤内参考点的距离。

7. 源轴距（SAD）　放射源到机架旋转轴等中心的距离。机器等中心即机架旋转，准直器旋转与治疗床旋转的旋转中心轴交点。

8. 百分深度量（DDP）　百分深度量是指体模内照射野线束中心轴上某一深度处的吸收剂量（Dd）与某一固定参考点吸收剂量（Do）之比称为百分深度量。Do 一般选最大电离深度处吸收剂量。

9. 等剂量曲线　在照射野内，同一深度处的中心轴外的剂量都比中心轴上的剂量为小，离中心轴越远，剂量越小。如将深度剂量相同的点连接起来，会出现两端向上弯曲的曲线，各个深度的类似曲线可以组成一个照射野的等剂量曲线。

10. 危及器官（organ at risk，OAR）　指可能卷入射野内的重要组织或器官，它们的放射敏感性（耐受剂量）将显著地影响治疗方案的设计或靶区处方剂量的大小。

（李兆元）

第四节　放射生物学

一、细胞生物学基本概念

临床放射生物学（clinical radiobiology）是放射肿瘤学的基础之一，是一门边缘科学，主要探讨放射线与生物体的相互作用，研究放射线对肿瘤组织和正常组织的效应以及这两类组织被放射线作用后所起的反应；以及如何提高肿瘤放射性和降低正常组织损伤等方面的问题。内容涉及从放射线对生物体起作用的原始反应及其后一系列的物理、化学改变和生物学方面的改变，研究范围由分子水平、细胞水平到整体水平。

这门学科的知识对我们日常工作中每次制定正确的治疗方案有潜在的影响。指导临床医生更好地运用照射后细胞存活曲线、细胞放射损伤机制、"4R"理论、L-Q 模型理论，以改进临床剂量分割方式，从而不断提高放射治疗效果。

二、生物大分子的辐射效应

电离辐射引起生物大分子的损伤，可以分为直接损伤和间接损伤两种方式。

（一）直接作用

电离辐射直接作用于生物大分子，引起生物大分子的电离和激发，破坏机体的核酸、蛋白质、酶等具有生命功能的物质，这种直接由射线造成的生物大分子损伤效应称为直接作用。是高 LET 射线的主要作用方式。在直接作用过程中，生物效应和辐射能量沉积发生于同一分子即生物大分子上。对于同样能量的射线，分子越大，发生电离效应的机会就越多，在哺乳动物细胞核中的 DNA 分子最大。因此，电离辐射作用的主要靶点是 DNA。

（二）间接作用

电离辐射直接作用于水，使水分子产生一系列的辐射分解产物，如水离子（H_2O^+）、自由电子（e^-）、带负电的水离子（H_2O^-）、氢氧离子（OH^-）和氢自由基（$H\cdot$）等。这些辐射分解产物再作用于生物大分子，引起后者的理化改变。这种作用称电离辐射的间接作用。间接作用时，辐射能量主要沉积于水分子上，而生物效应发生在生物大分子上。由于机体内的生物大分子周围含水量占 70% ~ 90%，故间接作用非常重要。间接作用是低 LET 射线如 X 射线和 γ 射线的主要作用形式。

（三）氧"固定"作用

当有氧存在时，就会发生氧效应。氧与自由基发生作用，"固定"放射损伤，并封闭有机自由基，产生过氧基（$RO_2\cdot$），从而使受照射物质化学结构发生改变，造成更多的损伤。当缺氧时，则上述最后反应就无从进行，许多被电离的靶分子能进行修复，所以，氧在一定意义上对放射损伤有"固定"作用。氧"固定"放射损伤的作用，也叫"氧固定假说"（oxygen fixation hypothesis）。此假说认为，电离辐射作用于生物物质时，产生自由基（$R\cdot$）如有氧存在时，自由基与氧起作用产生过氧基（$RO_2\cdot$），这种形式是靶损伤不可逆的形式。

三、电离辐射的细胞效应

细胞是生命体结构和功能的基本单位。辐射所致的损伤，不论是在机体整体水平、组织水平或分子水平上，都会以细胞损伤的形式表现出来。因此，研究放射对细胞的作用，是研究放射对机体作用的基础。在肿瘤的放射治疗上，细胞生物学研究，能为正常和肿瘤组织对放射作用反应提供重要依据。

（一）细胞杀灭的随机性

在细胞群经照射后，会产生部分细胞死亡，但细胞死亡是随机分布的，即在由 100 个细胞组成的细胞群中，经 100 次由照射产生的致死性损伤并不能杀灭全部 100 个细胞，而按平均值计算，37 个细胞未被击中，37 个细胞仅被击中 1 次，18 击中 2 次等。由于细胞死亡呈随机分布，使细胞存活率和剂量之间呈半对数的关系。

（二）细胞存活曲线

细胞存活曲线，也称细胞剂量效应曲线。是用来定量描述辐射吸收剂量与"存活"细胞数量的相关性的一种曲线。细胞存活曲线的类型包括：①指数性存活曲线。②非指数性存活曲线。

（三）靶学说

1. 单靶单击学说　按照靶学说，指数性曲线是单靶单击的结果。"靶"是指细胞内放射敏感的区域，"击"是指射线粒子的打击。单靶单击是假定细胞内只有一个较大的放射敏感区，只要击中一次便可造成细胞死亡。所以极小剂量的照射便可造成细胞存活率呈指数性下降。这种形式是密度较高的射线所造成的放射效应，如高 LET 射线。

2. 多靶单击或单靶多击学说　多靶单击学说认为细胞内不止一个靶，而是有多个敏感区，射线击中一个靶细胞尚不能死亡，必须击中所有靶才有效，导致细胞死亡。

（四）非指数性存活曲线数学公式及其参数

1. 多靶方程　大多数哺乳动物在体外培养细胞的剂量效应曲线为非指数曲线，其数学模型可用二元方程表示。根据单靶单击学说，细胞如果只存在一个靶，细胞存活率为：

$S = e^{-KD}$，死亡率为 $Y = 1 - e^{-KD}$。

如果细胞有 n 个靶或打击 n 次才能死亡，则死亡率应为 n 次造成的总和，公式为：

$Y = (1 - e^{-KD})^n$

式中 Y 为死亡率，n 为靶数或打击次数，K 为曲线指数下降部分的斜率，D 为照射剂量。其存活率公式应为：

$S = 1 - (1 - e^{-KD})^n$

如用 D_0 代替 K 带入公式，因 $D_0 = 1/K$，存活率公式可变为：

$S = 1 - (1 - e^{-D/D_0})^n$

根据公式，已知平均致死量 D_0 及存活曲线的 n 值，便可求出任何剂量照射下的细胞存活率。细胞存活率与细胞本身的放射敏感性（即平均致死剂量 D_0 和靶数或打击次数）有关，与受到的照射剂量有关。

哺乳动物非指数存活曲线（图 5-2）有几个参数，其生物含义如下：

（1）平均致死量 D_0：即存活曲线直线部分斜率 K 的倒数。这是照射后仍余下 37% 细胞存活或者使 63% 细胞死亡的剂量值，其反映每种细胞对放射线的敏感性。D_0 值愈小，使 63% 细胞死亡所需剂量愈小，曲线下降迅速，细胞愈敏感；D_0 值愈大，即杀灭 63% 细胞所需剂量愈大，曲线下降平缓，细胞对辐射敏感性愈低。D_0 值的改变，代表这种细胞放射敏感性的变化，如缺氧状态下可使细胞的 D_0 值增大，而放射增敏剂可使细胞的 D_0 值减小。

（2）外推数 N 值：细胞内所含放射敏感区的个数，即靶数或打击次数，N 值是将曲线直线部分延长与纵轴相交所截之部分。尺管把 N 值认作细胞内放射敏感区域的多少，但由于受照射条件的多样，也可以表现出不同的放射敏感性。是细胞内固有的放射敏感性相关的参数。N 值对细胞放射敏感性的影响，也是通过 D_0 值表现出来。

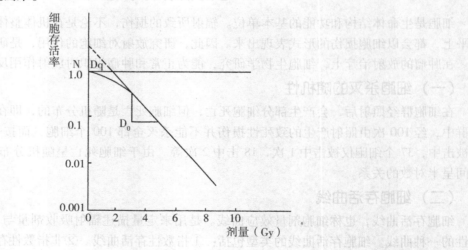

图 5-2　非指数细胞存活曲线

（3）准阈值 Dq（也称浪费射线剂量）：是将曲线直线部分延长，与横轴相交后所截之部分，他代表存活曲线的"肩宽"。表示从开始照射到细胞呈指数性死亡所浪费的剂量，也代表细胞亚致死损伤的修复能力的大小。Dq 值小说明该细胞亚致死损伤的修复能力弱，很小剂量即可使细胞进入致死损伤的指数死亡阶段。Dq 值大，表明造成细胞指数性死亡所需的剂量大，其修复亚致死性损伤能力强。

D_0、Dq 和 N 值是三个重要的参数，三者的关系式为：

$InN = Dq/D_0$

从上式可以看出，当 D_0 值一定时，N 值与 Dq 成正比，说明细胞内靶数愈多浪费剂量愈大；当 N 值一定时，D_0 与 Dq 成正比关系，即靶数不变的情况下，肩区愈大，细胞对放射线愈抗拒；当 Dq 一定时，D_0 和 N 值成反比，即靶数愈多的细胞对放射愈敏感。

2. 线性二次方程（L－Q 公式） 由于哺乳动物细胞的存活曲线复杂多样，所以描述存活曲线有许多数学模式。在 20 世纪 70 年代，Chaplman、Gillespie、Reuvers 和 Dugle 提出了 α、β 模式，即线性二次方程（L－Q 公式）：

$$S = e^{-(\alpha D + \beta D^2)}$$

某一剂量照射造成的细胞杀伤，都是由直接致死效应和间接致死效应组成，即 α 型和 β 型细胞杀伤。α 型细胞 DNA 为单击双链断裂，其产生的生物效应与剂量成正比，即 $e^{-\alpha D}$，式中 α 表示单击生物效应系数。在细胞存活曲线上与剂量表现为线性关系。β 型细胞 DNA 为多击单链断裂，与可修复的损伤积累有关，其产生的生物效应与剂量平方成正比，即 $e^{-\beta D^2}$，式中 β 表示多击生物效应系数。存活曲线表现为连续弯曲。

当单次照射引起 α 型和 β 型细胞杀伤效应相等时：

$$\alpha D = \beta D^2 \qquad \alpha / \beta = D$$

α/β 即为使两种效应相等时的剂量。

正常早期反应组织有较高的 α/β 值，说明 α 型细胞产生的效应相对明显，存活曲线弯曲程度较小；正常晚期反应组织 α/β 较低，表明直接杀伤（α 型）较少，可修复损伤积累（β 型）引起的杀伤相对较多，存活曲线弯曲较大。肿瘤组织的 α/β 值一般类似或较高于早期反应组织（图 5－3）。

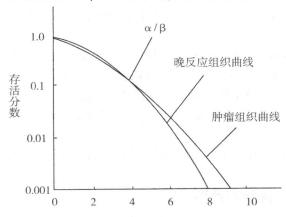

图 5－3 肿瘤组织和晚期反应组织的放射反应规律

（五）细胞死亡

细胞死亡是细胞照射后的主要生物效应，凡是失去无限增生能力，不能产生大量子代的细胞称为不存活细胞，即细胞死亡。它以两种形式表达：增生性细胞死亡和间期细胞死亡。

1. 增生性细胞死亡 是指细胞受照射后一段时间内，仍继续保持形态的完整，甚至还保持代谢的功能，直至几个细胞周期以后才死亡。增生性细胞死亡是最常见的细胞死亡形式，并且认为与不同组织经照射后损伤何时表达有关，也与组织的更新速度有关。

2. 间期细胞死亡 在某些情况下，如细胞受到大剂量照射（100Gy）时，细胞将在有丝分裂间期立即死亡，细胞死亡与细胞周期无关，这种死亡方式称间期死亡。它不同于增生性细胞死亡，间期细胞死亡一般发生于照射后几小时内，24h 内达到顶点。在临床上，最典型的间期死亡是淋巴细胞。大量的研究证明，在大多数情况下，间期性细胞死亡以细胞凋亡的形式出现。初步估计，大约 1/3 的实体肿瘤的辐射生物效应与细胞凋亡有关。

（六）细胞动力学的改变

放射线直接影响到细胞周期，影响较大的主要是在早 G_2 期和 G_1/S 后期。经照射后的细胞可在细胞周期中某一时相产生阻滞。阻滞时间的长短取决于照射剂量及剂量率、细胞类型及细胞在细胞周期中的时相。在低剂量率连续照射时，细胞倾向于停留在放射敏感的时相如 G_2 期等，这说明为什么低剂量率连续照射的疗效较好的原因之一。

四、细胞内在放射敏感性

1. 细胞的放射敏感性　指在放射线照射下，各种细胞产生的反应程度有别，这种对射线不同程度的反应称为细胞的放射敏感性。细胞内在结构、功能状态和周期时相等都与细胞放射敏感性有关。

2. Bergonie 和 Tribondeau 定律　Bergonie 和 Tribondeau 定律即"细胞的放射敏感性与它们的繁殖能力成正比，与它们的分化程度成反比"。细胞增生能力愈强，代谢愈活跃，对射线愈敏感。值得一提的是，卵细胞和小淋巴细胞不再分裂，但放射敏感性很高。

3. 细胞周期时相与放射敏感性　根据研究者对多种哺乳动物细胞的观察，周期中不同时相的细胞放射敏感性如下：①处于或接近有丝分裂的细胞最敏感（M、G_2）。②晚 S 期的抗拒性通常最高。③如 G_1 期相当长，则 G_1 早期有抗拒性，G_1 末期敏感。④G_2 期与 M 期的放射敏感性大致相等。

五、细胞的放射损伤与修复

（一）细胞放射损伤的类型

1. 亚致死性损伤（sublethal damage，SLD）　一般在细胞受照射后 1~6h 内基本修复。修复与 DNA、RNA 及蛋白质的合成无关。细胞如处于乏氧状态，SLD 的修复可完全或部分受阻。SLD 的修复能力和细胞群体的繁殖状态有密切关系。不处于增生期的细胞几乎无 SLD 修复，如使细胞增生就会出现 SLD 的修复。

2. 潜在致死性损伤（potential lethal damage，PLD）　细胞受放射线损伤后，多数细胞损伤发生在照射后 4~6h，如环境条件合适，可以修复，细胞得以存活。反之，可转化为细胞的致死性损伤，这种损伤称为 PLD。PLD 的修复需要 DNA 的合成。细胞在离体培养中，有利于 PLD 修复的条件是乏氧及处于细胞周期的中、晚 S 期；不利条件是低温（0℃）及加温疗法。PLD 的修复主要在 G_0 期及相对不活跃期细胞内。

3. 致死性损伤（lethal damage，LD）　即细胞受照射后出现不可修复的损伤。肿瘤放疗中，细胞丧失增生能力，即为细胞死亡。

（二）SLD 修复与 PLD 修复的关系

一般认为 SLD 和 PLD 是两种不同的损伤，这两种损伤的修复也有不同：①在很大的剂量范围内 SLD 与剂量没关系，而 PLD 则对剂量有依赖性。②这两种效应可以相加。③SLD 的修复主要作用于增生状态细胞群体，而 PLD 的修复主要作用于非增生状态的细胞群体。

六、正常组织的放射敏感性

组织的放射反应程度及敏感性，主要与其实质细胞的耗竭程度有关。大多数情况下，增生旺盛，分化程度低的细胞要比无增生能力、分化高的细胞对放射线更敏感。

（一）早期反应组织

通常将胃肠道黏膜、骨髓、口腔和食管黏膜等这些增生活跃、更新迅速的组织称为早期反应组织。这些组织接受放射线照射后，由于实质细胞迅速死亡，有丝分裂暂时或永久地被抑制，造成组织过多的细胞丧失而得不到补充，很快出现放射损伤的表现。

（二）晚期反应组织

增生活动不活跃的组织，如周围神经和中枢神经、肌肉、真皮、肝、肾等组织，这些组织在正常情况下细胞不增生或很少增生，称为晚期反应组织。他们在照射早期反应轻微，如剂量超过其耐受范围，晚期可出现较明显、甚至是不可逆的放射损伤。

（三）正常组织的敏感性分类

1. 敏感性高的组织　主要包括淋巴类组织、造血类组织、生精细胞、卵泡上皮和小肠上皮等。

2. 敏感性较高的组织　主要是上皮组织，包括口腔黏膜上皮、表皮上皮、毛发上皮、皮脂腺上皮、尿路及膀胱上皮、食管上皮、消化腺上皮等。

3. 中度敏感组织　包括结缔组织、神经胶质组织、小血管、生长中的软骨及骨组织等。

4. 敏感性较低的组织　主要包括成熟的软骨及骨组织、黏液及浆液腺上皮、唾液腺上皮、汗腺上皮、肺上皮、肾上皮、胰腺上皮及甲状腺上皮等。

5. 敏感性低的组织　主要有神经组织和肌肉组织。

七、放射线对肿瘤的敏感性

临床上根据肿瘤对不同剂量的反应，将放射线对肿瘤的敏感性分为：

（1）放射高度敏感肿瘤（照射 20 ~ 40Gy 肿瘤消失）：如淋巴类肿瘤、精原细胞瘤、肾母细胞瘤等。

（2）放射中度敏感肿瘤（照射 60 ~ 65Gy 肿瘤即消失）：如大多数鳞癌、脑瘤、乳腺癌等。

（3）放射低度敏感肿瘤（照射 70Gy 以上肿瘤才消失）：如大多数腺癌。肿瘤的放射敏感性与细胞的分化程度有关。分化程度越高，放射敏感性越低。

（4）放射不敏感（抗拒）的肿瘤：如纤维肉瘤、骨肉瘤、黑色素瘤等。

但一些低（差）分化肿瘤如骨的网状细胞肉瘤、尤文肉瘤、纤维肉瘤腹膜后和腘窝脂肪肉瘤等，仍可考虑放射治疗。

八、放射敏感性和放射可治愈性

（一）放射敏感性

放射敏感性指肿瘤或肿瘤细胞在受到射线照射后的反应程度。对肿瘤而言则是受照射后肿瘤缩小的程度及速度，表达对射线照射的反应性。肿瘤的放射敏感性受多种因素的影响，包含肿瘤细胞内在的因素（细胞类型、增生动力情况、血供情况等）、肿瘤局部外周情况以及宿主的情况。

（二）放射可治愈性

放射可治愈性指把肿瘤的原发部位或区域的肿瘤清除掉。这反映了照射的直接效应。在放射敏感性和放射可治愈性之间没有什么明显的相互关系。一个肿瘤可以放射敏感但不一定能治愈；或反之，虽然相对较抗拒，但能为单纯放疗或与其他措施相结合而被治愈。例如，乳腺癌或前列腺癌，这两个癌放疗后体积都缩小很慢，但用放疗治愈的可能却都很大。相反，一个弥漫性的恶性淋巴瘤或多发性骨髓瘤在几个分次照射后肿瘤就可能完全消退，然而却没有什么治愈的希望。

九、氧效应

早在 20 世纪 50 年代英国学者就注意到了放射敏感性与氧效应的关系，之后经过许多实验的探索，人们对氧在放射线和物体的作用中所产生的影响，有了更深更多的认识，并称之为"氧效应"。

1. 氧增强比　氧效应通常用氧增强比（oxygen enhancement ratio，OER）来描述。OER 定义为同一种细胞在无氧及有氧情况下产生同样的生物效应所需要的照射剂量之比值。不同类型射线 OER 值不同，X 线或 γ 线的 OER = 2.5 ~ 3.0；中子 OER = 1.6；高 LET 射线如 α 射线，OER = 1。

2. 肿瘤索　许多临床治疗结果和肿瘤乏氧之间关系的研究表明，乏氧能引起肿瘤对放疗的抗拒性，而且能增加肿瘤的侵袭性。Thomlinson 和 Gray（1955）报道 163 例对人体支气管肺癌的新鲜标本进行的组织学研究，他们发现肿瘤细胞是以毛细血管为中心作同心圆排列，在毛细血管周围为充氧带，层厚约 150 ~ 170μm，再向外为乏氧带约 20μm，乏氧带以外为坏死层。他将每一个排列单位称为肿瘤索（tumor cord），肿瘤索是构成肿瘤组织的最小单位。

3. 乏氧细胞　正常组织内乏氧细胞约占 1%，人肿瘤可能高达 30% ~ 40%。肿瘤越大乏氧细胞比例越大。由于乏氧细胞对射线抗拒，临床上常因乏氧细胞不能被杀灭而致肿瘤复发，导致放疗的失败。因此，氧是最好的放射增敏剂。

十、放射化学修饰剂

能改变哺乳类动物细胞放射反应的化学物质通称为化学修饰剂（chemical modifiers）。化学修饰剂可分为两类：①放射增敏剂。②放射防护剂。

（一）放射增敏剂

放射增敏剂是指能增加肿瘤细胞辐射杀灭效应的某些药物。目前有两类化学药物：乏氧细胞放射增敏剂和非乏氧细胞放射增敏剂（卤化嘧啶类）。

增加乏氧细胞放射敏感性的机制：

1. 模拟氧的作用　模拟氧的化合物以增加乏氧细胞的放射敏感性，但不会对富氧细胞产生任何影响。在这种情况下，不论氧或这些化学增敏剂均起到了电子"受主"（acceptors）的作用。这类化合物被认为是模拟氧作用的增敏剂。

2. 生物还原作用　许多含有氮基的电子亲和物对乏氧细胞具有很强的毒性作用。这种对乏氧细胞的毒性作用由某些有毒物质而产生的，这些有毒物质通过乏氧细胞内亲本化合物的代谢生物还原作用而形成的。如硝基咪唑类化合物中的 MISO 就显示出对乏氧细胞有很强的毒性作用。

3. 巯基的抑制作用　细胞内谷胱甘肽（GSH）的变化能影响细胞的放射敏感性。当乏氧细胞放射增敏剂（硝基咪唑类化合物和 BOS）应用同时伴有细胞内 GSH 的减少，会增强放射增敏剂的增敏作用。

4. 具有双重功能的放射增敏剂　RSU1069（MISO 的类似物）不仅具有放射增敏作用，而且还含有烷基的功能，即它们一方面是属于放射增敏剂，另一方面又是一种生物还原剂。

乏氧细胞增敏剂包括：硝基苯、硝基呋喃类和硝基咪唑类化合物。其中增敏作用最强的是 MISO。

5. 非乏氧细胞的放射增敏剂　肿瘤细胞的内在放射敏感性是决定治疗成功与否的因素之一。这一类非乏氧细胞的临床应用还需进一步的研究和探索。

（二）放射保护剂

所谓放射保护剂主要是能选择性的对正常组织起保护作用，提高正常组织的耐受量而不影响到肿瘤的控制率。

目前研究最有潜力的放射防护剂是 WR2721，化学名氨基丙氨乙基硫代膦酸酯。其对造血器官和胃肠道有很好的防护效果。在全身照射前立即给予大剂量，该化合物能迅速进入正常组织，而渗入到肿瘤内却相当慢。服药后几分钟进行照射，正常组织和肿瘤组织有很大差别。临床初步试验证明高血压是剂量限制毒性。

十一、加温与肿瘤放射增敏

（一）加温对细胞杀伤的机制

（1）对细胞膜的损伤，引起膜的通透性、流动性和膜成分改变。

（2）引起关键蛋白质的变性。

（3）细胞内溶酶体破裂，释放各种消化酶造成细胞破坏。

（二）细胞对加温度反应的特点

细胞对加温反应的特点有：①S 期细胞对加温最敏感。②乏氧细胞对加温更敏感。③加温可引起细胞分裂延迟和周期再分布。④细胞周围 pH 值较低时对加温更敏感。⑤肿瘤血管的发育异常，易形成热积集。

（三）加热和放射综合治疗的理论依据

加热治疗作为低 LET 射线放疗的有效辅助治疗方法的理论依据是：肿瘤细胞对热的敏感性较正常细胞大；热对低氧细胞的杀灭与足氧细胞相同，即加热能减少放射线的氧增强比（OER）；加热能选择性地作用于细胞周期中对放射抵抗的 S 期细胞，并使 S 期细胞变得对放射线敏感；加热抑制了放射损伤的修复，放射以后亚致死性损伤（SLD）就开始修复，加热能延迟亚致死性损伤修复10～20h，当温度高于41.5℃时还表现为对潜在性致死性损伤（PLD）修复的抑制。

（四）加热和放射结合治疗的顺序和时间间隔

先加热的作用主要是加热杀灭了肿瘤中的低氧细胞、S期细胞；而放射后加热除了热能杀灭肿瘤中的低氧细胞及S期细胞外，还能阻止放射损伤的修复并固定SLD和PLD，使其成为致死性损伤。但临床实践证明加热顺序对治疗效果影响不太大，而加热和放射之间的间隔时间是十分重要的。Stewart提出加热和放射之间以不超过4h为限。

十二、高LET射线的生物物理特性

（一）线性能量传递与相对生物效应

1. 线性能量传递（linear energy transfer，LET）　线性能量传递（LET）是指次级粒子径迹单位长度上的能量转换，或者说是单位长度射程上带电粒子能量损失的多少。其单位用keV/μm表示。根据其高低射线可分为两类：①高LET射线，一般大于100keV/μm。主要有快中子、负π介子及重粒子等。②低LET射线，一般小于10keV/μm。主要有X线、γ线和β线等。

2. 相对生物效应（relative biological effectiveness，RBE）　RBE的定义为：250kV X线产生某一生物效应所需的剂量与所观察的射线引起同一生物效应所需要的剂量之比。

可采用平均致死剂量（D_0）或半数致死剂量（D_{50}）进行比较（即：RBE=250kV X线的LD_{50}所观察射线的LD_{50}）。RBE是一个相对量，受多种因素的影响，如辐射剂量、分次照射次数、剂量率、照射时有无氧存在、观察的生物指标等。因此，确定某一电离辐射的RBE值时，必须限定相关条件。

3. LET和RBE的关系　在LET小于10keV/μm时，LET增加，RBE也缓慢增加；但当LET大于10keV/μm时，RBE上升加快，当LET达到100keV/μm时，RBE达最大值，如LET继续增加RBE反而下降。

（二）高LET射线的生物物理特点

1. 高LET射线的物理特点　高LET射线除中子外其他粒子都带电。带电粒子在组织内有一定射程，在粒子运行末端出现能量吸收高峰，即Bragg峰。利用这一特点，将肿瘤安置在剂量高的Bragg峰区域内，而保护肿瘤前后的正常组织。可通过调节能量在一定范围内连续变化，或在粒子途径上加"山"型滤过板使Bragg峰的宽度适于肿瘤大小。

2. 高LET射线的相对生物效应高　高LET射线沿径迹电离密度大，穿过生物体时一次或多次击中生物靶的概率较大，或致死损伤较多，细胞存活曲线表现为接近指数系杀伤，斜率极大，肩区较小。同等剂量的高LET射线较低LET射线有更大的细胞杀伤有能力。

3. 高LET射线对乏氧细胞的影响　肿瘤组织中有大量的乏氧细胞，乏氧细胞对低LET射线敏感性差。而高LET射线如快中子等对乏氧细胞的杀伤力大。也就是说高LET射线对氧的依赖性不明显。如X线和γ线等低LET射线的OER为2.5～3.0，而中子和重粒子为1.4～1.7。

4. 高LET射线对细胞周期不同时相的影响　细胞周期内的不同时相对X线和高LET射线的敏感性是相同的，即M期和G_2期细胞最敏感，晚S期最抗拒，但周期内不同时相对中子的敏感性差异要比X线小得多。

5. 高LET射线对潜在致死损伤修复的影响　低LET射线照射时潜在致死损伤在非增生状态细胞很明显，而高LET射线照射使细胞无潜在致死损伤修复。因此，高LET射线应用于缓慢增生、密集生长、乏氧状态的肿瘤，可得到较好的治疗效果。

十三、凋亡与放疗

1. 细胞凋亡　是一种具有特定形态和生化改变的细胞死亡过程，是在一系列基因作用下所引起的生化反应的结果。凋亡可自发地发生于一些正常组织中，凋亡也可发生于所有未经治疗和经过治疗的肿瘤中。

受到一定放射剂量的照射后，淋巴瘤、胸腺瘤、精原细胞瘤等有显著的凋亡反应，而肝癌、肉瘤、胶质母细胞瘤及恶性黑色素瘤等照射后的凋亡指数很低，其他肿瘤细胞系介于两者之间。在一定的放射剂量范围内，无论是体外培养的肿瘤细胞系还是移植瘤，随着剂量的增加，凋亡指数也随之而增加，开始较快，以后变缓，逐渐变平，而进一步增大剂量反而会降低凋亡指数。

2. 肿瘤凋亡的异质性　肿瘤细胞凋亡中存在不同的细胞群体，其中一部分照射后即发生凋亡，而另一部分即使给予较高的剂量也不会发生凋亡，这一现象称为凋亡异质性。分次放疗可增加凋亡指数。

3. 氧诱导凋亡　乏氧影响了放疗及化疗的疗效。近年人们研究了氧与凋亡的关系，初步的结果显示：在高浓度氧（95%）情况下所有人或鼠的肿瘤细胞系均出现较明显的凋亡反应，其大小因组织不同而有差异；而在低氧情况下绝大多数细胞系不出现凋亡。

4. 辐射诱导凋亡的基因　很多基因参与了凋亡的调控，包括诱导凋亡的基因和抑制凋亡基因。所有具有促进和抑制凋亡的基因均可作为基因治疗的手段而应用于肿瘤治疗。其中，尤以 P^{53} 及 Bcl-2 最引人注目。P^{53} 作为一种抗癌基因起"分子警察"作用，可引起 G_1 阻滞，抑制肿瘤的形成。

十四、放射治疗中的分子生物学

1. 早期或急性放射反应基因　放射后数分钟至 1h 一些基因就开始表达，包括 Ege-1，C-jun 和 NF-κB 等。它们均与细胞增生有关，参与调控多种生长因子和细胞因子的转录和表达。照射后在上述基因的"指令"下，静止期细胞进入细胞周期，以补充被放射线杀灭的细胞；同时使受损伤的细胞在 G_1 期和 G_2 期"暂时停留"，使细胞有时间修复放射损伤的 DNA，不使细胞在受伤的情况下进入 DNA 合成或进入下一个分裂周期。

2. 亚急性放射反应基因　在亚急性放射反应的过程中，许多细胞介质起了重要作用，主要包括 TNF、白细胞介素 2（IL-2），它们可以与内皮细胞和粒细胞的相应受体结合，引起炎症样改变，与放射后的水肿、毛细血管通透性增加及急性放射性损伤等有关。

3. 放射后组织纤维化有关的因子　晚期反应组织如肺、肾、皮肤等，过量照射后会产生广泛纤维化，并导致其功能丧失。目前已知 TGF-β 在放射纤维化中起着关键性作用。

4. 放射后血管损伤有关的因子　放射可引起某些基因内表达，如 PDGF、TNF 和 E-9 基因等，释放和分泌某些因子，诱导血管内皮细胞和纤维细胞的增生，使血管腔变窄、缺血、纤维化和毛细管扩张。

（纪雪华）

第五节　放射治疗原则与实施

一、根治性治疗

1. 根治性放疗　指应用放疗方法全部而永久地消失恶性肿瘤的原发和转移病灶。通过此法治疗，患者可望获得长期生存。

2. 根治性放射治疗的主要适应证　①病理类型属于放射敏感或中度敏感肿瘤。②临床 I、II 期及部分 III 期。③患者全身状况较好，重要脏器无明显功能损害。④治疗后不会出现严重并发症或后遗症，患者自愿接受。

3. 根治放射治疗剂量　也就是达到肿瘤致死剂量。根据病理类型和周围正常组织的耐受尽有很大差异。如淋巴网状内皮系统肿瘤一般为 20~40Gy/2~4 周，鳞状细胞癌为 60~70Gy/6~7 周；腺癌一般为 70~80Gy/7~8 周。

二、姑息性放疗

对病期较晚、治愈可能性较小的患者，以减轻患者痛苦、改善生存质量、尽量延长生存期为目的放射治疗，称姑息性放射治疗。又可分为高姑息和低姑息治疗两种。

姑息性放疗的适应证：①止痛：如恶性肿瘤骨转移及软组织浸润所引起的疼痛。②止血：由癌引起的咯血、阴道流血等。③缓解压迫：如恶性肿瘤所引起的消化道、呼吸道、泌尿系统等梗阻。④促进癌性溃疡的清洁、缩小甚至愈合：如伴有溃疡的皮肤癌、乳腺癌等。⑤改善器官功能和患者的精神状态：尽管肿瘤已广泛播散，但当患者看到肿瘤在缩小，症状在缓解或消失，其精神状态就会获得很大的改善。

治疗技术相对简单，剂量也是根据需要和具体情况而定。高姑息治疗用于一般情况尚好的晚期病例，所给的剂量为全根治量或2/3根治量。低姑息治疗用于一般情况差或非常晚期的病例。照射方法可采用常规照射，也可使用大剂量少分割方式。

三、综合治疗

（一）与手术结合综合治疗

1. 术前放疗　术前放射治疗的目的是抑制肿瘤细胞的活性防止术中扩散；缩小肿瘤及周围病灶，降低分期提高手术切除率；减轻肿瘤并发症，改善患者状况，以利于手术治疗。

2. 术后放疗　术后放疗的适应证主要有：①术后病理证实切缘有肿瘤细胞残存者。②局部淋巴结手术清扫不彻底者。③因肿瘤体积较大或外侵较严重，手术切除不彻底者。④原发瘤切除彻底，淋巴引流区需预防照射。⑤手术探查肿瘤未能切除时，需给予术后补充放疗。

3. 术中放疗　很少应用。

（二）与化疗结合综合治疗

1. 化疗和放疗综合治疗的目的　①提高肿瘤局控率。②降低远处转移。③器官结构和功能的保存。

2. 化疗和放疗综合治疗的生物学基础　①空间联合作用。②化疗和放疗独自的肿瘤杀灭效应。③提高杀灭肿瘤的效应。④正常组织的保护作用。⑤阻止耐药肿瘤细胞亚群出现。⑥降低放疗剂量。

3. 放疗化疗结合综合治疗的基本方法　主要有序贯疗法、交替治疗和同步治疗。

四、急症放疗

1. 脊髓压迫征（spinal cord compression，SCC）　是指肿瘤或非肿瘤病变压迫侵犯脊髓、神经根或血管，从而引起脊髓水肿、变性及坏死等病理变化，最终导致脊髓功能丧失的临床综合征。由癌骨转移引起症状的病例，早期放疗效果比晚期放疗效果好。照射剂量应根据肿瘤的敏感情况而定，一般为40～50Gy，不宜超过55Gy，然后给予或直接给予椎管内肿瘤放射性粒子植入治疗。

2. 上腔静脉综合征（superior vena cava syndrome，SVCS）　是上腔静脉或其周围的病变引起上腔静脉完全或不完全性阻塞，导致经上腔静脉回流到右心房的血液部分或全部受阻，从而表现为上肢、颈和颜面部淤血水肿，以及上半身浅表静脉曲张的一组临床综合征。源于恶性肿瘤的上腔静脉综合征，尤其是对放疗敏感的肿瘤，一般首选放射治疗。一般开始剂量用4Gy，每天一次，连续3d后改为2Gy，每周5次，病灶总剂量在40～50Gy/3～5周，精确放疗剂量甚至可达75Gy，国产伽马刀50%等剂量曲线上剂量可根据肿瘤病理类型而定，中度敏感或不敏感肿瘤可达65Gy，中心剂量达100Gy以上，但热点要避开血管壁或其他敏感组织、器官。

（纪雪华）

第六节 放疗反应及处理

放疗引起的全身反应程度不完全一样，一般说，照射野大，分次剂量大，总剂量大，患者发生不良反应的概率就高。

一、急性反应

1. 疲劳、恶心和呕吐 常见，尤其是脑照射时更易发生，是局部水肿的结果，结合脱水治疗可明显减弱症状；胃的照射可致上腹不适恶心甚至呕吐，可给予消除恶心呕吐的药物，劝患者吃易消化食物。

2. 皮肤反应 早晚及轻重程度与所用射线的物理特性及治疗计划的设计有关。可表现为放射性色素沉着、干性皮炎、红斑样皮炎、湿性脱皮，甚至放疗后多年皮肤纤维化等。多发生在易潮湿的腋下，会阴部等，治疗预防感染，保持局部干燥，关键是局部皮肤制动，防牵张，活动导致损伤、渗出。

3. 放射性黏膜炎 颈部肿瘤放疗时，常引起口腔或咽喉黏膜炎，放疗前口腔牙病应进行处理，放疗中注意口腔卫生。嘱咐患者戒烟、戒酒、避免辛辣刺激性食物。出现反应时不要应用抗生素，可用碱性液体漱口或大量清水漱口，防止白色念珠菌感染。

4. 放射性食管炎 食管癌接受 15Gy 以后，可引起放射性食管炎。表现为轻度吞咽难及食管疼痛。口服利咽痛合剂，防感染也可适量口服抗生素。

5. 放射性肠炎 腹腔和盆腔放疗时，放射量达到加 20~30Gy 时，常发生腹部不适或腹泻。嘱咐患者吃易消化食物，消炎或止泻药。

6. 放射性尿道炎 盆腔或会阴部放疗常引起尿频、尿痛或排尿困难，如患者有全身症状伴有发热。多饮水或抗生素治疗。

7. 中枢神经系统放射反应 常伴有疲劳、嗜睡，头痛、呕吐等。

二、后期反应

后期损伤少见，常发生在放疗后 6 个月或 6 个月以上生存的患者。影响皮肤损伤、器官萎缩和纤维化，与照射体积和分割剂量密切相关。

1. 后期皮肤改变 表皮变薄、萎缩、毛细血管扩张，皮下发生纤维化。

2. 肺反应 常规照射 20Gy 即可发生肺纤维化。X 线片表现照射区的组织永久性肺纤维化。

3. 迟发性肠道反应 盆腔放疗后可有腹泻、腹痛、大便带血或便血，多发生在放疗后 10 个月左右。嘱少食粗纤维食物，给口服肠道消炎药，中药或氢化可的松保留灌肠可减轻症状。

4. 肾及膀胱后期反应 主要是盆腔放疗引起，后期反应多发生在放疗后的 2~7 年不等，主要症状尿血、尿频，膀胱纤维化导致膀胱容量减少。治疗可一般消炎、止血保守治疗，有时持续。如有严重放射损伤，行膀胱切除。

5. 中枢神经系统反应 有两个阶段：第一阶段发生在早期，常出现在放疗后的 4~6 周，甚至发生在相当低的剂量时，这种表现多为暂时的脱髓鞘反应，即低头弯曲时上肢或下肢有短暂的电休克样麻痛，这是可逆的；第二阶段是伴功能减低的神经组织坏死，多发生在脊髓放射量大于 45Gy 以上，神经坏死及功能的丧失反应是不可逆的，因此唯一可行的方法是预防。

（纪雪华）

第七节　影响放射治疗效果的因素

一、病理分型

不同病理类型的肿瘤对放射敏感性有很大差异，一般来说来源于放射敏感组织的肿瘤放射敏感性相对较高；同一种病理类型分化程度不同其放射敏感性也不一样，一般分化程度愈低敏感性愈高，分化程度愈高放射敏感性愈低。

二、肿瘤的临床分期

早期肿瘤体积小，血运好，乏氧细胞少或没有，对放射线敏感，肿瘤容易被杀灭，放射治疗效果好。晚期肿瘤体积大，肿瘤血运差，乏氧细胞多，放射敏感程度低，放射治疗效果差，并且转移率高，放射治疗效果差。

三、肿瘤生长部位和形状

肿瘤生长的部位或正常组织称为瘤床。瘤床的血运情况对肿瘤的放射敏感性有影响。一般来说，外生型的肿瘤比内生型的肿瘤放射效果好，菜花型和表浅型对放射线敏感，结节型和溃疡型对放射治疗中度敏感，浸润型和龟裂型对放射治疗抗拒。同一种病理类型的肿瘤生长在血运好的部位，放射敏感性要高于血运差的部位，如头颈部的鳞癌放射治疗效果高于臀部和四肢的鳞癌。

四、治疗情况

曾接受过不彻底的放射治疗或足量治疗后又原地复发的肿瘤、接受不规范手术、经多次穿刺等情况的患者，由于正常结构破坏，纤维化，局部血运差，肿瘤细胞乏氧，放射敏感性差，治疗效果较初次治疗的患者差。

五、局部感染

肿瘤局部感染出现水肿坏死，进一步加重局部组织缺血缺氧，乏氧细胞增多，从而使放射敏感性降低。

六、患者全身情况

患者全身营养状况差和贫血都可能影响肿瘤的放射敏感性，同时也影响正常组织的修复功能，都会影响放射治疗的效果。

七、并发症

患者患有肺、肝脏、活动性结核、甲状腺功能亢进、心血管疾病、糖尿病等疾患，都会影响肿瘤的放射治疗的顺利进行和治疗效果。

（纪雪华）

第六章

肿瘤的介入治疗

第一节　血管性介入治疗技术

肿瘤血管性介入治疗是在诊断性血管造影的基础上，通过导管向病灶供血血管内注射药物或栓塞剂，以达到治疗肿瘤目的的方法，其技术包括经导管动脉灌注化疗术及经导管动脉化疗栓塞术。

一、介入的基础

（一）肿瘤血管性介入治疗原理

肿瘤生长很大程度上依赖血液供应营养，阻断肿瘤供血血管可明显抑制肿瘤生长、扩散。肿瘤的血管性介入治疗是在局部麻醉下经皮穿刺，置导管于动脉腔内，在影像设备引导下，通过血管造影，高度精确确定肿瘤供血动脉后，将导管选择或超选择性置入各种实体肿瘤供血动脉，再将抗癌药物和（或）栓塞剂的混合物直接注入肿瘤。众多的国内外实验研究和临床疗效观察显示，动脉介入灌注化疗或动脉栓塞可使肿瘤局部药物浓度大大提高，同时阻断血液供应，近远期疗效显著、全身不良反应小、安全系数高。

（二）肿瘤血管性介入治疗所需器械

1. 穿刺针　为肿瘤血管性介入治疗最基本的器材。穿刺针的主要目的在于建立通道，再通过导丝导入各种导管进行下一步操作，或直接经建立的通道注入药物等。穿刺针一般由锐利的针芯和外套管构成，而单纯用于血管穿刺的穿刺针一般为中空穿刺针。穿刺针的针长 2.5 ~ 7.0cm，其外径用 G（Gauge）表示，一般 18 ~ 22G 等，数值越大，穿刺针越细。

2. 导管　介入放射学的主要器材，根据使用目的可分为造影导管、引流导管、球囊扩张导管等，分别用于造影、栓塞、引流、扩张狭窄管腔之用。导管由于使用部位和用途的不同，因而长短、粗细、形状均不同。一般导管直径用 F（French，1French = 0.333mm）表示。

3. 导丝　可利用其交换送入导管，或利用导丝导向性能，将导管选择性或超选择性导入靶血管的重要器材。导丝头端分为直形、J 形等多种。根据使用物理特性不同可以分为超滑导丝、超硬导丝、超长的交换导丝、微导丝等。导丝的直径用英寸或毫米表示。

4. 导管鞘　为了避免导管反复出入组织或管壁对局部造成损伤，尤其在血管操作时避免损伤血管壁而使用的一种器材。它由带反流阀的导管鞘、扩张器和引导导丝组成，用硅胶制成的反流阀在防止血液外溢同时，可以反复通过相应口径的导管，而血管壁不会受损。导管鞘的外套管的直径用 F 表示。

5. 数字减影血管造影装置　即将血管造影的影像通过数字化处理，把不需要的组织影像删除掉，只保留血管影像，这种技术叫作数字减影血管造影技术（digital subtraction angiography，DSA），其特点是图像清晰，分辨率高，为观察肿瘤血供情况及介入治疗提供了近似真实的图像，为各种介入治疗提供了必备条件。Nudelman 于 1977 年获得第一张 DSA 的图像，目前，在血管造影中这种技术应用已很普遍。

（三）Seldinger 穿刺法

Seldinger 穿刺法为介入操作的基本穿刺法，是 1953 年瑞典放射学家 Seldinger 首先采用的经皮穿刺血管插管技术，取代了以前直接穿刺血管造影或切开暴露血管插管造影的方法。该穿刺插管方法操作简便、安全、并发症少，很快得到广泛应用并沿用至今。操作时用尖刀片在穿刺处沿皮纹方向挑开皮肤 2mm，皮肤开口应位于血管的正前方血管穿刺点的下 1～2cm 处，以便斜行穿入动脉，使以后的操作均在与血管同一斜面上进行。穿刺针穿刺时的斜面应始终向上，有利于导丝推进。用带针芯的穿刺针以 30°～40°角经皮向血管快速穿刺，穿透血管前后壁，退出针芯，缓缓向外退针，至见血液从针尾射出，即引入导丝，退出穿刺针，通过导丝引入导管鞘，即可进行有关插管操作（图 6-1）。

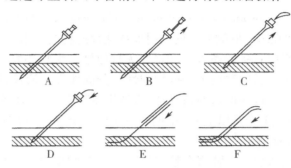

图 6-1 Seldinger 穿刺法
A. 带针芯的穿刺针穿透血管前、后壁；B. 退出针芯；C. 后退穿刺针管至血喷出；D. 引入导丝；E. 退出穿刺针留下导丝后插入导管；F. 导管顺导丝进入血管，退出导丝，留下导管

二、介入诊疗的方法

（一）经导管动脉灌注化疗术

经导管动脉灌注化疗术（transcatheter anterial infusion，TAI），即通过介入放射学方法，建立由体表到达靶动脉的通道（导管），再由该通道注入化疗药物达到局部治疗肿瘤的一种方法。

1. 术前准备　包括穿刺针、导丝、导管鞘、导管等常规器材及同轴导管系统、球囊阻塞导管、灌注导丝、灌注导管、全植入式导管药盒系统、药物注射泵等特殊器材。动脉内灌注常用的化疗药物根据肿瘤病种不同而异。

2. 临床应用　TAI 目前在临床上常用于治疗肝癌、肺癌、盆腔肿瘤等恶性实体瘤。在行 TAI 时，先常规进行选择性动脉造影，了解病变的性质、大小、血供情况，必要时进行超选择性插管进行 TAI 治疗。TAI 的入路主要有股动脉、腋动脉及锁骨下动脉等。经股动脉插管操作方便，成功率高，主要用于短期的 TAI；经腋及锁骨下动脉穿刺难度大，技术要求高，但不影响行走，故可保留导管用于长期持续或间断性 TAI。

3. 并发症　该法操作简单，对患者损伤小，术后恢复快，并发症较少。主要并发症包括：①消化道反应：大剂量的化疗药物进入胃肠道动脉后可能造成胃肠道反应，主要为消化道黏膜苍白、水肿或点状糜烂，造成胃肠道出血、腹泻和呕吐等。②骨髓抑制：抗癌药物大多数都有不同程度的骨髓抑制作用，受影响最大的是白细胞，以粒细胞减少较为严重。③肝脏毒性：许多抗癌药物对肝脏有一定程度的损害作用，尤其是在肝脏本身疾病和有潜在疾病如原发性肝性肝癌、病毒性肝炎、肝硬化等情况下更容易发生肝脏毒性反应。④肾脏毒性：临床上常用的化疗药如顺铂（DDP）、丝裂霉素（MMC）、亚硝脲素、甲氨蝶呤和链佐星等都可以发生肾脏毒性作用，其中 DDP 最容易出现。⑤心脏毒性：对心脏有毒性的抗癌药物主要是蒽环类抗癌抗生素 ADM，它可以引起急性、亚急性和慢性心脏毒性。其他如大剂量的环磷酰胺和 5-FU 等也可引起心肌损伤、心绞痛和心电图异常。

4. 疗效评价　动脉内药物灌注术使药物能高浓度进入病变区，从而提高对局灶性病变的治疗效果，减少药物的不良反应。在治疗恶性肿瘤方面，对供血丰富肿瘤的疗效明显优于少血性肿瘤，但后者仍可延缓肿瘤生长速度和减少疼痛症状，提高患者的生存质量。支气管动脉灌注化疗治疗肺癌近期疗效显著，有效率为80%~97%。从组织学类型而言，小细胞未分化癌疗效最好，其次为鳞癌、腺癌。现认为，中央型、支气管动脉供血丰富的肿瘤疗效优于周围型、支气管动脉供血欠丰富的肿瘤。灌注且能行动脉栓塞，疗效可提高。合并放疗、经皮穿刺药物或无水乙醇注射、肺动脉灌注化疗等也可提高疗效。术前行灌注化疗有利于提高手术切除的疗效。

（二）经导管动脉化疗栓塞术

经导管动脉化疗栓塞术（transcatheter arterial chemoembolization，TACE）指经导管向肿瘤供血血管内注入化疗药物及栓塞剂，即在阻断肿瘤血供的同时发挥化疗药物的作用，从而达到治疗肿瘤的目的。

1. 栓塞剂　理想的栓塞剂应具备的条件：无毒、无抗原性、生物相容性好、易获取、易消毒、不透X线、易经导管注入等。栓塞剂种类较多，按物理性状分固体性、液体性；按栓塞血管部位分为外围性（末梢栓塞剂）和中央性（近端栓塞剂）；按能否被机体吸收，分为可吸收性和不可吸收性；按栓塞血管时间的长短，分为长期（1个月以上）、中期（48h至1个月）、短期（48h以内）。目前肿瘤介入临床治疗常用的有以下几种栓塞剂。

（1）碘化油：属于末梢栓塞剂，对肿瘤有趋向性（可能与肿瘤血管的虹吸作用、缺乏清除碘油的单核细胞或淋巴系统有关），长时间栓塞20μm以上的肿瘤血管，而在正常肝组织内易于清除，也可作为化疗药物载体和示踪剂，主要用于肝癌的栓塞治疗。

（2）吸收性明胶海绵：是一种无毒、无抗原性的蛋白胶类物质，是目前肿瘤介入应用最广的栓塞剂。按需剪成条状或颗粒状，可机械性阻塞血管，并可造成继发性血栓形成，栓塞血管时间为2~4周。

（3）其他：聚乙烯醇（polyvinyl alcohol，PVA颗粒）、含化疗药或放射性物质的微囊或微球主要用于肿瘤的化学性、放射性栓塞治疗。另外，不锈钢圈、白及、无水乙醇等都属于永久性栓塞剂，均可用于肿瘤栓塞治疗。

2. 临床应用

（1）手术前辅助性栓塞：适应于富血供肿瘤如脑膜瘤、鼻咽血管纤维瘤、富血供肾癌和盆腔肿瘤等。有利于减少术中出血、肿块完整切除及避免或减少术中转移。

（2）姑息性栓塞治疗：适于不能手术切除的恶性富血供肿瘤，可改善患者生存质量及延长患者生存期。部分肿瘤行栓塞术后，病情改善，肿块缩小，再行二期手术切除。

（3）相对根治性栓塞治疗：适于少数良性富血供肿瘤如子宫肌瘤、肝血管瘤和极少数恶性肿瘤。肝癌化疗性栓塞的临床效果可与手术切除效果媲美，且微创，适应证广。

3. 并发症　主要包括：①组织缺血：其发生和血流动力学的变化以及选择栓塞材料不合适有关。例如如果门静脉阻塞和肝硬化门脉高压时门静脉血流减少，栓塞肝动脉可导致肝梗死，甚至肝功能衰竭。②意外栓塞：主要发生于插管不到位，栓塞剂的选择和释放不适当，操作者经验不足等情况。其严重程度视误栓的程度和具体器官而定。可发生神经、肺、胆管、胃肠道、脾、肢体末端、皮肤等的梗死，严重者可致残或致死。③脊髓损伤：虽然罕见，但它是栓塞后的最严重的并发症之一。如肺癌行选择性支气管动脉灌注化疗和栓塞术时误栓脊髓动脉。④栓塞后综合征（post embolization syndrome）：与肿瘤及组织缺血坏死有关，可发生在大多数栓塞术后的病例。表现为恶心、呕吐、疼痛、发热、反射性肠郁张或麻痹性肠梗阻等症状。对症处理后1周左右逐渐减轻、消失。

4. 疗效评价　良、恶性肿瘤手术前行供血动脉栓塞治疗，不仅可以使肿瘤发生缺血萎缩，便于手术中分离切除，而且可以减少术中出血。对于晚期恶性肿瘤行供血动脉栓塞，可以促使肿瘤变性坏死，是姑息性治疗的重要措施。也常常是中晚期恶性肿瘤的唯一治疗手段。恶性肿瘤栓塞后还有提高免疫功能的作用。

（纪雪华）

第二节　非血管性介入治疗技术

非血管性介入放射学是研究在医学影像设备引导下对非心血管部位作介入性诊疗的学科。经皮非血管介入技术对肿瘤的诊断和治疗具有安全、有效、并发症少等优点。

非血管肿瘤介入诊疗技术众多，如穿刺活检、管腔成形术、引流术、造瘘术、肿瘤局部灭活等。管腔成形术包括球囊导管扩张及支架置入，如气管、食管、胆管等恶性狭窄的支架治疗；引流术如肝囊肿、脓肿及恶性梗阻等的引流。肿瘤的局部灭活治疗方法很多，近几年国内外应用超声、CT、MRI 引导下经皮穿刺肿瘤的射频、微波、冷凝治疗技术比较热门，利用体外超声聚焦对肿瘤治疗以及组织间近距离^{125}I 粒子内照射也都取得了不错的效果。

一、介入的基础

（一）肿瘤非血管性介入治疗原理

肿瘤非血管介入诊疗是在医学影像设备（如 X 线、CT、超声、MRI）的导引下，利用各种器械，通过血管以外的途径，如经人体生理腔道或直接穿刺脏器，对诸多良、恶性肿瘤进行诊断和治疗的技术。

（二）肿瘤非血管性介入治疗所需器械

肿瘤非血管性介入所使用的器械较多，各有特色，各个系统有各种不同的引流管及导管，穿刺针也不同，有时也可互相通用，本节就通用的器械进行简述。

1. 穿刺针　肿瘤的非血管性介入治疗所用穿刺针的主要目的同样在于建立通道，经建立的通道采集病理组织、抽吸内容物、注入药物等。现用穿刺针均为薄壁的金属针，其长度一般比血管性介入治疗所需穿刺针长，且带有刻度，通常 5~20cm 不等，针的粗细亦用 G 表示。

2. 引流管　引流管根据插入的部位与引流内容不同而外形不同，同一外形也有粗细大小不同，术者可根据情况选用，常用引流管有：囊腔引流管、胆管引流管、肾盂引流管等。

3. 导丝、导管　凡能用于血管的导丝、导管大都可用于非血管性操作，不再赘述。

4. 引导装置　B 超、X 线透视、CT、MRI、DSA 等影像学设备可以根据病情需要用于非血管介入治疗的过程中，使治疗可视化，大大提高了治疗的成功率。

5. 支架　用于对狭窄管腔支撑以达到恢复管腔流通功能之用。狭义的支架，仅指金属支架，广义上可以分为内涵管和金属支架。金属支架根据其扩张的特性可分为自膨式和球囊扩张式两种。

二、介入诊疗的方法

（一）经皮穿刺活检

恶性肿瘤是严重危害人类健康及生命的疾病，近年来发病率逐渐上升，且发病年龄逐渐下降，早期发现、正确的诊断、及时的治疗对预后有重要的影响。其中病理诊断对治疗方案的选择起着关键作用。经皮穿刺活检（percutaneous needle biopsy，PNB）是获取病理诊断的主要途径。使用穿刺针经皮直接穿刺身体各部位病变区，利用针头特殊装置取出病变的活检标本。也可用细针直接抽吸病变的组织碎块，再做活检。

1. 活检穿刺针的种类　目前活检针种类很多，但大致可分为三种：①抽吸针：针的口径较细，对组织损伤小，只能获得细胞学标本，如千叶（Chiba）针。②切割针：口径较粗，针尖具有不同形状，活检时可得到组织条或组织碎块，可行病理学诊断。这类针很多，如 Turner 针、Rotex 针等。③环钻针：主要用于骨组织病变的活检，针尖有尖锐的切割齿，便于穿过较硬的骨、软骨组织，取得组织学标本，如 Franseen 针等（图 6-2）。

2. 穿刺活检导向方法　经皮穿刺活检既不同于盲目穿刺活检，也不同于开放式活检，而是应用影像技术引导穿刺针，精确刺中欲检病灶。目前常用的导向手段为 X 线透视、超声、CT、MRI 等。

3. 并发症　穿刺活检术的并发症发生率很低，常见并发症有：①气胸：较常见，与穿刺针在肺内走行的距离、病灶大小、穿刺针的粗细及穿刺路径的选择有关，少量气胸可自行吸收，严重者需插管排气。②出血：亦较常见，若出凝血机制正常，可自行停止。③其他并发症：如胆汁性腹膜炎、肉眼血尿、一过性瘫痪等，主要是由于操作过程中损伤邻近组织器官、血管及神经所致。

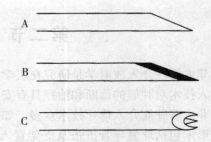

图 6-2　常用活检穿刺针针头形状
A. Chiba 针；B. Turner 针；C. Franseen 针

（二）非血管管腔狭窄扩张成形术

当恶性肿瘤侵及体内的消化道、气道、胆管、泌尿道等器官，造成管腔发生狭窄或阻塞时，可通过球囊成形术及内支架置入术来重建管腔，缓解症状，改善患者的生存质量，从而得到肿瘤治疗的宝贵时间。

1. 器材　非血管管腔成形术及内支架置入术常用的器材有球囊导管和支架。球囊的直径及大小有不同的规格，并选用不同规格的导管鞘。支架的使用依据不同病变而异。主要包括 Z 形支架及网状支架两种。

2. 操作　术前明确病变的部位、范围及程度。入路的选择应根据管腔而定，开放性管腔如消化道、气道、泌尿道等，可经体外管腔口进行介入操作；封闭管腔如胆管，需经皮肝穿胆管或术后遗留 T 形管进入操作。在操作时，先进行管腔造影确认导管位于管腔之内，然后置换球囊导管将球囊置于狭窄的中心部位或当狭窄段较长时，置于远侧狭窄部位，逐步向近心端扩张。扩张时球囊充胀程度应根据病变部位、性质而定。扩张后重复进行造影，结果满意时可撤出球囊。

若必要时可进一步在病变处置入支架，支撑已扩张的管腔。支架选择的主要原则是：①支架大小、支撑力合适，能撑开管腔，保持管腔通畅。②支架能较牢固地贴附于管腔壁上，减少移位的可能性。③尽可能防止肿瘤组织通过支架网眼长入支架腔内。④支架材料能耐受消化液、胆汁、尿液的浸泡及内容物沉积，可保持长期通畅性。对于有管腔瘘的患者可选用大小和类型合适的覆膜支架。

3. 并发症　因实施成形术的器官不同并发症亦不尽相同，主要有：①消化道：包括胸骨后疼痛、胃肠道穿孔、反流性食管炎及术后再狭窄等。②气道：早期并发症包括异物感、咳嗽、胸痛、支架移位等；晚期包括复发性阻塞、气管-食管瘘、支架上皮化等。③胆管：包括胆汁瘘、胆管感染、菌血症、败血症、支架移位和再狭窄等。④泌尿道：包括泌尿系统感染、输尿管穿孔、金属内支架阻塞等。

（三）经皮穿刺内外引流术

1. 经皮肝穿胆管引流（percutaneous transhepatic cholangial drainage，PTCD 或 percutaneous transhepatic cholangiography，PTC）　由于恶性肿瘤（如胆管癌、胰头癌），造成肝外胆管梗阻，临床出现黄疸。PTCD 可行胆管内或胆管外胆汁引流，从而缓解梗阻，减轻黄疸，为根治手术提供有利条件。行 PTCD 前需先做经皮肝穿胆管造影，确定胆管梗阻的部位、程度、范围与性质。PTCD 有内外引流之分，通过穿刺针引入引导钢丝，而后拔出穿刺针，沿引导钢丝送进末段有多个侧孔的导管，导管在梗阻段上方的胆管内，其内口亦在该处，胆汁经导管外口连续引流，称为外引流；若导管通过梗阻区，留置于梗阻远端的胆管内或进入十二指肠，则胆汁沿导管侧孔流入梗阻下方的胆管或十二指肠，称为内引流。

2. 经皮肾穿肾盂造瘘术（percutaneous transrenal pyelotomy）　若恶性肿瘤侵及尿道引起尿路梗阻，此术可用于梗阻的引流。使用细针经皮穿肾，进入肾盂，先做经皮顺行肾盂造影观察尿路形态、狭窄或梗阻部位及其程度，而后沿穿刺针送进引导钢丝，再将导管插入，留置于肾盂内。

3. 囊肿、脓肿经皮抽吸引流术　在影像设备导向下，对脏器及其周围腔隙的脓肿或积液经皮穿刺抽吸引流的技术。适应证比较广泛，包括肝、肾、脾、胰等腹部实质脏器脓肿或囊肿以及周围腔隙的积脓、积液、胃肠道周围积脓或积液等。单房脓肿疗效较好，但多房脓肿也可放置多个引流管。常用导向设备包括 X 线透视、CT、超声等，穿刺针一般选用 18～20G。其他器械有导丝、引流导管等。穿刺途径一般越短越好，以不穿过大血管或胃肠道为原则，当穿刺成功后先做诊断性抽吸，当抽出液体或脓液时即穿刺成功。然后经导丝导管技术放置引流导管。对脓肿内脓液应尽可能抽尽，并注入抗生素，必要时盐水冲洗。一般每 12h 抽吸、注药一次。

（四）经皮肿瘤消融术

经皮肿瘤消融（percutaneous tumor ablation）是指在明确肿瘤的部位和性质后，在 CT 或 B 超的导向之下，准确穿刺命中靶点——肿瘤，利用物理或化学的方法直接消灭或溶解癌组织。消融又分为物理消融和化学消融。物理消融是进行肿瘤穿刺后放入微波天线或者射频电极，利用电磁波在组织内进行加热的原理，使癌组织凝固坏死，包括经皮射频消融治疗（percutaneous radiofrequency ablation）、经皮微波高温治疗（percutaneous microwave hyperthermia therapy）、经皮激光热治疗（percutaneous laser thermotherapy）、氩氦靶向冷冻消融（argon helium cryosurgical ablation，CSA，又称氩氦刀）；化学消融，即经皮瘤内注射药物（乙醇、醋酸、化疗药物），通过穿刺针将蛋白凝固剂直接注射到肿瘤中心，利用化学药物的蛋白凝固作用使癌组织凝固坏死。

1. 经皮射频消融治疗

（1）操作：局部麻醉后经皮穿刺，精确定位、准确穿刺、适形治疗。将电极针置入肿瘤中心，在肿瘤内部打开 10 根很细的伞状电极针，将射频脉冲电波传送到肿瘤组织内，利用射频电流使癌组织升温到 60～95℃，直接杀死肿瘤细胞，精确测温、控温，灭活癌肿。治疗 10～30min，可以杀灭 2～5cm 的肿瘤，延长治疗时间，最大可以杀灭 10～12cm 的肿瘤，消融后局部注射强化治疗。肿瘤吸收消融后可以产生免疫作用。

（2）应用：射频消融适用于：肝癌、肺癌、胰腺癌、肾癌、肾上腺癌、盆腔肿瘤、肢体肿瘤和脑瘤等实体肿瘤，无论原发肿瘤还是转移性肿瘤，初治病例还是常规治疗失败病例，射频治疗不分肿瘤的病理类型均能够杀死，其微创、高效、安全，大大提高了肿瘤治疗的效果。

（3）并发症：射频消融治疗虽然是新开展的治疗肿瘤疗效确切的治疗方法，但也存在并发症，最常见的为术后发热、多汗及治疗部位疼痛；严重并发症为空腔脏器穿孔，腹腔内出血及心血管意外等，但发生率较低。规范术前准备和手术操作及合理的术后处理是避免并发症发生的关键。

2. 经皮无水乙醇注射治疗（percutaneous ethanol injection，PEI）　1983 年杉浦等对实验性小鼠肝癌灶注射无水乙醇治疗获得成功，1983 年 Livraghi 报道了临床应用无水乙醇治疗小肝癌后，这一方法逐步得到推广。PEI 理想适应证是肿瘤直径≤3cm，不超过 3 个结节。对直径＞5cm 的肝癌也可配合经导管介入治疗使用。由于受乙醇在肿瘤组织内浸润范围的限制，因此需要多点、多方位、多次穿刺注射适当剂量的无水乙醇。据报道，无水乙醇的肿瘤灭活率可达 70%～75%，直径小于 3cm 肝癌的 1 年、5 年存活率可分别达 90%、36%。

与此法类同的为经皮注射醋酸（percutaneous acetic acid injection therapy，PAI）。醋酸的杀死肿瘤细胞的能力比乙醇强 3 倍以上，且能透过肿瘤内的间隔，在肿瘤内均匀弥散，从而达到较好的治疗效果。

（五）放射性粒子组织间近距离治疗肿瘤

1. 放射性粒子组织间近距离治疗肿瘤发展简史　放射性粒子组织间近距离治疗肿瘤有近百年的历史。1901 年，Pierre Curie 首先提出近距离治疗术语（brachytherapy），其定义为将具有包壳的放射性核素埋入组织间进行放射治疗。Grossman 于 1982 年首次报道 100 例前列腺癌[125]I 粒子组织间插植治疗结果，5 年全组生存率 83% 和 9 年生存率 52%。近 20 年来，由于新型、低能核素，如碘-125、钯-103 相继研制成功、计算机三维治疗计划系统的出现和超声、CT 引导定位系统的发展使放射性粒子治疗肿瘤的技术获得了新的活力。放射性粒子组织间近距离治疗肿瘤具有精度高、对正常组织创伤小等优势，临床应用显示了广阔的前景。

2. 放射性粒子组织间近距离治疗肿瘤的设备　放射性粒子治疗肿瘤需要三大基本条件：①放射性

粒子。②三维治疗计划系统与质量验证系统。③粒子治疗的相关辅助设备，如粒子植入引导系统、粒子装载设备、消毒设备、粒子植入针和固定架等。

3. 放射性粒子组织间近距离治疗肿瘤的临床应用　适宜粒子植入治疗的病种十分广泛，包括脑胶质瘤、脑转移瘤、鼻咽、口咽癌、舌癌、肺癌、胸膜间皮瘤、乳腺癌、胆管癌、肝癌、前列腺癌，妇科肿瘤、软组织和骨肿瘤等。在美国，早期前列腺癌的放射性粒子组织间治疗已成为标准治疗手段，在头颈部复发肿瘤的治疗中，粒子植入也显示了其独特的优势。其并发症包括出血、血肿、疼痛、气胸、感染、粒子植入后移位造成非肿瘤组织放射性损伤等。目前，放射性粒子组织间肿瘤治疗在其适应证、禁忌证、规范化操作、疗效评价等方面仍存在颇多争议，相信随着研究的逐渐深入，完善放射性粒子组织间治疗肿瘤这一微创组织间内照射技术，必将提升肿瘤综合治疗水平。

（纪雪华）

第三节　肿瘤的介入放射治疗

一、介入放射治疗的历史回顾

作为一种新的治疗方法，介入放射治疗已被广泛地应用于临床各个领域，成为临床医学诊断治疗过程中的一门独立学科，即介入放射学（interventional radiology）。介入放射学最早由 Margolis 于 1967 年提出，是在 Seldinger 经皮穿刺股动脉插管技术的基础上发展而来的，其含义是应用放射诊断学的设备、技术和方法，将特制的导管或穿刺针导入体内，抽取组织或体液进行诊断或经导管进行各种治疗的特种技术。

介入放射学在国外始于 20 世纪 60 年代。1964 年 Dotter 等采用共轴扩张导管技术，首次进行血管成形术治疗动脉粥样硬化所致的外周血管狭窄，达到了血管扩张再通的目的，奠定了介入放射学在血管病变治疗方面应用的基础。1966 年 Rashkind 等创导了心房间隔开口术，1967 年 Postmann 进行了未闭动脉导管关闭术。之后 20 年，在治疗心脏病和血管疾病方面发展很快，形成了一整套血管性介入放射学的技术方法，包括房间隔缺损经导管关闭术，经皮肺动脉狭窄带囊导管扩张成形术，肺动静脉畸形栓塞术，双腔带囊扩张导管经皮腔内血管成形术等。在此基础上，非血管性介入放射学在 20 世纪 70 年代也相继展开，包括占位性病变的经皮穿刺活检，囊肿或脓肿的抽吸引流或灌注治疗，泌尿道及胆管的减压引流等。以 Seldinger 插管技术为基础，Molnan 和 Hoevels 等经肝穿刺胆管进行内、外引流。经皮穿刺活检则是在 20 世纪 60 年代后医学影像设备、穿刺针、穿刺方法及组织细胞学发展的基础上逐步完善起来的。Christorffersen 等 1970 年用细针穿刺胰腺肿块进行细胞学检查，准确率高达 94%。此后越来越多的文献报道了对各种器官肿瘤的穿刺活检，取得了满意的结果。

介入放射学应用于肿瘤的治疗，在 20 世纪 70 年代中期才见有临床应用报道。1971 年 Lang 首先报道了采用栓塞疗法治疗肾癌取得成功。1979 年 Aronsen 等将可降解性淀粉微球结合抗癌药物用于临床继发性肝肿瘤的治疗，1980 年又出现了将抗癌药物包埋于基质中的药物微球用于化疗与栓塞，1981 年日本学者加滕哲郎（Kato）提出了"化疗栓塞（Chemoembolization）"的概念，至 90 年代，经导管插入有关血管后行灌注疗法或栓塞疗法已经广泛应用于全身许多部位肿瘤的治疗。1990 年 11 月在北美召开的放射学学术会议上，很多学者就认为，作为一种新兴边缘学科的介入放射学在 20 世纪 90 年代将有迅速的发展，对血管疾病和恶性肿瘤的治疗将会有新的突破。事实证明，科学家们卓绝的想象力，给介入放射学注入了超强的生命力。随着影像医学和导管技术的迅速发展，介入放射学必将更加显示出它的优越性和生命力。

介入放射学在国内起步稍晚于国外。20 世纪 70 年代初期，国内就有很多人开始采用 Seldinger 技术进行经皮穿刺股动脉插管选择性血管造影。1973 年上海第一医学院中山医院采用股动脉经皮穿刺插管进行冠状动脉造影。1978 年陈星荣等报道了经皮穿刺股动脉插管肾动脉造影。在介入放射学经血管治疗血管疾病或其他器官病变的同时，也开展了非血管性介入放射学的应用研究。1985 年陈星荣等在 B

超、X 线定位引导下经皮穿刺插管引流治疗腹腔内脓肿，第二年又报道了经 T 型管用石钳或取石篮取出胆管残余结石的病例和方法，为我国介入放射学的开展奠定了基础。20 世纪 90 年代，我国介入放射学在治疗肿瘤方面尚处于起步阶段。1980 年上海医科大学华山医院的赵伟鹏等报道了采用固定硫化硅橡胶作为栓塞剂，对 6 例晚期肾肿瘤进行了肾动脉栓塞，避免了其后的手术大量出血。近年来用介入疗法治疗肝癌已获得令人鼓舞的效果，并被公认为是首选的非手术疗法。我院采用肝动脉插管，进行血管紧张素 Ⅱ 介导的肝动脉升压化疗栓塞治疗 21 例无法手术的中晚期原发性肝癌，8 例获得 Ⅱ 期切除的机会，手术切除的肝癌标本癌细胞广泛变性坏死，瘤体缩小，肿瘤区供应血管闭塞，使部分晚期肝癌患者得到了治愈的机会。到 2002 年为止，介入放射学已经普及到中小医院，在疾病的诊断和治疗方面发挥着越来越重要的作用。短短十年的临床应用，介入放射学给肿瘤乃至其他疾病患者带来的绝不仅是痛苦的解脱，更多的是生命的曙光。

二、介入性技术方法

介入放射学的技术方法很多，归纳起来大致有：栓塞和栓塞疗法，区域性灌注疗法，血管成形术，心血管腔内异物或血栓摘除术，穿刺抽吸活检，置管引流和造瘘，尿路或胆道结石取出术，尿道胆道及胃肠道狭窄扩张术等。本节仅介绍与肿瘤治疗有关的经动脉灌注抗癌药物、动脉栓塞疗法和经导管减压引流术三种方法。

（一）栓塞疗法

将栓塞剂通过导管注入血管内使血管阻塞以达到治疗的目的，称为栓塞疗法。动脉栓塞疗法在肿瘤的治疗中已得到较为广泛的临床应用，常与化疗药物相结合，因此又称其为化疗栓塞。

1. 栓塞剂的选择　目前国内外对栓塞剂的研究都化较重视，有些已用于临床，有些正从实验阶段向临床使用过渡，而有些则还处于实验阶段。按栓塞剂栓塞的时间效应即被吸收的快慢可将其分为短效（48h 内吸收）、中效（48h 至 1 个月吸收）、长效（1 个月以上才被吸收）三种。

研究成熟且已被临床使用的栓塞剂有：①自体凝血块或组织：将患者自体的新鲜血液置于无菌杯内凝固，然后切割成小块，或取自体肌肉、皮下组织等，经导管注入，这种方法具有无菌、无抗原性、方法简单等优点，缺点是易被吸收而使血管再通，有效期仅 1~2d，因此这种短效栓塞剂用于肿瘤栓塞治疗效果不够理想，目前常用于止血。②吸收性明胶海绵：是临床上应用最多的栓塞剂之一，根据栓塞血管的大小剪成碎块，经生理盐水或造影剂浸泡后，由导管注入，通过机械阻塞血管腔同时促使血栓形成，达到栓塞的目的。此方法的优点是安全无毒，取材方便。吸收性明胶海绵一般在 7~21d 被吸收，属中效栓塞剂。③无水乙醇：是一种液态栓塞剂，仅通过很小直径的导管就可以注射。其作用是通过损伤微小血管内膜，使血液蛋白质变性，形成凝固的混合物以栓塞小血管，也可以造成较粗动脉的栓塞。其优点是栓塞物不易被吸收，微血管栓塞后不易建立侧支循环，是一种很好的长效栓塞剂，适用于晚期恶性肿瘤的姑息性治疗。其缺点是酒精易反流至非靶器官造成梗死，这是一种严重的并发症，须注意预防。④不锈钢圈：常系含涤纶、羊毛等丝织物，经导管送入血管后，能机械阻塞或由其所系的丝织物引起异物反应而永久栓塞动脉近端，用于肿瘤的姑息治疗和止血。缺点是易建立侧支循环。⑤聚乙烯醇：有小块状和粉末状两种，适合于不同大小血管的栓塞，是一种无毒性、组织相容性好、可被纤维组织机化而长期不被吸收的长效栓塞剂。缺点是不易操作，易堵塞导管。⑥碘油乳剂：是肝癌治疗的一种常用栓塞剂，用 40% 碘化油或碘苯酯与适量化疗药物混合制成乳剂，加入单硬脂酸铝等化学稳定剂以稳定乳剂状态，经导管注入靶动脉，乳剂滞留在肿瘤血管内产生微血管栓塞。有时碘油也可标记上 ^{131}I，进行内放射治疗。碘油乳剂的优点是操作容易，栓塞与化疗相结合，不易吸收。

虽已试用于临床，但尚不十分成熟，需要进一步研究的实验性栓塞剂有：①Bucrylate：一种快速固化的组织黏合剂，在血管内与含离子的血液接触后可迅速聚合，形成的聚合物强度大，持续时间长。②可脱离球囊：导管头端的球囊在充以造影剂或不透光可固化物质后膨胀，使阀门关闭，导管脱离，留置于栓塞部位，达到栓塞作用。其优点是定位精确，永久性栓塞，球囊可适应动脉大小而栓塞。缺点是导管价格昂贵。③硅酮：是一种无毒、不被吸收的长效栓塞剂，有液态和小球两种剂型，与混合剂或造影剂混合，可调节它的黏滞度或使之不透 X 线。④微胶囊：有两种类型，一类是用可溶性无毒的乙基纤维作为包膜包裹丝裂霉素等化疗药物，另一类是将核素与树脂微球结合，制成不同大小的微囊以栓塞不同水平的血管。前者经导管注入后，阻断血流使肿瘤坏死，同时逐渐释放抗癌药物杀灭肿瘤细胞，而后者则是栓塞与体内放疗相结合的方法。⑤中药白及：将白及制成粉剂，消毒后与造影剂混合成糊状，经导管注入，一方面可机械阻塞血管，另一方面白及薜荔果多糖成分还具有广谱抗肿瘤活性。⑥电凝：将导管插到靶血管内，以导丝为阳极，在体表相应部位放置阴极，通以直流电，通过血液和组织的凝固而致血管闭塞。电凝疗法虽定位准确，但有击穿动脉的危险，且易形成侧支循环。

上述每一种栓塞剂都有它本身的优点和不足，临床上应根据具体情况选择。选择的原则是：其一，要考虑病变的性质和栓塞的目的，若为了控制出血或仅做术前栓塞以减少术中出血，则应选用短效栓塞剂；如需永久性阻断血流，治疗血管畸形或肿瘤姑息疗法，则选用长效栓塞剂。其二，要考虑栓塞部位及邻近器官，如髂内动脉插管栓塞治疗盆腔肿瘤时，以近端栓塞为好，不能选用无水酒精等液态栓塞剂，以避免膀胱等邻近器官的坏死。其三，考虑栓塞血管的大小、解剖特征和侧支循环情况，较大动脉可选用不锈钢圈，肝内微血管栓塞则应选碘油乳剂。对于肿瘤的栓塞，应进行周围性血管栓塞，以期达到肿瘤大部坏死的目的。

2. 栓塞方法　尽管各器官的栓塞疗法与具体操作技术各不相同，但应用最多的还是 Seldinger 技术。在 X 线电视监视下经皮穿刺股动脉，将导管插进相应器官肿瘤供血动脉；在栓塞前先行动脉造影以了解血管分布及变异，肿瘤的部位、范围，供养血管来源，侧支循环等情况；然后将导管置于靶动脉内，根据拟订的栓塞剂和治疗方案，缓缓注入栓塞剂和化疗药物。掌握好栓塞技术，根据病变范围、血管分布、导管口径及动脉血流大小，来估计决定注入栓塞剂的剂量与注射速度。在栓塞效果相同的情况下，应首选不易反流的栓塞剂，如果使用酒精类易反流的栓塞剂时，最好采用分次缓慢注射的方法。注射栓塞剂必须在电视监视下进行，因此要求栓塞剂是不透 X 线的，必要时要与造影剂混合。

（二）灌注疗法

经动脉注入抗癌药物，使肿瘤区域药物浓度增加，从而提高疗效、减轻药物不良反应的方法，称为灌注疗法。目前灌注疗法已成为治疗肝癌、胃癌、肺癌、胆管癌、胰腺癌、盆腔肿瘤、头颈部肿瘤等多种恶性肿瘤的重要方法之一，不但用于不能手术患者的姑息治疗，而且亦可用于术前治疗，使肿瘤缩小，改善手术条件，还可以用于术后预防肿瘤的复发。

采用 Seldinger 插管法，经股动脉、肱动脉或腋动脉入路，以股动脉途径最容易操作，应用最多。操作过程在 X 线电视下进行，灌注导管选择性置入靶动脉内后，推注造影剂先行诊断性动脉造影，观察导管位置以确认导管位于靶动脉内，同时了解血管分布、肿瘤供血情况及侧支循环等，为进一步超选择插管灌注抗癌药物作准备。肝癌灌注时，要将导管头尽可能插到接近肿瘤供血区域，如若导管头不能置入预定肝固有动脉内，可用钢圈或其他栓塞材料堵塞胃和十二指肠动脉等非靶血管，以减少药物的胃肠症状，肝癌由多支肝动脉供血时，可考虑经双侧股动脉或股、肱动脉同时插管灌注。胃癌的治疗要将导管插到胃和十二指肠动脉或胃左动脉。当导管到位并维持好以后，即可联合 2 ~ 3 种抗癌药物灌注，如若进行一次性大剂量灌注，注射完毕即可拔管，加压穿刺部位以防出血或血肿形成。多次重复灌注时，可在皮下埋入灌注泵，与留置导管相连，从泵的灌注口穿刺灌注。对无法超选择插管的肿瘤，当确认超选择插管失败后，将导管置于靶动脉前一级动脉，注入肾上腺素或血管紧张素 Ⅱ，之后再灌注抗癌药物，利用肿瘤血管缺乏 α - 受体或肿瘤血管发育不全、对缩血管药物无反应、同时周围正常组织血管收缩加压的特点，提高肿瘤局部血流量和药物浓度，这在超选择插管失败后的补救工作中尤为重要。

（三）经导管减压引流术

经导管减压引流术主要应用于缓解肿瘤对胆管、泌尿道的压迫所造成的梗阻症状。由于近年来介入放射学技术和器械的改进，不但可以做外引流和内外引流，还可以做经皮肝穿刺胆管内支撑引流术。经皮穿刺肾、胃造瘘术，而且使诊断与治疗紧密结合，大大减轻了患者的痛苦，为许多胆道、胰腺、泌尿道、上消化道肿瘤的诊治开辟了新的途径。

经皮穿刺胆道减压引流术包括外引流和内外引流以及胆管内支架引流术。凡因胆管癌、胰腺癌引起的胆管梗阻而不能立即手术或根本不能手术者，均适合行经皮肝穿刺胆管引流术。对于胆管梗阻伴重度黄疸和肝功能损害者，宜先减压引流，待黄疸缓解后再择期手术。胆管梗阻不能手术者，可以行永久性姑息性引流，以达到减轻症状延长生命的长期效果。穿刺进程在 X 线电视监视下进行，①取腋中线7、8 肋间进针，先用细针穿刺做胆管造影，明确梗阻部位和程度。②置套管穿刺针于胆管内，达到目标后拔去针芯，边退套管边抽吸，抽得胆汁表示穿刺针端已位于胆管内。③然后通过套管穿刺针插入导引钢丝，做外引流时一般用固定芯子导引钢丝，做内外引流时如固定芯子导引钢丝不能通过梗阻部位则用活动芯子导引钢丝，导引钢丝达预定部位后拔去套管穿刺针。④将扩张导管沿导引钢丝插入以扩张创道，将引流导管沿导引钢丝置入胆管，再拔去导引钢丝，最后注射造影剂核对引流导管位置并固定导管。引流导管端位于梗阻以上者为外引流，通过梗阻段进入十二指肠者为内外引流。胆管内支撑引流术与内外引流术不同的是多一个支撑引流导管，在插入引流导管之前先沿导引钢丝插入支撑引流导管，当支撑引流导管末端插入皮肤后，再插入口径与支撑引流导管相同的另一导管，将支撑引流导管推过狭窄段。拔去后一导管和导引钢丝即可，支撑引流术免除了由于引流导管所致的皮肤感染和导管护理的麻烦。对恶性梗阻性黄疸的治疗，可将胆管减压引流术与经动脉插管化疗相结合，称为双介入疗法。在置管引流后半个月到 1 个月，采用 Seldinger 技术行肝动脉插管，经导管联合灌入 5 - Fu、顺铂、丝裂霉素等化疗药物，每月灌注一次。3～4 次为 1 个疗程。双介入疗法不仅可以解除患者的黄疸症状，而且能延长生存期，是恶性梗阻性黄疸的一种有效治疗方法。

经皮穿刺肾造瘘术适用于肾后梗阻的减压引流或尿路改道。患者取俯卧或侧卧位。用 B 超或尿路造影定位决定穿刺点。在 X 线或 B 超引导下，穿刺肾下盏或扩大的肾盏肾盂，刺中后拔去针芯会有尿液流出，取尿样送检；经套管插入导引钢丝，沿导引钢丝用血管扩张器扩张穿刺道；最后沿导引钢丝插入引流导管，如果所用的为开花引流导管，则应在软性探针支撑下插入。拔去导引钢丝和软性探针，注入造影剂了解置管位置，造瘘管通过连接导管与贮尿袋相连，引流管上带有 3 路开关以供控制引流与灌注。肿瘤所致的输尿管狭窄，可将导引钢丝通过输尿管狭窄处插入膀胱，将引流管随导引钢丝也置入膀胱内，尿液即可引流入膀胱。

经皮穿刺胃造瘘术适用于口、咽、喉、食管肿瘤所致的进食困难。穿刺前先行胃内充气，在 X 线或 B 超下观察，以胃前壁贴近腹壁而无任何相间为准；穿刺点一般选择在胃前壁中部，穿刺针进入胃腔后，插入导引钢丝，拔去穿刺针，沿导引钢丝置扩张器扩张创道；沿导引钢丝插入导管，最好使导管端插过幽门；拔去导引钢丝，核实导管位置后，固定导管。

三、介入放射治疗的临床应用

（一）栓塞疗法的临床应用

1. 肝癌的栓塞疗法　介入放射学治疗肝癌较好的方法是化疗加栓塞。化疗常采用阿霉素 50mg 加丝裂霉素 16～20mg，或丝裂霉素 16～20mg 加顺铂 60～80mg。栓塞选择碘化油 4～20mL 加丝裂霉素 10～20mg 制成乳剂，或再加吸收性明胶海绵（1～2mm）20～40 粒。加吸收性明胶海绵后能造成肿瘤较快较大范围的坏死，但对超选择要求也较高。由于肝癌的血供 90% 以上来自肝动脉，因此经肝动脉插管化疗栓塞是向肿瘤供血动脉直接给药，增加了肿瘤内药物浓度，同时使肝癌血供减少 90%，导致肿瘤坏死。于淼等总结了 287 例用化疗栓塞的肝癌患者，其中包括门脉癌栓 67 例，远距离转移 46 例，经治疗后生存期在半年以上者 79.5%，1 年以上者 36.2%，2 年以上者 13%，3 年以上者 3.6%，中位生存期 11 个月，在患者生存期中，患者普遍表现为疼痛减轻或消失，食欲增加，体重上升，生活质量有明显提高。王建华报道了 40 例经肝动脉化疗栓塞术治疗的中晚期肝癌，化疗药物为 5 - Fu 1 000mg，顺铂 80mg 或表柔比星 60～70mg，栓塞用 40% 碘化油 10～20mL 加丝裂霉素 20mg 制成乳剂，栓塞肿瘤外周血管，再用吸收性明胶海绵栓塞肝固有动脉分支或主干。治疗后肿块缩小达 50% 以上者 27 例，AFP 水平明显下降者 28 例，肿瘤血管明显减少或消失者 36 例，28 例获 Ⅱ 期手术切除，非手术者 12 例生存期均超过 1 年，平均 17.2 个月。罗伯诚等使用超液化碘油抗癌药乳剂作动脉化疗栓塞，对 64 例中晚期原发性肝癌施行了 127 次治疗，70.3% 患者肿瘤缩小，88.6% 患者 AFP 明显减低或恢复正常，半年生存率 79.1%，1 年生存率 27.5%。化疗栓塞不但适用于中晚期肝癌，亦可用于肝硬化显著及其他原因不能行肝叶切除者，对转移性肝癌、肝癌术后复发、门脉癌栓等也有一定疗效。近来为了解决肝动脉化疗后难以维持肿瘤局部药物浓度以及肝动脉栓塞后易形成侧支循环等问题，有人以顺铂为化疗药物，以乙基纤维素为载体，研制出顺铂乙基纤维素微囊，用来进行肝动脉化疗栓塞治疗原发性肝癌，认为疗效有明显的提高，值得进一步探索应用。

2. 直肠癌的治疗　直肠癌是消化道常见的恶性肿瘤之一，过去临床治疗多采用术后化疗（静脉给药），近年来有不少学者报道行介入性插管局部动脉化疗取得了较好的疗效。肖成明等报道，采用经股动脉穿刺插管，行肠系膜下动脉造影后超选进入直肠上动脉，灌注抗癌药物 5 - Fu 1 000mg，MMC 10mg，卡铂 200mg，然后用吸收性明胶海绵颗粒（1mm×1mm）与造影剂混合后匀速注入直至完全栓塞，退出导管至腹主动脉下端造影，进入双侧髂内动脉后再进入直肠下动脉和（或）髂内动脉脏支（肿瘤供血动脉），灌注抗癌药物 5 - Fu 125mg，MMC 4mg，卡铂 50mg。所有病例均于化疗栓塞后 7d 内手术，术中见肠管呈贫血状，病灶段与正常段肠管分界较清，肿块易于剥离。术中手术野出血明显减少，25 例达到根治性切除（25/30），手术切除率为 83.3%，未见肠管缺血坏死。

3. 宫颈癌的治疗　超选择性髂内动脉插管进行化疗与栓塞，是近年来开展的一项微创伤性治疗妇科宫颈癌的介入方法。江西医学院第一附属医院对 38 例宫颈癌患者进行了超选择性髂内动脉化疗与栓塞，所有患者于化疗与栓塞术后（临床手术前）的数周内和（或）2~3 个月行 B 超或 CT 复查，并与介入术前检查结果对比。结果显示宫颈癌治疗显效者 12 例，其他有效 18 例，无明显变化 8 例，总有效率为 78.9%。

4. 其他肿瘤的治疗　栓塞疗法对头颈部肿瘤、肾脏肿瘤以及盆腔肿瘤如膀胱、子宫、卵巢、前列腺等肿瘤的治疗也早已见有文献报道。术前应用化疗栓塞，有减少术中出血的作用，对肿瘤引起的大出血也有控制作用。化疗栓塞也可用于不能切除的肾癌和盆腔肿瘤的姑息性治疗，可以减轻症状。Wallace 等还认为肾肿瘤的栓塞疗法能增强机体抗肿瘤的免疫能力。

（二）灌注疗法的临床应用

1. 胃癌的灌注疗法　胃癌好发部位主要是胃底胃体的小弯侧及胃窦。胃癌的淋巴结转移也大多沿胃左动脉分布，因此，对胃癌原发灶和转移灶同时治疗最明智的方案应是以胃左动脉和胃十二指肠动脉为靶血管施行选择性或超选择性灌注术。王舒宝等对 20 例进展期胃癌行术前动脉导管化疗，根据肿瘤所在部位不同，选择胃左动脉、腹腔动脉、胃十二指肠动脉、肝总动脉插管，采用 AF 方案，一次性大剂量灌注抗癌药，对缩小病灶、提高手术切除率、防止术中医源性扩散、预防肝转移有一定效果，有效率达 65%，与其他疗法相比有一定优越性，但对未分化癌和印戒细胞癌疗效较差。钱明山等报道了 86 例晚期胃癌经腹腔动脉、胃左动脉插管直接灌注抗癌药，同时在插管化疗前、化疗过程中及化疗结束后，辅以辨证论治服用中药，抗癌药物选择 5 - Fu 2.0 ~ 2.5g、顺铂 60 ~ 80mg、丝裂霉素 10 ~ 20mg、表柔比星 50mg 中的 2 ~ 3 种联合应用，治疗有效率达 91.8%。动脉插管治疗胃癌以 2 ~ 3 次为宜。一般在一次化疗后 10d 左右即可见效，2 ~ 3 周后再插管化疗一次以作巩固，在半年内以连续 2 ~ 3 次插管化疗为佳。

2. 肺癌的支气管动脉灌注化疗　肺癌选择性支气管动脉造影和动脉内化疗药物灌注，也是目前临床上常用的方法。其中以反复多次给药较单次给药效果好。Uchiyama 等证实采用 DDP 单次剂量 40 ~ 150mg 治疗肺癌。有效率仅 17%，而重复给药 2 ~ 3 次，剂量 200 ~ 300mg，有效率可提高到 76%。吴积垌等经导管注入顺铂、丝裂霉素、阿霉素、5 - Fu 治疗 35 例晚期肺癌，药物配伍及剂量视患者情况及肿瘤细胞学类型而定，间断 2 ~ 3 周重复灌注一次，治疗结果，完全缓解 3 例（8.6%）、部分缓解 12 例（34.3%）、轻度缓解 12 例（34.3%），总有效率为 77.1%。

3. 肝癌的治疗　正常肝组织的血供 25% 来自肝动脉，75% 来自门静脉，而肝癌的血供主要由肝动脉供应，这给肝癌的介入灌注治疗提供了可靠的理论依据。因此经肝动脉注入化疗药物，直接给药，明显提高病区药物浓度，达到有效杀伤癌细胞的目的，而全身不良反应明显减低。然而，根据大量的文献报道，原发性肝癌的治疗一般多采用化疗加栓塞，单纯由动脉灌注化疗药物效果并不理想。我院近期研究比较了经肝动脉插管灌注抗癌药物和灌注加栓塞治疗中晚期肝癌 106 例患者的疗效，在 53 例二次以上的治疗病例中，单纯肝动脉内灌注抗癌药物 9 例。药物的组成为顺铂 100mg，5 – Fu 1 000mg，阿霉素/表柔比星 40 ~ 50mg 或羟基树碱 12mg。灌注抗癌药物加碘油栓塞 22 例，灌注加碘油及明胶海绵栓塞 22 例，肿瘤缩小的比例数在三个治疗组中分别为 11.1%、68.1% 和 77.2%，表明灌注加栓塞治疗效果较好。除此之外，经导管治疗的次数与患者平均生存期呈正相关，治疗次数越多，平均生存期越长。

4. 盆腔肿瘤的插管化学治疗　经皮股动脉穿刺进行髂内动脉超选择插管化疗药物灌注，是盆腔局限性肿瘤的最佳治疗方法，为不能耐受手术、丧失手术机会或其他治疗无效的晚期肿瘤患者提供了继续治疗的机会。成文彩等对 17 例妇科恶性肿瘤患者插管灌注治疗的结果显示，近期有效率 77.8%，肿瘤无发展间歇期平均为 12.5 个月。

5. 脑肿瘤的治疗　余泽等对 24 例脑胶质瘤采用颈内动脉和超选择颅内动脉灌注卡氮芥治疗，颈内动脉治疗组 12 例，有效率 66%，超选择颅内动脉治疗组 12 例，有效率 83%，两组的治疗均取得可喜的疗效。

6. 乳腺癌的治疗　乳腺癌 I 期和 II 期 "可切除乳腺癌" 首选改良根治术，III 期乳癌首选根治术。对于估计根治手术病灶难以切净的乳癌，可先期接受插管化疗的介入治疗，个性化的制定综合方案；根据术后病理改变，单纯癌与腺癌对介入治疗较好为敏感，介入后癌细胞灭活率高，病灶供血减少，肿块缩小明显，病灶与周围组织界限清楚，便于手术剥离、切除。浸润性导管癌与髓样癌由于病灶与周围组织界限不清，药物杀灭癌细胞以周围为主，瘤中心癌细胞灭活较周围次，但介入治疗依然有利于病灶的切除，同时能减少术中出血，降低术中血行转移与种植的可能。一组资料显示，7 例根治手术难以切净的乳腺癌，经过动脉灌注介入治疗后乳房肿块明显缩小，尤其在第 2 周以后，肿块可缩小 30% ~ 50%，腋窝转移的淋巴结也有明显缩小，1 例被浸润的皮肤局部有无菌性炎症，经介入治疗后红肿消退，病灶缩小。介入治疗后立即进入乳腺癌根治手术准备，发现经过介入治疗的患者手术切除比较顺利，分离清除淋巴结较容易，手术出血明显减少。本组 7 例有 4 例存活，其中 2 例已经超过 2 年，身体状况良好，2 例术后满一年健在，3 例 2 年内死于远处转移，其中脑转移 1 例、肺转移 1 例、骨转移并发全身衰竭 1 例。

7. 骨肿瘤的治疗　随着骨肿瘤特别是骨肉瘤新辅助化疗的开展，手术、化疗与放疗等进行综合治疗已使骨肉瘤患者 5 年生存率由原来不足 20% 上升到 50% ~ 70%。由于生活水平的提高，患者对肢体的保留、功能的改善有了更高的要求。因此，采用动脉插管化疗辅助治疗恶性骨肿瘤，以减少骨肿瘤保肢治疗的局部复发率，结合全身化疗提高保肢率、生存率，成了骨肿瘤治疗研究的主要方向。王华斌等报道，对不同部位的骨肉瘤 75 例、骨巨细胞瘤 6 例、恶性纤维组织细胞瘤 3 例、软骨肉瘤 3 例、尤因肉瘤 3 例、纤维肉瘤 2 例、滑膜肉瘤 2 例进行了供血动脉插管化疗，插管后用氮芥每周 1 次共 3 ~ 6 次化疗，总量 30 ~ 60mg，同期配合全身静脉化疗。结果：截肢 49 例，保肢 23 例，骨肉瘤局部复发 1 例，骨巨细胞瘤局部复发 2 例。此方法操作简单、实用、有效、费用低廉，配合全身静脉化疗可提高恶性骨肿瘤患者的生存率，降低复发率。

8. 其他肿瘤　对头颈部肿瘤、结肠直肠癌、胰腺癌、胆管癌等恶性肿瘤的经动脉灌注抗癌药物治疗，虽有少量文献报道，但疗效不一，治疗例数尚少，经验不足，有待进一步观察。作者认为，对不能手术切除的晚期实体瘤患者，采用动脉插管灌注化疗药物仍不失为一种积极的治疗手段，其疗效好于全身化疗是不容置疑的。

（三）经导管减压引流术的临床应用

1. 梗阻性黄疸的治疗　由胰腺癌、胆管癌、胆囊癌、肝癌及肝门部转移性肿瘤所致的恶性梗阻性黄疸，是临床常见的疾病之一。自 1974 年 Molnar 采用经皮穿刺胆管减压引流术治疗梗阻性黄疸获得成功以来，国内引进了这一技术并在临床上得到广泛应用，不但用于术前减压，以改善肝功能和全身状况，同时为外科手术做准备，有利于术后伤口愈合，减低手术死亡率，而且更多地用于恶性梗阻性黄疸的姑息治疗。如果在经胆管减压引流术治疗使一般情况改善后再进行动脉插管化疗，既可缓解黄疸症状，还可以针对肿瘤本身进行治疗，以达到使患者生存期延长的目的。据上海医科大学中山医院治疗49 例晚期恶性梗阻性黄疸患者的结果表明，单纯胆管减压引流术组无一例存活至半年，双介入治疗组半年生存率为 37.5%，并有 1/3 的患者存活超过 1 年，其中 1 例未能手术切除的胆囊癌患者经双介入治疗后已存活 3 年以上。近年来又有人在探讨经纤维内镜途径置管引流的方法，因其损伤小而受到临床重视。

2. 经皮穿刺肾造瘘术的应用　临床上造成尿路狭窄、梗阻的原因很多，有肾盂输尿管交界处的肿瘤和腹膜后肿瘤的压迫，肿瘤放疗或术后并发的输尿管狭窄，甚至膀胱肿瘤、妇科肿瘤、前列腺肿瘤等也常造成输尿管下段狭窄或梗阻。患者由于尿路梗阻可以出现发热、败血症及尿毒症等。经皮穿刺肾造瘘术用于上述疾病的术前治疗，经引流后可以缓解尿路梗阻所致的症状，可为外科手术创造条件，也可以用于肿瘤患者术后所致的输尿管狭窄以及不能手术患者的长久引流。在充分引流症状缓解后再考虑针对肿瘤的其他治疗办法，以最大限度地提高疗效，改善预后。

3. 癌性胸腔积液的引流治疗　癌性胸腔积液是晚期肺癌及肺外癌转移常见的并发症，进展迅速，严重时危及生命，治疗原则是控制胸腔积液，减轻压迫症状。胸腔内注射抗癌药是治疗癌性胸腔积液有效和常用的方法。胸腔引流排液能较充分地排尽胸腔积液，提高胸腔注药的疗效。于霞等报道了静脉留置针治疗肺癌恶性胸腔积液 27 例，有效率为 88.89%。高峰等用中心静脉导管置入胸腔持续引流胸腔积液，并胸腔注药治疗恶性胸腔积液，有效率为 95.2%。宿向东等报道用留置针行胸腔闭式引流后胸腔注射化疗药，总有效率为 90.96%，无严重并发症发生。

（四）介入治疗联合其他治疗方法

1. 介入治疗联合放疗　介入放疗合并化疗的目的是增强放疗对肿瘤细胞的杀灭作用。因为化疗药物与放射线作用于肿瘤细胞的不同亚群，使肿瘤细胞周期同步化；使更多的 G_0 期细胞进入细胞周期；减少了肿瘤细胞的再增生；改善了肿瘤细胞的氧合状况及循环；阻止肿瘤细胞放射损伤的修复。张新华等结合我国肝癌患者的主要病因是在乙肝病毒所致肝硬化的基础上恶变，肝脏的状态较差，故采用肝动脉插管化疗及常规分割放疗的综合治疗模式，进行肝癌的治疗。65 例肝癌均施行了肝动脉插管化疗及常规分割放疗。放疗采用 6~8MeV 高能 X 线或 $^{60}Co\gamma$ 射线外照射，肝动脉化疗以顺铂（PDD）10mg 低剂量动脉滴注，化、放疗交替的方法，在治疗模式期间还须辅以支持、对症、护肝及健脾扶正等中药治疗，以减轻放、化疗的毒性反应。结果，该组病例 AFP 定量下降 1/2 以上率以及 1 年、3 年、5 年生存率分别为 67.6%、73.9%、41.5%、9.2%，PR 率、Ⅱ 期手术切除率分别为 70.8%、12.3%。说明肝动脉灌注低剂量顺铂（PDD）化疗与常规分割放疗交替法是治疗不可切除肝癌有效、合理的治疗方案，该方案能有效减轻症状、缩小瘤体、提高手术切除率、延长生存期，操作较为简单，且易掌握。另一组研究报道采用介入加外放射治疗原发性肝癌 28 例，总有效率 64.3%，治疗前 AFP 增高的患者治疗后下降 50.0% 以上者达 73.3%，1 年、2 年、3 年生存率分别达 72.4%、58.3% 和 39.6%，可见介入加外放射治疗优于单纯介入治疗。动脉插管化疗合并放射治疗晚期或巨块型宫颈癌，同样可提高局部肿瘤控制率及生存率。丁云霞等采用腹壁下动脉或股动脉插管化疗（顺铂、氟尿嘧啶及丝裂霉素化疗 3 个周期）加放疗，评价动脉插管化疗加放疗治疗晚期及巨块型宫颈癌的疗效，结果：CR 91.8%，PR 8.2%。

2. 介入治疗联合微波热疗　姜晓龙等在数字减影血管造影（DSA）后，进行肝动脉栓塞化疗。化疗药物选用氟尿嘧啶、丝裂霉素、顺铂或卡铂等联合用药，栓塞剂选用碘油。在栓塞化疗后 1~2d 进行微波热疗。在超声引导下用 14G 引导针穿刺预定的肝肿瘤部位，导入微波天线，输出功率设定为 60W，对直径 <3cm 的结节，穿刺 1 针；对 >3cm 的肿瘤，则采用多针穿刺的方法，其临床效果令人鼓舞。理论上说，栓塞化疗联合微波热疗治疗肝癌，首先可以达到栓塞和化疗的目的，其次由于栓塞化疗不仅阻断肝癌的动脉血供，而且碘油可以通过多个动静脉瘘填充于周围的门脉支，能够暂时减少瘤周的门脉血供，因此能够减少微波热疗时血液循环造成的冷却效应，瘤区的水肿和周围区域栓塞化疗引起的缺血和炎症还可以增强微波的局部加热效应。微波产生热量的主要机制是使局部组织中的水分子运动产生热量，因此增加水肿变化可以增强微波的作用。选择栓塞化疗 1~2d 进行微波热疗，不但可以最大程度地利用组织缺血和炎症，而且没有栓塞血管再通的可能性。

四、介入治疗的不良反应和并发症

随着介入放射学的迅速发展，临床上应用 Seldinger 技术进行血管造影和介入治疗越来越普遍，也不可避免地由此引发一些不良反应和并发症，这在今后进一步临床应用过程中也必须引起人们的重视。据国内外文献报道，介入放射学各种技术的不良反应和并发症的发生率为 1.2% ~ 8.9%，主要有以下几个方面。

（一）造影剂引起的不良反应

用于血管造影和介入治疗中的理想造影剂应是浓度高、黏稠度低、毒性小、排泄快、理化性质稳定的剂型，但是也可引起不良反应。其临床表现多种多样，可为轻度不良反应，亦可为重度或致死性不良反应，并且在不同系统也有不同的表现。对于其不良反应的发生，可以通过以下几点进行预防和治疗：①详细询问病史，尤其是过敏史。②常规做静脉碘过敏试验。③常规备足急救药物及必要的设备。④掌握不同系统的不良反应的临床表现及处理方法。⑤掌握使用造影剂的适应证和禁忌证。⑥尽量选用产生不良反应少的造影剂，如非离子性造影剂等。

（二）与穿刺和插管有关的并发症及其处理

1. 暂时性血管痉挛　是一种比较常见的并发症，主要是由于多次损伤性穿刺或插管时间过长所致。糖尿病、动脉粥样硬化及血管栓塞等疾病的患者容易发生血管痉挛，表现为局部疼痛。血管痉挛易导致血流减慢和血栓形成。对于肢体血管痉挛，可经导管注入芬拉苏林 25 ~ 50mg 或局部热敷，内脏血管痉挛时可经导管注入 2% 利多卡因 5mL，必要时注入肝素 100 ~ 150mg/h 以防血栓形成。

2. 穿刺点出血或血肿　常见原因有反复插管、操作技术不熟练、局部压迫不当或患者有凝血机制障碍、高血压等。少量出血可自行吸收，血肿较大时会压迫局部静脉，甚至发展成为血栓性静脉炎。选择细而有弹性的穿刺针，拔管时在穿刺点近侧端妥当压迫包扎，遇有高血压及凝血机制障碍的患者宜先对症处理后再行穿刺，这些措施可以预防出血和血肿的发生。对于已经发生的较大的血肿，可采用局部湿热敷或次日理疗，血肿内注射透明质酸酶 1 500 ~ 3 000U，如果血肿压迫附近血管和神经，需考虑手术清除。

3. 动脉血栓形成和栓塞　插管时的动脉内膜损伤，或血液肝素化不够以致血液处于高凝状态和血管痉挛是动脉血栓形成的常见原因，血栓和粥样硬化斑块的脱落可引起血管栓塞。预防血栓形成的方法是，在穿刺时动作轻柔，操作细心，减轻对血管内膜的损伤；尽量缩短导管在血管内的时间；导管插入血管后注入肝素使全身血液肝素化。对已形成的血栓和栓塞，应即灌注溶栓剂如尿激酶 10 000U/d 或链激酶 5 000U/h。

4. 脊髓损伤　是支气管动脉造影和灌注化疗的严重而少见的并发症，多由造影剂或化疗药物引起。支气管动脉尤其右侧主干与 4 ~ 6 肋间动脉共干，后者与脊髓动脉吻合，当遇有小血栓、离子型高渗造影剂浓度过高、抗癌药用量过大时均易损伤脊髓动脉，造成脊髓缺血水肿，临床上主要表现为横断性脊髓炎。预防脊髓损伤，采用低浓度小剂量的非离子型造影剂，少用对动脉毒性大的抗癌药物，尽量减少血管的损伤。脊髓损伤一旦出现，多表现病情发展快，需及时采用治疗措施，积极快速处理，如早期使用脱水药减轻水肿，使用罂粟碱、烟酰胺等扩张血管改善血液循环，用大剂量激素类药物减轻局部炎症，同时应用 ATP、CoA、维生素 B_6、维生素 B_{12} 等神经细胞营养药物，以利于早期恢复神经系统的功能。一般经过有效治疗后 2 ~ 3 周后可逐渐恢复。

5. 其他并发症　由穿刺和插管所致的其他并发症有感染、瘘管形成、血管损伤或穿破、动脉夹层、假性动脉瘤、血管内导管导丝断落或导管打结。预防这些并发症的基本方法是在插管过程中掌握要领，正确操作，动作轻柔细心。

（三）介入性栓塞疗法的并发症及其处理

1. 栓塞术后综合征　"栓塞术后综合征"发生率高，几乎所有的患者在栓塞术后都会出现程度不同的恶心、呕吐、局部疼痛、发热等症状，以发热的发生率最高，有时表现为持续性高热，为肿瘤坏死的吸收热。这种高热应用抗生素无效，口服吲哚美辛或激素类药物可缓解。栓塞术后综合征发生后，采取合理的补救措施是必要的。栓塞术后肝肿胀或栓塞剂的刺激可造成肝区疼痛，严重者可给予肌内注射哌替啶50mg。日本学者斋滕曾以利多卡因做硬膜外注射治疗肝区痛，认为有良好的止痛效果，必要时亦可试用。要根据栓塞目的、栓塞部位与邻近器官的关系及靶血管的情况来合理正确选择栓塞剂，如栓塞腹部及盆腔部血管时忌用液体栓塞剂等。栓塞过程中尽量避免栓塞剂反流以造成误栓，尽量选用固体栓塞剂，透视监视下注入栓塞剂是防止误栓的重要措施。

2. 非靶器官栓塞　是栓塞疗法一种严重并发症，常由于栓塞剂的反流或导管的误插所致，有时也可见于栓塞剂注入过快、血管畸形或超选择失败时。临床上表现为非靶器官的梗死，如脾梗死、胆囊坏死、肠坏死、肾梗死、胰腺梗死、盆腔器官坏死等。国内有人报道行颈外动脉栓塞时导管误入颈内动脉引起脑梗死的情况。这些并发症虽然少见，但后果严重，所以对非靶器官栓塞的预防甚为重要。预防的关键是要熟知靶器官的解剖及血管供应，超选择插管，缓慢注射栓塞剂，选择合适的栓塞剂和导管防止反流。非靶器官栓塞梗死发生后，应严密观察保守治疗，或根据具体情况施行手术补救，必要时行器官切除。

3. 下腔静脉闭塞综合征　又称柏－查综合征（Budd－Chiari syndrome），是一种少见而又危险的并发症，发生于肝癌肝动脉栓塞术后，是由于肝癌对下腔静脉的侵犯、压迫和推移引起下腔静脉血栓闭塞所致，表现为下肢水肿、腹腔积液、腹壁静脉曲张和尿少迅速出现和加重。国内罗鹏飞等报道栓塞治疗的316例肝癌患者中，发生柏－查综合征者4例，其中3例经导管灌注溶栓治疗获得成功。

4. 其他并发症　栓塞疗法还可能引起肝脓肿、肝癌破裂、食管静脉曲张破裂、肝衰竭肾衰竭等，均需要根据具体情况妥善处理。

（四）介入性灌注疗法的并发症及其处理

经动脉插管化疗除了由于穿刺和插管所致的并发症外，灌注化疗药物对血液系统、消化道、心脏、肾脏、神经系统等均有不同程度的毒性。预防这些不良反应发生的措施是：①合理用药，尽量选用那些对心、肝、肾脏毒性小的化疗药物。②对症采取一些预防措施，如止呕、防止白细胞下降的措施。③采用合理的化疗方案，以保护肾功能等。

（李斌峰）

第七章

颅脑肿瘤的放射外科治疗

第一节　脑转移瘤

一、概述

脑转移瘤的发病率约（8.3～11）/10 万人，随着现代肿瘤诊断治疗技术的不断成熟与推广应用，肿瘤患者成活时间的延长，临床脑转移瘤的发生率不断攀升，脑转移瘤已成为成年人最常见的颅内肿瘤，有报道：脑转移瘤与原发脑肿瘤的比例高达 10：1，即 90% 的脑肿瘤是脑转移瘤（远远高于以往文献报道的 10%～15%）；脑转移瘤已成为人类重要的患病与死亡原因，约有 20% 肿瘤患者死于脑转移。因此，脑转移瘤的个体化、优化治疗对于延长患者的生存期和改善生存质量具有重要意义。

转移瘤多见于 40～50 岁的中年人群。因原发肿瘤不同部位与性质不同，转移瘤的发生率各不相同，一些类型的肿瘤具有较高的转移率（如恶性黑色素瘤 60%，肺癌 40%），一些肿瘤的较早发生转移（如小细胞肺癌），一些则相反（如非小细胞肺癌）。然而由于肿瘤的发病率的不同，实际脑转移瘤的患者比例更为复杂，美国纪念斯隆－凯特林癌症中心报道：其收治的 2 700 例脑转移瘤中，最常见的原发肿瘤来源分别为：肺癌 48%，乳腺癌 15%，泌尿生殖道肿瘤 11%，骨肉瘤 10%，黑色素瘤 9%，头部和颈部癌症 6%，神经母细胞瘤 5%，胃肠道癌症 3%，淋巴瘤 1%。脑转移瘤具有明显的性别差异，男性患者以肺癌最高，女性患者以乳腺癌居首位。但仍有约 5%～10% 左右脑转移瘤利用现有技术尚不能查找到原发病灶，而成为隐源性脑转移瘤。

尽管大宗病例统计肿瘤患者诊断脑转移瘤仅有 8.5%～9.6%，恶性肿瘤患者尸解 20%～45% 可发现脑转移，其中半数以上是多发转移瘤，80%～85% 转移瘤在幕上，10%～15% 在小脑，3%～5% 在脑干等深部结构，但脑转移瘤也可发生于垂体、脉络膜、松果体及脑膜、颅骨等任何结构。

脑转移瘤主要分布于血供丰富的额顶叶，以微小血管集中的灰白质交界区尤为常见，肿瘤常呈现不明显的侵袭性推挤或膨胀性生长方式，类球形生长，因瘤周水肿明显，而边界常十分清晰。肿瘤可能在不同时间转移，随血流累及不同的部位，因此，转移瘤可能在双侧半球不同脑叶或部位生长，大小不一，较大病变可呈现明显的占位效应，部分患者也可能在较局限范围出现大小不等的瘤结节。

光镜观察：根据性质不同、是否二次转移、是否中心囊变、坏死、出血等多种原因，可能部分保留原始肿瘤细胞与间质结构特征，有利于推测原始病灶，进行原发病灶搜寻；可能尚能进行细胞来源分类，如腺癌、鳞癌、透明细胞癌等；有时仅能区分为难以分类的转移瘤。免疫组化检查可协助定性诊断。肿瘤内常没有明显的神经或胶质细胞，肿瘤可有包膜或分叶性生长推挤周围脑组织结构形成假性包膜。周围脑组织呈现较明显的脑水肿与少许炎性细胞浸润。较大或生长迅速的肿瘤可能出现中心性坏死、液化、囊变或肿瘤卒中改变。腺癌可有明显的分泌颗粒或腺囊肿形成。

二、临床表现

脑转移瘤系同时或分别发生的颅内散在多发病变，故其临床症状与体征可能千变万化各不相同，年轻患者可能以颅内压增高为首发症状；老年患者可能以智能障碍、动作迟缓、语言障碍为主诉；累及功能区则可能出现偏瘫、失语，甚至局限性癫痫等症状就诊。有基础疾病患者，则可能是在原疾病基础上出现神经系统症状为特点。

1. 颅内压增高　多发病变、脑水肿严重或年轻患者或累及脑脊液循环通路者，常以颅内压增高症状与体征为主要临床特点，根据累及部位不同而略有差异，头疼（70%）是最常见的临床表现。严重患者会因为颅腔间压力差别，而诱发脑疝，甚至危及生命。

2. 局灶神经损害　脑转移常分布于血供最丰富的大脑半球，尤其是额颞顶叶或颞顶枕叶，加之具有小病变大水肿的特点，因此，脑转移瘤常会较早期出现神经定位损害症状与体征：偏瘫、失语、视野缺损、智能障碍（30%）、意识障碍等，而成为就诊的主要原因。部分患者可能以神经刺激症状（癫痫30%～60%）为首发症状。个别病例会因为并发瘤卒中或脑供血不足而表现为卒中样起病。累及蛛网膜、硬脑膜可出现头疼、呕吐、脑膜刺激征。

3. 原发疾病表现　相当部分患者具有原发肿瘤疾病基础，能询问到原发疾病、病理诊断、治疗与演变情况，目前系统疾病症状与体征。极少数患者可能因为时间间隔长或曾经进行脑部病变筛查阴性，而忽略相关病史，应详细询问。

三、辅助检查

转移瘤辅助检查同颅内肿瘤，请参考相关章节，但脑转移瘤也存在一定的特殊性，简述如下：

转移瘤以血源性、多发性转移为主，因此，脑内转移瘤常呈现不同部位不同生长时期（不同体积）病灶共存的现象，因此影像诊断特别强调可能存在的微小病灶的早期诊断，即尽可能显示可能存在的微小病灶，建议对于考虑转移瘤或平扫多病灶水肿改变者，使用双倍增强剂薄层对比扫描，有条件推荐MRI薄层（层厚≤2mm）强化扫描。

MRI在微小病变显示方面优于CT，有报道MRI强化扫描可在约20%的CT单发脑转移瘤患者发现多发病变。一般以下情况需要进行增强MRI检查：①增强CT显示准备手术或放射外科治疗的单发或两个转移，KPS≥70；②恶性疾病患者，增强CT阴性，但病史强烈提示脑转移瘤的存在；③CT尚不足以排除非肿瘤性病变（如脓肿，感染，脱髓鞘疾病，血管病变）。弥散张量成像有利于环状强化病灶的鉴别诊断。

部分系统肿瘤容易发生颅内转移，确立诊断和定期复查以及颅内病变治疗后复查时，均应该常规进行脑增强CT或MRI扫描，以期早期发现颅内转移，及时治疗。

当疑诊癫痫，但现有证据尚不足以支持时，建议安排脑电图检查。

怀疑癌性脑膜炎时，需要脑脊液细胞学和脊髓增强MRI检查。

定性困难或诊断不清时，建议进行系统腹部脏器、前列腺、子宫附件、乳腺彩色超声波、肺部强化CT、血清肿瘤标志物，纤维内窥镜（食管、胃肠、支气管）检查，协助搜索原发病灶，以及时开展全身疾病的综合治疗。但指南推荐：在原发性肿瘤不清楚的患者建议进行：胸部/腹部CT、乳腺X线检查。但如果缺乏特殊症状或者脑活检结果提示，不必安排进一步的广泛搜索性检查。[18]F-FDG PET在检测原发肿瘤方面有一定价值，诊断困难时应进行核酸代谢PET显像检查。

以下情况应安排（立体定向或开放手术）获取组织诊断：①原发肿瘤不明确；②患者是一个长期幸存者，器官癌症控制良好；③病变的MRI不具备脑转移瘤的典型特征；④临床疑诊脑脓肿（发烧，假性脑膜炎）。

对脑转移瘤的组织病理学研究——免疫组织化学染色筛查组织、器官或肿瘤特异性抗原或基因表达，可能在搜查原发病器官方面提供有价值的信息，由此引导进一步的有针对性的特殊检查。应在有条件单位推广并逐步过渡为常规检查。

国际放射外科协会 2008 年脑转移瘤治疗指南推荐疑诊脑转移瘤诊疗流程图参见图 7 - 1。

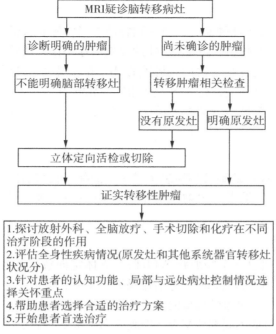

图 7 - 1 脑转移瘤诊疗流程示意图

四、治疗

医生需要在决策建议前综合考虑：患者年龄，患者的症状，全身性疾病的现状，患者的神经功能状况，患者的医疗条件，是否存在其他器官的转移，既往 WBRT 历史，脑部既往处置，家庭对患者的关注和神经认知功能的风险承担能力，患者的意愿等。转移瘤作为全身性疾病，应遵循急救优化治疗原则，即：可能立即威胁患者生命的病损优先处理，相对稳定患者首先处理重要结构、功能区病变，转移病灶稳定及时处理原发病灶的基本原则。传统的手术、化疗、放射治疗、生物靶向治疗已成为现代脑转移瘤的基本治疗方案，而中医扶正、免疫治疗、支持治疗也是综合治疗的重要方面。因此，脑转移瘤是一种系统性疾病，需要系统的多学科联合个体化优化综合治疗，才能取得理想的治疗效果——长期的成活与良好的生活质量。

（一）一般及支持治疗

1. 神经外科饮食与护理　高营养、富含纤维素饮食，可结合中医扶正治疗。加强心理护理，注意保持患者乐观情绪，并注意合理安排饮食与辅助药物治疗，保持大、小便通畅。

2. 脱水剂的合理使用　没有颅内压增高的患者无须使用脱水剂；病情稳定或脱水剂敏感者，建议间断低剂量使用脱水剂；慢性颅压增高可使用甘油果糖制剂以避免反跳。脱水治疗患者必须密切监测和维持水电解质平衡，应警惕栓塞性疾病的发生。

3. 糖皮质激素　类固醇会降低瘤周水肿或缓解放射治疗的急性不良反应，但无症状的患者不需要类固醇治疗。如果需要，请选择地塞米松，每日两次给药已经足够。起始剂量应不超过 4 ~ 8mg/d。但症状严重的患者，包括意识障碍或其他颅内压增高的迹象者，可能会受益于高剂量（≥16mg/d）治疗。在开始治疗的 1 周内尝试减少剂量；如果可能的话，患者应该 2 周内逐渐减量停止使用类固醇。如果不能完全脱离，推荐使用可能的最低剂量。

4. 抗癫痫药物　不应该预防使用抗癫痫药物。在联合化疗药物的患者发生癫痫，需要抗癫痫药物治疗时，应避免使用有酶诱导作用的抗癫痫药物。

5. 静脉血栓预防　静脉血栓栓塞症患者的低分子量肝素是有效且耐受性良好的初始治疗和二级预防。推荐抗凝治疗持续 3 ~ 6 个月。外科手术患者推荐预防治疗。中国高凝状态患者相对较少，一般术后早期或非卧床患者，不推荐常规使用。

（二）化学药物治疗

脑转移瘤系中枢神经系统外生性肿瘤，而血-脑脊液屏障常阻止大部分化疗药物的有效进入，因此单一化疗效果不甚满意。化疗是敏感肿瘤颅外病灶的有效治疗手段，放疗可能损伤并部分开放血-脑脊液屏障，可为化疗创造条件，而有利于协同抗肿瘤作用。部分生物治疗与化疗具有协同作用。因此，推荐联合放化疗、联合化疗生物靶向治疗。替莫唑胺、VM26 有一定的血-脑脊液屏障通透性，并对许多神经系统外肿瘤有效，推荐联合其他敏感药物多药化疗。高龄、长期卧床、KPS < 60 分者不推荐化疗。

（三）手术治疗

具有明显占位效应与颅内高压的脑转移瘤患者是手术摘除脑转移瘤的指征。通常病变体积较大、单发、全身疾病控制良好，能耐受手术，耐射线肿瘤、诊断不清需要手术明确诊断者，是手术治疗适应证。

（四）放射治疗

现代放射治疗包括常规外照射（全脑放疗 WBRT）、立体定向放射治疗（SRT，适形放射治疗 CRT，适形调强放射治疗 IMRT）、放射外科（SRS，包括伽马刀、X 刀、诺力刀、射波刀、质子治疗等）三类，根据病情需要与医疗条件选择，均是脑转移瘤的重要治疗手段。因为脑转移瘤以血源转移为主，而由于其在时间与空间上的差异，脑内可能不同部位都存在肉眼或影像学不能显示的微小病灶，WBRT 就是颅内多发转移瘤的重要首选治疗手段，尤其适合对放射线敏感的转移性肿瘤，新近推荐方案 30Gy/10F 或 37.5Gy/15F 与手术、SRS 的补救或联合治疗措施。但肿瘤也可能单发或偶发，加之 WBRT 明显的神经损害，具有明显放射物理优势的 SRS 也是单发或少发转移瘤的首选措施之一。WBRT + SRS 或 SRS + WBRT 可提高脑转移瘤的局部控制率，并降低新发与复发脑转移瘤发生率，仍为指南所推荐。对于体质较差、颅内多发、体积较大患者，WBRT 后明显的肿瘤残留，则首推 SRT 补量更为安全。

（五）生物靶向治疗

非中枢神经系统肿瘤的生物靶向治疗相对比较成熟，若患者有原发肿瘤手术史，应完善肿瘤生物生物学与免疫组化检查，根据阳性表达的特殊生物靶位选择特异性靶向药物治疗，将是重要的联合治疗手段。如：表皮生长因子受体抑制剂吉非替尼可用于非小细胞肺癌脑转移瘤的治疗。参见本书颅内肿瘤个体化综合治疗。

（六）原发疾病与非中枢神经系统转移瘤治疗

脑转移瘤的绝大部分血源播散转移瘤，属于远处转移肿瘤，因此，系统综合治疗十分重要，在很大程度上远期预后更多地取决于原发疾病与非中枢神经系统转移瘤转归，应予重视。根据所患肿瘤性质、放化疗敏感性、原发灶治疗与控制情况、脑外病灶情况、患者一般情况、有无其他系统疾病，以及患者家庭治疗愿望与经济情况，甚至风险承受能力等因素，进行综合考虑，合理安排诊治顺序，积极开展多学科联合治疗，牟取最大的治疗收益。

（七）随诊康复治疗

脑转移瘤多是已远处转移的肿瘤，长期疾病对于家庭与个人均是严重的消耗战，向患者及家属介绍必要的肿瘤防治常识与书籍，以确保我们共同努力及时发现可能的"残敌"或"新发敌情"，并及时消灭之，或维持于可控状态。这就需要治疗后定期、长期的门诊与影像复查，以及病情变化时的及时复诊、复查。

五、放射外科与立体定向放射治疗

（一）适应证

脑转移瘤由于主要是血源转移的外生性恶性肿瘤，肿瘤贴附破坏血管壁局部生长，相对于脑组织而言常为非侵袭性、膨胀性生长为主，因此脑转移瘤是病灶内无脑神经组织的类球形病变，瘤周水肿明显而边界十分清楚；肿瘤周围水肿广泛常导致较早期出现临床症状，而诊断确立时肿瘤相对较小；而肿瘤增生活跃对放射治疗敏感，因此，血源脑转移瘤属于单次放射外科治疗的理想适应证。

国际放射外科协会脑转移瘤临床治疗指南治疗适应证：

（1）新诊断单个或多发脑转移瘤，影像学上无明显占位效应。

（2）单个或多发脑转移瘤全脑放射治疗后补量治疗。

（3）全脑放射治疗后复发脑转移瘤。

（4）切除术后残留肿瘤。

国内大宗病例总结，建议适应证：

（1）以肿瘤平均直径 < 3cm，最大直径 ≤ 4cm 为宜。

（2）绝大部分患者可一次完成治疗，一次治疗 4 个病灶以内为宜。

（3）对于转移瘤直径小于 2cm 者，一次可治疗 6 ~ 8 个病灶。

（4）对转移瘤病灶较多、肿瘤体积较大的患者可以分次治疗。

（5）治疗前有颅内高压者不能完全视为禁忌证，可以在使用甘露醇和激素基础上进行治疗。

国际 SRS 协会临床治疗指南推荐脑转移瘤治疗指南与流程，参见图 7 - 2 至图 7 - 4。

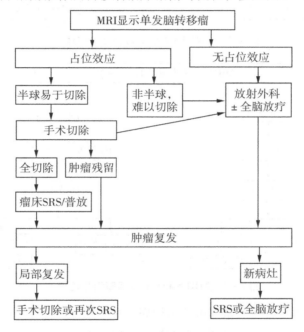

图 7 - 2　MRI 单发脑转移瘤治疗建议

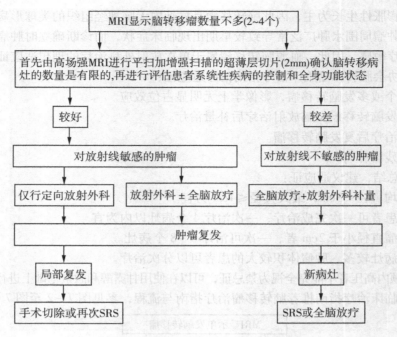

图 7 - 3　MRI 2 ~ 4 个脑转移瘤治疗建议

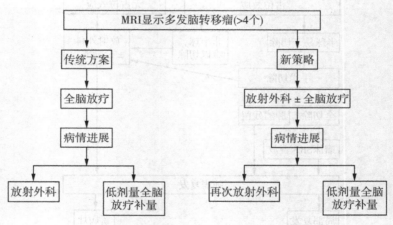

图 7 - 4　MRI > 4 个脑转移瘤治疗建议

对于不能耐受手术的大体积病变与紧邻敏感结构病变可采用分次立体定向放射治疗，通过降低单次治疗给量，降低正常结构损伤，并改善晚期迟发性反应。分次 X 刀（图 7 - 5）、诺力刀、射波刀、质子治疗均可以开展该方面工作。

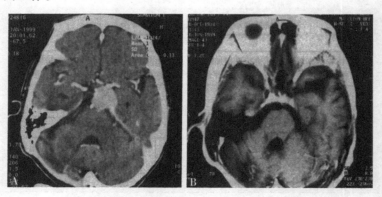

图 7 - 5　左视交叉转移瘤分次 X 刀治疗
A. 治疗前；B. 5 月后复查转移瘤消失，视力视野正常

（二）禁忌证

病变体积较大，直径在4cm以上，具有明显的占位效应（中线移位≥0.5～1.0cm），弥散病变，颅内高压明显是治疗禁忌证。患者一般情况差，明显脑外病变，预计生存期短于2～3个月者，属于相对禁忌证。

（三）放射外科治疗

提倡以手术、放射外科治疗为主体的个体化综合治疗，脑转移瘤SRS治疗本身形态较规则，凸面居多，小病变大水肿，边界清晰，设计治疗技术难度不大。单次治疗与肿瘤敏感性关系不大，治疗剂量更主要取决于病变的直径，一般转移瘤最大直径小于2mm的肿瘤SRS治疗剂量为22～25Gy；直径大于2mm给予18～20Gy治疗剂量。在治疗配合全脑放疗时，SRS剂量需降低30%。最大治疗直径一般限制在4cm，考虑到部分老年患者脑萎缩等原因，稍大于4cm占位效应并不明显，有医生更强调治疗体积增加后需降低剂量，对于高龄、不能耐受手术患者，可在一定范围内适当放宽治疗指征，但需要严密随访复查。对于大体积、多发病变，国际上有研究人员尝试低分次伽马刀治疗或SRT，通过等效生物剂量推算单次治疗给量，能更好地保护晚反应脑组织。已取得一定经验。国内对此有采用使用偏低剂量单次治疗，密切随访观察，3～6个月后再2次给量治疗，其远期治疗效果与不良反应有待观察，不予推崇。

（四）随诊复查

脑转移瘤放射外科治疗后肿瘤发生缺血、变性坏死的过程与肿瘤的放射敏感性、病变体积、治疗剂量等因素相关，敏感病变、小体积、大剂量治疗病变会较早出现血供降低、变性坏死、吸收消散。在肿瘤吸收消散的时候会因为坏死崩解产物及血管毒性物质释放，可能导致较为明显的瘤周水肿，需要及时治疗；脑转移瘤随时可能发生再转移；因此，脑转移瘤治疗后需要定期临床随访和影像复查。一般患者出现神经症状的反复或加重需要及时复查；无症状应安排治疗后1个月、3个月、6个月、9个月、12个月、18个月、24个月复查增强CT/MRI（交通不便者术后1月可以不复查，如果3月复查时肿瘤已消失，可以适当延长间隔时间，前2年不长于6月），以后6～12个月复查至5年，无肿瘤复发，以后1～2年复查至10年，再根据情况调整复查间期。出现新肿瘤或肿瘤复发重新治疗者，需重新启动定期复查机制。

六、放射外科治疗效果

SRS通过间接血管损伤，导致血管狭窄、闭塞影响肿瘤的微循环与血供；直接损伤肿瘤细胞遗传物质，导致核分裂中断，细胞坏死等共同导致肿瘤变性坏死、萎缩、吸收消散，这个过程根据肿瘤的性质、受照剂量与体积不同而各异。小体积敏感肿瘤1～3个月，大体积肿瘤因为剂量偏低该过程会更为缓慢。肿瘤消失、缩小、稳定以及生长延缓均是治疗有效的标志，最初的改变常常是肿瘤血供的降低，个别肿瘤在坏死时体积可能因肿胀而增大，但随后会逐渐缩小。常规放疗耐射线的肿瘤，单次大剂量SRS治疗同样有效。

脑转移瘤RPA（recursive partitioning analysisclasses） I级（原发肿瘤控制，≤65岁，KPS≥70，没有非中枢神经系统转移瘤）、RPA II级（原发肿瘤控制不佳，≤65岁，KPS≥70，有非中枢神经系统转移瘤）、RPA III级（>65岁，KPS<70，有系统疾病）中位生存期分别为7.1个月、4.2个月、2.4个月。一组10个中心参加的502例转移瘤WBRT+SRS治疗观察：联合治疗可将各组中位生存期延长至16.1个月、10.3个月、8.7个月，具有显著统计学差异。新近研究显示：对于RPAI级、II级的单发或2个脑转移瘤的患者，单纯SRS治疗具有手术切除+SRS相似的疗效。

Chougule等随机对比观察单纯伽马刀、WBRT+伽马刀、单纯WBRT，结果显示：局部肿瘤控制率为87%，联合治疗为91%，单纯WBRT仅为62%。日本放射肿瘤学99-1研究组报道：1年肿瘤局部控制率在全脑放疗+SRS组为88.7%，单纯SRS组为72.5%（$P=0.002$）。1年新发脑转移率分别为41.5%和63.7%（$P=0.003$）。许多研究也发现WBRT可以改善局部肿瘤控制率和降低新发转移瘤率，但是对于患者预后没有明显影响。这是因为脑外病变可能是影响患者预后的主要因素。Pirzkall等报道对没有颅外肿瘤组联合治疗呈现改进患者生存率的趋势（15.4个月 vs. 8.3个月，$P = 0.08$）。

典型案例：参见图7-6、图7-7。

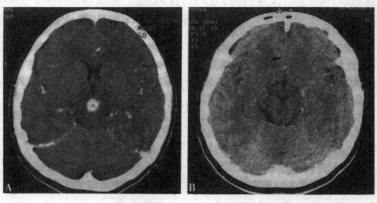

图7-6　大脑脚间窝转移瘤X刀治疗

A. 治疗前；B. 1月后复查转移瘤消失

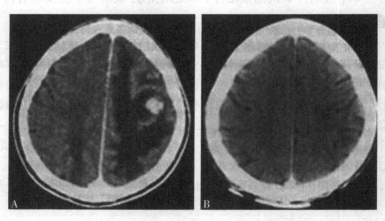

图7-7　左额叶转移瘤X刀治疗

A. 治疗前；B. 5月后复查转移瘤消失

七、放射外科治疗问题与展望

放射外科治疗作为一门放射肿瘤与神经外科的边缘学科，由于主治大夫的教育背景的差异，设备归属部门、科室开展技术的差异，学科合作协调的问题，甚至经济的干扰，导致了脑转移瘤治疗客观存在一些问题或困惑。

1. SRS治疗与手术治疗　典型的脑凸面转移瘤相对成熟和简单，而且近期效果良好，小病变都可以考虑；但是对于大体积、占位效应明显则是手术治疗的适应证；多发（≤4个）、深部转移、累及功能区者，则应该选择SRS以减轻患者的痛苦，更好地保护脑功能，也为进一步综合治疗赢得时间。SRS的微创也是部分患者选择治疗的重要原因，也应酌情考虑。

2. 单纯SRS与单纯WBRT　WBRT是以脑组织的耐受剂量来确定的治疗给量，因此，只能暂时控制敏感肿瘤的生长，极易发生近期复发，需要进一步综合治疗。同时如果原发肿瘤控制不佳，也可以再发新的转移病灶。WBRT具有较高的智能损害与迟发性脑水肿发生率。SRS具有较高的局部肿瘤控制率，但是它不能治疗影像学不能显示的肿瘤，因此，新发肿瘤率高。主要是医生与设备所在科室不同导致这种困惑，较好解决办法是联合治疗，可以采用WBRT + SRS或者SRS + WBRT的模式，SRS治疗剂量降低30%，间隔2周左右进行联合治疗。

3. 单纯SRS与WBRT、SRS联合治疗　肿瘤科大夫习惯WBRT，多数专家建议单发病变，非特别容易多发转移肿瘤，可以采用单纯 SRS 治疗，严密随访，出理新发病灶可以再次 SRS 治疗。多发病灶更适合联合治疗，先 WBRT 治疗后可缩小病变体积，更符合放射生物学治疗原则。大于 4 个以上的病变，首推 KBRT + 化疗、生物治疗，再联合 SRS 治疗。

4. 规范诊疗行为、多学科协同作战 一些操作规范因涉及相关学科，一些对比研究难以开展，建议组织开展跨学科大样本前瞻性对比研究，在学科协作研究的基础上，逐渐规范跨学科疾病的诊治规范，并借此规范不同学科的医疗行为规范，在促进学科发展的同时，将使更多的患者受益。

5. 探索脑转移瘤复发、水肿的生物机制 利用 SRS 治疗后复发、迟发性反应手术机会，收取相关标本，联合基础学科进行肿瘤分子生物学、超微结构病理学、蛋白组学、基因组学等研究，探索脑转移瘤复发、水肿的生物机制研究，为进一步有效提高肿瘤治疗效果，降低并发症提供实验依据。

6. 加强生物靶向治疗研究 利用原发肿瘤标本进行生物靶位结构与分子研究，联合基础学科进行深入生物靶向治疗基础与动物实验研究，结合肿瘤敏感试验与生物标志特征，筛选优化治疗方案，进行个体化综合治疗，提高远期治疗效果，改善生活质量。

（李斌峰）

第二节 听神经瘤

一、概述

立体定向放射神经外科治疗听神经鞘瘤的目的是抑制肿瘤的远期生长，保护耳蜗及其他脑神经功能，维持或改善患者的生活质量。1969 年 Leksell 教授在 Karolinska 医院首次使用伽马刀治疗听神经瘤时，立体定位采用的是气脑造影或空气造影剂对比造影的技术，由此开始了放射神经外科治疗听神经瘤的历程。从 1977 年至 1990 年是 CT 定位时代，在 1991 年以后使用 MRI 进行伽马刀的立体定位。在过去的四十余年里，伽马刀放射外科的技术不断发展，反映在先进的剂量计划软件、MRI 定位引导下的剂量计划系统、剂量优化系统及治疗设备的不断升级，其发展已对中小型听神经瘤的诊疗程序产生影响。从 1969 年至 2008 年 12 月，据医科达公司统计，全世界已有 46 835 例听神经瘤患者接受了伽马刀放射外科治疗。长期的随访结果表明，伽马刀放射外科同显微外科一样是重要的微侵袭治疗手段。直线加速器放射外科（X 刀，Cyber 刀）和荷电粒子束放射外科（质子刀）与伽马刀放射外科相比较，治疗的病例数量较少且缺乏长期的随访资料，还需要更丰富的循证医学证据来证实长期的临床疗效。因此无论从治疗的适形性和选择性，还是从对于患者的成本效益比来权衡，伽马刀放射外科目前仍是放射神经外科治疗听神经瘤的金标准。

二、伽马刀放射外科

（一）临床实践

1. 治疗前评估 高分辨率的 MRI（不能行 MRI 检查的患者行 CT 检查）评估肿瘤大小，平均直径一般小于 3cm（测量标准：X 方向为垂直岩骨最大肿瘤直径，Y 方向为平行岩骨最大直径，Z 方向为冠状面最大肿瘤直径，平均直径为肿瘤三个径乘积的立方根）；临床症状上，无明显的脑干受压的症状和体征；纯音听力检查阈值（PTA）及语言辨别力得分（SDS）在内的测听试验，听力分级可依照 Silverstein – Norell 分类法的 Gardner – Robertson 修正案或美国耳鼻喉 – 头颈外科学会指南（Sanna/Fukushima classification of hearing level），面神经功能分级可依照 House – Brackmann 分级标准。其中"有用"的听力（serviceable hearing）可定义为 PTA 低于 50dB，SDS 高于 50%，相当于 Gardner – Robertson 分级 I 或 II 级。

2. 治疗定位 伽马刀治疗过程中，首先在患者头部牢固地安装一个与 MRI 相配的 Leksell 立体定向框架（G 型），头皮局部浸润麻醉，并可辅以静脉注射镇静剂。戴上与立体定向框架相配的标有基准点的图框行高分辨率的 MRI 扫描，采用 3D 梯度回波扫描（1～1.5mm 层厚，28～36 层），范围包括整个肿瘤及周边重要结构，与 CT 骨窗进行融合并三维重建，或 T_2 加权 MR 扫描（三维重建），有助于观察脑神经及重建内耳结构（耳蜗及半规管）。立体定位图像通过网络传输到装有 Gamma Plan 计划系统的计算机上，并首先被检查是否变形或精确度不够，然后在 MRI 的轴位薄层扫描的图像上结合冠状位及矢状位的图像重建制定计划。

3. 剂量计划　规划计划时，应优先考虑处方剂量曲线完全包裹肿瘤并保护面、耳蜗及三叉神经的功能，保证剂量计划的高适形性和高选择性。对于大体积的肿瘤，也应考虑对脑干功能的保护。尽量选择小口径准直器，采用多个等中心点规划使周边剂量曲线严密地适形于肿瘤。面听神经束常走行于肿瘤腹侧，三叉神经走行于肿瘤上极，且经验表明，脑神经受照射的长度与脑神经损伤有关，故应注意规避。对于内听道部分的肿瘤则可使用一系列 4mm 准直器，从而减小散射范围，并更适形，耳蜗受照射剂量一般不超过 4~5Gy。

4. 处方剂量　伽马刀治疗听神经瘤的经典剂量是以 50% 的周边剂量曲线包裹肿瘤，给予周边剂量 12~13Gy，该剂量既可有很高的肿瘤控制率，且有较低的并发症发生率。较低剂量的放射外科治疗对神经纤维瘤病 II 型患者是比较好的选择，对因其他原因导致对侧耳聋从而使听力保留异常重要的患者来说也是如此。1992 年以前多采用 14~17Gy 的周边剂量，结果导致较高的并发症发生。

5. 治疗后处理　建议治疗开始前或结束后给予静脉注射甲泼尼龙 40mg 或地塞米松 10mg。还有其他中心会在放射治疗前给予 6mg 地塞米松，并在整个治疗过程中每 3 小时重复一次。治疗结束后立即拆除立体定向头架。患者结束治疗后观察几个小时，一般 24 小时内出院。

6. 治疗后评估　治疗后所有患者均需做增强 MRI 的连续定期随访，建议遵循以下时间表随访：6个月、12 个月、2 年、4 年、8 年和 12 年。所有保留部分听力的患者在复查 MRI 的同时，都应做电测听试验（PTA 和 SDS）。

（二）临床疗效

1. 肿瘤的控制　国内外关于伽马刀治疗听神经鞘瘤的中短期临床疗效已有大量的文献报道，认为伽马刀治疗的中短期肿瘤控制率为 85%~100%。对于长期疗效的报道随着时间推移也逐渐增多，认为伽马刀治疗的长期肿瘤控制率为 87%~98%。Lunsford 等报道了匹兹堡大学从 1987 年至 2002 年 15 年间伽马刀治疗听神经瘤 829 例的随访分析，其中随访时间超过 10 年的 252 例肿瘤控制率达 98%，73%的肿瘤缩小。Hasegawa 报道一组 1991 年至 1993 年治疗的 73 例肿瘤，平均随访期 135 个月，肿瘤控制率为 87%，并认为直径小于 3cm 或体积小于 15cm³ 的听神经鞘瘤适合伽马刀治疗。天坛医院孙时斌、刘阿力等于 2011 年报道一组 157 例平均随访期 6.3 年的病例，肿瘤平均体积 5.1cm³，平均周边剂量 12.7Gy，平均中心剂量 28.8Gy，93 例肿瘤缩小（59.2%），48 例肿瘤未发展（30.6%），16 例出现肿瘤体积增大（10.2%），肿瘤累积控制率 3 年为 94%，5 年为 92%，10 年为 87%因此伽马刀放射外科能长期控制肿瘤生长，进而影响听神经鞘瘤的自然病程，使患者实现有质量的、长期的"带瘤生存"，但患者应接受长期乃至终生的追踪随访，以防止肿瘤的远期复发。

2. 听力的保护　多家文献报道，52%~83.4% 的听神经鞘瘤患者伽马刀治疗前后听力水平不变，小体积肿瘤的患者听力保留率更高。与显微外科不同，伽马刀治疗后早期的听力下降不常见（3 个月以内），听力损伤一般发生在治疗后 6~24 个月，其发生与神经性水肿或脱髓鞘有关。放射外科治疗后远期的听力下降的原因还不甚清楚，微血管的逐渐闭塞，神经轴突或耳蜗的直接放射性损伤均可能与之有关。文献报道伽马刀治疗听神经鞘瘤后听力变化的两个趋势，肿瘤越大听力保留率越低，随诊时间越长听力保留率越低。匹兹堡大学的一项长期研究（随访期 5~10 年）表明，51% 的患者治疗后听力无改变。1992 年以前肿瘤周边剂量 >14Gy 时，5 年统计的听力保留率及语言能力的保留率分别为 68.8% 和 86.3%；1992 年以后肿瘤的周边剂量为 13Gy 时，5 年统计的听力保留率及语言能力的保留率分别为 75.2% 和 89.2%。位于内听道内的肿瘤接受周边剂量不超过 14Gy 的放射外科治疗后，均能保留有效的听力（100%）。孙时斌、刘阿力等报道听力保留率为 71%，听力累积保留率 3 年为 94%，5 年为 85%，10 年为 64%；该组 60 例随访期 ≥10 年的患者，听力保留率 60%，随着随访时间的延长，听力保留率逐步下降。

3. 面神经及三叉神经功能保护　文献报道，接受伽马刀治疗的大部分患者的面神经及三叉神经的功能现在都能保留（＞95％），但早期伽马刀治疗后脑神经功能障碍发生率较高。Kondziolka 比较了 1987—1989 年用 CT 定位的 55 例病例（平均随访时间 50 个月，平均肿瘤体积 $3.6cm^3$，边缘剂量 18Gy）和 1989—1992 年用 MRI 定位的 83 例病例（平均随访时间 36 个月，平均肿瘤体积 $3.8cm^3$，边缘剂量 16Gy），二组在肿瘤控制率方面无明显差别（98％），而一过性或永久性面神经瘫痪的发生率由 49％ 降至 11％（p＜0.000 1），一过性或永久性三叉神经损害发生率由 40％ 降至 8％（p＜0.000 1），听力丧失的风险率下降了 1.9 倍。孙时斌、刘阿力等报道伽马刀治疗对脑神经功能的长期影响，一过性面神经功能障碍 16.6％，一过性三叉神经功能障碍 17.8％，轻度面瘫 1.3％，面部麻木 2.5％，永久的明显的面神经及三叉神经功能障碍发生率为 0。

4. 肿瘤中心失增强反应（loss of contrast enhancement，LOE）　伽马刀后的 3～18 个月内，均匀强化的神经鞘瘤常会在增强 MRI 上出现肿瘤中心密度明显减低（LOE），T_1WI 呈等低信号，T_2WI 呈等高混杂信号，多伴有肿瘤的一过性肿胀，12～24 个月左右后又转为均匀强化伴逐渐萎缩，36 个月后形态变化逐渐稳定。伽马刀治疗可使肿瘤间质血管逐渐闭塞，导致肿瘤细胞缺血缺氧坏死，发生炎性改变或诱导肿瘤细胞凋亡，并逐步被胶原纤维组织所取代，此慢性的心血管效应可能是其病理基础。

5. 大体积听神经瘤的伽马刀放射外科治疗　伽马刀放射外科对于中小体积的听神经瘤的中长期疗效已得到肯定，但对于大体积的听神经瘤的疗效还有待探讨。面对缺乏开颅手术条件的或复发的大体积听神经瘤患者（通常大于 $10cm^3$），神经外科医生对选择显微外科手术还是伽马刀放射外科颇多争论。天坛医院孙时斌、刘阿力等观察了一组 28 例伽马刀治疗大型听神经瘤的病例，肿瘤平均体积 $14.3cm^3$，周边剂量 6～12Gy，平均随访时间 6.2 年，肿瘤控制率 79％，低于中小型听神经瘤的肿瘤控制率。Hasegawa 指出 ＞$20cm^3$ 的听神经瘤绝对不适宜伽马刀放射外科而必须显微外科手术，并认为大体积听神经瘤更易在治疗后发生脑积水。临床实践告诉我们，高龄和肿瘤体积巨大并存时（＞$15cm^3$）为高危因素。因此对于肿瘤体积 ＞$10cm^3$ 伴有明显的脑室扩张颅内高压的年轻患者，应首选显微外科手术；而对于肿瘤体积 ＞$15cm^3$ 伴有明显的脑室扩张颅内高压的高龄患者，不宜积极地实施放射神经外科治疗。但是我们在临床实践中也发现囊实混合性肿瘤较实性肿瘤在接受照射治疗后更易皱缩，尽管没有统计学支持。因此对于不具备手术条件的（高龄或二次以上手术）、大体积囊实混合性肿瘤、无渐进性颅内压增高的听神经瘤患者，也可以尝试放射神经外科单次或分次治疗，以达到长期控制肿瘤并获得较好生存质量的目的。

6. 远期的恶性肿瘤生成　与放射治疗相关的良恶性肿瘤，一般定义为组织学证实且在至少 2 年以后从原放射治疗野发生的与原肿瘤性质不同的新生物，组织学上"良性"的听神经鞘瘤有在治疗后远期转变为恶性的侵袭性的肿瘤的潜在可能。据估计，放射外科治疗后 5～30 年此类肿瘤的发生率大概不超过 1：1 000（符合与放射治疗相关的恶性肿瘤的概念），远少于优秀的治疗中心显微外科术后的死亡率（一般术后第一个月为 1：200）。

7. 神经纤维瘤病Ⅱ型（neurofibromatosisⅡ，NF‑Ⅱ）　该病为常染色体显性遗传，95％ 的患者表现为双侧听神经瘤，致残致死率高，处置复杂。神经纤维瘤病Ⅱ型患者伴发的肿瘤通常呈蔓状结节样生长，并吞噬或浸润蜗神经。完全手术切除一般是不可能的。伽马刀治疗可以安全有效地控制 NF‑Ⅱ 病情发展，使患者获得较高的生活质量，避免多次开颅手术。伽马刀治疗的肿瘤控制率为 74％～98％，较单侧听神经鞘瘤偏低；有用听力的保留率为 38％～73％，较单侧听神经鞘瘤略低；面神经及三叉神经功能障碍发生率与单侧听神经瘤基本一致。北京天坛医院从 1994 年 12 月至 2010 年 12 月有 97 例 NF‑Ⅱ患者接受伽马刀治疗，曾报道 2002 年以前 23 例病例的局部肿瘤控制率为 90％；其中 6 例患者追踪随访 10 年左右，局部肿瘤控制率为 70％ 左右，双侧听力均已消失或逐渐下降，有用听力保留率低，1 例因肿瘤发展在观察 7 年后死亡，1 例观察 5 年后出现双下肢瘫痪、双目失明伴全身皮下结节而生活质量极差，其余 4 例可维持较好的生活质量。因此从以上经验看，在现代放射外科治疗技术的帮助下，可以控制 NF‑Ⅱ患者的肿瘤发展并保留其有用听力，一些中心建议当听力水平尚可时应尽早行放射外科治疗。

8. 并发症　近期的肿瘤一过性肿胀，瘤周水肿，一过性面肌抽搐，一过性面部麻木。远期的听力下降，面部麻木，面部疼痛，面肌无力，脑积水及平衡不稳。

三、其他立体定向放射治疗

（一）X 刀治疗

从 20 世纪 80 年代开始，X 刀开始被应用于治疗听神经瘤。X 刀既可以实施立体定向放射外科治疗（stereotactic radiosurgery，SRS），又可以实施立体定向分次放射治疗（fractionated stereotactic radiotherapy，FSRT）。Fong M 等 2012 年系统回顾 9 篇 X 刀 SRS 治疗听神经瘤和 12 篇 X 刀 SRT 治疗听神经瘤的文章，两者的肿瘤控制率基本一致（97.1% vs 98%），但在听力保留率方面后者明显优于前者（66.3% vs 75.3%），其中对于小体积听神经瘤（小于 3cm^3）两者无区别，而对于 3cm^3 或以上的听神经瘤后者明显优于前者，并且认为老年患者（55 岁或以上）的听力保留率明显低于年轻患者（小于 55 岁）。

（二）Cyber 刀治疗

进入 20 世纪 90 年代 Cyber 刀出现，并应用于听神经瘤的立体定向分次放射治疗。文献报道肿瘤的控制率 94%～98%，有效听力保留率 90%～93%，几乎无面瘫和新的三叉神经功能受损，但平均随访时间均太短，不能反映长期疗效。国内王恩敏、潘力等 2011 年报道一组 29 例 Cyber 刀分次治疗听神经瘤的随访结果，肿瘤平均体积 13.2cm^3，周边剂量（15～22.8）Gy／（3～4）F，平均随访时间 21 个月，肿瘤控制率 96%，有效听力保留率 92%，1 例出现暂时性面瘫，6 例出现暂时性面部麻木，无永久性面及三叉神经功能受损。

（三）质子刀治疗

质子刀亦出现在 20 世纪 90 年代，利用质子射线的 Bragg 峰型深度剂量曲线进行听神经瘤的治疗，维护成本高且价格昂贵。文献报道肿瘤的控制率 84%～98%，有效听力保留率偏低，面神经和三叉神经功能保留率低于伽马刀放射外科。马萨诸塞州总医院的 Weber 等 2003 年报道一组 88 例质子刀治疗听神经瘤的随访结果，平均随访时间为 38.7 个月，2 年及 5 年的肿瘤控制率分别为 95.3% 和 93.6%，有用听力的保留率为 33.3%，5 年正常的面神经和三叉神经功能保留率分别为 91.1% 及 89.4%。Vernimmen 等 2009 年报道了一组 55 例质子刀分次治疗听神经瘤的随访结果，平均临床随访期为 72 个月，平均影像随访期为 60 个月，5 年的肿瘤控制率为 98%，有用听力的保留率为 42%，正常的面神经和三叉神经功能保留率分别为 90.5% 及 93%。

（李斌峰）

第三节　脑膜瘤

一、概述

脑膜瘤是起源于脑膜及脑膜间隙的衍生物，大部分来自蛛网膜细胞，也可以发生在任何含有蛛网膜成分的地方，如脑室内的脉络丛组织。

（一）发病率

脑膜瘤约占所有颅内肿瘤的 15%～20%，是最常见的颅内良性肿瘤，居颅脑原发性肿瘤发病的第二位。脑膜瘤是脑组织外的肿瘤，人群发生率为 2/10 万，常在成年后发现，多见于女性，90% 为良性，非典型性为 6%，恶性脑膜瘤为 2%。而在儿童，发病率为 1%～40%，无明显性别差异。随着 CT 及 MRI 技术的应用，许多无症状的脑膜瘤常为偶然发现。

（二）病原学

脑膜瘤的发生并非单一因素造成的，可能与颅脑外伤、放射性照射、病毒感染以及并发双侧听神经瘤等因素，而造成内环境改变和基因变异有关。这些病理因素的共同特点是：使细胞染色体突变，或细胞分裂速度增快。

有研究表明，高剂量或长期低剂量的放射线可改变 DNA 结构，从而诱发出颅内包括脑膜瘤在内的颅内肿瘤。有文献甚至报道了放射治疗诱发出脑膜瘤的病例，但经过伽马刀照射治疗后，仍能产生出良好的效果。另外，Kondziolka D 报道一组 18 年间所治疗的大样本病例：972 例脑膜瘤患者、1 045 个肿瘤，采用伽马刀治疗后，未见到因伽马刀而诱发出新的肿瘤。

（三）病理学特点

脑膜瘤呈球形生长，与脑组织边界清楚，属于脑组织外的肿瘤。瘤内坏死可见于恶性脑膜瘤。常见的脑膜瘤有以下各型：①内皮型；②成纤维型；③血管型；④砂粒型；⑤混合型或移行型；⑥恶性脑膜瘤；⑦脑膜瘤肉瘤。

（四）好发部位

一般地讲，脑膜瘤的好发部位是与蛛网膜颗粒分布情况相平行的，多分布于：大脑凸面、大脑镰、矢状窦旁、鞍结节、海绵窦、桥小脑角（CPA）、小脑幕等。

（五）临床表现

由于脑膜瘤一般来讲，生长缓慢，病程相对较长，主要表现为局灶性症状，根据不同的部位、肿瘤占位效应压迫，而产生相应的神经功能障碍。

（六）特殊检查

1. CT 检查　脑膜瘤 CT 平扫和增强扫描的发现率分别为 85% 和 95%，其 CT 表现与病理学分类密切相关。在 CT 平扫，脑膜瘤表现为边界清楚，宽基底附着于硬脑膜表面，与硬脑膜呈钝角；可呈现骨质的改变。注射对比剂后，90% 明显均匀强化，10% 呈轻度强化或环状强化。

2. MRI 检查　MRI 平扫绝大多数脑膜瘤具有脑外肿瘤的特征，即灰白质塌陷向内移位，脑实质与肿瘤间有一清楚的脑 - 瘤界面。T_1WI 上，多数肿瘤呈等信号，少数为低信号。增强扫描后，脑膜瘤多有明显强化。40% ~ 60% 的脑膜瘤显示肿瘤邻近硬脑膜强化，此即硬脑膜尾征。该征出现可提高脑膜瘤诊断的特异性，研究表明，硬脑膜尾征形态有助于区别良、恶性脑膜瘤。良性脑膜瘤的硬脑膜尾征细长规则，而恶性脑膜瘤的则为短粗不规则。

3. 其他检查　头颅 X 线平片、脑血管造影、脑电图等，目前已经不常用。

（七）诊断

脑膜瘤的诊断基础依靠：①临床表现；②影像学，如 CT、MRI 的特征性表现；③其他发现，如颅骨受累、钙化，供血动脉和引流静脉扩张。

二、立体定向放射外科伽马刀治疗的原理和原则

目前来讲，神经外科开颅手术和立体定向放射伽马刀是脑膜瘤治疗的主要方法，其中，开颅手术切除是脑膜瘤治疗的经典方法，能够迅速解除肿瘤的占位性效应、缓解颅内高压症状。但对于位于重要神经血管结构部位的脑膜瘤，开颅手术常常不能完全切除。据统计，颅内各部位脑膜瘤的手术全切除率仅为 44% ~ 83%：凸面脑膜瘤为 98%，眶部和嗅沟脑膜瘤分别为 80% 和 77%，海绵窦脑膜瘤为 57%，颅后窝和蝶骨脑膜瘤分别为 32% 和 28%。脑膜瘤术后脑水肿的发生率几乎为 100%，均需要激素及甘露醇脱水治疗。肿瘤复发率为 10% ~ 26%，颅底脑膜瘤高达 40% ~ 50%，平均复发时间约为 4 年。且还有很多患者不适合行开颅手术治疗。因此，需要一种安全、有效的方法作为替代性辅助治疗。而立体放射外科伽马刀治疗正符合了这方面的需要，在脑膜瘤的治疗中，起着越来越重要的作用。

1. 立体定向放射外科伽马刀治疗脑膜瘤的原理　立体定向放射外科是采用立体定向三维技术，将许多窄束放射线（γ射线、X射线、质子束）精确地集中聚焦到治疗靶区，一次性致死地摧毁靶区内的组织，以达到类似于外科手术切除的治疗效果。由于靶点区域放射剂量场梯度极大，既能使达到靶点的

总剂量是致死量，又可使靶点周围组织不受放射线的破坏，毁损灶边缘锐利如刀割整齐，故称伽马刀、X 刀（诺力刀、射波刀）、质子刀。目前，立体定向放射外科技术最常用的是伽马刀，很多立体定向放射外科的经典理论都是由伽马刀衍生而来的。

在临床上，有Ⅳ类放射靶区，良性脑膜瘤是Ⅱ类靶区的典型代表，即晚反应正常组织包绕晚反应靶组织。此类靶区的特点是：肿瘤边界清楚，通常不累及脑实质。由于治疗靶区病灶的受照射剂量相对较大，属于致死性高剂量，虽然脑膜瘤及脑膜肉瘤对于放射治疗相对不太敏感，但仍具有良好的效果。

2. 伽马刀治疗脑膜瘤的可行性　伽马刀治疗脑膜瘤是可行的，具体表现在：

（1）脑膜瘤因素

1）脑膜瘤多为良性肿瘤，通常具有完整的包膜，呈非浸润性生长，与脑组织分界清楚，并且在 CT 和 MRI 上易于强化，可以清晰显示不规则或小的脑膜瘤。

2）脑膜瘤生长缓慢，允许伽马刀的放射生物学效应充分发挥；有利于长期观察肿瘤的疗效和安全性。

3）脑膜瘤多血供丰富，较高的放射剂量照射后产生迟发性血管闭塞，造成脑膜瘤内缺血性坏死。

（2）放射外科因素，即适形性和选择性：适形性指边缘剂量曲线形状同病灶的三维形状相适合，强调病灶内部高剂量；选择性是同适形密切相关的，强调尽量减少病灶外正常脑组织受照剂量。

3. 放射外科的治疗原则及适应证

（1）治疗原则：同颅内其他良性肿瘤，即：有临床症状或影像学有增长趋势。

（2）治疗目的：长期控制肿瘤生长、保留神经功能、提高患者的生活质量。伽马刀放射外科治疗强调疗效的长期性、良好的生活质量，而非单纯以肿瘤影像学上的缩小。

（3）适应证：同颅内其他良性肿瘤。

1）中、小型深部肿瘤。

2）开颅术后残留、复发脑膜瘤。

3）不适合开颅手术的高危人群，如老年人、并发多种系统疾病。

三、伽马刀治疗脑膜瘤的步骤

1. 上头架　尽量使肿瘤位于头架的中心，减少 MRI 伪迹变形影像。对于预计靠近头钉处的部位，仍避免伪迹情况。由于 CT 定位伪影较大，需要预估伪影可能的路径，避免伪影对治疗病灶靶区产生影响，必要时可以上三个钉子。对于位于颈静脉孔区的肿瘤，肿瘤颅外的区域仍有很多的残留，应尽量使头架基环靠下方一些。另外，由于欧美人群的头颅形态同亚洲国人有一定的差异，亚洲国人前后左右径向有时几乎相差不大，这样对于颞叶边缘处的肿瘤，在 Perfexion 之前的机型很难做到。可以上三个钉子、同时转动头部，使病灶更靠近中心一些。

2. 影像定位　通常采用 MRI 定位，采用 3D – TOFF 模式，全面扫描。对于单发病灶，只扫描病灶处即可；但对于多发病灶、恶性脑膜瘤、特别是神经纤维瘤病患者，应从颅底到颅顶全面扫描，就像多发性脑转移瘤的扫描方式，以检测到新发病灶或脑膜增厚可能发生脑膜瘤处。由于脑膜瘤的增强明显，且一般比较均匀，故只做增强扫描即可。

3. 剂量规划

（1）制定治疗规划：充分发挥伽马刀放射外科治疗的适形性和选择性特点，严密包裹病灶。

由于脑膜瘤绝大部分属于良性肿瘤，治疗计划应紧密包裹于肿瘤，以体现出伽马刀的适形性特点。对于靠近海绵窦区、CPA 区、鞍区、头皮区等处的脑膜瘤，应尽量采用 8mm 小准直器、并尽量避免使用 18mm 准直器，以减少散射，同时还能提高中心剂量。对于"鼠尾征"等增厚的脑膜，可采用 4mm 的准直器，以充分实现适形性。

（2）处方剂量：一般来讲，脑膜瘤放射外科治疗的周边处方剂量窗为：12 ~ 16Gy。这与剂量 - 体积效应有很大的关系。

体积是容易引起放射外科治疗后并发症的最重要、也是影响放射外科发展的最主要的决定因素，体积越大越容易引起水肿。导致脑水肿的剂量因素很容易理解，提高靶区剂量、减少周围组织散射也永远是放射外科的理念；剂量因素也是剂量越高越容易引起水肿等不良反应。剂量与体积相互结合，形成剂量 – 体积因素效应，这两者是相互协同的关系，即要减少不良反应，当一方增加的同时、需要减少另外一方。而过多地减少照射剂量又不能足以控制肿瘤。一般来讲，控制脑膜瘤生长至少需要 12Gy 以上的周边处方剂量，而对于超过 3cm 的脑膜瘤，当超过 12Gy 后，容易出现水肿反应；同样，对于 1.5 ~ 3cm 中等大小的脑膜瘤，当其周边处方剂量超过 16 ~ 18Gy 后，根据剂量 – 体积效应，也容易出现放射性水肿反应。对于不超过 3cm 的病灶，12 ~ 16Gy 的剂量即可；但对于 >3cm 的病灶，周边剂量达不到控制肿瘤所需要的治疗，需要日后进行 Boost treatment——追加剂量，这就形成了分次治疗法。对于更小的病灶，如不到 1cm 的病灶，即使采用超过 18Gy 剂量，也可能不会出现放射性水肿反应；但由于伽马刀是新生的治疗方法，目前还尚未有超过 20 年以上的系统性随访结果报道，根据普通放疗的经验，剂量越大，在远期可能也越容易出现并发症，鉴于 14 ~ 16Gy 已经能很好地控制肿瘤了，因此，也不必用更高的剂量、去冒更多的远期并发症风险。

在伽马刀治疗过程，常常是术后残留的需要伽马刀辅助治疗。肿瘤常常位于血管周围，包裹颈内动脉或血管窦，治疗规划应采用孔径稍小一些准直器，减少血管部位的受照。虽然血管对于射线具有一定的耐受量，但仍有个案报道提示在伽马刀治疗后，有主干大血管闭塞的可能。

4. 照射治疗　同其他类型的良性肿瘤治疗。对于治疗前经常发生癫痫的老年患者，特别是非平躺体位治疗时，治疗前，应给予有一定镇定功能的抗癫痫药物，如苯巴比妥肌内注射，预防癫痫。因为患者在治疗当中，属于清醒状态，不免会有些紧张，一旦在治疗当中发生癫痫时，因舌后坠等原因阻塞呼吸道，容易产生窒息而加重癫痫缺氧；而紧急制动、退床，将患者从治疗床上转移出来，是需要约 1 ~ 2 分钟时间的。

另外，在照射治疗过程中，要有专门医务人员，如护士进行监护，与患者进行交流。若出现紧急情况，必须首先将患者及时移出治疗室，再行进一步处理。

5. 治疗后处理　一般观察半小时，患者就可以回家。由于脑膜瘤属于良性肿瘤，绝大部分患者基本上可以做到门诊治疗。少数需要住院观察 1 ~ 2 天的患者主要是那些肿瘤较大、并发多种内科疾病、照射时间很长的多发性病变患者。

随访：一般半年一次，进行影像学（多为 MRI）、临床功能状况（如 KPS 评分）评估。

6. 多发性脑膜瘤　颅内出现两个以上相互不连接的脑膜瘤称为多发脑膜瘤，文献报告多发脑膜瘤的发生率为 0.9% ~ 8.9%。随着影像学的进步，很多在临床上属于静止状态的无症状性病灶的检出率逐渐增加。

因为多发脑膜瘤体积不大，部位各异，多次手术会给患者带来沉重负担，且多次手术需要患者有着非常良好的身体素质。因此往往需要联合伽马刀共同治疗。在手术切除多发脑膜瘤时，应首先切除引起临床症状的肿瘤，通常是体积比较大的、容易产生占位性压迫症状的；而较小的肿瘤可一次或多次分批进行伽马刀治疗。

目前最新型的 Perpefxion 型伽马刀治疗，特别适合治疗多发性病灶，能够同时治疗处于额极、枕极、凸面颞叶病灶，即几乎颅内任何部分都可能同时治疗，且精确度极高（不超过 0.1mm）；在治疗 Unit 舱内能够迅速实现准直器、靶点坐标的自动更换，从而大大节省了治疗时间，患者自始至终能够保持一种舒适的体位、减少了以往类型伽马刀治疗时患者过多的起坐及不适体位的变换，这些都使得患者的耐受能力增强、减少了治疗后急性反应的发生。

7. 较大的脑膜瘤　过去常常将伽马刀的适应证规定为 <3cm，但随着治疗病例的增多，也治疗一些超过 >3cm 的肿瘤。根据剂量 – 体积效应，进行调整，采用低剂量分次治疗的方法，控制肿瘤，仍同样能减少并发症并控制肿瘤。

较大肿瘤的分次治疗的理念是基于放射生物学的 4R 概念，即：①亚致死损伤的修复（repair）；②细胞时相的再分布（redistribution）；③乏氧肿瘤细胞的再氧合（reoxygenation）；④再群体化（repopulation）。最初是用于恶性肿瘤，如脑转移瘤的治疗，即放疗期间存活的克隆源性细胞的再群体化是造成早反应组织、晚反应组织及肿瘤之间效应差别的重要因素之一。如果正常组织的 α/β 比值低于肿瘤，那么增加分次照射可以使正常组织的亚致死损伤修复程度明显大于肿瘤的修复。分次照射治疗可以使肿瘤细胞更多地进入细胞周期的放射敏感期（M、G_1/S 分裂间期），即相对放射耐受的乏氧肿瘤细胞在初次照射后发生再氧合，以便于它们更容易被接下来的射线杀死。

而脑膜瘤绝大部分是良性病变，超过 3cm 的大肿瘤一般都会引起占位性症状发生。年轻患者可以采用开颅手术切除，而老年患者有些可以继续观察。分次放疗更多的是用在偏恶性脑膜瘤。

8. 颅底脑膜瘤 经过多年的发展，立体定向放射外科伽马刀治疗已经从以前的挽救性治疗（salvage treatment）经过补充追加性治疗（boost treatment），成为脑膜瘤的主要治疗（front line treatment or primary treatment），是开颅手术的首选性的替代治疗方法或残留病灶的首选性辅助治疗。这尤其表现在对于颅底脑膜瘤的治疗。

瘤基底与颅前窝、颅中窝、颅后窝底附着的脑膜瘤统称为颅底脑膜瘤。颅底脑膜瘤血管组织丰富，周围有重要的脑神经及大血管组织，是神经外科手术治疗的难点。

显微外科手术切除目前仍是颅底脑膜瘤的治疗方法，但术后神经功能缺损很高，很多病例不能完全切除。为了减少复发，需要进行 simpson1 级，甚至 0 级（连同附近径向 4cm 的硬脑膜）切除；而总直径 8cm 的脑膜切除这在颅底几乎是不可能做到的。

对于脑膜瘤这类的良性肿瘤，以患者容易出现严重医源性损伤为代价、单纯强调肿瘤全切是不可取的。很多神经外科专家均认为，对于比较难治的颅底或海绵窦病灶，可以手术切除可容易切除的部分，进行大部切除，或部分切除，将容易产生严重并发症的部分残留下来，进行伽马刀治疗，即采用显微外科联合放射外科的模式。

目前，超过 100 例以上的颅底单纯手术的大宗病历报道很少，大宗颅底病变病历报道多是联合伽马刀治疗。伽马刀治疗颅底脑膜瘤的长期疗效越来越得到临床手术医生的认可。伽马刀治疗颅底脑膜瘤的文献报道 5 年肿瘤控制率为 85% ~ 97%。很多以前不能治疗的颅底病变患者采用伽马刀或联合伽马刀治疗后，都取得很好的长期疗效。Iwai Y 等报道从 1994 年到 2001 年间所治疗的 108 例颅底脑膜瘤患者，采用伽马刀治疗后，经过平均 86.1 个月（20 ~ 144 个月）的随访，肿瘤的控制率为 94%。经过统计后，5 年的控制率为 93%，10 年控制率为 83%。Zachenhofer I 等报道 36 例颅底脑膜瘤经过伽马刀治疗后，平均随访 8 年以上，即 103 个月（70 ~ 133 个月），肿瘤缩小 11 例（33%）、稳定不变 20 例（64%），有效控制率为 94%，肿瘤增大 2 例（6%）。神经功能状况改善 16 例（44%），无变化 19 例（52%），加重 1 例（4%）。Kreil W 等报道伽马刀治疗的 200 例颅底脑膜瘤病例，开颅术后 99 例，101 例为单独伽马刀治疗。经过 5 ~ 12 年的随访，5 年的控制率为 98.5%，10 年的控制率为 97.2%。治疗后水肿 2 例（1%），神经功能改善 83 例（41.5%），稳定不变 108 例（54%），加重 9 例（4.5%）。短暂性加重 7 例（3.5%），再次手术 1 例（0.5%）。

9. 恶性脑膜瘤 恶性脑膜占所有脑膜瘤的 0.9% ~ 10.6%，表现为：肿瘤生长快，肿瘤多向四周脑内侵入，具有侵袭性，使周围脑组织增生，并在原部位反复复发，并可转移到远处。随着反复手术切除，肿瘤逐渐呈恶变，最后可转变为脑膜肉瘤。

恶性脑膜瘤的特点是：①男性发病率相对较高；②发病年龄相对年轻；③发生部位以大脑凸面和矢状窦旁多见；④病程短，颅内压增高症状出现早；⑤破坏性症状多见。

影像学表现有：①瘤体不均匀性强化，瘤内可见囊性低密度坏死区；②脑膜尾征较短粗或不规则；③肿瘤呈蘑菇状、扁平状或分叶状，边缘不清；④瘤周多见有水肿，局部骨质破坏浸润。

恶性脑膜瘤明确诊断还需依赖病理组织学检查。WHO 提出以下 6 条标准可确定肿瘤的良恶性：①细胞成分的增加；②有丝分裂增多；③核的多形性；④局灶性坏死；⑤脑组织浸润；⑥转移。恶性脑膜瘤病理特点是细胞数增多、细胞结构减少、细胞核多形性并存在有丝分裂增多（75/HP），瘤内有广泛坏死。在临床实际工作中，病理检查具备以上 4 ~ 5 个特征者，即可诊断为恶性脑膜瘤。

恶性脑膜瘤的治疗首选开颅手术切除，因容易复发，必须配合以伽马刀或普通放疗，照射范围应参照脑转移的治疗，即对适形性可放松一些，包裹范围稍宽大一些，周边处方剂量也需要有所提高。伽马刀治疗恶性脑膜瘤的局部控制率相对不高，一般为 65%～80%。经过伽马刀或普通放疗的高剂量照射，加上肿瘤本身具有侵袭性破坏作用，容易出现血-脑脊液屏障的开放，有利于化疗的实施。对于顽固性病例，还可加用化疗药物。

尽管恶性脑膜瘤能够采用更多的方法进行治疗，但总体预后不佳。

四、立体定向放射外科治疗的并发症

伽马刀放射外科治疗后最常见的并发症为脑水肿。脑水肿发生的具体机制尚未清楚，可能与肿瘤坏死降解物吸收及血-脑脊液屏障破坏有关，也可能是静脉闭塞、血液回流受阻所致。

脑水肿大多发生于照射后 3～8 个月。水肿若发生在非功能区且较为局限时，仅在影像学上可以看到低密度的表现，而无明显临床症状及体征；发生在功能区或水肿范围较大时，则可有神经功能的障碍或刺激症状与颅内高压症状等。

放射性脑水肿发生与多种因素有关：

1. 体积和剂量　当治疗的周边剂量大于 18Gy、肿瘤体积超过 10cm³，发生严重脑水肿病例明显增多。

2. 部位　一般认为，位于大脑凸面、镰窦旁、侧脑室的脑膜瘤容易发生脑水肿；有矢状窦闭塞的患者容易出现水肿。

3. 肿瘤类型　Kan P 等发现，含有血管生长因子 VEGF 和乏氧因子（HIF-1）的脑膜瘤容易出现伽马刀治疗后瘤周水肿；水肿平均发生期为治疗后 5.5 个月，可延至 16 个月。另外，病理呈现恶性脑膜瘤的患者，由于血-脑脊液屏障破坏及肿瘤侵蚀破坏作用，非常容易引起水肿。治疗前，肿瘤影像呈现分叶状或蘑菇状、不均匀强化且边缘不清、有明显的瘤周水肿，均提示偏恶性病变的可能，治疗后，极有可能出现放射性水肿。

4. 性别　男性患者可能容易出现水肿及复发，这主要由于男性脑膜瘤患者更容易是偏恶性脑膜瘤。

5. 腔隙作用　当脑膜瘤周围存在着比较明显的腔隙时，可减少因肿瘤坏死、水肿膨胀而引起的高颅压，而正常脑组织由于隔着腔隙，所受到的散射照射呈梯度明显递减，从而大大减少了正常脑组织破坏和水肿。具体表现在：①开颅术后残留的患者由于存在肿瘤残腔，能够减少水肿；②颅底病灶水肿发生率也小于幕上病灶；③老年患者由于存在脑萎缩也会减少良性病变发生水肿的可能，或能够抵消部分因水肿吸收能力弱而产生不良反应。但也有文献报道脑膜瘤老年患者也容易发生水肿，这可能是由于老年人本身对水肿吸收能力弱，或肿瘤偏恶性所致。

对于脑水肿，首先要预防其发生。对于幕上病灶（如凸面、侧脑室）、偏恶性、治疗前瘤周水肿、体积较大的病灶，应注意控制剂量，或采取分次治疗方法，减少水肿的发生。

一旦治疗后出现放射性脑水肿，若水肿面积不大、患者无明显神经功能障碍，可暂行观察或随访；若水肿较大、并出现神经功能障碍，则需应用类固醇激素、脱水剂及神经营养药物治疗，其中，皮质类固醇药物能够短暂地缓解肿瘤及水肿引起的颅内高压症状。Vecht 等开始剂量地塞米松 4～8mg/d，除非患者表现有严重的颅内高压症状，方可进一步增加剂量 16mg/d 或更高。建议用药 1 周后，逐渐减量，一般 2 周内停药，但剂量减量还要根据患者个体化需要。若出现少数严重脑水肿，导致中线移位等脑疝表现、用药无效情况，可考虑开颅手术减压。

其他较为常见的并发症为脑神经功能的损害，多见于颅底病灶，尤以视神经和面神经的损害最为常见。多数报道显示，大于 10Gy 的放射剂量就足以造成视神经的损害，一旦出现视神经的损害则处理较为困难，临床上重点在于预防。在实际的伽马刀应用中，往往采用小准直器、堵塞子的方法，使视神经的周边受量在 10Gy 以下，而天坛医院伽马刀治疗的视神经受量都在 9Gy 以下。对于面神经，主要发生在 CPA 部位病灶治疗时，应充分了解面神经的解剖走行，使之在路径中的受照剂量不超过 14Gy。

五、伽马刀治疗脑膜瘤的疗效评价

现代医学的发展非常重视患者的生活质量。由于脑膜瘤大部分是良性肿瘤，伽马刀治疗后，尽管有可能不能使肿瘤影像完全消失，但只要将肿瘤细胞杀死，使肿瘤丧失继续生长、破坏的能力——控制肿瘤不再生长，维持或改善患者现有的神经功能状况，尽可能减少患者的医源性损伤、改善生活质量，即已达到伽马刀治疗的目的。

伽马刀起初用于颅底开颅术后复发或残留的治疗，随着治疗不断取得成功，伽马刀逐渐延伸到对幕上凸面脑膜瘤进行治疗，逐渐成为了脑膜瘤一线治疗方法。很多大样本研究表明，伽马刀治疗脑膜瘤的有效率超过85%，部分文献甚至达到100%。神经功能也得到改善或稳定。

Lee JY 等报道从1987—2004年间在美国匹兹堡大学附属医院治疗的964例脑膜瘤患者，肿瘤多位于颅底。5年良性脑膜瘤的控制率为93%，恶性脑膜瘤为72%。良性脑膜瘤的10年控制率达93%。Kondziolka D 等报道一组18年间所治疗的大样本病例：972例患者、1 045个肿瘤，女性占70%，49%的患者治疗前曾行开颅手术，50%的患者治疗前接受了普通放疗。肿瘤的总体控制率为93%，未曾手术的患者（无病理），即单纯伽马刀治疗的控制率为97%。经过10年后，良性脑膜瘤控制率为91%，单纯伽马刀治疗的无病理患者的控制率为95%未出现因伽马刀而诱发的肿瘤。伽马刀治疗后残障率（overall morbidity rate）为7.7%，症状性瘤周水肿为4%（平均在治疗后8个月出现）。Pollock BE 等报道从1990年1月到2002年12月这12年间采用伽马刀所治疗的330例患者的356个脑膜瘤。138例（42%）患者作为开颅手术的辅助性治疗复发或残留的脑膜瘤；192例（58%）作为首选性治疗；所治疗的脑膜瘤大部分（70%）位于颅底，平均随访时间43个月（2～138个月），肿瘤有效控制率（缩小或稳定不变）为94%，伽马刀治疗的相关性并发症为8%。Novotin J Jr 等报道368例患者（381个肿瘤），采用伽马刀进行治疗后，均经过1年以上的随诊，平均51个月（24～120个月）。5年的肿瘤控制率为97.7%，51例患者（15.4%）出现瘤周水肿；32例（9.7%）出现症状——短暂性23例（6.9%）、长期性9例（2.7%）。

经过多年的临床实践及技术改进，伽马刀已经升级到第六代 Perfexion 型，治疗的靶区也可多达一次治疗30多个病灶。安全性高、疗效好、性能稳定，已经为更多的人所认识。伽马刀作为一种微侵袭性治疗脑膜瘤的方法，既能够作为较大病灶的开颅手术的辅助性治疗，也可单独对较小的脑膜瘤进行治疗；均能够非常高效地控制脑膜瘤生长，改善患者的生存质量；即使肿瘤复发，也可进行反复治疗，仍十分有效。

六、脑膜瘤治疗方法的选择

（1）开颅手术全切肿瘤是脑膜瘤的经典性治疗：对于大脑凸面、镰窦旁、蝶骨嵴外侧、嗅沟脑膜瘤，能够做到肿瘤全切。对于累及岩骨斜坡、海绵窦、鞍结节的脑膜瘤，为保留神经功能，很多情况下只能部分切除。

（2）脑膜瘤是理想的放射生物学靶区，单次高剂量照射具有有效的生物学作用。伽马刀放射外科治疗具有高度的适形性聚焦肿瘤，而保留周围正常脑组织。

（3）脑膜瘤由于肿瘤生长缓慢，有利于长期观察肿瘤的疗效和安全性。

（4）伽马刀治疗脑膜瘤的有效控制率为90%～95%，治疗残障率极低。放射外科对于无症状性、中小型脑膜瘤具有极佳疗效；是开颅术后残留的脑膜瘤、复发性脑膜瘤理想的治疗方法。

（5）伽马刀立体定向放射治疗尤其适合于手术风险大、功能区、中小肿瘤、无法手术患者、老年患者。放射外科伽马刀可作为手术的替代性治疗，成为一线性治疗术后残留、复发病灶的方法；对于某些脑膜瘤患者甚至是首选性治疗；而常规普通放疗逐渐退居二线，只对部分病例采用，多用于偏恶性较大肿瘤的治疗。

（6）对于手术不能切除，而伽马刀、放疗又可能会失败的患者，才考虑采用激素治疗或化疗。由于普通放疗更容易破坏血-脑脊液屏障，一方面可能会加重水肿，但从另一方面，能够使化疗药物更容易通过血-脑脊液屏障，增强化疗药的疗效，即对化疗有协同作用。化疗也是多用于偏恶性病灶（即血-脑脊液屏障容易开放的病灶）的治疗，且多联合普通放疗。根据目前的资料，hydroxyurea 是比较好的化疗药物，对复发性肿瘤有一定的作用。

七、结论

伽马刀是治疗脑膜瘤，尤其是小肿瘤的有效方法，能够长期地控制肿瘤。安全性高、并发症后遗症少。可作为小肿瘤的首选性治疗，或较大肿瘤开颅手术后首选性辅助治疗方法。对于不能耐受开颅手术的患者，可作为首选性替代疗法。为了提高患者的生存质量、减少医源性残障率和死亡率，对于手术切除困难的脑膜瘤，可以进行大部切除，解除肿瘤的占位性压迫、起到减压的作用，随后采用伽马刀治疗照射残留的肿瘤组织，能够很好地控制肿瘤。

参见图 7－8 和图 7－9。

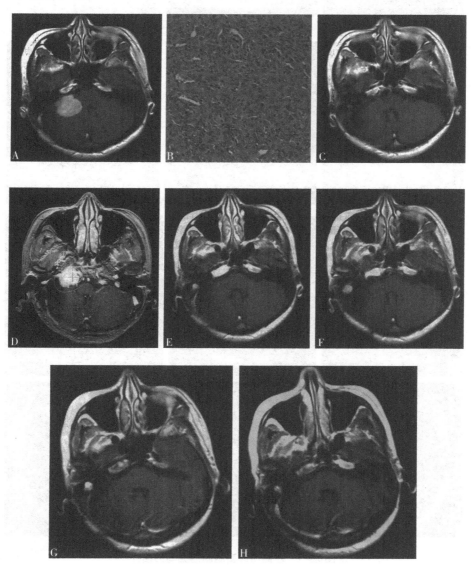

图 7－8 右侧 CPA 脑膜瘤伽马刀治疗

A. 右侧 CPA 区脑膜瘤手术前；B. 肿瘤术后病理；C. 右侧 CPA 区脑膜瘤术后 4 个月；D. 伽马刀治疗计划设计图；E. 伽马刀治疗后 4 个月复查；F. 伽马刀治疗后 10 个月复查；G 和 H. 伽马刀治疗后 20 个月复查

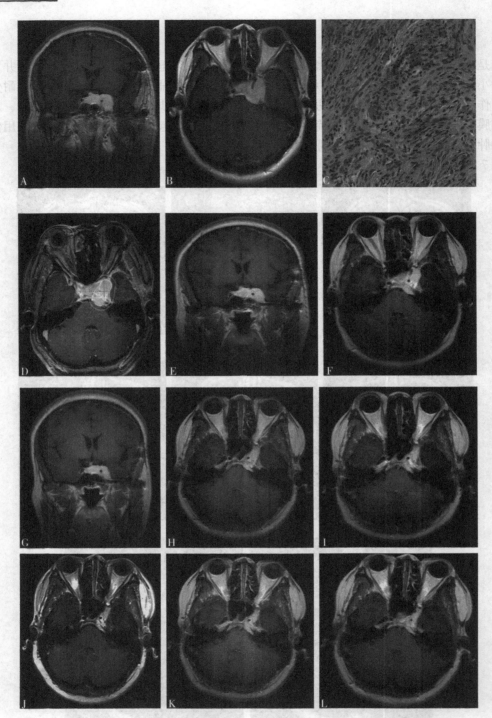

图 7 - 9 左侧海绵窦脑膜瘤伽马刀治疗

A 和 B. 左侧海绵窦区脑膜瘤手术前；C. 左侧海绵窦区脑膜瘤病理；D. 伽马刀治疗计划设计图；E 和 F. 伽马刀治疗后 3 个月复查；G 和 H. 伽马刀治疗后 7 个月复查；I. 伽马刀治疗后 12 个月复查；J. 伽马刀治疗后 22 个月复查；K. 伽马刀治疗后 45 个月复查；L. 伽马刀治疗后 56 个月复查

（李斌峰）

第四节 脑胶质瘤

一、概述

胶质瘤是最常见的颅内肿瘤，占颅内肿瘤的 40%～45%，源于各型脑胶质细胞，这是组织病理学中狭义的概念。而广义上，由神经外胚层组织来源的肿瘤，包括整个神经上皮组织来源的各型胶质细胞和神经元细胞肿瘤，均属于胶质瘤。按肿瘤起源分为两类：一类起源于神经间质细胞，如神经、室管膜和脉络丛上皮等，分别称为星形细胞瘤、少突胶质细胞瘤、胶质母细胞瘤、室管膜瘤等；另一类来源于神经系统实质细胞即神经元，称为中枢神经细胞瘤（2000 年 WHO 分类）。Kernohan 等则按肿瘤细胞分化程度将其分为四级（Ⅰ～Ⅳ），级别越高恶性程度越高，该分类法易于推断肿瘤预后，临床医师较感兴趣。

脑胶质瘤可见于任何年龄，男性多于女性。星形细胞肿瘤、少突胶质细胞瘤、胶质母细胞瘤、中枢神经细胞瘤等多在 30～50 岁发病，而髓母细胞瘤、室管膜肿瘤、脉络丛乳头状瘤等则多发病于青少年。

二、临床表现

脑胶质瘤的临床表现主要包括颅内高压症状和病变局部症状。

颅内高压症状主要包括头痛、恶心、呕吐、视神经盘水肿、视物模糊、头颅扩大（儿童期）、生命体征改变（脉搏缓慢、脉压加大）等，这些症状出现的早晚、发展的快慢以及严重程度，主要取决于肿瘤的恶性程度、部位和生长速度，肿瘤恶性程度高、生长速度快、位于脑脊液通路旁或颅后窝等，颅内高压症状就出现的早，发展快，症状重。

病变局部症状依病变位置而异。大脑半球肿瘤多出现癫痫发作、肢体感觉或运动障碍、视觉障碍、语言障碍等，小脑肿瘤常见共济失调、眼震、强迫头位等，脑干病变常出现同侧脑神经麻痹和对侧锥体束征等。

三、影像学检查

目前在临床上脑胶质瘤的主要影像检查为头颅 CT 和 MRI 扫描，其影像表现与肿瘤性质有一定关系。CT 表现为等密度或低密度，瘤周水肿轻微，占位效应不明显，不强化或强化不明显者，常提示肿瘤低恶性。CT 表现为密度不均匀、有坏死或出血、瘤周水肿明显、占位效应显著、强化明显者，多提示高恶性肿瘤。MRI 可以更清楚地显示肿瘤的范围、内部质地、坏死囊变、瘤周水肿等细节。需要注意的是，CT 和 MRI 所显示的肿瘤边界并非都是肿瘤的真正范围，很多研究表明在 MRI 高信号区以外 1～2cm 内活检，仍能检出肿瘤细胞，这对脑胶质瘤的治疗意义重大。

四、诊断与鉴别诊断

根据脑胶质瘤的临床特点、主要症状体征，结合神经影像学资料，大多可以得到正确诊断。但肿瘤恶性程度与影像学表现有时不尽一致，不能单凭影像特点推断胶质瘤的级别或恶性程度。

需要与脑胶质瘤鉴别的脑内病变主要有脑转移瘤、淋巴瘤、脑脓肿、脑出血、脑梗死等。

五、治疗

脑胶质瘤大多在脑内呈浸润性生长，形状多不规则，肿瘤边界不清，可以同时累及多个脑叶。有文献报道，在肉眼可见的肿瘤边界外 1～2cm 在显微镜下仍能看到肿瘤细胞。目前手术切除仍是其主要治疗选择。一般认为患者预后与肿瘤性质和切除程度有关，近年来随着导航和术中 MRI 等新技术的应用，胶质瘤切除范围较前有所扩大，但位于特殊解剖位置或重要功能区的肿瘤仍难以完全切除。除手术外，传统治疗手段还包括放射治疗和化学治疗等，虽然可在一定程度上延长患者寿命，但不管是低级别还是高级别胶质瘤，除毛细胞型星形细胞瘤外，其他类型胶质瘤很少能完全治愈，因此，胶质瘤一直是严重困扰神经外科医生的难题之一。目前越来越多的专家主张综合治疗，包括手术切除，放射治疗，化学治疗，生物治疗，免疫治疗等，以尽可能延长患者生命，提高生存质量。

六、放射外科治疗

1951 年瑞典神经外科专家 Leksell 教授首次提出了立体定向放射外科的概念，即采用立体定向技术将大剂量放射线一次性精确聚焦照射到颅内靶组织，使靶组织产生局灶性坏死或变性，达到治疗颅内疾病的目的。颅内靶组织可以是正常组织如神经核团、神经纤维，也可是病理组织如肿瘤或畸形血管等。立体定向放射外科技术主要包括质子刀、伽马刀和 X 刀三种治疗方式。由于伽马刀治疗方便快捷，自1968 年临床使用以来，已经成为放射外科的最主要治疗手段。

立体定向放射外科的特点是小范围大剂量精准聚焦照射，从理论上讲，这种聚集照射的方式并不适合治疗一个边界不清呈浸润性生长的肿瘤，但伽马刀照射精准，剂量分布与肿瘤高度适形，对肿瘤周边正常组织结构损伤小，可以对同一肿瘤多次照射，因此，对于低级别边界清晰的小胶质瘤可以首选伽马刀治疗，可以延长患者的生存期，提高生活质量。不过，目前伽马刀更多是作为手术和放射治疗的辅助治疗手段，对肿瘤或残余复发的肿块追加照射（Boost）。

（一）伽马刀治疗适应证

低级别胶质瘤如果位于难以手术切除的部位（如脑干）或患者特别选择，可用伽马刀治疗代替外科手术，再结合普通放射治疗。如果肿瘤体积较小，边界相对清楚，则治疗效果也相对较好。

对于高级别肿瘤，如肿瘤较小，位于难以手术的部位（如丘脑），伽马刀可以作为首选治疗，可辅以病变局部或全脑普通外照射。对于较大的肿瘤，应首选手术切除，伽马刀仅作为手术切除后的一种辅助治疗手段。胶质瘤"全"切后仍有残余的十分常见，有时肿瘤位于重要功能区只能做大部切除，伽马刀可对残留的肿瘤大剂量照射；为了降低肿瘤复发率或延缓生长，可再辅以全脑或肿瘤局部普通照射。

（二）脑胶质瘤伽马刀治疗技术和预后

伽马刀治疗程序同其他肿瘤。

胶质瘤往往边界不清，范围较大，即便手术后残留肿瘤也多较分散，伽马刀治疗时，尽可能选择大孔径准直器，肿瘤周边等剂量线相对低些（如35%～45%），周边照射剂量也相对较低。肿瘤周边处方剂量变化较大，取决于肿瘤大小、部位以及普通照射的剂量。作者多采用周边剂量 8～15Gy 照射，再辅以 40Gy 左右的普通外照射（图 7-10）。

低级别胶质瘤治疗后肿瘤大小在数月或数年后保持稳定或缩小，部分肿瘤体积进行性增大。高级别胶质瘤总体疗效不如低级别肿瘤，但恶性肿瘤细胞对射线相对敏感，部分患者在治疗后数月即可见肿瘤坏死缩小，不过这些肿瘤常在数月后复发增大。

对于治疗后疗效不佳或复发肿瘤，如果没有严重脑水肿或其他禁忌，可以行二次伽马刀治疗（图7-11）。

Coffey 报道以伽马刀辅助治疗 33 例脑胶质瘤，随访 1～25 个月，14 例肿瘤缩小，15 例无变化，4例肿瘤增大。

Steiner 等报道 15 例 I 级星形细胞瘤的伽马刀治疗结果，随访超过 1 年，发现肿瘤大小在 $3cm^3$ 以下者疗效较好。治疗后 1 例（7%）肿瘤消失，8 例（53%）缩小，6 例（40%）增大，2 例患者接受手术治疗，1 例因肿瘤增大，另一例出血和放射性水肿。2 例患者治疗后肿瘤囊性部分增大，实质部分缩小，其中 1 例术后神经功能恶化。随访超过 1 年的 II 级星形细胞瘤 17 例，3 例（18%）肿瘤消失，7 例（41%）缩小，2 例（12%）无变化，5 例（31%）增大，1 例因病情恶化在治疗后 46 个月死亡。他们认为治疗效果和病变大小无太大关系。此外，他们还报道 56 例恶性胶质瘤的伽马刀治疗结果，发现伽马刀治疗后肿瘤大多先缩小或维持不变一段时间，最后肿瘤复发或进一步增大，没有完全治愈者。

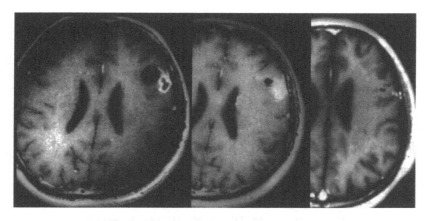

图 7 - 10　伽马刀联合治疗脑胶质瘤

伽马刀治疗前（左）行左额叶病灶囊肿穿刺和活检（中），病理胶质瘤 Ⅱ 级，
伽马刀治疗 + 普放后两年肿瘤基本消失（右）

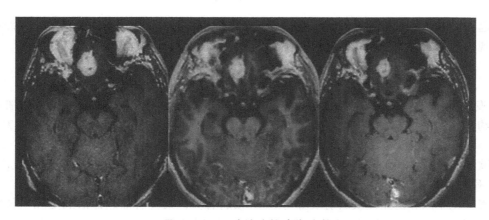

图 7 - 11　二次治疗额叶胶质瘤

51 岁男性，定向活检星型细胞瘤 Ⅱ 级（左），伽马刀治疗后 1 年（中）肿瘤缩小，行二
次治疗，治疗后 5 年（右），肿瘤进一步缩小

（三）并发症的防治

与伽马刀治疗有关的并发症主要是癫痫发作和放射性脑水肿。

大脑半球胶质瘤常伴有癫痫症状，即使治疗前没有癫痫抽搐史者，伽马刀治疗过程或治疗后早期也可出现癫痫发作，因此，在治疗前后均需给予镇静剂，以防癫痫发作。

脑胶质瘤多伴有不同程度脑组织水肿，高级别胶质瘤水肿更明显。伽马刀治疗后常常出现放射性脑水肿或加重原有脑水肿，部分患者在治疗后早期（1 月内）即可出现症状加重或高颅压征象，CT 或 MRI 检查可见脑水肿范围扩大。建议在治疗前数天即给予脱水剂和类固醇激素治疗。一旦发现放射性水肿，应间断给予上述治疗，以防引起脑疝等严重后果。

（李斌峰）

第八章

淋巴造血系统肿瘤

第一节 急性髓系细胞白血病

一、定义

是一类起源于造血干、祖细胞的髓系造血系统恶性肿瘤。白血病细胞分化阻滞于不同髓系发育的早期阶段，表现为髓系发育的形态和免疫表型特征。

二、流行病学

AML 年发病率（2~4）/100 000，中位发病年龄为 64~70 岁，为老年性疾病。发病随年龄增大而增加。AMI 约占急性白血病的 70%，分别占婴儿、儿童和成年人 AL 的 55%~70%、17%~20% 和 80%~90%。婴儿发病以女婴多见，儿童无明显性别差异，成年人男性稍多于女性（3：2）。成年人以北美、西欧和大洋洲发病最高，亚洲和拉美最低；儿童发病则以亚洲最高，北美和南亚次大陆最低。美国 AML 年死亡率约为 2.2/100 000；我国缺乏相关统计数据，估计高于西方发达国家。

环境因素、化学品和药品以及放射线等与 AML 致病有关，某些有前趋血液病史和遗传病史的患者易患 AML。离子射线、烷化剂可诱导 DNA 双链断裂，引起点突变、遗传物质丢失或染色体易位等。烷化剂治疗相关的 AML 发病与患者年龄和药物累积剂量有关，一般潜伏期为 4~8 年，常先有 MDS 表现，具有 -7/7q-、-5/5q- 等染色体核型改变，疗效差。拓扑异构酶Ⅱ（TopoⅡ）抑制药可稳定 TopoⅡ 与 DNA 的结合，使 DNA 断裂。TopoⅡ 抑制药治疗相关的 AML 潜伏期一般仅 1~3 年，主要为 M4、M5，也可为 M3 或 M4Eo，常无 MDS 前趋病史，主要遗传学改变为 11q23/MLL 基因易位，也可为 AML1 基因易位或 inv（16）、t（15；17）等，预后相对较好。某些血液系统疾病，如 MDS、CML、PV、ET 和 PNH 等，可继发 AML。MDS 病程中 10%~50% 继发 AML。CML 急性变占 70%~85%，AML 或髓、淋双表型 AL 占 75%。约 26% 的 SAA 经 ATG 治疗 8 年继发 AML/MDS；CSA、G-CSF 治疗的 AA 也有 22% 继发 AML/MDS。PNH 继发的 AML，恶性细胞来源于 PNH 克隆。遗传因素对 AL 发病有重要影响。体质性 8-三体综合征和 Down 综合征（21-三体）可发生家族性白血病。Down 综合征白血病患病率增加 10~18 倍，其中 AML-M7 发病率是正常人群的 500 倍；3 岁以下多为 AML，3 岁以上则以 ALL 为主。Down 综合征继发 AML 与 21q22.3/AML1 基因异常和造血转录因子基因 GATA-1 缺失突变有关。DNA 损伤修复缺陷的遗传病如 Bloom 综合征、Fanconi 贫血等，AML 患病率明显增高。多发性神经纤维瘤位于 17q11.2 上的 NF1 抑癌基因突变失活，继发 AML/MDS 的机会增加。常染色体显性遗传病 Li-Fraumeni 综合征有抑癌基因 p53 突变失活，X-连锁免疫缺陷病 Wiskott-Aldrich 综合征存在 WASP 基因突变，常染色体隐性遗传病 Kostmann 婴儿遗传性粒细胞缺乏症有 G-CSF 受体基因突变，这些患者以及 Blackfan-Diamond 综合征的 AML 患病率均有增加。

三、发病机制

细胞、分子遗传异常是 AML 的致病基础。AML 约 60% 有克隆性染色体数量、结构异常，更多的患者存在与细胞增生、生存或分化调节有关的基因突变或表达异常。遗传学变异主要表现为抑癌基因丢失或突变失活、癌基因表达增高或突变激活等。AML 中常见 Ras、KIT 和 Flt3 等原癌基因激活突变，与细胞获得增生、生存优势有关。Tp53、Rb 和 Myc 等抑癌基因失活突变将使细胞周期停滞，凋亡受抑。与实体肿瘤不同，AML 还常伴有特异的染色体易位或基因重排。易位基因包括转录因子基因、造血发育必需基因、造血分化基因、同源功能基因及凋亡相关基因等，以转录因子基因易位最为多见。易位形成融合基因，编码融合蛋白，使基因表达异常，或表达产物的稳定性、定位和功能异常，引起造血干/祖细胞恶性转化和增生、分化或凋亡障碍。AML 染色体易位和基因突变类型多达 200 多种，常见的有 t（8；21）（q22；q22）；AML1 - ETO、t（15；17）（q23；q21）；PML - RARα 及其变异易位、inv（16）或 t（16；16）（p13；q22）；CBFβ - MYH11 和 11q23 易位/MLL 基因重排等；与 11q23/MLL 基因易位相关的伴侣基因则多达 80 余种。AML 中以 t（9；11）（p22；q23）；MLL - AF9、t（11；19）（q23；p13.1）；MLL - ELL 和 t（6；11）（q27；q23）；MLL - AF6 等最为多见，MLL 基因的内部部分串联重复（MLL - PTD）也与 AL 发病有关。不同细胞、分子遗传特征的 AML 在致病机制、临床表现和预后等方面各有特点。

1. 核心结合因子（core binding factor，CBF）异常　CBF 是由 CBFβ 和 CBFα2（也称为 AML1）组成的异二聚体化的转录调节因子，通过 AML1 的 runt 结构域结合 DNA，在其他转录因子或转录辅助因子的协同下，激活或抑制 IL - 3、T 细胞受体 α、GM - CSF、M - CSF 受体、髓过氧化酶等靶基因的转录，促进造血干/祖细胞的分化成熟。AML1 能与核共激活复合物结合，募集组蛋白乙酰基转移酶，使组蛋白赖氨酸乙酰化，激活靶基因转录。累及 CBF 的融合基因在功能上多通过表现为 CBF 的负显性作用导致白血病的发生。非随机染色体异常 t（8；21）（q22；q22）累及 21 号染色体的 AML1 和 8 号染色体的 ETO（eight twenty one）基因形成 AML1 - ETO 融合基因。AML1 - ETO 中保留了 AML1 的 Runt 结构域，仍能与 DNA 结合，并能与 CBFβ 形成异二聚体，而 ETO 蛋白在 AML1 - ETO 中几乎保持完整。由于 ETO 部分可以通过核共抑制复合物募集组蛋白脱乙酰化酶（Histonedeacetylase，HDAC），AML1 - ETO 结合 AML1 的靶基因序列后，许多由 AML1 激活的基因被 AML1 - ETO 所抑制，并呈显著负性作用（图 8 - 1）。AML1 - ETO 还可干扰 C/EBPα、PU.1、E 蛋白、GATA1 和 Sp1 的功能。最近发现 AML1 - ETO 可以抑制 miR - 223 的表达，而 miR - 223 可促进造血细胞分化。此外，AML1 - ETO 还可促进造血干细胞的自我更新促进白血病的发生。但单独的 AML1 - ETO 并不能导致白血病的发生，这可能是由于 AML1 - ETO 也具有抑制细胞增生和诱导细胞凋亡的作用，AML1 - ETO 在导致白血病发生时需要其他突变协同，克服 AML1 - ETO 抑制增生和诱导凋亡的作用才能导致白血病的发生。

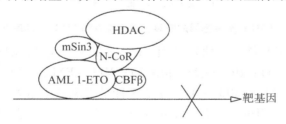

图 8 - 1　AML1 - ETO 抑制野生型 AML1 调节的靶基因的转录

t（3；21）（q26；q22）多见于治疗相关的 MDS 和 AML，以及 CML 的急变期。易位形成 AML1 - EAP、AML1 - MDS1、AML1 - EVI1、AML1 - MDS1/EVI1 融合基因转录本。AML1 - EAP 融合基因中 EAP 读码框架易位，导致该融合基因 mRNA 编码 AML1 的 1~241aa，这种短 AML1 对全长野生型 AML1 发挥负性作用。AML1 - MDS1 及 AML1 - MDS1/EVI1 可抑制 AML1 对靶基因的转录激活作用。AML1 - MDS1/EVI1 一方面可以抑制 AML1 活性，另一方面与 EVI1 相似，均可与 Smad3 作用，从而抑制 TGF - β 的信号传递，解除 TGF - β 对细胞生长的抑制作用。

AML - M4Eo 最常见的染色体异常是 inv（16）（p13；q22），在 AML 的染色体异常中占 12%，少数为 t（16；16）（p13；q22）。inv（16）与 t（16；16）均形成 CBFβ - SMMHC 融合基因。CBFβ 基因定位于 16q22，是 CBF 的亚单位，与 AML1 构成异二聚体。CBFβ 在胞质内表达，呈弥散样分布。AML1

可以将CBFβ自胞质带至胞核。CBFβ本身不具备DNA结合能力，但与AML1形成异二聚体后，能增强AML1对DNA的结合力，从而增强AML1的转录激活作用。平滑肌肌凝蛋白重链（smoothmuscle myosin heavy chain，SMMHC）也称之为MYH11（Myosin heavy chain 11），是一种很大的分子。SMMHC中的α螺旋可以介导其形成二聚体和多聚体。CBFβ－SMMHC融合蛋白定位于细胞质。由于CBFβ－SMMHC仍能与AML1形成异二聚体，这样就可以将AML1扣留于细胞质内。由此可干扰AML1激活转录作用以及AML1与CBFβ的协同激活作用。CBFβ－SMMHC以显著负性作用抑制CBFβ的作用，抑制造血细胞分化。CBFβ－SMMHC还减低p53的表达，抑制细胞凋亡；也能抑制细胞由G_1期进入S期，减低细胞增生；提示有其他突变或"第二次打击"事件绕过CBFβ－SMMHC的生长抑制作用，导致AML1－M4Eo的发生。

2. MLL基因异常 MLL蛋白有3个区域与果蝇三胸蛋白同源。累及MLL基因的白血病既可见于ALL，也可见于AML。MLL蛋白包括氨基端的AT吊钩、SNL1和SNL2基序、CxxC结构域，这些结构域通常保留在融合蛋白中。AT吊钩可以特异地结合于AT富集的DNA小沟。MLL羧基端包括PHD、转录激活和SET结构域，通常被伙伴蛋白取代（图8－2）。其中的SET结构域具有组蛋白甲基化活性，可以使组蛋白H3K4甲基化，从而激活包括Hox基因家族等靶基因的转录。MLL作用于造血干细胞向定向祖细胞发育和扩增的早期造血阶段。MLL对Hox基因家族中的许多基因都有调控作用，其中Hoxa9和Hoxa10在造血调节中发挥作用。MLL调节有造血调节作用的Hox基因，也是MLL融合蛋白导致白血病的重要机制。

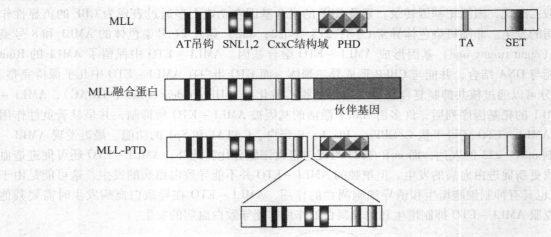

图8－2　常见的MLL融合基因的断裂、融合位点和MLL内部串联重复突变结构

目前已经发现80多种MLL易位的伙伴基因。t（4；11）（q21；q23）；MLL－AF4、t（9；11）（p22；q23）；MLL－AF9、t（11；19）（q23；p13.3）；MLL－ENL、t（10；11）（p12；q23）；MLL－AF10和t（6；11）（q27；q23）；MLL－AF6等是5种最常见的融合基因，占所有MLL基因易位的80%。仅一部分MLL的伙伴基因可以分类，大致可分为5类。第一类是AF4、AF9和AF10等核蛋白；第二类是带有螺旋－螺旋寡聚化结构域的胞质蛋白，这些寡聚化结构域对于转化很重要；第三类是septin蛋白家族的蛋白；第四类是组蛋白乙酰化酶p300和CBP，在形成融合蛋白时保留了乙酰化酶活性；第五类是MLL的部分串联重复（MLL－PTD）。所有的MLL伙伴基因保持原有的读码框架，提示伙伴基因对相应融合蛋白的转化活性是必需的。所有MLL融合蛋白的共同特点是都保留了AT吊钩和锌指CxxC基序，这两个结构域对于融合蛋白的转化能力是必需的。除MLL－PTD外，所有的融合蛋白都缺失了甲基化组蛋白H3K4的SET结构域，但绝大多数融合蛋白还是能够上调Hox等MLL靶基因的表达。Hox等基因表达的上调对于MLL融合蛋白转化细胞是非常重要的。MLL融合蛋白不仅能够将造血干细胞转化为白血病干细胞，还可以将造血祖细胞CMP和GMP重编程为白血病干细胞，导致白血病的发生。苏氨酸天门冬氨酸酶1（threonine aspartase，taspase1）是一种内肽酶，能切割MLL，切割后的MLL片段对调节Hox基因的表达具有不同的作用。MLL融合蛋白中缺失了taspase1切割位点，提示MLL融

合蛋白可以模仿未切割的 MLL，在造血细胞中不能适当调节造血细胞中 Hox 基因的表达，在白血病发生中发挥作用。这可以部分地解释 MLL 的伙伴蛋白缺少相似性，而且提示 Hox 基因的异常是融合蛋白转化细胞的重要机制。

3. RARα 基因易位及其变异易位　　APL 最常见的染色体易位为 t（15；17）（q22；q12），其他几种少见的染色体易位有 t（11；17）（q23；q12）、t（5；17）（q35；q12）、t（11；17）（q13；q12）、der（17）、t（4；17）（q12；q12）和 PRKAR1A - RARα。野生型 RARα 是核受体型转录因子，它与视黄醛受体（retinoid X receptor，RXR）形成异二聚体后，可以与许多基因启动子中的维 A 酸反应元件（retinoic acid re - sponse elements，RAREs）结合。RARα 对靶基因转录的调节是双重性的，当 RARα 不与配体结合时，其配体结合区与核共抑制复合物结合，从而募集 HDAC，HDAC 使组蛋白的赖氨酸脱去乙酰基，抑制靶基因的转录。当 RARα 结合配体后构象发生改变，就与核共抑制复合物解离，转而与核共激活复合物结合，募集组蛋白乙酰基转移酶，使靶基因组蛋白赖氨酸乙酰化，激活靶基因转录。RARα 的靶基因中许多都与髓系分化密切相关，包括粒细胞集落刺激因子（G - CSF）、G - CSF 受体（G - CS-FR）、CD11b、Hox 基因等。

t（15；17）（q22；q12）使 PML 与 RARα 形成融合基因，编码蛋白后，PML - RARα 与 RARα 竞争结合 RXR 形成异二聚体，与正常的 RXR/RARα 竞争结合 RAREs，并处于优势地位。PML - RARα 抑制转录的程度大于 RARα，生理水平的全反式维 A 酸（all - trans retinoic acid，ATRA）可以使 RXR/RARα 与核共抑制复合物解离，而 PML - RARα 仍能与之结合，导致 RARα 靶基因启动子组蛋白的异常去乙酰化。最近发现 PML - RARα 还可以募集甲基化酶（Dnmt1 和 Dnmt3a）导致 RARα 靶基因 DNA 的异常甲基化。因此 PML - RARα 通过组蛋白修饰和 DNA 甲基化表观遗传学机制抑制 RARα 靶基因的转录，阻断髓系分化的某些关键基因的表达。在药理剂量水平 ATRA 刺激下，PML - RARα 可与核共抑制复合物解离，而与核共激活复合物结合，诱导髓细胞分化基因的表达和 APL 细胞的分化。ATRA 与 DNA 甲基化抑制药联合具有协同作用诱导 APL 细胞分化。

PML 正常分布在细胞核内的核小体结构中，正常的 PML 具有抑制细胞生长、转化和促进凋亡的作用。APL 细胞中 PML - RARα 与 PML 形成异二聚体，正常的核小体遭到破坏，PML 抑制细胞生长，促进凋亡的功能便会丧失。经维 A 酸治疗后 APL 细胞的 PML 又重新定位于核小体中，PML 抑制生长和促进凋亡的功能可能得到恢复。

t（11；17）（q23；q12）累及早幼粒细胞白血病锌指（promyelocytic Leukemia Zinc Finger，PLZF）基因，形成 PLZF - RARα 融合基因，仅占 APL 的 0.8%。PLZF - RARα 可以结合于 RARE，还可与 RARα 竞争结合 RARE、RXR 及辅助激活因子。PLZF - RARα 中除 RARα 部分可以对 RARα 靶基因的表达有调节作用外，PLZF 部分也可通过核共抑制复合物募集 HDAC，即使药理剂量水平的 ATRA 也不能使之与复合物解离。由此可以解释 ATRA 治疗 t（11；17）APL 无效的原因。

PLZF - RARα 转基因小鼠发生慢性髓系白血病，而非急性白血病。RARa - PLZF 的转基因小鼠不发生白血病，只产生髓系造血异常。RARα - PLZF 可结合 PLZF 的 DNA 结合位点，激活转录。同时转染 PLZF - RARα 和 RARα - PLZF 的转基因小鼠发生 APL，证实 t（11；17）APL 的发病需要 PLZF - RARα 和 RARα - PLZF 两者的共同参与。可能是前者以显著负性作用抑制 RARα 靶基因转录，阻断髓细胞分化。而后者以显著负性作用抑制 PLZF 的功能，激活细胞周期素 A 的表达，使细胞生长能力增强。两种作用共同导致 APL 表型的产生。

t（5；17）（q35；q12）累及 NPM（nucleophosmin）基因形成 NPM - RARα 融合基因，NPM - RARα 可以结合 RARE，与 ATRA 结合后激活靶基因的转录，因此，t（5；17）APL 病例对 ATRA 敏感，白血病细胞可被诱导分化。t（11；17）（q13；q12）累及核基质有丝分裂器蛋白（nuclear matrix mitotic appara - tus protein，NuMA）基因形成 NuMA - RARα 融合基因，NuMA - RARα 可能与野生型 NuMA 竞争 caspase，干扰细胞凋亡。也可如其他 RARα 融合蛋白一样，显著负性作用抑制 RARα 靶基因转录。ATRA 可以诱导 t（11；17）（q13；q12）APL 细胞分化，推测药理剂量水平的 ATRA 可以使 NuMA - RARα 变成转录激活作用。Arnould 等在一例 AML - M1 的患者发现了 STAT5b - RARα 融合基因。STAT5b - RARα 可以结合于

RARE 上，抑制 RARα/RXRα 对转录的激活作用。药理剂量水平 ATRA 可以调控 STAT5b - RARα 的转录调节作用。

4. NPM1（Nucleophosmin）突变　位于人类染色体 5q35 的 NPM1 基因包含 12 个外显子。NPM1 是高度保守的磷酸化蛋白，可以在胞核和胞质之间穿梭，绝大部分分布在胞核。NPM1 主要生理功能包括：①作为伴侣蛋白和输出信号在核糖体的合成中发挥重要作用；②通过调控中心体的复制维持基因组的稳定性；③NPM1 可以通过与 p53 和 p19ARF 相互作用调控细胞的增生和凋亡。基因敲除实验发现 NPM1 在造血，尤其是红系造血中发挥了作用。而 NPM1 半倍体不足则会导致基因组的不稳定，产生类似 MDS 的血液系统异常。

大约 1/3 的 AML 患者存在 NPM1 的 12 外显子突变。这一突变使 NPM1 结合核仁所需的色氨酸缺失，同时产生了出核信号基序，导致正常本应定位于胞核的 NPM1 异常定位到胞质。NPM1 突变主要见于核型正常的 AML。NPM1 突变也主要是见于原发 AML，很少见于 MDS 患者。突变的 NPM1 抑制抑癌基因 p19ARF 可能是其导致白血病发生的机制之一。此外，NPM1 还可以被募集到维 A 酸的靶基因，作为共抑制因子使组蛋白去乙酰化抑制基因转录。NPM1 异常定位在胞质后，这些转录抑制作用被解除，这也是突变 NPM1 致白血病的机制之一，因此使用药物恢复这些异常的转录可能是靶向治疗这些疾病的策略之一。

5. FLT3 突变　FLT3 基因位于染色体 13q12，属于Ⅲ型受体酪氨酸激酶亚家族成员，与其配体（FL）在造血干/祖细胞的增生和分化中起重要的调节作用。近年来发现，FLT3 突变与急性白血病的发生密切相关，是 AML 中最常见的分子异常。现在所知的 FLT3 突变主要包括两种：内部串联重复突变（internal tandem duplication, ITD）和酪氨酸激酶结构域（TKD）点突变。FLT3 - ITD 见于 25% ~ 35% 成年人 AML 和 12% 的儿童 AML。正常时，FLT3 与其配体 FL 结合后，激活 PI3K（phosphatidylinositol 3 - kinase）和 Ras 途径，导致细胞增生加快，细胞凋亡受抑。ITD 突变导致 FLT3 受体组成性激活，FLT3 - ITD 除了可以激活 PI3K/Akt 和 RAS/MAPK 外，还可激活 STAT5。突变型 FLT3 和野生型 FLT3 的抗凋亡途径也不同，野生型 FLT3 通过保持 Bad 的磷酸化状态抗凋亡，而 FLT3 - ITD 除保持 Bad 的磷酸化状态，还使 Bcl - XL 低表达抗凋亡。FLT3 - ITD 不仅存在抗凋亡和促增生信号传导通路，而且还可以通过抑制 C/EBPα 和 PU.1 导致细胞分化阻滞。FLT3 还可以使 β - catenin 磷酸化，有助于细胞转化，增加活性氧的产生导致基因组 DNA 的不稳定。FLT3 - ITD 转基因鼠能产生慢性骨髓增生表型，却不能引起以造血干/祖细胞分化受损为特征的急性白血病。一系列的证据显示在急性白血病的发生过程中尚需其他"打击"共同参与，最近就发现 FLT3 - ITD 可协同 AML1 - ETO 或 CBFβ - SMMHC 导致白血病的发生。FLT3 - TKD 可见于 5% ~ 10% 的 AML，这些突变主要为 D835 和 I836，较少见的突变有 Y842C、K663Q 和 V592A。现已发现点突变也能使 FLT3 组成性激活，与 FLT3 - ITD 不同，FLT3 - TKD 不能激活 STAT5，也不能抑制 C/EBPα 和 PU.1。FLT3 - TKD 只能产生寡克隆性的淋巴增生性疾病。和 FLT3 - ITD 突变不同的是，FLT3 - TKD 的临床相关性还有一些争议。

白血病细胞有不同的年龄层次，仅一小群白血病细胞具有自我更新能力，可重建白血病，称为白血病干细胞（leukemic stem cells, LSC）。LSC 多处于静止期，对化疗不敏感，是耐药的重要机制。除 APL 外，LSC 和正常造血干细胞（HSC）的免疫表型特点均为 CD34 + CD38 - ；LSC 表达 CD96 和 IL3R，而 HSC 则表达 CD90 和 c - kit。不同的白血病可能具有不同的白血病干细胞，其免疫标志可能也是不同的。HSC 生命周期长，有足够的时间获得多次打击而转化为 LSC。没有自我更新能力的定向造血祖细胞表达某些白血病癌基因后，也可重新获得自我更新能力，成为白血病干细胞，可在体外连续培养，也可在小鼠连续移植重建白血病。现在认为，AML 发病是个多步骤的过程，是多种不同致病机制相互协同作用的结果。2002 年 Gilliland 等提出 AML 的二类突变致病假说。所谓Ⅰ类突变是指 FLT3、RAS、c - KIT 或 BCR - ABL 和 TEL - PDGFBR 等遗传变异，能引起细胞内固有信号传导通路的蛋白质激酶活性发生改变，使造血干/祖细胞获得生存、增生优势；而 AML1 - ETO、CBFβ - MYH11、PML - RARα、NUP98 - HOXA9、MOZ - T1F2 和 MLL 基因重排等称为Ⅱ类突变，改变了与发育、分化有关的转录因子功能，使细胞获得自我更新能力或分化阻滞。两类突变共同作用最终形成显性白血病（图 8 - 3）。

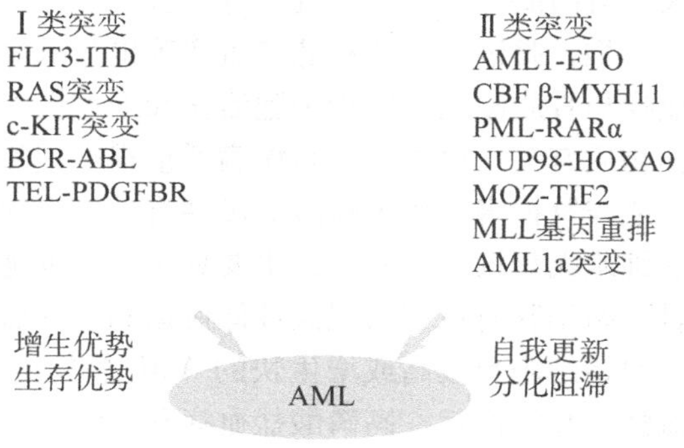

Ⅰ类突变
FLT3-ITD
RAS突变
c-KIT突变
BCR-ABL
TEL-PDGFBR

Ⅱ类突变
AML1-ETO
CBFβ-MYH11
PML-RARα
NUP98-HOXA9
MOZ-TIF2
MLL基因重排
AML1a突变

增生优势
生存优势

AML

自我更新
分化阻滞

图 8-3　AML 致病模式 - Ⅰ类和Ⅱ类突变的作用

四、临床表现

AML 临床表现主要是骨髓正常造血受抑和白血病髓外浸润。起病前可先有感冒样症状或局部皮肤破损后难愈、感染扩散，或骨、关节肿痛，有时也可先表现为 Sweet 综合征（正常中性粒细胞浸润引起的皮肤红斑、结节）。Sweet 综合征可先 AML 数月出现，与白细胞多少无关，皮质激素治疗有效。继而出现头晕、乏力、苍白、心悸等贫血表现。血小板减少或合并凝血障碍（DIC 或原发性纤维蛋白溶解症）时可有皮肤、黏膜自发出血或创伤后出血不止。感染以口咽、呼吸系统、胃肠道或肛周等最多见，少数表现为阑尾炎、急性坏死性结肠炎或肠梗阻，尤其是强化治疗期间。也有相当多的患者找不到明确感染病灶。一般以细菌感染最为多见。白细胞低、中性粒细胞功能异常、长期使用广谱抗生素等也可导致真菌和其他机会性感染。真菌感染以念珠菌和曲霉菌最多见。念珠菌感染常发生于舌、软腭、硬腭等处，有时也发生肺、食管念珠菌病，甚至念珠菌血症。曲霉菌感染多在肺部和鼻窦。也可发生疱疹病毒或巨细胞病毒（CMV）感染。AML 可有轻、中度脾或肝大。脾大一般不超过肋下 5cm。巨脾提示可能继发于 MPD。与 ALL 不同，AML 一般无淋巴结和胸腺浸润表现。牙龈增生、皮肤浸润性结节或斑块多见于 AML - M4、AML - M5。粒细胞瘤常为孤立性的皮下包块，以颅骨、眼眶、硬脊膜等处多见。原始细胞含较多髓过氧化物酶颗粒，瘤体切片在遇空气时易氧化成绿色，故称绿色瘤。粒细胞瘤在 t（8；21）、inv（16）和白细胞显著增多的 AML 较多见。AML 初诊时中枢神经系统白血病（CNSL）少见，脑脊液检查仅发现 5%～7% 初诊患者存在 CNSL，多为外周血原始细胞数过高、血清 LDH 增高以及 M4、M5 的患者。软脑膜或脑实质可见原始细胞浸润性瘤灶。脑神经根麻痹较罕见，一般见于 WBC > 50×10⁹/L 者，与白血病浸润神经根鞘有关，以第 Ⅴ（三叉神经）、Ⅶ（面神经）脑神经损害较多见。脑神经根浸润可见于无 CNSL 的患者，脑脊液可找不到白血病细胞，MRI 或 CT 检查可见神经鞘增厚。白血病细胞浸润眼部视盘、视神经浸润可致突然失明，也可浸润脉络丛、视网膜等其他组织。眼底镜检查时如发现视盘水肿和视盘苍白即应考虑白血病眼部浸润。而眼部浸润高度提示脑膜白血病；患者的复发率高，生存期较短。外周血原始细胞超过 50×10⁹/L 时易发生颅内和肺内白血病细胞淤滞。颅内白血病细胞淤滞与白血病细胞黏附、浸润和颅内局部解剖结构有关，表现为弥漫性头痛、疲乏，可迅速出现精神错乱、昏迷。肺内白血病细胞淤滞在单核细胞白血病和 M3v 较为多见。此时肺内微血管栓塞、麻痹，体液渗漏，患者可突然出现气短、进行性呼吸窘迫，或有发热，双肺广泛水泡音；胸片见弥漫性肺间质渗漏。有高碳酸血症、低氧血症和进行性酸中毒时，即使迅速降低白细胞数、机械辅助通气，预后也差。心功能改变通常是肺功能障碍和代谢、电解质紊乱的结果。化疗毒性是心功能改变的主要原因。蒽环类药物可致急、慢性心脏毒性，且与其他药物有协同作用。应于开始化疗前评估心脏功能及左心室、右心室射血分数。

五、实验室检查

AML 常有代谢紊乱、电解质异常。高尿酸症最为多见。低血钾症主要见于 AML - M4、AML - M5。

单核细胞内溶菌酶浓度较高，大量溶菌酶释放可损伤近端肾小管，使钾离子经肾丢失过多；白血病细胞合成肾素样因子及抗生素、化疗药物、腹泻、呕吐和低镁血症等也与低血钾症形成有关。白血病细胞迅速杀灭也可致高血钾症。高钙血症与骨质浸润、破骨细胞活化和继发性溶骨有关，也可能与白血病细胞释放甲状旁腺素或甲状旁腺素样物质有关。血钙水平与疾病严重程度正相关。低钙血症可能与白血病细胞释放加快骨形成的因子有关，或与肾损害后血中磷酸盐过多有关，表现为手足抽搐、甚至致命性心律失常。乳酸酸中毒可能与白血病细胞无氧糖酵解有关，主要见于原始细胞数极高和髓外浸润、白血病细胞淤滞表现的患者。外周血大量原始细胞时也可出现假性低血糖和动脉血氧饱和度降低，可能与白血病细胞代谢时消耗氧和血糖有关。原始细胞数极高或增生快的 AML 易发生肿瘤溶解综合征，尤其是接触化疗药物之后，表现为高尿酸血症、高钾血症、高磷酸盐血症和低钙血症、代谢性酸中毒等，病情快速进展，可出现急性肾损害、致死性心律失常和手足抽搐、肌痉挛等。

　　AML 常有 RBC、PLT 减少，WBC 可高可低，多为（5 000～30 000）×10^9/L。外周血涂片可见原始和幼稚髓系细胞，有时也可见有核红细胞。根据典型症状、体征和外周血常规，多数患者能确定 AL 诊断意向。骨髓和外周血细胞形态、免疫表型、细胞遗传学检查能进一步明确诊断、分型。AML 骨髓增生多明显至极度活跃，也可减低，少数甚至骨髓"干抽"，主要见于白血病显著增高或合并骨髓纤维化的患者，需骨髓活检明确诊断。细胞形态是 AL 诊断、分型的基础。AL 骨髓或外周血中原始细胞应≥20%。AML 原始细胞包括原始粒细胞（Ⅰ型和Ⅱ型）、M3 中的异常早幼粒细胞、M4/M5 中的原始和幼稚单核细胞以及 M7 中的原始巨核细胞，但不包括原始红细胞。细胞化学染色是形态诊断的重要组成部分。AML 原始细胞髓过氧化物酶（POX）、苏丹黑（SBB）、特异性酯酶（CE）或非特异性酯酶（AE）等染色阳性；单核细胞白血病的 AE 染色可被氟化钠抑制。电镜下原始细胞的 MPO 阳性率≥3%，M7 的原始巨核细胞 PPO 染色阳性。原始细胞表达 CD117、cMPO、CD33、CD13、CD11b、CD14、CD15、CD64、血型糖蛋白 A 和 CD41、CD42b、CD61 等髓系抗原标记，以及 CD34、HLA－DR 等早期造血细胞抗原；也可跨系表达淋系相关抗原。某些特殊类型的 AML 诊断需依赖细胞免疫表型。如 M0 在形态上不能辨认，MPO 和 SBB 染色阴性，只能通过免疫表型加以确认，需至少表达一个髓系特异抗原（cMPO、CD13/Cy－CD13 和 CD33/Cy－CD33 等）；M7 诊断需有 CD41、CD42b、CD61 抗原表达或通过电镜证实 PPO 阳性。细胞遗传学检查可确定克隆性特征，对 AML 诊断有重要意义，也是判断预后、确定治疗选择的最重要的因素之一。常规染色体核型通常分析 20～25 个分裂中期细胞，需至少 2 个分裂中期细胞具有相同的染色体增加或结构异常，或至少 3 个细胞有一致的染色体缺失方能定义为异常克隆。某些特殊易位如 t（8；21）和 inv（16）或 t（16；16）等，只要在一个分裂中期细胞发现就能确定为异常克隆。荧光原位杂交（FISH）、Southern 印迹杂交、RT－PCR 和基因芯片等分子遗传学检测方法敏感性高，特异性强，是染色体核型分析的重要补充。敏感的分子检测方法可用于对有特殊遗传标记的 AML 治疗后微小残留白血病检测。

六、鉴别诊断

　　1. 类白血病反应　表现为外周血白血病增高，可见幼稚细胞或有核红细胞。骨髓增生，原始、幼稚细胞比例可增高，可有核左移。但患者一般有感染、中毒、肿瘤或应激等病理基础；一般无贫血、血小板减少，无髓外白血病浸润表现；骨髓、外周血中原始细胞比例低于 20%，无 Auer 小体；无克隆性细胞遗传学异常；粒细胞胞质内中毒颗粒多，中性粒细胞碱性磷酸酶不低；去除原发病后血常规、骨髓象可恢复正常。

　　2. 再生障碍性贫血　急性再障以感染、出血为主要表现，进行性贫血，病情进展快；慢性再障以贫血为主，可有反复感染、出血，病情迁延。一般无脾大，无白血病髓外浸润表现。外周血常规示"全血细胞减少"，无幼稚粒、单核细胞，网织红细胞比例和绝对计数减少。骨髓增生低下，造血细胞减少，原始、幼稚细胞比例不高，而非造血细胞比例相对增多，小粒空虚，巨核细胞绝对减少。

　　3. 骨髓增生异常综合征　表现为贫血、出血，反复感染；起病缓慢，病史较长。外周血常规示 1～2 种或全血细胞减少，可见幼稚粒细胞、有核红细胞，可见巨大红细胞或巨大血小板。骨髓增生程度不一，有一系、二系或三系病态造血的形态特点；原始和幼稚粒细胞比例增高，原始细胞达不到急性白血病的诊断标准；可有 Auer 小体。可有 +8、−7/7q−、−5/5q−、+11 等克隆性染色体异常。高风险发展为 AML。

4. 慢性粒细胞性白血病　一般慢性起病，进展缓慢。初期可无贫血、血小板少。骨髓和外周血中粒系比例显著增多，以中幼粒、晚幼粒和杆状核粒细胞为主。脾显著增大。骨髓增生极度活跃，原始粒细胞比例在慢性期、加速期不超过 20%，嗜酸性、嗜碱性粒细胞可增多。中性粒细胞碱性磷酸酶减低。具有特征性 Ph 染色体，或 BCR − ABL 融合基因阳性。

5. 淋巴瘤　一般表现为淋巴结、脾（肝）、胸腺或结外淋巴组织、器官肿大，可伴发热、骨痛、皮疹、瘙痒等表现，可有贫血、血小板减少，外周血可见幼粒、幼红细胞。淋巴组织或骨髓病理检查可见淋巴瘤细胞增生、浸润，淋巴组织正常结构破坏。有淋巴细胞克隆性增生的证据（异常染色体核型，异常淋巴细胞免疫表型，TCR 或 IgH 基因重排等）。

6. 其他　如乳腺癌、肺癌、胃癌或肝癌等实体肿瘤骨转移所致的骨髓结核性贫血可依据相应病史和检查除外。

七、诊断与分型

　　AML 的诊断分型从最初的形态诊断逐渐过渡到结合形态、细胞免疫表型和遗传特征的 MIC（M）诊断分型体系，2001 年国际卫生组织（WHO）又借鉴淋巴瘤 REAL 的分型原则，综合现已认知的各种疾病要素来精确定义疾病，制订了包括急性白血病在内的造血与淋巴组织恶性肿瘤新的诊断分型标准。这一开放性的诊断分型系统更为科学、客观地反映了疾病的本质，现已为广大血液学工作者所接受。经过数年的实践，在新的临床和实验研究证据基础上，2008 年 WHO 对此又作了重新修订。以下着重介绍FAB 分型和 WHO 2001 年诊断分型。

　　1976 年法 − 美 − 英协作组（French − American − British Cooperative Group）首先提出了 AL 的诊断分类标准，沿用至今。FAB 标准将原始细胞 ≥30% 作为 AL 的诊断门槛。按细胞形态和细胞化学染色将AML 分为 M1 − M6 型，后来又增加了 M0 和 M7 2 个亚型。为与 MDS 相区分，1986 年新修订的 FAB 标准要求分别计数原始细胞占骨髓全部有核细胞（ANC）的百分数和占骨髓除外有核红细胞的有核细胞百分数（NEC）。当有核红细胞 ≥50%（ANC）时，如原始细胞 ≥30%（NEC），即使原始细胞 <30%（ANC），也可诊断为 AML（即 M6）。NEC 计数是指不包括浆细胞、淋巴细胞、组织细胞、巨噬细胞及有核红细胞的骨髓有核细胞计数。1978 年我国结合自己的经验，提出了中国的形态学诊断、分型标准，并在 1986 年作了修订。

　　FAB − AML 各亚型的形态特点。

　　1. M0（急性髓系白血病微分化型）　骨髓原始细胞胞质透亮或中度嗜碱性，无嗜天青颗粒及 Auer小体，核仁明显；原始细胞 POX 和 SBB 染色阳性率 <3%；免疫表型 CD33 及 CD13 髓系标志可阳性，淋系抗原阴性，但可有 CD7、TdT 表达；免疫电镜 MPO 阳性。

　　2. M1（急性粒细胞白血病未分化型）　骨髓原始粒细胞（Ⅰ + Ⅱ型）≥90%（NEC），原始细胞POX 和 SBB 染色阳性率 ≥3%；早幼粒以下各阶段粒细胞或单核细胞 <10%。

　　3. M2（急性粒细胞白血病部分分化型）　骨髓原始粒细胞（Ⅰ + Ⅱ型）占 30% ~ 90%（NEC），早幼粒以下至中性分叶核粒细胞 >10%，单核细胞 <20%；如有的早期粒细胞形态特点不像原始粒细胞Ⅰ和Ⅱ型，也不像正常或多颗粒的早幼粒细胞，核染色质很细，核仁 1 ~ 2 个，胞质丰富，嗜碱性，有不等量的颗粒，有时颗粒聚集，这类细胞 >10% 时，也属此型。

　　4. M3（急性早幼粒细胞白血病）　骨髓中以异常的多颗粒早幼粒细胞为主，>30%（NEC），多数 >50%，且细胞形态较为一致，原始粒细胞和中幼粒以下各阶段细胞均较少；其胞核大小不一，胞质内有大量嗜苯胺蓝颗粒。分为两个亚型：M3a 为粗颗粒型，胞质内的嗜苯胺蓝颗粒粗大，密集甚至融合；M3v 为细颗粒型，胞质内嗜苯胺蓝颗粒细小而密集。

5. M4（急性粒－单细胞白血病） 有以下多种情况。

（1）骨髓原始细胞 >30%（NEC），原粒加早幼、中性中幼及其他中性粒细胞占 30%~80%，原、幼及成熟单核细胞 >20%。

（2）骨髓同上，外周血中原、幼及成熟单核细胞 $\geqslant 5 \times 10^9/L$。

（3）骨髓同上，外周血中原、幼及成熟单核细胞 $<5 \times 10^9/L$，但血清溶菌酶及细胞化学染色支持单核系细胞数量显著者。

（4）骨髓象类似 M2，但骨髓原、幼及成熟单核细胞 >20%，或外周血中原、幼及成熟单核细胞 $\geqslant 5 \times 10^9/L$，或血清溶菌酶超过正常（$11.5 \pm 4mg/L$）3 倍，或尿溶菌酶超过正常（2.5mg/L）3 倍。

M4Eo（急性粒单细胞白血病伴嗜酸性粒细胞增多）：除具有上述 M4 各型特点外，骨髓嗜酸性粒细胞 >5%（NEC），其形态除有典型嗜酸性颗粒外，还有大而不成熟的嗜碱性颗粒，核常不分叶，CE 及 PAS 染色明显阳性。

6. M5（急性单核细胞白血病） 分为两个亚型。

（1）M5a（未分化型）：骨髓原始单核细胞 $\geqslant 80\%$（NEC）；

（2）M5b（部分分化型）：骨髓原始单核细胞 <80%（NEC），其余为幼稚及成熟单核细胞等。

7. M6（急性红白血病） 骨髓原始粒细胞/及原始单核细胞 $\geqslant 30\%$（NEC），有核红细胞 $\geqslant 50\%$（ANC）。

8. M7（急性巨核细胞白血病） 骨髓原始巨核细胞 $\geqslant 30\%$，如原始细胞形态不能确认，应做免疫电镜 PPO 染色检查或 CD41、CD61 单抗检查；如因骨髓纤维化而骨髓干抽，需行骨髓活检及免疫化学染色证实有原始巨核细胞增多。

FAB 标准统一了 AL 在诊断、分型上的混乱，使各家的白血病资料具有可比性，极大地促进了 AL 的诊断、治疗，至今仍是 AL 诊断分型的工作基础。但 FAB 标准诊断的可重复性仅 60%~70%，将原始细胞 $\geqslant 30\%$（NEC）定义为 AL 太武断，根据胞质中嗜天青颗粒多少将原始粒细胞分为原粒Ⅰ型和Ⅱ型在实际工作中不易掌握，易有歧义；除 t（8；21）主要见于 AML－M2，t（15；17）见于 AML－13，inv（16）或 t（16；16）主要见于 M4Eo 外，多数形态学分型与细胞遗传学改变无关；除 M3 临床出血重、早期死亡率高，M7 伴有骨髓纤维化，M4 和 M5 常有牙龈增生和脾浸润外，多数形态学分型与临床特点无关，也不能反映预后。1986 年国际上提出了白血病 MIC（形态、免疫、细胞遗传学）分型，明确了 AML 亚型与免疫表型、染色体核型之间的密切关系。2001 年国际卫生组织（WHO）又借鉴淋巴瘤的 REAL 分型原则，结合病因、发病机制、细胞系列归属、临床、治疗和预后特点，提出了 AML 新的诊断分型标准，把 AML 分为"伴重现性染色体异常的 AML"、"伴多系增生异常的 AML"、"治疗相关的 AML 和 MDS"和"不另分类的 AML"等 4 类，以下又分若干亚类（表 8－1）。具体诊断、分型参见附录。因 MDS－RAEBt 的临床转归和治疗、预后与 AML 一致，WHO 分型建议将骨髓或外周血中原始细胞 $\geqslant 20\%$ 作为 AML 的诊断标准，摒弃了 MDS－RAEBt 的诊断。对于 t（8；21）（q22；q22）、inv（16）（p13q22）或 t（16；16）（p13；q22）等特殊染色体易位，即使原始细胞比例达不到 20% 也可诊断。WHO 分型标准更为科学、准确、可靠，已逐渐为国内外广大血液学工作者接受。

表 8－1 WHO（2001）提出的 AML 诊断、分型

1. 伴重现性染色体异常的 AML

（1）t（8；21）（q22；q22）；（AML1－ETO）/AML

（2）inv（16）（p13q22）或 t（16；16）（p13；q22）；（CBF MYH11）/AML

（3）t（15；17）（q22；q21）；（PML－RARa）/AML 及其变型

（4）11q23（MLL）异常的 AML

2. 伴多系增生异常的 AML

（1）继发于 MDS 或 MDS/MPD

（2）无前趋 MDS 史

3. 治疗相关的 AML 和 MDS

（1）烷化剂相关

（2）拓扑异构酶Ⅱ抑制药相关

（3）其他相关

4. 不另分类的 AML
（1）AML 微分化型
（2）AML 不成熟型
（3）AML 成熟型
（4）急性粒－单核细胞白血病
（5）急性原始单核细胞白血病和急性单核细胞白血病
（6）急性红白血病
（7）急性原始巨核细胞白血病
（8）急性嗜碱性粒细胞白血病
（9）急性全髓增生症伴骨髓纤维化
（10）髓细胞肉瘤

附：AML 的 WHO（2001）诊断分型

1. AML 伴重现性染色体异常　如下所述。

（1）t（8；21）（q22；q22）；（AML1－ETO）/AML：主要见于年轻患者；初诊时可有粒细胞肉瘤，骨髓原始细胞比例可少于 20%。细胞形态多为 FAB－M2 型，原始细胞胞体较大，胞质丰富，常有较多的嗜天青颗粒，部分原始细胞还可见假 Chediak－Higashi 颗粒；Auer 小体常见，呈两头尖的针棒状，亦可见于成熟中性粒细胞；外周血中较易见到胞体较小的原始细胞；骨髓早幼粒、中幼粒和成熟中性粒细胞有不同程度增生异常的特点，表现为核分叶异常（假 pelger－Huet 核）或均匀一致的粉红色胞质；不成熟嗜酸性粒细胞常增多，但形态和细胞化学染色特点与 inv（16）的异常嗜酸性粒细胞不同；也可见嗜碱性粒细胞/及肥大细胞增多；而原始红细胞和巨核细胞形态正常。白血病细胞表达 CD13、CD33、MPO 和 CD34 抗原，且常表达 CD19 和 CD56；CD56 的表达可能与预后不良有关；部分患者 TdT 也可阳性。具有特异的 t（8；21）（q22；q22）和 AML1－ETO 融合基因；部分患者无 t（8；21），但融合基因阳性；多数还伴有性染色体丢失或 del（9）（q22）等继发性染色体异常。t（8；21）（q22；q22）/AML 患者对化疗敏感，CR 率高，采用含 HD－AraC 的方案治疗无病生存期较长。

（2）inv（16）（p13；q22）或 t（16；16）（p13；q22）；（CBFβ－MYH11）/AML：主要见于年轻患者。初诊时可有粒细胞瘤，有时粒细胞瘤为复发的唯一表现。细胞形态一般为 FAB－M4Eo，骨髓中可见各分化阶段的嗜酸性粒细胞，少数患者的骨髓嗜酸性粒细胞可不增多。外周血中嗜酸性粒细胞常不增多。异常的嗜酸性颗粒较大，主要见于早幼粒和中幼粒细胞，有时因嗜酸性颗粒太多而使细胞形态难于辨认。这类异常嗜酸性粒细胞 CE 染色弱阳性，与正常嗜酸性粒细胞或 t（8；21）所见的嗜酸性粒细胞不同。原始细胞可见 Auer 小体，MPO 阳性率 >3%。原始和幼稚单核细胞的 AE 染色阳性，部分患者阳性程度较弱。患者的骨髓中性粒细胞较少，成熟中性粒细胞比例减低。极少数患者原始细胞比例可低于 20%。原始细胞表达 CD13、CD33 和 MPO 抗原，常表达单核细胞分化抗原 CD14、CD4、CD11b、CD11c、CD64 和 CD36，也常共表达 CD2。细胞遗传学异常以 inv（16）居多，t（16；16）较少；两者都形成 CBFβ－MYH11 融合基因。inv（16）有时核型分析不易发现，这时融合基因检测阳性。由于 inv（16）/t（16；16）和 t（8；21）均涉及组成核心结合因子（CBF）的 CBFβ 和 AML1 基因易位，发病机制上存在共同之处，因此常将两者并称为 CBF AML。采用 HD－AraC 治疗 CR 率高，生存期长。

（3）t（15；17）（q22；q21）；（PML－RARα）/AML 及其变异型：t（15；17）（q22；q21）AML 主要见于中年患者，常伴 DIC，临床出血重，早期死亡率高；FAB 分为 M3（粗颗粒型）和 M3v（细颗粒型）两型。M3 的核形和大小不规则，常为肾形核或双叶核；胞质内充满粗大的嗜天青颗粒，部分细胞胞质则充满细小的粉尘状颗粒；Auer 小体粗大，常呈"柴束状"，电镜表现为六边形的管状结构；MPO 染色强阳性；近 25% 的患者 AE 染色弱阳性。M3v 白血病细胞无颗粒或少颗粒，多为双叶核形，易与急性单核细胞白血病混淆，但仍可见少量的白血病细胞有典型的 M3 细胞形态特点；患者 WBC 常显著增高，MPO 染色强阳性，与急性单核细胞白血病不同。ARTA 治疗复发的患者异常早幼粒细胞胞质常呈强嗜碱性。APL 细胞均匀一致地高表达 CD33，CD13 表达程度不一，HLA－DR 和 CD34 一般阴性；CD15 常为阴性或弱阳性；常共表达 CD2 和 CD9。有人根据白血病细胞抗原表达谱的特点（即 CD33 和 CD13 阳性，CD117、CD15、CD11b、CD34 和 HLA－DR 阴性）来诊断粗颗粒型 t（15；17）/AML，但有假阴性和假阳性；Paietta 等认为，M3 和 M3v 的 t（15；17）APL 都低表达 HLA－DR、CD11a 和 CD18，这一特点在 3 种不同 PML、RARα 断裂融合的患者间无差异，可依此作出明确诊断，但尚需进一步证实。M3 和 M3v 都有特征性的 t（15；17）和 PML－RARα 融合基因，少数患者复杂易位检测不到 t（15；17），但 PML－RARα 融合基因阳性。t（15；17）/AML 对 ATRA 极为敏感，采用 ATRA、As2O3 或蒽环类药物治疗能取得良效。

t（11；17）（q23；q21）/AML 的白血病细胞核形较为规则，胞质颗粒较多，常无 Auer 小体，易见假 Pelger－Huet 桉细胞，与典型 APL 不同；患者 MPO 染色强阳性；对 ATRA 治疗无反应。t（5；17）/AML 细胞多为粗颗粒型，少数细胞呈细颗粒型，且无 Auer 小体，ATRA 可取得疗效。

（4）11q23（MLL）异常的 AML：临床上婴儿 AML 和 TopoⅡ抑制药治疗相关的 AML 易见 11q23 或 MLL 基因异常。11q23（MLL）异常主要见于儿童患者，可伴 DIC，也可发生单核细胞肉瘤或牙龈、皮肤浸润；细胞形态常为 M4 或 M5，以 M5a 多见；AE 染色常为强阳性，原始单核细胞 MPO 染色常阴性；白血病细胞免疫表型并不特异，常表达 CD13 和 CD33，可表达 CD14、CD4、CD11b、CD11c、CD64、CD36 及溶菌酶等单核分化抗原，M5a 患者 CD34 常阴性。与 11q23 易位相关的染色体区带或基因多达 40 余种，均涉及 MLL 基因重排。AML 中最常见的易位类型为 t（9；11）（p21；q23）、t（11；19）（q23；p13.1）和 t（11；19）（q23；p13.3），分别形成 MLL－AF9、MLL－ELL 和 MLL－ENL 融合基因；分子检测常较常规核型分析更为敏感，通常应用 MLL 基因离断探针进行 FISH 检查，或用长片段反向 PCR 技术确定 MLL 基因重排及其伴侣基因。少数正常核型或 +11 的患者 MLL 基因不重排，而是发生内部部分串联重复（MLL－PTD）突变。具有 11q23/MLL 基因异常的患者预后中等或较差。

2. AML 伴多系增生异常　AML 伴多系增生异常可为原发性，也可既发于 MDS 或 MDS/MPD。诊断主要基于细胞形态。患者多为老年人，常有严重的全血细胞减少，骨髓或周血中原始细胞≥20%。未经治疗患者骨髓中至少有 2 系超过 50% 的细胞存在增生异常的形态特点。粒系表现为中性粒细胞颗粒少，核低分叶（假 Pelger－Huet 核）或多分叶，在部分患者的外周血中粒细胞增生异常更为明显。红系常有巨幼样变、核碎裂、核分叶或多核有核红细胞，环型铁粒幼红细胞、胞质空泡易见，PAS 染色阳性。有小巨核细胞、单叶或多分叶的巨核细胞。诊断时主要需与 M6 和 M2 鉴别。骨髓原始细胞 CD34、CD13 和 CD33 阳性，常表现 CD56/及 CD7，粒系分化抗原表达可与正常发育分化的粒细胞不同。原始细胞 MDR－1 表达率高。染色体异常类似 MDS，常见 -7/7q-、-5/5q-、+8、+9、+11、11q-、12p-、-18、+19、20q- 和 +21、t（2；11）、t（1；7）和 3q21 与 3q26 易位较少见；inv（3）（q21；q26）、t（3；3）（q21；q26）和 ins（3；3）的患者常伴血小板增多。inv（3）（q21；q26）也见于其他类型的 AML 和 MPD，伴血小板增多，骨髓中巨核细胞增多。t（3；21）（q21；q26）常与治疗相关，或见于 CML 急变期，而 t（3；5）（q25；q34）表现为多系增生异常，但无血小板增多。患者的 CR 率低，预后差。

3. 治疗相关的 AML 和 MDS　包括烷化剂相关、TopoⅡ抑制药相关和其他药物相关的 AML 和 MDS。患者如有特异的形态或遗传学异常应归类到其他相应的类别，但需冠名"治疗相关"。

烷化剂治疗相关的 AML 和 MDS 发病的中位潜伏期为 5~6 年（10~192 个月），与患者年龄和烷化剂的累积用量有关。常先发生 MDS：2/3 为 RCMD，1/3 的环形铁粒幼红细胞超过 15%，近 1/4 符合 RAEB1 或 2 的诊断。多数患者死于 MDS 的造血衰竭，少数逐步进展为多系增生异常的 AML。也有直接表现为 AML，伴多系增生异常。增生异常一般涉及所有髓系系列，几乎所有病例都有粒系和红系病态造血。60% 的患者环形铁粒幼红细胞增多，25% 的患者骨髓嗜碱性粒细胞增多，1/4 的患者巨核细胞增生异常、数量增多。少数患者可见 Auer 小体。部分患者的细胞形态与 M2 一致，少数为 M4、M5、M6 或 M7，M3 罕见。骨髓病理显示 50% 的患者增生活跃，25% 增生正常或减低，近 15% 伴不同程度的骨髓纤维化。免疫表现也具异质性；原始细胞比例不是很高，一般表达 CD34、CD13 和 CD33，常表达

CD56/及 CD7，其他髓系抗原的表达也与正常的分化细胞不同。原始细胞 MDR - 1 表达增高。常有克隆性细胞染色体异常，类似于 AML 伴多系增生异常或原发性 MDS - RC - MD、MDS - RAEB，主要涉及 5 号/及 7 号染色体长臂部分或全部缺失或不平衡易位，5 号染色体长臂缺失常包含 5q23 - q32；也可见 1、4、12、14 和 18 号染色体的非随机异常；复杂核型最为多见。患者一般对化疗不敏感，生存期短。

Topo Ⅱ 抑制药治疗相关 AML 和 MDS 见于各种年龄患者，发病潜伏期短，中位时间仅为 33 ~ 34 个月（12 ~ 130 个月）；常无 MDS 期；形态表现以 M5a、M4 为主，也可为其他类型的急性粒细胞型白血病，偶有 MDS 的特点，或表现为 M7。Topo Ⅱ 抑制药治疗也可致 t（4；11）（q21；q23）ALL。AML 中遗传学异常主要为 11q23 或 MLL 基因的平衡易位，t（9；11）、t（11；19）和 t（6；11）常见，也可见 t（8；21）、t（3；21）、inv（16）、t（8；16）和 t（6；9）等，t（15；17）（q22；q21）也有报道。患者的疗效和预后与遗传学异常的类型有关。

4. 不另分类的 AML 包括了不能归类为上述任一疾病实体的其他 AML，诊断主要依赖细胞形态和细胞化学染色。白血病细胞比例需达 AL 诊断标准。除原始粒细胞外，APL 中的异常早幼粒细胞、单核细胞分化的 AML 中原始、幼稚单核细胞都归类为原始细胞。纯红细胞白血病的诊断应基于异常原始有核红细胞的比例，较为特殊。

（1）AML 微分化型：即 FAB 分型中的 M0，占 AML 的 5%，绝大多数为成人患者。白血病细胞形态上难以确认是属于 AML 还是 ALL，MPO、SBB 和 CE 染色阴性（即原始细胞阳性率 <3%），且 AE 和 NBE 染色阴性或弱阴性，与单核细胞不同。电镜可见原始细胞的胞质内小颗粒、内织网、高尔基体或核膜 MPO 染色阳性。原始细胞表达至少一种髓系抗原（CD13、CD33 和 CD117），anti - MPO 常为阴性，但少数原始细胞可阳性；一般不表达粒细胞和单核细胞分化抗原如 CD11b、CD15、CD14、CD65 等；无淋巴细胞特异抗原 CyCD3、CyCD79a 和 CyCD22 等的表达；绝大多数 CD34、CD38 和 HLA - DR 阳性，1/3 的患者 TdT 可阳性，常有 CD7、CD2 或 CD19 等淋系相关的非特异抗原弱表达。骨髓病理常显著增生，原始细胞分化程度低。本病需与 ALL、M7、双表型 AL 鉴别，有时也要与大细胞淋巴瘤（LCL）白血病相鉴别。鉴别主要依靠细胞免疫表型。染色体异常多为复杂核型、+13、+8、+4 和 -7 等，不具有特异性；IgH 和 TCR 基因多为胚系结构。患者预后较差，CR 率低，生存期短，早期复发率高。

（2）AML 不成熟型：即 FAB 分型中的 M1，占 AML 的近 10%，大多为成人患者，中位发病年龄 46 岁。骨髓增生明显活跃，也可正常或增生减低；骨髓中原始细胞显著增多（≥90% NEC），MPO 或 SBB 阳性率 ≥3%，胞质内可有细小颗粒或 Auer 小体。应主要跟 ALL 鉴别，尤其是当胞质内无颗粒、MPO 阳性率低时。原始细胞至少表达两种髓系抗原，如 CD13、CD33、CD117 或 MPO 等；CD34 和溶菌酶可阳性；一般 CD11b 和 CD14 阴性，淋巴细胞抗原 CD3、CD20 和 CD79a 阴性。无特征性的重现性染色体异常。绝大多数患者 IgH 和 TCR 基因为胚系结构。高白细胞数的患者病情进展较快。

（3）AML 成熟型：即 FAB 分型中的 M2，占 AML 的 30% ~45%，见于各年龄阶段，40% 的患者 >60 岁，<25 岁者占 20%。骨髓或外周血原始细胞 ≥20%，早幼粒以下阶段粒细胞 ≥10%，常可见不同程度增生异常；单核细胞 <20%。原始细胞胞质可有或无嗜天青颗粒，Auer 小体易见。不成熟嗜酸性粒细胞常增多，但形态和细胞化学染色有异于 inv（16）AML。有时也可见嗜碱性粒细胞、肥大细胞增多。骨髓增生活跃，原始细胞的 MPO 和溶菌酶反应阳性。原始细胞比例较低时应注意与 MDS - RAEB 鉴别，比例较高时应与 M1 急性粒细胞白血病不成熟型鉴别，伴单核细胞增多时应与急性粒 - 单核细胞白血病鉴别。原始细胞表达 1 个或多个 CD13、CD33 和 CD15 等髓系抗原，也可表达 CD117、CD34 和 HLA - DR。伴嗜碱性粒细胞增多的病例可有 12p11 - 13 缺失或易位，也可有 t（6；9）（p23；q34）/DEK - CAN 融合基因；极少数患者有 t（8；16）（p11；p13），常有血细胞吞噬现象，特别是噬红细胞现象。患者经强化治疗有效，但伴 t（6；9）的患者预后较差。伴 t（8；21）者应归类为 t（8；21）（q22；q22）/AML。

（4）急性粒 - 单核细胞白血病（AMML）：即 FAB 分型中的 M4，占 AML 的 15% ~25%，以年龄较大的患者多见，中位发病年龄为 50 岁，男女之比为（1.0 ~1.4）∶1。骨髓中原始细胞比例 ≥20%；原始、幼稚粒细胞和单核细胞增生，原始、早幼粒细胞和单核细胞比例均 ≥20%，有别于 AML 不成熟型和成熟型。外周血白细胞可增高，可有单核细胞增多（常$\geq 5 \times 10^9/L$）。原始和幼稚单核细胞有时不易区分。原始单核细胞胞体较大，胞质丰富，呈中度或强嗜碱性，可有伪足；可见散在的细小嗜天青颗粒和空泡；核圆或类圆形，染色质纤细呈起伏状，可有1个或多个大的核仁。幼稚单核细胞形态较不规则，染色质纤细、较致密，胞质嗜碱性偏弱，颗粒相对易见，有时较大，也可见空泡。外周血中易见较成熟的单核细胞。细胞化学染色时原始细胞MPO$\geq 3\%$；单核系细胞的AE染色一般阳性，部分患者可弱阳性或阴性；形态似单核细胞而AE染色阴性不能除外诊断；AE和CE双染色时可见双阳性细胞。原始细胞常表达CD13和CD33，一般表达某些单核细胞分化抗原如CD14、CD4、CD11b、CD11c、CD64、CD36和溶菌酶等；CD34可为阳性。绝大多数患者无特异的细胞遗传学异常，有inv（16）或11q23/MLL基因重排的应归类到"伴重现性染色体易位的AML"。临床上应主要与AML成熟型和急性单核细胞白血病鉴别。患者需接受强化治疗，预后不一。

（5）急性原始单核细胞白血病和急性单核细胞白血病：即FAB分型中的M5a和M5b，M5a占AML的5%~8%，主要见于年轻患者；M5b则占3%~6%，主要见于成年人（中位发病年龄49岁），男女之比为（1.0~1.8）：1。临床常见出血，皮肤、牙龈和CNS浸润较常见。M5a 80%的白血病细胞为原始、幼稚和成熟单核细胞，且以原始单核细胞为主（$\geq 80\%$），粒系比例可低于20%；M5b则以幼稚单核细胞为主。原始和幼稚单核细胞的形态如上所述。M5a中Auer小体罕见，骨髓中如有噬血细胞或噬红细胞现象常提示有t（8；16）（p11；p13）。绝大多数患者原始和幼稚单核细胞AE染色强阳性，而约10%~20%的M5a AE染色阴性或弱阳性，需经细胞免疫表型加以确定。MPO染色在原始单核细胞为阴性，幼稚单核细胞一般为弥散阳性。M5a和M5b都常表达CD13、CD33、CD117等髓系抗原，一般同时表达某些如CD14、CD4、CD11b、CD11c、CD64、CD36和溶菌酶等单核细胞分化抗原，CD36、CD64、CD4和CD11c的表达较CD14多见；CD34常阴性，但CD33常为强阳性。11q23缺失或易位主要见于M5a，偶可见于M5b和AMML或AML成熟型和不成熟型，需归类到"伴11q23/MLL基因易位的AML"；t（8；16）（p11；p13）可见于M5b或AMML。患者常需强化治疗。

（6）急性红白血病：一类以红系细胞群为主的AML，根据有无原始粒细胞显著增多分为M6a（红白血病，即FAB分型中的M6a）和M6b（纯红细胞白血病）两类。M6a主要见于成年人，占AML的5%~6%；骨髓中有核红细胞比例$\geq 50\%$，且原始粒细胞$\geq 20\%$ NEC。M6b极罕见，可见于任何年龄阶段，为有核红细胞恶性增生性疾病，红系比例$\geq 80\%$，但无原始粒细胞显著增多。个别CML急性变时可呈M6a，或M6b。

M6a既可原发，也可继发于MDS-RAEB或RCMD；骨髓增生活跃以上，各阶段有核红细胞均可见，并有增生异常的特点，表现为巨幼样变或双核、多核有核红细胞，胞质内可有分界不清的空泡；巨核细胞也可增生异常；原始粒细胞中等大小，胞质内常含少许颗粒，Auer小体偶见；骨髓铁染色可见环形铁粒幼红细胞，有核红细胞PAS染色可阳性；原始粒细胞MPO或SBB染色可阳性。原始红细胞一般不表达髓系抗原标记，anti-MPO常阴性，但血型糖蛋白A和血红蛋白A抗原阳性。原始粒细胞表达多种髓系相关抗原，如CD13、CD33、CD117和MPO等，CD34和HLA-DR可为阳性或阴性。本病应与MDS-RAEB、伴有核红细胞增多的AML成熟型以及AML伴多系增生异常相鉴别。当骨髓红系$\geq 50\%$有核细胞、而原始粒细胞少于20% NEC时，应诊断为RAEB；如红系或巨核系$\geq 50\%$的细胞有增生异常的特点，则应诊断为"AML伴多系增生异常"。

M6b未分化型的原始有核红细胞胞体中等大小或较大，核圆，染色质细，有1个到多个核仁，胞质强嗜碱性，常无颗粒，有分界不清的空泡，PAS染色常阳性；少数情况下原始红细胞类似于原始淋巴细胞，但电镜可发现有典型的有核红细胞特点，如胞质内可见游离铁蛋白和铁蛋白体等；PPO可阳性。原始红细胞MPO和SBB染色阴性，AE、ACP和PAS染色阳性。有核红细胞分化较好时免疫表型的特点为血型糖蛋白A和血红蛋白A阳性，而MPO或其他髓系抗原阴性，原始有核红细胞CD34和HLA-DR阴性；分化差时血型糖蛋白A也常为阴性或弱阳性，CD36、碳脱水酶1（carbonic anhydrase1）和Gero抗原等常阳性。CD41和CD61一般阴性，但某些病例可部分表达。应与维生素B_{12}、叶酸缺乏所致的巨幼红细胞性贫血相鉴别。有核红细胞分化差者应与其他类型AML（特别是M7）、ALL和淋巴瘤鉴别；

无淋巴细胞抗原表达可排除 ALL 和淋巴瘤的诊断，如存在有核红细胞免疫表型特点则可与 M7 区分开来；确有少数患者免疫表型模棱两可，可能红系和巨核系都受累；此时如有多系增生异常的特点，应归类为"AML 伴多系增生异常"。

本组疾病无特异遗传学异常，常为复杂核型，5 号和 7 号染色体异常最为多见。

M6a 临床恶性程度较高，原始粒细胞比例可逐渐增多，中位生存期仅为 25 个月。M6b 原发耐药，中位生存期仅为 3 个月。

注：近来又有人把骨髓原始红细胞（占红系比例）和原始粒细胞（NEC 比例）均超过 30% 的患者归类为 M6c；白血病细胞对现有药物原发耐药，中位生存期仅为 10 个月。

（7）急性原始巨核细胞白血病：为 FAB 分型的 M7，占 AML 的 3%～5%，成年人和儿童均可发病。患者外周血细胞减少，通常血小板减少，偶也可增高；中性粒细胞和血小板可有发育异常的形态特点。一般无肝脾大，但伴 t（1；22）的儿童患者常有明显的腹腔包块；患儿可有溶骨性损害。年轻男性发病可能与胚细胞瘤有关，常于胚细胞瘤发生后 0～122 个月出现白血病。原始巨核细胞中等大小或较大，核圆或稍不规则、锯齿状，染色质细网状，有 1～3 个核仁；胞质嗜碱性，常无颗粒，可有明显空泡或假伪足；一些患者以小的原始细胞为主，核浆比高，类似淋巴细胞；同一患者中可见大和小的原始细胞。原始细胞有时呈小簇状分布。外周血中亦可见小巨核细胞、原始巨核细胞碎片和发育异常的大血小板、少颗粒中性粒细胞。小巨核细胞有 1～2 个圆形核，染色质较致密，胞质成熟，不属于原始细胞。骨髓纤维化是本型患者的特点之一，但并不是所有患者都存在。因骨髓广泛纤维化而"干抽"，常需通过骨髓病理切片来确定诊断。伴 t（1；22）（p13；q13）婴儿患者的骨髓有如转移瘤细胞浸润。原始巨核细胞 SBB、MPO 染色阴性，PAS、ACP 和 AE 可阳性；电镜显示核膜和内质网 PPO 阳性，MPO 仍为阴性。原始巨核细胞表达一种以上的血小板糖蛋白抗原（CD41、CD61），CyCD41 和 CyCD61 检测更为敏感，CD42 的表达较低；也可表达 CD13 和 CD33 等髓系抗原，CD34、CD45 和 HLA - DR 一般阴性，尤其是儿童患者；CD36 也为阳性，但 anti - MPO、髓系分化抗原、淋系标记和 TdT 阴性，而 CD7 可为阳性。成人患者无特异的核型异常，有时可见 inv（3）（q21；q26），但也见于其他类型 AML；儿童、特别是婴儿患者可有 t（1；22）（p13；q13）；继发于间质胚细胞瘤的年轻男性患者可见包括 12p 等臂染色体在内的数种染色体异常。诊断上应与 AML 微分化型、急性全髓增生症伴骨髓纤维化、ALL、M6b、CML - BC 及特发性骨髓纤维化相鉴别。后两种疾病一般病史较长，脾肿明显肿大。特发性骨髓纤维化的红细胞异形明显，CML 则有 Ph 染色体或 BCR - ABL 融合基因。某些转移瘤骨髓浸润的改变与本病类似，特别是儿童患者；如神经母细胞瘤骨髓转移就类似于 t（1；22）婴儿急性巨核细胞白血病。本病与急性全髓增生症伴骨髓纤维化不易区分；一般而言，前者以原始巨核细胞增生为主，后者则表现为粒、红和巨核系三系增生。患者预后常常很差，特别是 t（1；22）婴儿患者。

（8）急性嗜碱粒细胞白血病：为 AML 的一种罕见类型（＜1%），部分患者源于 CML 急性变。可有皮肤浸润、器官肿大和高组胺血症表现。患者白血病细胞向嗜碱性粒细胞分化。外周血可有或无原始细胞。骨髓或外周血中的原始细胞中等大小，核浆比高，核呈卵圆、圆形或双分叶形，染色质松散，有一个至多个明显的核仁；胞质中度嗜碱性，含数量不等的粗大嗜碱性颗粒，甲苯胺蓝染色可阳性，亦可见胞质空泡。成熟嗜碱性粒细胞常较少见，散在分布。有核红细胞可有发育异常的特点。电镜显示嗜碱性颗粒具有不成熟嗜碱性粒细胞或肥大细胞颗粒的超微结构特点。一些不成熟细胞可同时含嗜碱性颗粒和肥大细胞颗粒。原始细胞最大的特点是甲苯胺蓝染色阳性；ACP 染色常为弥漫阳性，一些患者 PAS 染色呈团块状，而 SBB、MPO 和 AE 常为阴性。电镜下原始细胞的核膜、内质网和胞质颗粒 POX 染色可阳性。骨髓病理显示原始细胞弥漫性浸润，不成熟嗜碱性粒细胞增多；白血病细胞向肥大细胞分化时，核卵圆形，胞质细长，骨髓网状纤维增生常较明显。原始细胞 CD13、CD33 等髓系抗原和 CD34、HLA - DR 等早期造血标记阳性，常表达 CD9，有时 TdT 阳性，但无特异的淋系标记。患者无特异的染色体核型异常，少数为原发性 Ph 染色体阳性的 AML。临床上应主要与 CML - BC、伴嗜碱性粒细胞增多的 AML［如 M2、12p 异常或 t（6；9）的 AML］及急性嗜酸性粒细胞白血病鉴别，少数情况下也要与具有明显粗大颗粒的 ALL 相鉴别。临床特点、细胞遗传学和原始细胞形态有助于与 CML - BC 和伴嗜碱性粒细胞增多的 AML 鉴别，通过免疫表型可与 ALL 相区别，MPO 染色和电镜特点与急性嗜酸性粒细胞白血病不同，可资鉴别。患者预后一般较差。

（9）急性全髓增生症伴骨髓纤维化：临床罕见，主要为成人患者。既可是原发性，电可继发于烷化剂或放疗后。常有严重的全血细胞减少，脾不大或稍肿大，临床进展快，化疗反应差，生存期短。外周血可见红细胞大小不均、大红细胞和有核红细胞，但红细胞异形性不明显；偶见原始和幼稚粒细胞，且常有发育异常；也可见不典型的血小板。骨髓穿刺常"干抽"。骨髓病理示增生活跃以上，粒、红、巨核三系均有不同程度增生；包括原始细胞在内的不成熟粒细胞散布其中，较晚期阶段的有核红细胞成簇分布；大量巨核细胞异常增生且形态异常，细胞大小不一，核常不分叶，染色质松散；胞质嗜酸性，PAS 染色阳性；Ⅷ因子相关抗原和 CD61 可阳性。骨髓纤维化程度不一，网状纤维显著增生，胶原纤维增生较少见。细胞免疫表型较具异质性，原始细胞表达一种或多种髓系相关抗原（CD13、CD33、CD117 和 MPO），部分患者的不成熟细胞可表达红系或巨核系分化抗原。骨髓免疫组化可见 MPO、溶菌酶、CD41 和 CD61、Ⅷ因子等巨核细胞标记，也不同程度地表达血型糖蛋白 A 和血红蛋白 A 等红系标记。常有异常染色体核型，如复杂核型，或 5/7 号染色体异常等，无特异性。临床上应主要与急性原始巨核细胞白血病、伴骨髓纤维化的其他类型 AL、伴纤维结缔组织增生的骨髓转移瘤以及慢性特发性骨髓纤维化（CIMF）相鉴别。应该注意的是，伴骨髓纤维化的急性原始巨核细胞白血病、AML 伴多系增生异常和急性全髓增生症伴骨髓纤维化的区别是人为定义的，目前还不知道它们之间是否有一定的临床相关性。一般地说，如果增生是以一个髓系系列为主，应将其归类为该系列类型的 AML（伴骨髓纤维化）；如果增生见于所有髓系系列或大多数髓系系列，则归类为急性全髓增生症伴骨髓纤维化较为准确。应做骨髓免疫化学染色以对髓系系列类型加以确定。CIMF 起病缓慢，脾肿大明显，骨髓中增多的巨核细胞大多数核扭曲、染色质致密，是较成熟的巨核细胞；而急性全髓增生症伴骨髓纤维化的患者起病急，发展快，一般无脾肿大，骨髓中巨核细胞较不成熟，核不分叶或少分叶，染色质松散。伴骨髓纤维化的转移瘤细胞不属造血细胞，通过细胞免疫表型可资鉴别。

（10）髓细胞肉瘤：为原始、幼稚髓系系列细胞浸润髓外或骨形成的瘤性包块，见于 AML、MDS 或 CML 等慢性骨髓增生性疾病。可独立发生，或与以上疾病同时发生，亦可为 AML 治疗后复发的初始表现。髓细胞肉瘤最常见于颅骨、鼻窦、胸肋骨、椎骨和盆骨等骨膜下骨质，也见于淋巴结、皮肤等处，可先 AML 数月或数年发生。髓细胞肉瘤一般包括两类，一类是最常见的粒细胞肉瘤，根据细胞成分不同可分为原始粒细胞型、不成熟粒细胞型（以原始和早幼粒细胞为主）和分化型（以早幼粒和更成熟的粒细胞为主）；另一类是较少见的单核细胞肉瘤，含较多的原始单核细胞，常先于或与急性单核细胞白血病同时发生。慢性骨髓增生性疾病进展期也可发生粒、红、巨核细胞浸润性瘤块，或有核红细胞、巨核细胞为主的瘤块。临床上髓细胞肉瘤需主要与霍奇金淋巴瘤、Burkitt 淋巴瘤、大细胞淋巴瘤和一些小圆形细胞肿瘤，特别是儿童神经母细胞瘤、横纹肌肉瘤、尤因肉瘤（Ewing sarcoma）/原始神经外胚层瘤（PNET）和髓母细胞瘤等鉴别。应根据病理组织的细胞化学染色或免疫组化来确定髓细胞肉瘤的诊断。组织印片中原始粒细胞和中性粒细胞的 MPO 和 CE 染色阳性，单核细胞 NSE 染色可阳性；免疫组化检测 MPO 和溶菌酶以及 CE 染色是诊断的关键指标。粒细胞肉瘤的原始粒细胞表达 CD13、CD33、CD117 和 MPO 等髓系相关抗原；单核细胞肉瘤的原始单核细胞可表达 CD14、CD116、CD11c 等，且溶菌酶和 CD68 常阳性。绝大多数髓细胞肉瘤表达 CD43。当肿瘤细胞 CD43 + CD3 – 时应高度怀疑髓细胞肉瘤，可行 MPO、溶菌酶、CD61 等检查加以确认。粒细胞肉瘤可能发现 t（8；21）（q22；q22）、inv（16）（p13；q22）等遗传学异常，单核细胞肉瘤则可能发现涉及 11q23/MLL 基因的易位。MDS 或 MPD 发现髓细胞肉瘤时应视为急性变。单纯髓细胞肉瘤可局部放射性治疗。

八、治疗

近 40 年来 AML 治疗已取得长足进展，完全缓解（CR）率已达 50% ~80%，30% ~40% 可望获得"治愈"；其中 60 岁以下 CR 率 70% ~80%，3 年总生存（OS）率 50%。疗效提高主要得益于化疗方案改进、依复发风险进行危险度分层治疗、支持治疗的加强和干细胞移植技术的进展与广泛应用等。AT-

RA、砷剂治疗 APL 是 AML 治疗史上的一大创举，改变了以往单纯依赖化疗来试图"完全杀灭"白血病细胞的治疗观念。如今 APL 的 CR 率已达 90% 以上，5 年 OS 率为 80%。尽管如此，仍有 10%～20% 的 AML 不能取得缓解，大约 10% 的患者在诱导治疗期间死于各种并发症，CR 患者中 50%～70% 仍终将复发，再缓解率亦仅 25%～40%，中位生存期不足 6 个月。老年人 AML 的 CR 率不足 50%～60%。3 年 OS 率低于 10%。难治、复发和老年人 AML 成为临床治疗难点。

现行"CR"标准是由 1990 年 NCI 提出来的，包括：①骨髓增生正常，原始细胞 <5%；②外周血无原始细胞；③无髓外白血病表现；④PLT≥100.0×10⁹/L，PMN≥1.5×10⁹/L。随着治疗强度加大和微小残留病监测水平的提高，CR 标准已日趋严格。患者骨髓恢复期出现的原始细胞也并非都是白血病细胞，30%～50% 属正常克隆造血来源。2001 年一个国际工作组重新修订了 AML 的疗效标准，提出了"形态学无白血病状态"的概念，即计数 200 个骨髓有核细胞，原始细胞 <5%，不存在有 Auer 小体的原始细胞，无髓外白血病。在此基础上将 CR 分为形态学 CR、形态学 CR 伴不完全血常规恢复（CRi）、细胞遗传学 CR（CRc）和分子生物学 CR（CRm）。形态学 CR 需符合形态学无白血病状态，且外周血 PMN≥1.0×10⁹/L，PLT≥100.0×10⁹/L，不需红细胞输注。CRi 是指符合形态学无白血病状态，但外周血常规未达形态学 CR 的标准。CRc 是指在形态学 CR 基础上，如患者治疗前有克隆性细胞遗传学异常，在治疗后基于常规显带技术或 FISH 核查恢复到正常核型。CRm 是指在形态学 CR 基础上，应用敏感的方法（如 RT-PCR 等）检测原有的阳性特征分子标记（如 PML-RARα 等）转阴。而部分缓解（PR）足指血常规符合 CR 的标准，而骨髓原始细胞降低 50% 以上，达 5%～25%；或虽然骨髓原始细胞 <5%，但仍发现含 Auer 小体的原始细胞。借此可更深入地研究不同 CR 状态的预后意义，更好地指导治疗。

AML 治疗的根本目的就在于取得 CR，降低死亡，使患者长期无病生存乃至治愈。达 CR 患者的生存期显著延长。CR 维持 3 年以上的，复发率不到 10%。持续 CR 3～5 年以上的基本可认为"治愈"。病情不同治疗目的也不尽一致。老年人、伴有其他疾病、身体条件差，或继发于 MDS 和放、化疗的患者，总体疗效差，可根据个人意愿采取以支持治疗为主的姑息性治疗；复发患者则力争取得再次缓解，延长生存。

AML 的治疗是一个整体，除抗白血病治疗外，支持治疗和并发症处理是取得预期疗效的重要保证。支持治疗以抗感染、血制品和细胞因子输注为代表。AML 整体疗效的提高很大程度上与支持治疗的改进有关。感染患者应及时应用高效、广谱抗生素治疗，并根据疗效和微生物培养结果及时调整。明显贫血、出血时应输红细胞、血小板，一般将 Hb 维持在 80g/L 以上、PLT 维持在（10～20）×10⁹/L 以上较为安全，APL 的 PLT 应达（30～50）×10⁹/L 以上。化疗后粒细胞缺乏期应用 G-CSF 可促进粒细胞恢复，缩短粒缺持续时间。白细胞显著增高可导致肺内或颅内白血病细胞淤滞、肿瘤溶解综合征，可给予降白细胞治疗。发生肿瘤溶解时应水化、碱化利尿，抑制尿酸形成，保护肾功能。有 CNSL 表现者应及时腰穿检查，明确诊断后药物鞘注治疗或局部放疗。

现阶段抗白血病治疗仍以联合化疗为主，是以循证医学为依据的经验性治疗。一般采用一种蒽环类或蒽醌类药物联合阿糖胞苷（Ara-C）为基础的方案，分为诱导治疗和缓解后治疗两个阶段。诱导治疗的目的在于尽快降低白血病负荷，取得 CR，恢复正常造血。CR 越早、越彻底，CR 维持时间就越长、治愈希望越大。AML 十分重视诱导缓解治疗，要求在 1 个疗程内、至多 2 个疗程达到 CR，否则 CR 率降低，CR 持续时间短，易于复发。诱导治疗方案包含标准剂量 Ara-C［SDAC，Ara-C 100～150mg/（m²·d）×7］或中、大剂量 Ara-C（IDAC0.5～2g/m² q12h，HDAC3g/m² q 12h，×3～5d）。20 世纪 70—80 年代形成的"DA（3+7）"方案［DNR45mg/（m²·d）×3，联合 SDAC］是 AML 标准诱导治疗方案，用于 60 岁以下患者首次 CR 率可达 60%～70%，长期生存（OS）卒 10%～20%。将 DNR 改为其他蒽环类或蒽醌类药物［如 IDR 10～12mg/（m²·d）×3、MTZ 8～12mg/（m²·d）×3、VP-16 75mg/（m²·d）×7 或 150mg/（m²·d）×3、VM 26 75～100mg/（m²·d）×3 或 AM-SA70mg/（m²·d）×5 等］，或三药联合治疗［如 HAD、HAM、HAA、HAE 或 AAE 等；HHT 用量为 2.5～3mg/（m²·d）×7］，发现总的疗效并未明显提高。与标准 DA 方案相比，IA 方案（IDR+SDAC）可提高 50 岁以下预后良好和中等组患者的 CR 率、延长患者生存，但骨髓抑制重，肝损害多见，老年患者使用需慎重。将 VP-16 与 DA 或 MA 方案联用可能提高 CR 率，但不改善 OS，且可诱导继发白血病。IDAC 或 HDAC 可与一种蒽环类或蒽醌类药物联用。理论上 IDAC 或 HDAC 可提高白血病"庇护所" CNS 和睾丸内 Ara-C 浓度，也提高白血病细胞内活性三磷酸 Ara-C 浓度。HDAC 诱导治疗虽可延长 CR 期，但不提高 CR 率，不改善总体生存，且毒性较大，一般不推荐使用。HDAC 可使 t（8；21）、inv（16）AML 和正常核型患者的治愈率分别由 70% 提高到 80%、30% 提高到 40%，但不改善不良核型患者的预后。HDAC 的骨髓抑制较重，可出现小大脑功能失调、非心源性肺水肿、心包积液和结膜炎等毒性反应，一般不适用于 65 岁以上老年 AML 治疗。双诱导治疗是指患者在首轮诱导治疗后，不管是否 CR，均于开始化疗后第 2 周或第 3 周再给予一次相同或不同方案的诱导治疗。两次诱导治疗的间隔时间一般为 6~11d。其基本理论为：白血病细胞首次接触细胞毒剂后可被同步驱赶进入细胞周期，使之对细胞周期特异药物更加敏感。这一作用在化疗开始后 6~10d 最大。尽管治疗强度加大，但治疗相关死亡率并未增加，而 CR 率和无病生存（DFS）率却有提高。德国的资料表明，含 HDAC 的强烈双诱导（如 TAD-HAM）可提高不良预后组患者的疗效。将标准 DA 方案中 DNR 由 45mg/（m^2·d）×3 增量为 60~90mg/（m^2·d）×3 可提高疗效。ECOG 报道大剂量 DNR［90mg/（m^2·d）×3］可提高 17~60 岁成人初治 AML 的 CR 率，延长 OS。日本报道 15~64 岁成人 AML 诱导治疗应用大剂量 DNR［50mg/（m^2·d）×5］联合 SDAC 的疗效与 IA 方案相当。欧洲 HOVON-SAKK 协作组比较了大剂量 DNR［90mg/（m^2·d）×3］联合 SDAC 和标准剂量 DA 方案诱导治疗 60~83 岁初治 AML 的疗效，发现大剂量 DNR 组可提高 60~65 岁患者的 CR 率、EFS 率和 OS 率，且不增加治疗毒性。理论上说，不同预后分层的患者宜采用不同的诱导治疗策略，首次诱导的治疗反应和达 CR 的速度对预测未来复发具有重要意义。但目前仍缺乏按预后分层来指导诱导治疗的前瞻性随机对照研究报告。诱导治疗开始时多无遗传学资料，主要根据患者的年龄、白血病类型（APL 和非 APL）、前趋病史（血液病、放化疗）、器官功能状况和体力评分等来确定诱导治疗方案，动态观察疗效，及时调整用药。根据 NC-CN AML 治疗指南，诱导治疗一般可分为 4 种情况：①年龄 <60 岁、无前趋血液病史的患者，可选择临床试验、IDR［12mg/（m^2·d）×3］/大剂量 DNR［60~90mg/（m^2·d）×3］联合 SDAC 的方案，或 IDR［12mg/（m^2·d）×3］/标准剂量 DNR［45~60mg/（m^2·d）×3］联合 HDAC（2~3g/m^2 q12h×3 天）的方案；②年龄 <60 岁、有前趋血液病史或治疗相关性 AML，可选择临床试验（联合化疗或低强度治疗），配型相合的同胞或非亲缘供者异基因干细胞移植，或仅给予蒽环类 + AraC 联合化疗；③年龄 >60 岁、一般情况良好（PS 评分 0~2 分）的患者，如有预后良好遗传学标记且无 MDS 或治疗相关 AML 病史，可给予临床试验、标准剂量 IA、DA 或 MA 方案，或给予皮下注射 AraC、5-阿杂胞苷、地西他滨或氯法拉滨治疗；有不良遗传学标记、MDS 病史，或为治疗相关 AML，可给予临床试验、5-阿杂胞苷、地西他滨或氯法拉滨治疗，或标准剂量 IA、DA 或 MA 方案；④年龄 >60 岁、一般情况较差（PS 评分 >2 分）的，可给予临床试验，或 5-阿杂胞苷、地西他滨、皮下注射 AraC 治疗，或仅给予最好的支持治疗；有严重共患病的，也仅给予最好的支持治疗。

诱导治疗期间应复查骨髓：①对年龄低于 60 岁、采用 SDAC 诱导治疗的，于诱导治疗结束第 7~10 天复查骨髓：如增生活跃且原始细胞明显易见，可给予 HDAC 或 SDAC 联合 IDR 或 DNR（与 SDAC 联合时可大剂量）再诱导治疗，或按"诱导失败"处理。如骨髓增生低下且原始细胞比例较低，可给予 SDAC 联合 IDR 或 DNR（可大剂量）再诱导治疗。如骨髓增生低下且原始细胞 ≤5%~10%，可待血常规恢复后再评价疗效。如诱导失败，则给予临床试验、异基因干细胞移植、包含 HDAC 的方案（首次诱导未用过 HDAC 的）或最好的支持治疗；②对年龄低于 60 岁、采用 HDAC 诱导治疗的，于诱导治疗结束第 7~14 天复查骨髓：如增生活跃且原始细胞明显易见，按"诱导失败"处理。如骨髓增生低下且原始细胞比例较低，或骨髓增生低下且原始细胞 ≤5%~10%，可待血常规恢复后再评价疗效；如诱导失败，给予临床试验、异基因干细胞移植或仅给予最好的支持治疗；③对年龄 >60 岁、采用标准剂量 IA、DA 或 MA 方案诱导治疗的，于诱导治疗后 7~10d 评价骨髓，如增生活跃且原始细胞明显易见，按"诱导失败"处理，或仅给予最佳的支持治疗。如骨髓增生低下且原始细胞比例较低，可再给予标准剂量 IA、DA 或 MA 方案再诱导治疗，或给予减低预处理剂量的异基因干细胞移植（RIC-AlloSCT），或待血常规恢复后再评价疗效。如骨髓增生低下且原始细胞≤5%～10%，可待血常规恢复后再评价疗效。如诱导失败，给予临床试验、RIC-AlloSCT或仅给予最好的支持治疗。中国医科院血研所在AML诱导期间常规做3次骨穿，诱导治疗第5～7天如骨髓增生活跃，不管有无原始细胞，均加用1～3d SDAC化疗，一般情况好的可加用HDAC。一般停化疗第7～10天骨髓抑制程度最大，此时观察骨髓可初步估计疗效：如增生减低且分类基本上是淋巴细胞，则缓解可能性大；如仍见原始细胞则可能不缓解，此时可考虑双诱导治疗。停化疗第2～3周即骨髓恢复期观察骨髓可确定疗效，指导下一阶段治疗。

理论上CR后患者体内仍残留10^9以下的白血病细胞，称为"微小残留病"（MRD），是疾病复发的根源。缓解后的治疗目的就是要清除这些残余白血病细胞，阻止耐药，预防复发，延长生存。缓解后化疗根据治疗强度可分为巩固、强化和维持治疗。联合、大剂量和早期强化是缓解后治疗的基本原则。联合不同作用机制和毒性的药物可提高疗效，降低毒性。一定范围内药物剂量越大，白血病细胞杀灭也越多。患者治疗早期器官功能状态较好，骨髓储备较高，能耐受强烈化疗，白血病细胞也尚未耐药，早期强化治疗可延长CR期和生存期，防止复发。应根据预后分层和治疗反应来决定缓解后治疗对策。经过强烈诱导和巩固强化治疗后再进行维持治疗，并不增加3年无复发生存率（relapse-free survival，RFS），这类患者可不需维持治疗。如果缓解后治疗的强度不够大，则可能需要维持治疗，维持治疗的强度应以达到骨髓抑制为标准。根据NCCN AML治疗指南，缓解后治疗一般可分为2种情况：①年龄<60岁的，如有预后良好的细胞、分子遗传学依据，可接受4疗程HDAC（1.5～3g/m² q12h×3）强化治疗，或接受1～2个疗程含HDAC方案巩固治疗后行自体干细胞移植，或进入临床试验；中等预后的可行异基因干细胞移植，或1～2个疗程含HDAC方案巩固治疗后进行自体干细胞移植，或4疗程HDAC（1.5～3g/m² q12h×3）强化治疗，或进入临床试验；预后不良或治疗相关AML则进入临床试验，或异基因干细胞移植，或接受1～2个疗程含HDAC，方案巩固治疗后行自体干细胞移植；②年龄≥60岁的CR患者，可推荐临床试验，RIC-AlloSCT，或1～2个疗程标准剂量IA、DA方案巩固治疗；一般情况良好（PS评分0～2分）、肾功能正常、有预后良好遗传学标记的，可给予1～2个疗程IDAC［1～1.5g/m²·d×4～6剂］巩固治疗；或每4～6周给予持续的小剂量化疗（5-氮杂胞苷、地西他滨）直至疾病进展。

AML如取得持续CR，于CR后2年内每1～3个月复查血常规，之后每3～6个月复查1次，直至CR后5年。发现血细胞减少或血涂片异常的，应立即复查骨髓，以确定是否复发。复发后对于：①年龄<60岁的患者，如CR期低于12个月，推荐临床试验，或经挽救治疗（如克拉曲滨联合IA或MA方案，HDAC联合蒽环类，FLAG，或MEA等二线方案）后给予Allo-SCT；如CR期超过12个月，推荐临床试验，挽救治疗后Allo-SCT，或采用原来有效的诱导治疗；②年龄>60岁的患者，如CR期低于12个月，推荐临床试验，最佳的支持治疗，或挽救治疗后Allo-SCT；如CR期超过12个月，推荐临床试验，原来有效的诱导方案再诱导治疗，挽救治疗后Allo-SCT，或仅给予最佳的支持治疗。

急性早幼粒细胞白血病（acute promyelocyticleukemia，APL）是AML中较特殊的一个类型，易合并弥散性血管内凝血（DIC）和纤维蛋白溶解，既往绝大多数患者在达CR前死于出血。20世纪80年代引入全反式维A酸（all-trans retinoic acid，ATRA）治疗后，约90%的初治APL可达CR；缓解后继续予含有ATRA的缓解后化疗，约70%的患者可以治愈。由于APL患者早期出血死亡率较高，临床一旦形态学、免疫表型和出凝血筛选怀疑该类型时即应开始ATRA和蒽环类药物治疗，而不应等分子学证实后再予治疗。若遗传学排除APL，则应停用ATRA，开始按一般的AML进行诱导治疗。ATRA是诱导治疗的首选药物。AT-RA单用或与细胞毒药物联合应用可以使90%以上的APL患者达CR。诱导缓解时ATRA的常规剂量为25～45mg/（m²·d），有效者平均用药35～45d（范围1～3个月）达CR。ATRA治疗的主要问题在于用药1～2周后患者都有外周血白细胞数升高（一般可达治疗前白细胞数的5～20倍，甚至百倍以上），以及发生与此相关的分化综合征（发生率6%～31%，主要表现为发热，呼吸困难，肺间质浸润，心包、胸膜渗出，水潴留，肾损害和心功能衰竭等）。本综合征原因不明，多发于治疗前体内白血病细胞高负荷或治疗中白细胞数迅速增高的患者，中位发生时间为ATRA治疗的7～11d，发生分化综合征时的白细胞计数多在$30×10^9$/L以上。ATRA诱导缓解治疗期间同时应用细胞毒药物如蒽环类、AraC 或羟基脲，或采用白细胞单采术（目前多不主张在 APL 患者过早采用白细胞单采术），以降低白细胞可有效地防止此综合征的发生。一旦发生分化综合征，及时、足量的应用糖皮质激素（如地塞米松 10mg iv，q12h，连续 3d 或直到症状消失）切实有效。与 ATRA 相关的其他不良反应还有颅高压综合征、高组胺血症等。随着 ATRA 治疗，病理性早幼粒细胞向下分化成熟，白细胞数恢复正常，外周血和骨髓象逐渐缓解。ATRA 的常见不良反应有口唇、皮肤黏膜干燥，脱屑，阴囊皮炎，鼻塞，头痛，恶心呕吐，腹泻，骨关节痛及肝功能异常等。出血导致早期死亡仍是 APL 治疗失败的首要因素。诱导死亡的高危因素包括 WBC $> 10 \times 10^9/L$，年龄 >60 岁，肌酐 ≥1.4，男性患者。尽管 ATRA 可以迅速改善临床出血症状、降低凝血因子消耗，但在用药 10d 内仍无法完全防止早期致命的出血。治疗中及时、有效的支持治疗，如血小板、冷沉淀物、新鲜血浆输注，纠正凝血异常应是取得成功缓解的关键。多数学者认为在 ATRA 诱导治疗过程中加用蒽环类药物可以减少复发、改善长生存、降低分化综合征的发生，但诱导治疗是否加用阿糖胞苷应按危险度分组考虑。基于法国 APL2000 和 PETHEMA 临床试验，NCCN 建议低、中危 APL 诱导治疗联合应用 ATRA 和蒽环类药物，高危组患者同时加用 AraC 可以提高疗效。ATRA 的诱导分化作用可以维持较长时间，在开始诱导治疗后过早的评价骨髓可能不反应实际情况，骨髓评价一般在第 4~6 周、血细胞计数恢复后进行。

三氧化二砷（ATO）是 APL 治疗中另一重要药物，于 20 世纪 90 年代末正式应用于临床。开始作为二线用药治疗难治、复发 APL，目前已开始用于新诊断 APL 的诱导缓解治疗，常用剂量为 0.16mg/kg 体重，单周期可用至 2 个月。ATO 既可单药应用，也可以与 ATRA 联合。单药的完全缓解率 85.6%~91%，联合用药的完全缓解率为 88.6%~93.3%。目前还提出了从诱导治疗中去除蒽环类药物（和 AraC）的 APL 治疗方案，即在不能耐受蒽环类药物治疗的中、低危组患者可以采用 AT-RA 加 ATO 诱导。该方案更适合 60 岁以上的老年患者。高危组患者可以加抗 CD33 单克隆抗体（GO 抗体）以提高疗效。为规范 ATO 的用药，2008 年美国血液学年会（ASH）提出了 ATO 作为 APL 初始治疗的指征：①诱导治疗和巩固治疗中任何原因不能接受或耐受化疗 + ATRA 的患者（如心功能衰竭、治疗相关性 APL、老年患者/身体状态差、拒绝化疗等）；②低危或可能是低危的患者，诱导治疗和巩固治疗均可以用；③传统 ATRA + 蒽环类为基础的诱导治疗达完全缓解后的巩固治疗，尤其是高危患者；④不依赖于白血病细胞生物学的治疗（如附加细胞遗传学异常、FLT3、CD56、PML 异构体等）。

单用 ATRA 诱导和维持治疗患者的主要问题是早期复发，中位 CR 期仅 5 个月。始终单用 ATRA 治疗的缓解患者 PML-RARα 融合基因表达大都持续阳性，且其表达与白血病复发高度相关。但若加用化疗（至少 2~3 个疗程），则可使 PML-RARα 表达转阴，缓解生存期也显著延长。因此尽管使用 ATRA 治疗已经获得高 CR 率，化疗对 APL 的长期缓解乃至治愈依然是必不可少的。APL 的缓解后治疗包括单用化疗，联合使用化疗加 ATRA，以及造血干细胞移植等三种方法；涉及 ATRA、蒽环类药物和 AraC、ATO 等的用药问题。ATRA 治疗缓解后，通常连续给予 3 个疗程化疗即可使 >90% 的患者 PML-RARα 转阴，对持续阳性者应考虑异基因骨髓移植。NCCN 建议：①ATRA 为基础的方案诱导缓解后至少应予 2 疗程的蒽环类药物为基础的化疗；中危组患者的巩固治疗中应加用 ATRA，高危组患者的巩固治疗中建议包括 ≥1g/m² 的 AraC 或 ATO。②不能耐受蒽环类药物、采用 ATRA 加 ATO 诱导缓解的患者，予 6 个周期的 ATRA 加 ATO 巩固治疗。

多数报道认为 APL 缓解后予维持治疗可以降低复发率。维持治疗方案如 ATRA 或 ATRA + 6MP、MTX，每 3 个月用药 15d。NCCN 建议巩固治疗结束后对 PCR 检测融合基因阴性的患者进行 1~2 年的 ATRA ±6 巯基嘌呤、甲氨蝶呤治疗。但也有临床试验结果表明，中低危组患者巩固治疗结束时分子学阴性的病例给予维持治疗意义不大。

用 ATRA 联合化疗的治疗策略，70% 以上的 APL 患者可达治愈，因此，多数学者不主张在 CR1 阶段对 APL 患者行造血干细胞移植（包括自体和异基因干细胞移植），但如果 CR1 患者持续 PML-RARα 融合基因阳性或 CR2 患者可选择造血干细胞移植。

APL 患者 CNS 复发并不常见，3 年内的累积发生率 1% 左右，主要与高 WBC、bcr3 PML-RARα 异构体、年龄 <45 岁等有关。高 WBC 患者 CNS 复发的危险可达 5%。因此，WBC $< 10 \times 10^9/L$ 的患者不

是太积极主张 CNSL 的预防，而 WBC > 10×10^9/L 的患者应积极预防。

APL 复发后，如复发前停用 ATRA 超过 6~12 个月的患者，再用 ATRA 仍有望获得二次缓解，但一般缓解期短。巩固治疗结束后分子学持续阳性的患者或分子学复发的患者，NCCN 建议应用 ATO 治疗。ATO 单药治疗血液学复发的患者，CR 率可达 80%~90%，分子学缓解率达 70%~80%，长生存率仍可达 60%~70%。由于 ATRA 和 ATO 之间有协同作用，巩固治疗中未应用 AT-RA 的患者可以考虑两者的联合。ATO 诱导达 CR2 的患者缓解后治疗的意见不统一，包括：①重复数疗程的 ATO 治疗；②与标准化疗联合；③造血干细胞移植等。采用 ATO 作为二线治疗并取得分子学缓解的患者只要无大剂量化疗的禁忌证应考虑 ASCT，7 年总生存可达 75%；而接受 Allo-SCT 的患者总生存率仅为 52%。有造血干细胞移植禁忌证的 2 次 CR 患者，建议继续 6 疗程的 ATO 治疗。由于 Allo-SCT 的高治疗相关死亡率，NCCN 不再积极建议持续达不到分子学 CR 的患者进行异基因干细胞移植。

APL 整个治疗过程中应定期采集骨髓或外周血标本进行以 PML-RARα 融合基因为标志的微量残留病监测，2 年之内每 3 个月 1 次，第 3 年每 6 个月 1 次。若融合基因由阴性转为阳性，应在 4 周内复查，仍为阳性的患者考虑分子学复发，应进行积极的干预（如 ATO 治疗）；若第 2 次检查为阴性，应在此后的 2 年内每 2~3 个月监测 1 次。对融合基因阴性，无其他原因出现血细胞减少的患者，应复查骨髓、染色体核型，以除外继发的骨髓增生异常综合征和 AML。

已证明新的维甲类药物（Am80）、脂质体 AT-RA 治疗初治、复发 APL 有效。由于 APL 患者高表达 CD33 抗原，抗 CD33 单克隆抗体（如结合毒素的 Gemtuzumab ozogamicin-GO；人源化的 HuM195）已广泛用于临床 APL 治疗，并取得了可喜的结果。目前较成熟的是 GO，常用剂量为 6~9mg/m^2，间隔 2 周 1 次。治疗分子学复发的患者，2 个剂量的再缓解率达 91%、3 个剂量的再缓解率达 100%。NCCN 建议 ATO 治疗缓解后 6 个月内复发的患者给予 GO 治疗；ATRA + ATO 作为初始挽救治疗，GO 可作为二线挽救治疗。由于 GO 可以增加肝静脉闭塞病的发生，有 ASCT 或 Allo-SCT 意向的患者，尽量避免应用。其他如 9-顺式维 A 酸、组胺去乙酰化酶抑制药（苯丁酸钠）、针对 FLT3 基因的分子靶药物（SU5416、SU5614、PKC4512 等）也已进入临床试验。

2008 年 ASH 会提出的 APL 治疗策略：

（1）诱导治疗：①就诊时怀疑 APL 即应开始应用 ATRA；②积极的血制品支持治疗；③ATRA + 蒽环类药物为基础的化疗，不能接受蒽环类药物者采用 ATRA 联合 ATO，高危组患者应同时预防中枢神经系统白血病。

（2）巩固治疗：①蒽环类药物为基础的化疗 2~3 个疗程，取得分子学缓解；②高危组患者采用中剂量阿糖胞苷或 ATO。

（3）维持治疗：ATRA +/- 低剂量化疗 1~2 年。

（4）分子学监测：采用 RT-PCR 方法监测外周血的 PML-RARα 融合基因，每 3~6 个月 1 次；高危组患者可以更频繁。

（5）复发患者的治疗：ATO 再诱导达完全缓解后行自体造血干细胞移植（融合基因阳性者行异基因干细胞移植），同时预防中枢神经系统白血病。

九、预后

影响 AML 疗效的预后因素有很多。一类主要与诱导治疗死亡相关，包括年龄、器官功能状况和体力状况等；另一类主要与白血病化疗耐药相关，如细胞和分子遗传特征、治疗反应、继往血液病史及放、化疗病史等。体力状况按 WHO 推荐的 Zubrod 评分标准评定如下。0 分：无症状，可自由活动和工作；1 分：有症状，卧床时间不增加，可从事较轻的劳动；2 分：有症状，每日卧床时间少于 12h，可自我照料，但不能劳动；3 分：每日卧床时间超过 12h，可下床活动，自我照料能力有限；4 分：需完全卧床休息。年龄 >60 岁、器官功能差、Zubrod 评分 3~4 分的患者早期诱导相关死亡率较高。有不良细胞/分子遗传特征、治疗反应差和继往有血液病史或放化疗史的难治病例较多，复发率高。

细胞遗传学是影响 AML 预后最重要的因素之一（表 8-2）。1998 年和 2000 年，英国 MRC 与美国西南肿瘤研究组（SWOG）分别在总结各自 AML 治疗经验的基础上，提出根据染色体核型来进行预后分层，把 AML 分为预后良好、中等和不良三组，三组的 CR 率分别为84% ~ 90%、76% ~ 84% 和55% ~ 58%，5年 OS 率分别为56% ~ 65%、35% ~ 41% 和12% ~ 26%，均有显著差异；主张根据预后分层来决定 AML 的治疗。经过几年的实验，现认为该标准对临床具有普遍的指导意义。然而，对某些特殊的染色体核型异常（如 11q23 等）的预后分层意见尚未达成一致；通过染色体核型来确定预后也欠精确——即使同一预后分层的患者预后也可能差别较大，尤其是中等预后组患者。德国 AML 国际协作组认为伴 +22 的 inv（16）AML 无复发生存（RFS）率相对较高；GALGB 认为 t（8；21）AML 伴 - Y 的生存期较短，非白种人t（8；21）AML 对诱导治疗反应较差；归类为预后良好的患者如 WBC 数过高预后也差。分子遗传异常与 AML 的预后也密切相关（表8-3）。t（8；21）和 inv（16）的 c - Kit 和 RAS 基因突变常见，这些患者的复发率相对较高。Flt3 突变激活是 AML 最常见的分子异常，主要有两种形式：一种是受体跨膜区的内部串联复制（internal tandem duplication，ITD），见于20% ~ 25% 的 AML，以 M3 和 M5 多见；另一种是位于第 2 个酪氨酸激酶结构域的密码子 D835 错义或缺失突变，见于5% ~ 10% 的 AML。两种突变都使 Flt3 发生非配体依赖的自主磷酸化激活，通过 Ras 和 STAT5 途径介导细胞增生，抑制凋亡，促进细胞转化。Flt3 - ITD 主要见于中等预后组，最常见于染色体核型正常的 AML，常有高白细胞和高原始细胞数，复发率高，预后差；Flt3 - ITD 与野生型 Flt3 高比率的患者生存期较短。Flt3 D835 点突变虽不发生高白细胞症，但患者无病生存期也缩短。MDR1、BCL2、WT1 表达增高和 p53 突变的患者预后也差。EVI - 1 基因表达增高可见于 3q26 易位和非 3q26 易位的 AML，占 AML 的10%，预后极差。MLL - PTD 见于9% 的中等预后核型患者，预后不良。BAALC 基因（Brain and acute leukemia，cytoplasmic）正常表达于神经外胚层来源的组织和造血前体细胞，表达该基因的正常核型 AML 预后不良。C/EBP - α 是转录因子，在造血中起关键作用；C/EBP - α 基因突变大多见于中等预后核型组，具有较高的生存率。60% 左右的正常核型 AML 表达胞质核磷蛋白（NPM，nucleophosmin），NPM 表达与诱导治疗缓解相关，但对预测患者的预后意义还不清楚。通过高通量筛选和基因表达谱分析可发现 AML 的分子异常，可能对 AML 的预后作出更精确的归类，同时也为 AML 治疗提供了可能的新的靶点。

表8-2　AML（非 APL 患者）的危险度分组

危险组	细胞遗传学	分子学异常
预后良好组	inv（16）；t（8；21）	细胞遗传学正常伴孤立的 NPM1 突变
	t（16；16）	
中等预后组	正常核型，单纯 +8	t（8；21）、inv（16）患者伴 c - KIT 突变
	单纯 t（9；11）	
	其他非良好和不良的异常	
预后不良组	复杂核型（≥3 种异常）	细胞遗传学正常伴 FLT3 - ITD 突变
	-5，-7，5q-，7q-	
	除 t（9；11）外的 11q23 异常	
	t（3；3），t（6；9），t（9；22）	

表8-3　AML 分子异常对预后的影响

分子异常	发生率（%）	复发	生存期
p53	4.5	-	短
BCL2 和 WT1 高表达	36	高	短
MLL - PTD	8*	高	无意义
EVI - 1 高表达	10	高	短
C/EBP - α 突变	4.3 ~ 11	低	长
C - kit 突变	31**	高	短
BAALC 高表达	65*	无意义	短
Flt3 - ITD	20 ~ 25	高	短

注：*：正常核型组中的发生率；**：t（8；21）和 inv（16）患者中的发生率。

CR 期微小残留病（MRD）监测能及早预测复发，对确定缓解后治疗强度和治疗方法有重要指导意义。MRD 监测的主要方法有多参数流式细胞仪免疫表型分析和 PCR 检测标志基因（融合基因）；前者利用白血病细胞抗原表达差异、跨系表达、非同步表达或异位表达等特点来量化残存的白血病细胞，后者则以白血病细胞稳定的遗传分子标志作为检测对象，敏感性可达 $10^{-4} \sim 10^{-6}$。高 MRD 的患者复发率显著增高。然而白血病细胞可能存在"抗原漂移"现象，即抗原表达在治疗前、后可能并不一致，会使多参数流式细胞仪检测 MRD 的特异性降低。PML – RARα 融合基因监测的临床意义在 t（15；17）AML 已得到充分肯定，而 t（8；21）AML 患者则可长期荷瘤生存而不表现白血病状态。RT – PCR 定性监测 AML1 – ETO 融合基因的意义尚有争议，采用实时定量 PCR（Real – time PCR）的方法可能更有裨益。

（李斌峰）

第二节 急性淋巴细胞白血病

一、定义

急性淋巴细胞白血病（acute lymphoblasticleukemia，ALL）简称"急淋"是起源于造血干、祖细胞的以原始、幼稚淋巴细胞增生积聚为特征的一种恶性疾病。以儿童患病多见，成年人 AL 仅占 25%。成年人 ALL 的 CR 率可达 75%～89%，3～5 年 OS 率为 28%～39%，多数预后不佳。

二、流行病学

据美国国家肿瘤研究所资料显示，美国白种人中 ALL 的年龄调整总发病率为 1.5/100 000，而黑种人中为 0.8/100 000，男女比例为 1.4/1.0。此病约占全部白血病的 12%，多见于儿童，发病率在 2～5 岁达到高峰（5.3/100 000），随后逐渐下降，35 岁左右再次升高，80～84 岁达到发病小高峰（2.3/100 000）。研究发现，ALL 的发病率存在地区差异。北欧、西欧、北美洲、大洋洲人群中发病率较高，而亚洲及非洲人群发病率则较低。杨崇礼等 1986—1988 年进行的调查显示，国人中急性淋巴细胞白血病的年发病率为 0.69/100 000，占所有白血病的 25%。

三、病因与发病机制

（一）一般认为以下因素与 ALL 致病有关

1. 遗传易感性　先天性染色体异常患者发生包括 ALL 在内的白血病风险增加。Down 综合征患者患急性白血病（多为急性髓系白血病，少数为前体 B 细胞 ALL）的危险较预期值高 20 倍左右。某些遗传性疾病如共济失调 – 毛细血管扩张症、Klinefelter 综合征、Fanconi 贫血、Bloom 综合征、多发性神经纤维瘤等发生 ALL 的风险增加。在共济失调 – 毛细血管扩张症患者的淋巴细胞和白血病细胞中常常发现染色体重组，包括 7p13 – p14，7q32 – q35，14q11 和 14q32 等，这些区带分别是编码 T 细胞受体（TCR）γ、β、α/δ 及免疫球蛋白重链（IgH）的基因位点。这些突变使得 V（D）J 重排时染色体易位的产生大大增加，从而易患 ALL。其他先天性或获得性免疫缺陷病患者，如先天性 X 连锁丙种球蛋白缺陷症，免疫球蛋白 A 缺陷和易变性免疫缺陷患者也是 ALL 易患人群。同卵双生者可同时或先后发生 ALL，提示遗传易感性在 ALL 致病中的作用，同时也提示子宫内发生的某种可能同时影响到孪生胎儿的事件或许与这种现象有关。

2. 辐射　核辐射与白血病致病有关。日本原子弹爆炸后幸存者中受到辐射剂量大于 1Gy 者发生白血病的风险增加近 20 倍，发病高峰期为受到辐射后 6～7 年，主要为 AML，也包括 ALL。核电站辐射也可能是致病危险因素。

3. 化学制剂　苯及其他能引起骨髓抑制的化学制剂，包括化疗药物可以导致 ALL 的发生。继发性 ALL 可见于少数接受化疗或放疗的患者。

4. 病毒　没有直接证据表明病毒能造成人类 ALL，但有证据提示某些病毒在淋巴系统肿瘤的病理过程中起作用。日本与加勒比海地区人类 T 细胞白血病病毒 I（HTLV－I）的流行感染被认为是成人 T 细胞白血病/淋巴瘤的病因，EB 病毒是一种非洲地方性 Burkitt 淋巴瘤的强致病因素。

肿瘤的发生是多重因素共同作用的结果。在对 ALL 的发病机制的研究中，学者发现多种体细胞获得性遗传学改变与白血病细胞的生长、分化异常以及恶性转化密切相关。这些改变所累及基因多为转录因子或转录调节因子的编码基因，这些基因的改变可能导致基因转录紊乱，从而使淋巴系祖细胞发生分化阻滞及生长异常，最终发生白血病。

（二）B 系 ALL 常见的染色体易位

t（1；19）（q23；p13）使位于 19 号染色体的 E2A 基因与 1 号染色体上的 PBX2 基因发生融合，产生 E2A－PBX1 融合基因，该基因翻译产生几种不同形式的嵌合蛋白。正常的 E2A 基因编码一种 bHLH 转录因子，而 PBX1 基因与果蝇的 EXD 基因相关，为一种同源盒基因，两种基因与各自的靶基因结合，通过各自的效应区对基因转录进行调节。两种基因发生融合后，E2A 蛋白的 DNA 结合结构域，即 bHLH 结构域被 PBX1 的同源盒结构域所取代，这种嵌合蛋白仍能与 PBX1 的靶基因结合，但由于反式激活结构域的改变，其对靶基因的转录调节紊乱，可能参与 ALL 的进展。最早的实验证实，给接受致死量照射的小鼠输注经含有 E2A－PBX1 融合基因的反转录病毒感染过的骨髓干细胞后，小鼠很快发展为 AML。此后发现这种融合基因可以转化 NIH3T3 细胞，并能诱导转基因小鼠发生 T 细胞淋巴瘤。转基因小鼠模型表现为 B 细胞和 T 细胞均减少，提示在表达融合基因的 T 细胞发生恶性转化之前细胞凋亡增加。对融合基因产物的进一步研究显示，E2A 激活结构域的缺失将导致嵌合蛋白转化活性丧失，但 PBX1 同源盒结构域的缺失不影响蛋白的转化活性。不过同源盒结构域及其旁侧结构是 E2A－PBX1 与其他同源盒蛋白相互作用以及与特异靶基因序列结合所必需的。

t（17；19）易位形成 E2A－HLF 融合基因，见于 Pro－B ALL。HLF 基因属于基本亮氨酸拉链转录因子（bZIP）的 PAR 亚家族（subfamily）成员，其蛋白的正常功能仍未完全明了，但它与线虫发育过程中调节特定神经细胞死亡的 CES－2 蛋白相似，推测与细胞生存有关。E2A－HLF 嵌合蛋白中两个 E2A 反式激活结构域与 HLF 的 DNA 结合/蛋白－蛋白相互作用结构域。推测嵌合蛋白以同源二聚体形式和 DNA 结合。近来的实验结果提示 E2A－HLF 嵌合蛋白可能通过抑制细胞凋亡发挥致白血病作用。在具有 t（17；19）易位的细胞中以显性负性方式封闭 E2A－HLF 基因表达，细胞即出现凋亡，而正常的 B 祖细胞中表达 E2A－HLF 基因，此细胞可以拮抗 IL－3 依赖的和 p53 诱导的细胞凋亡。以上结果提示 E2A－HLF 蛋白可能激活正常情况下被 CES－2 样蛋白所抑制的靶基因表达，造成细胞生存异常以及白血病转化。

11q23/MLL 基因异常见于约 80% 婴儿 ALL、5% AML 及 85% 拓扑异构酶 Ⅱ 抑制药治疗相关的继发性 AML 患者，也可见于少数治疗相关急 ALL 患者，成年人 ALL 中约占 70%。位于 11q23 的 MLL 基因由于染色体易位等可与 80 余种基因发生融合，ALL 中最常见的是 t（4；11），部分可见 t（11；19），其致白血病机制参见"急性髓系白血病"一节。

t（12；21）/TEL－AML1 融合基因在儿童 ALL 中最为多见，约占 B 细胞急淋的 1/4，成人急淋中罕见，文献报道发生率仅为 1%～4.5%。TEL 基因的生理功能仍未完全明了；在嵌合蛋白中，TEL 的 HLH 结构与几乎全长的 AML1 蛋白发生融合，包括反式激活结构域和 runt 同源结构域。TEL－AML1 融合蛋白仍能与 AML1 的靶基因序列，即核增强序列（core enhanced sequence）结合，但不同的是这种融和蛋白所募集的是组蛋白去乙酰化酶而不是辅激活因子，因而使 AML1 的靶基因转录活性受抑。这种改变影响了造血干细胞的自我更新与分化能力，可能在白血病的发病中发挥重要的作用。

t（9；22）（q34；q11）/BCR－ABL 融合基因见于 95% CML、1%～2% AML、5% 儿童 ALL 和 15%～30% 成年人 ALL。易位致使 9 号染色体长臂上的 ABL 基因与 22 号染色体上的 BCR（breakpoint cluster region，BCR）基因融合。BCR 基因由 23 外显子构成，在各种组织中广泛表达。从氨基到羧基端可以划分为几个结构域：①二聚体区（Dimerisa－tion domain，DD）介导了 BCR 之间二聚体的形成；②SH2 结合区，可以结合 ABL 的 SH2 区；③丝氨酸/苏氨酸激酶激活区；④Rho 鸟苷酸交换因子（Rho guanine – nucleotide exchange factors，Rho – GEF）同源区，该区加速 Ras – GTP 的转换，使 Ras 的活性提高；⑤Ras 相关蛋白 p21 和 p21rac 的 GTP 酶激活蛋白（GTPase activating protein，GAP）同源区，可使 Ras 结合的 GTP 加速水解成 GDP，而使 Ras 失活。ABL 基因由 12 个外显子组成，在脾脏、胸腺、睾丸高表达。由于转录后不同剪切，产生两种 mRNA，长度分别为 6kb 与 7kb，编码蛋白均为 145kd，是细胞生长负性调节因子。B 型蛋白氨基末端的甘氨酸可以被肉豆蔻酰化，引导蛋白定位于细胞膜上。而 a 型蛋白则无肉豆蔻酰化信号，主要定位于细胞核内。

从氨基端到羧基端可以划分以下几个结构域：①SH3 区，参与蛋白间的相互作用，ABL 失去 SH3 后，则可激活转化细胞的能力；②SH2 区，可以结合蛋白中磷酸化的酪氨酸残基；③SH1 区，也称之为酪氨酸激酶区，可以使酪氨酸残基磷酸化；④ABL 结合位点；⑤核定位信号（NLS）；⑥DNA 结合区；⑦肌动蛋白结合区。

形成 BCR – ABL 融合基因时，ABL 断裂点主要位于第 1 或第 2 内含子上，而 BCR 的断裂点有 3 个区域。①主要断裂点聚集区（major breakpoint cluster region，M – bcr），在绝大部分 CML 及 50% 以上成人 ALL 的 t（9；22）BCR 断裂于此区，早期认为 BCR 断裂于第 2、3 内含子上，产生的融合基因转录本有 2 种，分别为 b2a2、b3a2，以 b3a2 多见。随着 BCR 基因结构清楚之后，发现上述断裂点实际位于第 13、14 内含子上，b2a2 与 b3a2 分别包含了 BCR 第 1 ~ 13 与 1 ~ 14 外显子。目前仍然用 b2a2、b3a2 描述上述两种 BCR – ABL 融合基因，两者均编码 210KD 蛋白（p210BCR – ABL）；②次要断裂点聚集区，（minor breakpoint cluster region，m – bcr）位于 BCR 的第 1 内含子，见于 50% 的 Ph + 的成人 ALL，80% Ph + 的儿童 ALL。这样 BCR 的第 1 外显子与 ABL 融合（ela2），翻译产生 190KD 蛋白（p190BCR – ABL）；③微小断裂点聚集区（u – bcr），位于 BCR 第 19 内含子。BCR 的 1 ~ 19 外显子与 ABL 融合（e19a2，前称为 c3a2），编码 230KD 蛋白，（p230BCR – ABL）。p190、p210 和 p230 蛋白中的 ABL 蛋白结构几乎保持完整。BCR – ABL 定位于细胞质内，依靠 BCR 的双聚体区形成二聚体，使 BCR – ABL 酪氨酸激酶活性明显提高，并且可以相互使酪氨酸磷酸化。BCR – ABL 致白血病的机制是 BCR – ABL 可使细胞恶性转化、增生；可以诱导造血细胞脱离对造血生长因子的依赖性，抑制造血细胞凋亡；抑制髓系祖细胞对骨髓基质细胞的黏附。BCR – ABL 本身有多个功能结构域，与多种下游信号传递途径有关联，而导致上述现象的发生。

C – Myc 基因重排见于所有的 Burkitt 淋巴瘤和 FAB – L3 型 ALL。其中 80% 的 Burkitt 淋巴瘤为 t（8；14）（q24；q32）导致 C – Myc 与免疫球蛋白重链基因调节区域并置，其余的为 t（2；8）（p11；q24）导致与免疫球蛋白 κ 链基因调区域并置，而 t（8；22）（q24；q11）导致与免疫球蛋白 λ 链基因调区域并置。C – Myc 基因定位于 8q24，是调控细胞增生、分化和凋亡的转录因子。C – Myc 在细胞由静止期进入增生的细胞周期时发挥作用，除促进增生外，C – Myc 还有阻碍分化的作用。C – Myc 可与 MAX 形成异源二聚体，另外 MAX 也可形成同源二聚体，或与 MAD、MXI1 形成异源二聚体。由于在整个细胞周期 MAX 的表达量恒定，C – Myc/MAX 二聚体的比例是由 C – Myc、MAD 和 MXI1 的相对量决定的。当 MAD 和 MXI1 相对表达多时，对靶基因的转录起负调控作用，抑制细胞增生。当 C – Myc 表达多时，如同恶性血液病时 C – Myc 的组成性表达时，C – Myc/MAX 二聚体占主导，对靶基因的转录起正调控作用，促进细胞增生。C – Myc/MAX 可能也是通过募集具有组蛋白乙酰化酶活性的蛋白而上调基因转录，而 MAX/MXI1 则通过募集 HDAC 抑制基因转录。染色体易位导致 C – Myc 过表达。C – Myc 基因自身 5′端抑制其表达的调节区域在一部分 t（8；14）易位中该区域缺失了，而在所有的 t（2；8）、t（8；22）和另一部分 t（8；14）易位中，C – Myc 基因虽然带有该区域，但易位的 C – Myc 基因的该区域都有突变，阻碍了能抑制 C – Myc 转录的转录因子与之结合。上述 2 种机制均与 Myc 相关 ALL 致病有关。C – Myc 的致转化能力得到了实验证实。体外强制表达 C – Myc 可使静止期细胞进入细胞周期。用 EB 病毒转染 B 淋巴细胞使其表达 C – Myc 可使 B 淋巴细胞永生，提示 C – Myc 是 EB 病毒阳性淋巴瘤导致肿瘤的可能靶基因。C – Myc 的转基因小鼠经过一个潜伏期很多都发生 B 细胞肿瘤。由于肿瘤的存在需要 C – Myc 的持续表达，抑制 C – Myc 的表达可使肿瘤失去肿瘤表型，因此 C – Myc 也是一个潜在的肿瘤治疗靶点。

（三）T 系 ALL 中常见的染色体易位

T 细胞肿瘤的染色体断裂点常会累及染色体 14q11 的 TCRα 位点或 7q35 的 TCRβ 位点，使 TCR 基因的增强子与其他转录因子并置，导致这些转录因子过表达而使细胞转化。

t（11；14）（p14：q11）和 t（11；14）（p15：q11）分别引起 RBTN1 和 RBTN2 基因与 TCRα 易位，导致 RBTN1 和 RBTN2 异常表达。RBTN1 和 RBTN2 高度同源，并且具有称为 LIM 结构域的蛋白质相互作用基序。RBTN1 和 RBTN2 能与 TAL1，TAL2，LYL1 相互作用，通过这些蛋白复合物促进转录的激活，在造血发育中起重要作用。在转基因小鼠过表达 RBTN1 或 RBTN2 能导致 T 细胞肿瘤。

t（1；14）（p32：q11）引起 TAL1（也称 SCL）异常表达，TAL 基因编码一种碱性螺旋—袢—螺旋（bHLH）转录因子，是各系造血细胞发生所必需的转录因子。它能与其他的 bHLH 蛋白 E47/E12196 形成转录复合物。TAL1 也能与 RBTN1 和 RBTN2 相互作用，提示这些不同染色体易位在致细胞转化机制中的联系。虽然累及 TAL1 的 t（1；14）易位只发生于 3% 的 T–ALL，但 TAL1 重排和异常表达可在 65% 的 T–ALL 检测到。提示 TAL1 过度表达在许多 T–ALL 的发病机制中起关键作用。

t（10；14）（q24：q11）引起 HOX11 基因易位到 TCRδ 位点，在 T 系 –ALL 或淋巴瘤中都有发生。HOX11 是一种有转录活性的蛋白，具有 DNA 结合活性的同源异型盒结构域，这种蛋白正常情况下不在 T 细胞表达。在 T–ALL 还存在 t（7；19）（q35：p13）易位导致 LYL1 基因与 TCRβ 位点并置，使 LYL1 基因过度表达。其中 HOX11、TAL1 和 LYL1 在 T–ALL 中的异常表达是互斥的。

（四）二类突变基因

染色体重组所激活的癌基因多数不足以引发白血病的产生。上述基因主要损害细胞的分化能力，多数都需要具有改变造血干、祖细胞增生与生存能力的第 2 类突变才能导致急性白血病的发生，动物实验以及对慢粒急变的细胞遗传学改变的研究为这一假说提供了佐证。单纯转染一种融合基因后动物仅表现为骨髓增生性疾病样改变而非急性白血病，导入第 2 类基因突变后动物才产生白血病。以下的 ALL 常见 2 类突变基因在白血病致病中起重要作用。

1. FLT3 受体　FLT3 主要表达于不成熟造血干祖细胞，靶向破坏 FLT3 后骨髓定向 B 祖细胞缺陷，而且移植后 T 细胞和髓系细胞造血重建缺乏提示 FLT3 基因在多能造血干细胞的发育中发挥重要的作用。在造血系统恶性疾病中，包括 AML、ALL 以及 CML 急淋变中能检测到 FLT3 的高水平表达。据文献报道，ALL 中 FLT3 的组成性激活突变，包括内部串联复制（FLT3–ITD）和"活化环"（active loop）点突变在急淋中也可发现，其发生率分别为 3% 以及 3% ~22%。FLT3 过度表达也可造成受体自我激活，另外 FLT3 配体自分泌刺激也参与了受体的激活。持续性受体活化可能参与白血病的发生。

2. RB 蛋白途径　RB（Retinoblastoma）蛋白途径改变在 ALL 发生中也发挥着重要的作用。RB 蛋白在细胞周期调控中起着关键作用。低磷酸化状态的 RB 蛋白抑制细胞自 G_1 期进入 S 期。RB 的磷酸化状态是由细胞周期素依赖的激酶（CDK）调控的，而 INK4 蛋白，包括 p16INK4a、p15INK4b 等通过抑制 CDK 而阻止 RB 蛋白磷酸化，从而使细胞阻滞在 G_1 期。在急淋中虽然 RB 自身改变不多见，但 p16INK4a 和 p15INK4b 失活在 B 急淋中很常见，可能在白血病的发生中发挥作用。

3. p53 途径　Tp53 是 p53 的编码基因，其自身突变在急淋中很少见。但 p53 途径中的其他成员的突变却很常见。Tp53 是一种抑癌基因，其产物 p53 在细胞异常增生、DNA 损伤以及低氧等条件下被激活，调节细胞发生细胞周期阻滞而修复 DNA 或诱导细胞发生凋亡而清除异常细胞。p53 可被 HDM2 结合后降解，而后者活性受到 p14ARF 的抑制，以上各环节维持 p53 的稳态，确保细胞群体的正常。在急淋中 p14ARF 的缺失、转录沉寂以及 HDM2 的过度表达极为常见，提示这一途径在白血病发生中的重要作用。

四、临床表现

成人 ALL 多起病急骤，白血病细胞在骨髓中累积导致骨髓造血衰竭而致红细胞、粒细胞及血小板减少而出现贫血、感染及出血等非特异性表现，白血病细胞在淋巴器官及髓外浸润，因累及不同组织而出现相应症状及体征，如纵隔、肝、脾及淋巴结肿大，神经精神症状等，体重减轻者偶见。T、B细胞急淋患者临床表现既有共性，又各有特点。

1. 贫血 患者多在就诊前数天至1~2个月内出现进行性加重的面色苍白、乏力、活动后头晕、心悸等症状，颜面、口唇、甲床及结膜苍白，心率增快等体征。德国的一个多中心临床观察显示，近半数患者就诊时表现为中到重度贫血，约1/5患者可无贫血症状，可能与患者就诊及时与否、疾病进展程度有关。但绝大多数患者有不明原因的疲乏的主诉。

2. 感染 由于粒细胞减少甚至缺乏，约1/3急淋患者就诊时出现感染及发热等症状。感染部位主要为呼吸道、口腔及肠道。发热多为中到高热，部分为低热，虽然白血病本身因代谢等原因可出现发热，但一般温度不超过38℃。较高的发热几乎均为感染所致。化疗后骨髓抑制期患者大多出现感染，常见部位为呼吸道及胃肠道，部分出现皮肤、软组织感染。

3. 出血 骨髓正常造血功能衰竭所致的血小板减少是急淋患者出血的主要原因，DIC所致出血在初诊患者中很少见。约1/3患者就诊时有出血表现，多数表现为皮肤出血点及紫癜，个别见牙龈出血，口腔黏膜血泡，个别患者出现深部脏器出血如颅脑出血等。

4. 髓外浸润 成人ALL中CNS受累较为多见。初诊时有CNS浸润者在儿童急淋患者中不到5%，而成人患者中达到15%以上。如果不进行有效的CNS预防，大多数急淋患者在病程中会出现CNSL。有人推测是由循环中白血病细胞"种植"在脑膜，或是颅骨骨髓中的白血病细胞直接浸润而致。脑膜是最常见的受累部位，但随着疾病的进展，白血病细胞也会累及脑实质和脊髓。临床上常出现颅内压增高的表现如头痛、恶心、呕吐、淡漠或易怒；查体可见颈项强直、视神经盘水肿。脑神经受累后可出现上睑下垂、面瘫等表现，常受累及的脑神经包括第Ⅲ、Ⅳ、Ⅵ、Ⅶ对脑神经。有时脑神经受累可为CNS复发的唯一表现。成熟B细胞急淋患者常见中枢神经及脑神经受累，T细胞急淋患者CNSL也较为常见。少数CNSL患者由于下丘脑受累而出现下丘脑-肥胖综合征，出现食欲旺盛及体重增加。个别患者出现外周神经麻痹的症状。

淋巴结肿大是ALL特征性表现之一。半数以上患者发病时可以检查到淋巴结肿大，典型临床表现为无触痛性、与周围组织无粘连性淋巴结肿大。病理活检示淋巴结的正常结构消失。淋巴结肿大可间接反映肿瘤负荷，与疾病预后有关。广泛淋巴结肿大和纵隔肿大常是T细胞急淋的特征性改变，与不良预后相关。

成年患者中50%初诊时有肝脾大。显著肝脾肿大多提示不良预后。白血病细胞浸润所致肝脾中大多为弥漫性大，病理活检示脾的红髓与白髓界线消失，其间见原始淋巴细胞浸润。受累的肝中，原始淋巴细胞浸润多见于门脉区。尽管肝明显大，肝功能多数正常活仅有轻度异常。

其他器官浸润如睾丸浸润在成人急淋中很少见，发生率约为0.3%，表现为无痛性单侧睾丸肿大。

五、实验室检查

1. 血常规及外周血细胞分类 患者多表现为红细胞、血红蛋白减少及白细胞增高，外周血涂片分类可见原始淋巴细胞。据统计，成人急淋中外周血白细胞增高患者约占59%，14%患者白细胞计数在正常范围，27%患者出现白细胞减少。16%左右患者白细胞计数 >100 000×10^9/L，通常高白细胞更多见于T细胞急淋。92%患者外周血涂片中可以见到不同程度的白血病细胞。23%患者表现为中性粒细胞缺乏，30%患者血小板明显减少（<5×10^9/L）绝大多数患者就诊时有血红蛋白减少。部分患者就诊时外周血白细胞不增高甚至减少，因此对怀疑急性白血病患者应行光镜下白细胞分类检查以免误诊。

2. 骨髓细胞形态学 骨髓增生程度多为明显活跃至极度活跃，少数患者增生减低，骨髓小粒及油滴少见，细胞有成簇分布的趋势。骨髓中原始淋巴细胞比例明显增高，红系、粒系及巨核细胞减少。白血病细胞形态各异，美英法（FAB）协作组根据细胞形态不同将其分为三型，即L1、L2和L3型。其中L1型细胞以小细胞为主，核型规则，核染色质均一，核仁小或不可见，胞质轻、中度嗜碱，量少，空泡少见。L2型细胞大小不一，大细胞为主，核染色质不均一，核型不规则，常见核裂，可见一个或多个大核仁，胞质量不等，常较丰富，嗜碱性程度不一，空泡少见。L3 型细胞胞体大而均一，染色质细致均一，核规则，呈圆形或卵圆形，核仁明显，为一个或多个，胞质丰富，深度嗜碱，空泡明显。WHO 对于造血系统及淋巴组织肿瘤的诊断标准建议不做形态学区分，因为 L1、L2 型细胞的免疫表型、细胞遗传学改变以及临床特征无明显差异，而 L3 型多为成熟 B 细胞表型，预后以及治疗策略与前两者不同。

3. 细胞组织化学染色　细胞组化检查有助于区分白血病细胞是淋系抑或髓系起源。50% 以上 ALL 细胞的过碘酸 - 雪夫染色（periodic acid - Schiff, PAS），即糖原染色呈阳性反应，胞质内组化染色阳性物质呈颗粒状、珠状或块状分布，提示糖原代谢紊乱。AML 细胞中除 M6 的原红细胞外，多数为 PAS 染色阴性或弱阳性，阳性物质多呈弥漫性细颗粒状分布。末端脱氧核苷转移酶（termi - nal deoxynucle-otidyl transferase, TdT）常见于 T 细胞或 B 系前体细胞，成熟 B 细胞急淋或急性髓系白血病细胞中少见。过氧化物酶（peroxidase, POX）、苏丹黑 B（Sudan black B, SBB）等在淋巴系白血病细胞多为阴性。α - 醋酸萘酚酯酶（a - naphty1 acetate - esterase, ANAE）、α - 丁酸萘酚酯酶（a - naphtyl butyrate - esterase）、萘酚 - AS - D 氯代醋酸酯酶（naphthy1 AS - D chloracetate esterase）等多表达于粒系及单核系，淋巴系少见。由于细胞组织化学染色在白血病细胞中表达差异较大，因此组化检查对疾病的诊断仅为辅助诊断，仍需要结合免疫表型等其他手段来明确诊断。

4. 免疫表型　免疫表型检查在目前的白血病诊断中占有重要地位。根据正常细胞发育过程中所表达的表面标志，临床医生可以判断白血病细胞的起源，因此能对白血病进行更为精确的分类，以便采取更适合的治疗方案，同时也有利于监测微小残留病，判断治疗的效果。ALL 的免疫学分型是根据细胞发育不同阶段的分子表面特异性受体或抗原特征为标准进行的，以下按照细胞系别对其免疫表型分别进行说明。

（1）B 系急性淋巴细胞白血病（表 8 - 4）：按照细胞分化不同阶段，B 急淋可分为早期前 B（early pre - B）、Common 急淋、前 B（pre - B）和成熟 B 细胞急淋（B - ALL）。早期前 B 又称为前前 B（pre - preB）或 B 祖细胞（pro - B）急淋，细胞表面仅表达人类白细胞抗原 CD34、HLA - DR、末端脱氧核苷转移酶（TdT）和 B 系特征型抗原 CD19，不表达 CD10、胞质免疫球蛋白（Cylg）及细胞膜表面免疫球蛋白（Smlg）等，此型占成年人急淋的 11% 左右。Com - mon 急淋是急性淋巴细胞白血病中的主要亚型，占成年人急淋的 51%，细胞除表达 CD34、HLA - DR、TdT 及 CD19 外，还表达 CD10 及糖蛋白（gp100/CD10），而 Cylg 与 Smlg 为阴性；Pre - B 以 Cylg 表达为特征，CD10 表达减低或缺如，无 Smlg 表达，此型占成年人急淋的 10%；B 细胞急淋以表达 Smlg 为标志，也可表达 CD10 及 Cylg，此型在 WHO 分类中被划分为 Burkitt 细胞白血病。

表 8 - 4　B - ALL 的免疫表型分类

分类	免疫表型
Pro - B ALL	TdT +，CD19/CD22/CD79a +，CD10 -，Cyμ -，Smlg -
Common - B ALL	TdT +，CD19/CD22/CD79a，CD10 +，Cyμ -，SmIg -
Pre - B ALL	TdT +，CD19/CD22/CD79a + CD10 + / -，Cyμ +，SmIg -
Burkitt ALL	TdT -，CD19/CD22/CD79a，CD10 + / -，Cyμ + SmIg +

（2）T 系急性淋巴细胞白血病（表 8 - 5）：T 急淋的分类方法不一。四分法根据 T 细胞发育过程将之分为 T 祖（pro - T）、前 T（pre - T）、皮质 T（cor - tical T）和髓质 T（mature T）细胞急淋，TdT、cy - CD3 和 CD7 为共同表达抗原，pro - T 表达造血干祖细胞标志如 CD34 及 HLA - DR，不表达 CD2、CD5、膜表面 CD3（sCD3）及 CD4、CD8 等抗原；pre - T 除 CD2 和 CD5 表达阳性外，其他标志同 pro - T；皮质 T 急淋 CD34 和 HLA - DR 不表达，CD4 和 CD8 同时表达，CD1a 阳性，其他同 pre - T；髓质 T 细胞 sCD3 表达，CD4 或 CD8 表达，CD1a 阴性，其他同皮质 T。一般认为，CD3，特别是 cyCD3 是 T 急淋的特征性抗原，而 CD7、CD2 等与 AML 或 B 急淋有交叉反应。

表 8 - 5　T - ALL 的免疫表型分类（EGIL，1995）

分类	免疫类型						
Pro - T ALL	TdT$^+$	CD34$^{+/-}$	CyCD3$^+$	CD2$^-$	CD5/CD7$^{+/-}$	CD4$^-$	CD8$^-$	CD1a$^-$
Pre - T ALL	TdT$^+$	CD34$^{+/-}$	CyCD3$^+$	CD2$^+$	CD5/CD7$^+$	CD4$^-$	CD8$^-$	CDla$^-$
Cortical - T	TdT$^+$	CD34$^-$	CyCD3$^+$	CD2$^+$	CD5/CD7$^+$	CD4$^+$	CD8$^+$	CDla$^+$
Medullary - T	TdT$^{+/-}$	CD34$^-$	sCD3$^+$	CD2$^+$	CD5/CD7$^+$	CD4$^+$	CD8$^+$	CDla$^-$

　　某些非系特异性抗原表达在 ALL 中也有一定意义。如在 70% ~ 80% B 系急淋中表达 CD34，而 T 系急淋中仅有 20% ~ 30% 患者表达。CD34 表达与 Ph1 染色体或 bcr - ab1 融合基因表达密切相关，其预后意义仍未明了，有人认为 T 急淋中 CD34 与多药耐药蛋白共同表达与不良预后有关。

　　5. 细胞遗传学　成年人急性淋巴细胞白血病中有 60% ~ 70% 出现染色体异常，包括染色体的倍体和结构异常。其中最常见的是 t（9；22）（q22；q11），即 Ph 染色体，约占所有成年人急淋的 25%。其次为 9p21 染色体异常，见于约 15% 患者；11q23 异常见于 8% ~ 11% 患者，其中最常见的是 t（4；11）（q21；q23）。t（1；19）（q23；p13）与前 B 表型密切相关，占成年人急淋的 5% ~ 7%。儿童急淋中多见的染色体改变如高二倍体及 t（12；21）（p11；q22）在成年人急淋中很少见到，发生率均在 5% 以下。成年人急淋中还可见到 8q24、7q35、14q11 等异常。

　　6. 分子生物学　聚合酶链反应（PCR）、基因特异探针的荧光原位杂交（FISH）等分子生物学技术的应用使临床医生能对急淋进行更为精确的分类，将其用于微小残留病检测能更为精确的判断疗效。成年人急淋中的分子生物学标记有 BCR - ABL、MLL - AF4 融合基因以及 TCR、IgH 重排等。目前有学者认为免疫球蛋白 K 轻链的重排较重链重排更为稳定，更适用于微小残留病的检测。

　　7. 脑脊液检查　对于确诊为 ALL 的患者，行脑脊液常规及生化检查以明确患者有否 CNSL。急淋患者 CNSL 常见的脑脊液改变包括脑脊液压力升高，白细胞计数增高，涂片中见白血病细胞。脑脊液生化检查显示蛋白升高，葡萄糖水平降低。

　　8. 血液生化检查　血尿酸水平增高见于近半数成年人急淋患者，其升高水平与肿瘤负荷成正相关，高白细胞以及显著肝脾淋巴结肿大患者易见尿酸水平增高。血清乳酸脱氢酶水平也与白血病负荷相关，明显增高见于 B 细胞急淋。少数患者就诊时出现纤维蛋白原减低，但初诊时 DIC 极其罕见。患者在接受左旋门冬酰胺酶治疗后容易出现出凝血功能异常及低蛋白血症，应密切监视，及时处理。部分患者在接受诱导缓解治疗时因白血病细胞短期内被大量破坏溶解而出现"肿瘤溶解综合征"血液生化检查显示血清钾、磷显著升高，血气检查显示以代谢性酸中毒为主的酸碱平衡紊乱。

六、诊断与鉴别诊断

　　患者短期内出现贫血、感染、出血、肝脾及淋巴结肿大等临床表现，外周血及骨髓中原始淋巴细胞 > 20% 即可诊断为急性淋巴细胞白血病。急性淋巴细胞白血病亚型的区分有助于进一步掌握疾病的基本特征，从而对不同的亚型进行个体化治疗。FAB 协作组根据细胞的形态将急淋区分为 L1、L2、L3 三型（具体标准见实验室检查部分），即所谓 FAB 分型。由于形态学的主观性较强，导致不同检测者之间对部分疾病分型不一致，另外急淋的原始细胞与急性髓系白血病 M0、M1 等亚型的白血病细胞形态极为相似，光镜下很难区分。而细胞免疫表型检查不但可以大大提高诊断的符合率，还能将疾病进一步区分为不同亚型，从而对疾病的治疗和预后有指导意义。细胞形态学检查同样能揭示疾病的预后。上述三种检查的结合可以相互弥补各自不足。2001 年 WHO 关于淋系肿瘤的诊断分型标准认为，ALL 与淋巴母细胞淋巴瘤是同一疾病的两种不同临床表现，应并入淋巴母细胞淋巴瘤，但仍可保留白血病名称；ALL 诊断需满足骨髓原始、幼稚淋巴细胞 ≥ 25%，否则诊断为淋巴瘤；摒弃 L1、L2、L3 的形态诊断，改称为前体 T 淋巴细胞白血病/淋巴母细胞淋巴瘤（Pre T - ALL/LBL）、前体 B 淋巴细胞白血病/淋巴母细胞淋巴瘤（Pre B - ALL/LBL）和 Burkitt 白血病/淋巴瘤，分型中应注明如 t（9；22）（q34；q11）；BCR - ABL、t（12；21）（p12；q22）；TEL - AML1、11q23 异常/MLL 易位，t（1；19）（q23；p13）；E2A -

PBX1 及 8q24/Myc 易位等特征性的细胞遗传学异常。

根据典型的临床表现、血液及骨髓检查，急性淋巴细胞白血病不难诊断，但临床上应与以下疾病进行鉴别。

1. 传染性单核细胞增多症　是一种由 EB 病毒感染所致的疾病，临床表现为发热、咽峡炎、浅表淋巴结肿大（颈部淋巴结多见）、肝脾大，部分有皮疹。外周血淋巴细胞增高，异型淋巴细胞增高 > 10%，此种细胞分为三型，其中Ⅲ型细胞胞体较大，核形态较幼稚，见 1 ~ 2 个核仁，胞质嗜碱，有多数空泡，易与原始淋巴细胞混淆。但此种患者骨髓不见原始淋巴细胞，偶可见吞噬血细胞现象，血液检查示嗜异凝集试验阳性，血清检查 EB 病毒抗体阳性，可与急性淋巴细胞白血病鉴别。

2. 急性髓系白血病 M0、M1 型及双表型急性　杂合细胞白血病。

此类白血病的临床表现与急性淋巴细胞白血病无明显区别，而且细胞形态学也很难区分，可检测细胞表面抗原及 MPO 等。关于急性杂合细胞白血病的诊断标准参见有关章节。

3. 慢粒淋巴细胞急性变　Ph 染色体阳性急性淋巴细胞白血病有时很难与慢性髓系白血病淋巴细胞急性变区分。一般来说，前者的融合产物多为 p190，而后者多为 p210。对于难以诊断的病例可以通过治疗反应来判断。Ph 染色体阳性急性淋巴细胞白血病治疗后获得完全缓解，外周血血常规可恢复正常，而慢性髓系白血病急变者治疗后仅能转至慢性期。

4. 非霍奇金淋巴瘤（NHL）　既往以骨髓中原始细胞比例 > 25% 为急性淋巴细胞白血病，以此与 NHL 区分，但近来 WHO 的分型标准不将此二者进行区分。

5. 急性再生障碍性贫血　少数急淋患者发病时表现为全血细胞减少而且外周血不能见到原始细胞，此类患者应与急性再生障碍性贫血鉴别。后者无肝脾及淋巴结肿大，骨髓增生低下甚至极度低下，骨髓小粒空虚，油滴增多，淋巴细胞为成熟细胞，借此一般可与急淋区分。但少数急淋患者尤其是儿童在出现急淋典型表现前骨髓可表现为急性造血停滞表现，对此类患者应进行随访观察以免误诊。

6. 慢性淋巴细胞白血病及幼淋巴细胞白血病　此两种白血病均表现为淋巴细胞明显增高，可有肝脾大、淋巴结肿大，但多临床进展较为缓和，骨髓及外周血中为成熟淋巴细胞为主，后者可见幼稚淋巴细胞为主，大多于 55% 以上。细胞免疫表型检查可作鉴别。

七、治疗

成人 ALL 治疗上借鉴了儿童 ALL 的成功经验，几十年来疗效已有了明显提高，CR 率已达 70% ~ 90%，30% ~ 40% 的患者有望治愈，其中成熟 B - ALL 治愈率可达 80% 以上，Ph 染色体/BCR - ABL 融合基因阳性 ALL 的长期无病生存率也达到 40% ~ 50%。疗效的提高得益于支持治疗的加强、化疗方案的改进、干细胞移植的推广和新药的应用等，也与按临床亚型和疾病危险分层来合理选择治疗的策略密切相关。成年人 ALL 不良预后因素多，对皮质激素和门冬酰胺酶等主要抗白血病药物耐受性差，接受大剂量 MTX 等强烈化疗时并发症多，与儿童患者相比总体疗效仍然很差。

成年人 ALL 的治疗是一个整体．包括支持治疗和抗白血病治疗。支持治疗是抗白血病治疗取得疗效的重要保证。抗白血病治疗主要是指多药联合化疗，一般分诱导治疗、巩固强化治疗和维持治疗三个阶段，总疗程需 2 ~ 3 年；在诱导、巩固强化治疗期间也十分重视"庇护所"白血病的防治。诱导治疗目的在于迅速清除机体内 99% 以上的白血病细胞负荷，重建正常造血，恢复受损的组织器官功能。诱导治疗达到"完全缓解"后，体内仍有 10^9 以下的残留白血病细胞，是白血病复发的根源。缓解后治疗包括巩固强化、维持治疗和 CNSL 防治等，目的就是要消灭体内这些残存的白血病细胞，阻止耐药和复发，延长生存，争取治愈。

持治疗包括并发症处理、血制品输注、感染防治和造血生长因子应用等。患者入院后应尽快诊断，及时进行临床评估。对少数进展迅速的 B 细胞型 ALL 和纵隔包块、胸腔积液明显的患者，需立即进行降白细胞的治疗，一般在正式诱导治疗之前先给予泼尼松和（或）环磷酰胺。诱导治疗期间应充分补液、碱化尿液，防止尿酸沉积而损伤肾脏功能。别嘌醇为黄嘌呤氧化酶抑制药，阻止尿酸的生成。拉布立酶（Rasburicase）为重组尿酸氧化酶，能促进尿酸氧化成更易排泄的尿囊素。拉布立酶降尿酸作用比别嘌醇快，且更安全，可用于肿瘤溶解综合征的治疗。贫血的患者应间断输红细胞悬液，维持 Hb 在 80g/L 以上。血小板计数 $\leq 10 \times 10^9/L$，血小板计数 $\leq 20 \times 10^9/L$ 但有出血倾向或伴有发热的患者应及时输注血小板。血小板输注无效可输 HLA 配型相合的血小板。

感染是急性白血病常见并发症，也是白血病治疗失败效果的重要原因。粒细胞缺乏是感染的主要危险因素，CD4 + 淋巴细胞缺乏、抗体缺陷和异基因造血干细胞移植后免疫抑制药应用等也与感染密切相关。化疗或白血病浸润等常可导致皮肤黏膜屏障功能破坏，大大增加了感染的机会。ALL 应用大剂量甲氨蝶呤、糖皮质激素长期应用、全身放射治疗、急性 GVHD 和患者营养不良、个人卫生状况差等是黏膜损伤、感染的危险因素。常见的致病菌为大肠埃希菌、肺炎克雷白杆菌等革兰阴性菌，近年来金葡菌、链球菌等革兰阳性菌和机会性深部真菌感染也明显增多。一些预防措施能明显降低感染的发生。医护人员接触患者前应洗手，保持病房清洁，注意患者个人卫生，清洁饮食，勤漱口，保持大便通畅，便后坐浴，粒细胞缺乏时戴口罩有助于减少呼吸道感染，口服氟康唑能有效预防口咽部及消化道念珠菌感染。感染发生时应及时选用高效、广谱的抗生素经验性治疗，并根据可疑感染部位微生物培养结果和药敏试验及时调整用药。

ALL 治疗期间应用 G – CSF 或 GM – CSF 等造血生长因子能缩短粒细胞缺乏时间，减少感染发生与严重程度，降低死亡率。没有证据表明这些造血生长因子能刺激白血病细胞生长，促进临床复发。在接受 4 周诱导方案治疗的患者，造血生长因子与诱导治疗同用能明显降低感染的发生，而诱导治疗末期才开始应用则疗效有限。

联合化疗是 ALL 治疗的主要方法。基于儿童 ALL 的治疗经验，成人 ALL 除成熟 B – ALL 需采用短期强化治疗外，其他患者治疗一般分为三个阶段，即诱导治疗、巩固强化治疗和维持治疗；在积极全身治疗的同时重视 CNSL 等髓外白血病的防治。

1. 诱导治疗　成年人 ALL 的 CR 率为 78% ~ 93%，中位缓解时间可达 18 个月。标准诱导治疗一般包括长春新碱、糖皮质激素和一种蒽环类药，通常加入门冬酰胺酶（ASP）、环磷酰胺，有时也与阿糖胞苷、巯嘌呤等组成更强烈的多药联合方案。不同诱导治疗方案的疗效并无显著差别。某些临床亚型强化诱导治疗可能取得更好的疗效，例如 T – ALL 诱导治疗中加入 CTX 和 Ara – C，成熟 B – ALL 采用含大剂量 MTX、分次给予的 CTX 和 CD20 单抗的方案诱导治疗等。泼尼松是最常用的糖皮质激素。地塞米松体外抗白血病活性要强于泼尼松，药物作用时间更长，在脑脊液中能达到更高的药物浓度。有学者认为，地塞米松取代泼尼松可降低成人 ALL 的 CNS 复发，提高总的生存。然而大剂量糖皮质激素长时间应用不良反应多，感染发生率和死亡率增加，可能抵消地塞米松的优势。增加泼尼松用量也能达到类似地塞米松的疗效。柔红霉素是最常用的蒽环类药物，诱导治疗时一般用量为 30 ~ 45mg/m²，每周 1 次。有研究认为，柔红霉素增量（45 ~ 80mg/m²）连续 2 ~ 3d 应用可提高疗效。例如意大利 GIMEMA 诱导治疗时应用大剂量柔红霉素［30mg/（m² · d）×3，第 1、3、5 周，总量 270mg/m²］，结果 CR 率达 93%，6 年 EFS 率为 55%。但随后较大样本的多中心研究报道 CR 率和 EFS 率分别仅为 80% 和 33%，疗效并未提高，且骨髓抑制重，并发症多。目前认为增加蒽环类药物用量并不能提高成年人 ALL 的总体疗效，也不确定某些特殊类型成年人 ALL 或特定年龄组的患者是否能从中受益。儿童 ALL 诱导或缓解后治疗加用 ASP 虽不增加 CR 率，但可提高 CR 质量，改善长期生存。ASP 对成年人 ALL 有无类似作用还不太肯定。临床上有 3 种不同来源的 ASP，即大肠杆菌属 ASP、欧文菌属 ASP 和聚乙二醇化的 ASP，生物半衰期分别为 1.2d、0.65d 和 5.7d；要获得稳定的血药浓度，需分别隔天、每天和间隔 1 ~ 2 周应用。大肠杆菌属 ASP 抗白血病作用强于欧文菌属 ASP，但后者毒性较弱，可通过增加剂量来达到同等疗效。与大肠埃希菌属 ASP 相比，聚乙二醇化 ASP 能提高儿童 ALL 的早期疗效，但并不能获得长期的生存优势。成人 ALL 应用 ASP 较儿童患者更易引起胰腺炎，与糖皮质激素合用可加重凝血异常，增加肝毒性，严重时需减量或推迟治疗。环磷酰胺一般在诱导治疗早期使用。意大利 GIMEMA 的报道认为，三药诱导治疗方案中加不加 CTX 并不影响 CR 率。但几个非随机临床试验发现，CTX 可提高 CR 率，对改善成年人 T 细胞型 ALL 的预后尤其明显。一些研究中心在诱导治疗中加用含大剂量阿糖胞苷（HDAC，1 ~ 3g/m² q12h，3 ~ 6d）的方案进行强化诱导治疗，结果 CR 率为 79%，并不优于常规诱导治疗。尚不明确这一治疗方式能否提高成年人 ALL 的总体疗效或改善某些特殊临床亚型的 LFS。诱导治疗晚期应用含 HDAC 的方案骨髓抑制较重，治疗相关死亡率较高，CR 率低于诱导治疗早期应用 HDAC 的患者。含 HDAC 的方案诱导治疗的患者在后续的治疗中易出现粒细胞缺乏，粒缺持续时间也延长，甚至可能被迫推迟后续化疗，进而影响整体疗效。

目前已很难再通过调整诱导治疗方案来进一步提高 CR 率。诱导治疗应着重于提高 CR 质量，以获得分子缓解（微小残留病水平≤0.01%）为追求目标。现在成年人 ALL 标危组约 60% 的患者可达分子 CR，约 50% 的 Ph/BCR-ABL 阳性 ALL 经伊马替尼联合化疗诱导治疗也可达到分子 CR。

5%～15% 的成年人 ALL 经诱导治疗不能取得 CR，这些患者预后极差，需进入临床试验或进行干细胞移植。成年人 ALL 的诱导治疗相关死亡率为 5%～10%，且随着年龄增长而增加，60 岁以上可达 20%；感染是主要死因，真菌感染较为常见；需积极加强抗感染、支持治疗。

2. 巩固、强化治疗 成年人 ALL 巩固、强化治疗没有公认、一致的"标准"程序，不同诊疗中心的治疗方案和疗程数差别较大，难以比较优劣。巩固强化治疗一般采用原诱导方案、多种药物组成的新方案或大剂量化疗。干细胞移植亦属强化治疗。强化治疗方案通常包含 VM26、VP16、AMSA、MTZ、IDA 和 HDAC 或大剂量 MTX（HD-MTX）等。临床随机比较研究并未真正明确强化治疗有益于提高成年人 ALL 整体疗效。意大利的 Gimema 的一项研究就认为，与传统的巩固治疗相比，强化治疗并未提高 LFS；西班牙的 Pethema 也认为，晚期强化不改善患者的长期生存。而英国 MRC 和美国 M.D Anderson 癌肿中心（MDACC）认为，早期和晚期强化治疗可明显降低复发，增加 LFS。基于儿童 ALL 的治疗经验，目前已将强化治疗列为成年人 ALL 缓解后的标准治疗。HDAC 较普遍地应用于成年人 ALL 的强化治疗，但最佳剂量和最佳疗程数仍不明确。HDAC 可与 MTX 等其他药物联用。成年人 pro-B ALL 用含 HDAC 的方案巩固强化治疗后治愈率可达 50%。与儿童相比，成年人患者对 HD-MTX 的耐受性较差，易有黏膜炎、肝损害等，严重时可能需推迟后续化疗。应用 HD-MTX 时需积极预防黏膜炎，密切观察病情，监测 MTX 血药浓度，及时四氢叶酸钙解救。四氢叶酸钙过早解救或用量过大都可降低 HD-MTX 的疗效。成年人 ALL 标危组的 HD-MTX 用量通常限制在 1.5～2g/m^2，而在 T-ALL 和高危组前体 B-ALL，增大 MTX 用量（如 5g/m^2）可能会取得更好的疗效。MTX 持续 4h 输注的毒性要比持续 24h 输注的低，但疗效也减低。ASP 毒性较多见于诱导治疗阶段，而巩固强化治疗时较少见。依照儿童 ALL 的治疗经验，诱导或巩固强化治疗使用 ASP 都可能提高总体疗效。成年人 ALL 强化治疗也有应用大剂量蒽环类或鬼臼毒素的，但疗效有待进一步确定。

不同临床亚型和危险分层的患者应用不同的巩固强化治疗可能提高疗效。德国 GMALL05/93 方案对成年人 ALL 在诱导治疗中应用含 HDAC 和 MTZ 的强化治疗，巩固强化阶段对前体 B-ALL 标危组给予 HD-MTX，前体 B-ALL 高危组给予 HD-MTX 和 HDAC，T-ALL 则给予 CTX 和 AraC。结果前体 B-ALL 标危组的中位缓解持续时间达 57 个月，5 年 OS 率为 55%；前体 B-ALL 高危组中除 Pro-B ALL 持续缓解率达 41% 以外，其余临床亚型的持续缓解率仅 19%，疗效并未提高；而 T-ALL 的疗效则与临床亚型明显相关，胸腺 T-ALL 成熟 T-ALL 和早期 T-ALL 的持续 CR 率分别为 63%、28% 和 25%。

HLA 配型相合的同胞或无关供者异基因干细胞移植和自体干细胞移植是高危 ALL 缓解后治疗的主要方法。移植前数疗程的巩固强化治疗可降低微小残留病水平，提高 CR 质量，进而提高移植疗效。

成年人 ALL 治疗中一个值得关注的问题就是化疗的间隔时间。经数轮化疗以后，部分患者粒缺时间延长，甚至需推迟后续化疗，这增加了复发的机会。因此成年人 ALL 治疗不能一味追求要达到强烈骨髓抑制，化疗方案安排上应注意强弱结合。

3. 维持治疗 ALL 经诱导和巩固强化治疗后，还需进行 2～2.5 年的维持治疗。已有多项临床研究证明，取消维持治疗会降低 ALL 的长期疗效。维持治疗主要药物是 MTX（20mg/m^2，每周 1 次，静脉注射为佳）和巯嘌呤（MP，75～100mg/m^2，口服，每日 1 次）。维持治疗应有足够的治疗强度，以达到 WBC≤3.0×10^9/L、中性粒细胞为 0.5～1.5×10^9/L 为佳。还不清楚维持治疗期间断强化治疗能否提高疗效。意大利 GIMEMA（0183）多中心研究发现，诱导和巩固强化治疗结束后进行间断强化治疗，

10 年 OS 率并不优于常规维持治疗的患者，提示经充分的早期强化治疗后，维持阶段的间断强化治疗并不提高疗效。成年人患者间断强化治疗的并发症较多，依从性也较差。可考虑给予较弱的 VP 等方案间断强化治疗。维持治疗应根据临床亚型和 MRD 水平来确定。成熟 B - ALL 不需维持治疗，Ph/BCR - ABL 阳性的 ALL 维持治疗可用酪氨酸激酶抑制药。T - ALL 持续缓解达 2.5 年后就很少复发，而前体 B - ALL 即使缓解 5 年仍有复发可能，维持治疗对后者的意义更大。

4. 中枢神经系统白血病预防 CNSL 防治是 ALL 整体治疗的重要组成部分。成人 ALL 初诊时 CNSL 发生率约为 6%，多见于 T - ALL（8%）和成熟 B - ALL（13%）。未经 CNSL 预防的成年人 ALL，中枢神经系统复发高达 30%。国外诊断 CNSL 需满足脑脊液 WBC ≥5/μl 且发现原、幼淋巴细胞；脑脊液 WBC 低于 5/μl 但发现原、幼淋巴细胞的也可诊断。神经根浸润的患者脑脊液检查可正常。CNSL 预防包括 MTX、Ara - C、地塞米松联合鞘内注射，大剂量全身化疗（HDAC、HD - MTX 和 ASP），和颅脑 - 脊髓照射等。采用颅脑 - 脊髓预防照射存有较多的争议。照射后易引起神经毒性，主要表现为癫痫、痴呆、智力障碍、内分泌紊乱和继发肿瘤等。我们在临床工作中观察到，照射后一些患者的骨髓造血恢复较慢，有可能影响到下一阶段的治疗。即使对高危患者，鞘注联合全身大剂量化疗也能有效地预防 CNSL，CNS 复发可降到 7%。成年人 ALL 鞘注预防的次数取决于发生 CNSL 的风险大小。T - ALL、成熟 B - ALL、高白细胞数、血清 LDH 增高、髓外浸润明显或白血病细胞增生旺盛的患者高风险发生 CNSL，需接受 16 次鞘注预防；而中等风险和低风险患者可分别只接受 8 次和 4 次鞘注预防。CNSL 预防不仅能降低 CNS 复发，也是提高总体疗效的重要举措。应该注意到，CNSL 发生风险也与操作者的腰穿水平有关——腰穿有可能不慎将外周血中的白血病细胞带入脑脊液中。因此腰穿应由有经验的操作者施行，并尽量在外周血白血病细胞数明显控制或消失以后执行。血小板低者在腰穿前应输血小板以防出血。

5. 特殊治疗 如下所述。

（1）造血干细胞移植：造血干细胞移植（SCT）是成年人 ALL 极为重要的强化治疗手段，是高危患者治愈的主要方法，也是难治、复发患者挽救性治疗的重要选择。根据干细胞的来源可分为异体（allo - SCT，亲缘和非亲缘）和自体移植（ASCT），按预处理方案的强度可分为清髓性和非清髓性移植。Allo - SCT 可诱导移植物抗白血病（GVL）作用而降低复发，但移植并发症多，移植相关死亡（TRM）率高。ASCT 的并发症少，TRM 率低，但复发率也高。国外多项临床随机比较研究认为，成年人 ALL 自体移植的疗效并不优于常规化疗。成年人高危 ALL 采用 Allo - SCT 能取得比常规化疗更好的疗效，但对标危组能否从中获益还不太清楚。Allo - SCT 的疗效主要取决于患者的年龄和白血病缓解状态。20 岁以下患者的长期 LFS 率可达 62%，而 >20 岁者仅 48%。CR1 期移植的疗效最佳，而 2 次或以上缓解（≥CR2）的患者和难治、复发病人的移植疗效明显减低。一般认为，≥CR2 的成人 ALL 仍应推荐 Allo - SCT，如无合适的同胞或非亲缘供者，可考虑试验性非清髓移植、脐血干细胞移植或半倍体移植（表 8 - 6）。

表 8 - 6 成人 ALL 干细胞移植的疗效

移植类型		移植时机	病例数	TRM（%）	RR（%）	LFS（%）
异体	亲缘	CR1	1 100	27	24	50
		≥CR2	1 019	29	48	34
		难治、复发	216	47	75	18
	非亲缘	CR1	318	47	10	39
		≥CR2	231	8	75	27
		难治、复发	47	64	31	5
自体		CR1	1 369	5	51	42
		≥CR2	258	18	70	24
非清髓		所有疾病状态	232	28	49	31

注：引自 Hoffman 等《Hematology. Basic principles and practice》第 5 版。

TRM - 移植相关死亡；RR - 复发率；LFS - 无白血病生存。

　　成年人 ALL 异体干细胞移植已有了相当的经验，但移植的最佳时机、最佳预处理方案和最佳程序等仍不明确。德国 GMALL 认为高危患者应于诊断后 3～4 个月内进行移植，未取得分子缓解的标危患者和复发后再次取得 CR 的成年人 ALL 也推荐移植。首选 HLA 配型相合或仅 1 个位点不相合的同胞供者移植，也可选择 HLA 配型相合或仅 1 个位点不相合的非亲缘供者移植；如无以上合适的供者，还可考虑脐血移植、半倍体移植或非清髓性移植。预处理方案多种多样，但一般都含 TBI。国际骨髓移植登记处（IBMTR）一项报道认为 VP16 联合 TBI 的预处理方案有一定优势。移植前去除 T 细胞是否有益尚无定论，应按各临床中心的自身经验来决定。

　　（2）难治、复发 ALL 的治疗：难治、复发的成年人 ALL 疗效很差，采用与标准诱导方案类似的方案再诱导治疗 CR 率一般不超 50%，HD-MTX、HDAC 或 MTZ 等单药诱导的再缓解率≤30%，而 AM-SA、鬼臼毒素等则仅为 10%～15%，长生存者罕见。MRC/ECOG 分析 609 例复发成人 ALL 的疗效，发现 5 年总生存率仅 7%；年龄小（≤20 岁）、CR1 期长（≥2 年）者预后相对较好，复发后接受 SCT 的部分患者可获长期生存，而复发前的治疗对复发后治疗的疗效并无影响。法国报道 LALA-94 方案治疗后首次复发的 421 例成年人 ALL，再缓解率为 44%，中位 DFS 仅 5.2 个月，5 年 DFS 率 12%；复发后接受移植、CR1 期≥1 年和复发时 PLT > 100×10^9/L 的患者预后相对良好，初诊时的危险分层和复发前的治疗不影响复发后治疗的疗效。两项研究都认为成年人 ALL 复发后现行的挽救治疗疗效很差，CR1 期短和年龄偏大的患者尤其如此。Allo-SCT 挽救治疗的疗效优于联合化疗，但 CR2 患者中仅 30%～40% 能有条件移植，我国能进行移植的患者更少。为提高疗效，应积极鼓励患者进行新药临床试验。克罗拉滨（Clofara-bine）是第二代嘌呤核苷酸类似药，Ⅱ期临床研究发现治疗难治、复发儿童 ALL 的有效率为 31%，CR 率可达 20%，现已被美国 FDA 批准用于成年人 ALL 复发患者的试验性治疗。奈拉滨（Nelara-bine）为脱氧鸟苷类似药，单药治疗 T-ALL 复发患者的有效率高达 50% 以上。其他新药如脂质体长春新碱、聚乙二醇化 ASP、伊马替尼和 CD20 单抗美罗华等，有望进一步提高难治、复发患者的疗效。

　　（3）青少年 ALL 的治疗：16-21 岁的青少年 ALL 是一组特殊患病人群。欧美一些临床研究机构回顾性比较了用儿童和成年人 ALL 治疗方案治疗这类患者的疗效，结果发现儿童方案的疗效要明显优于成人方案，两组长期生存率分别为 60%～65% 和 30%～40%。与成人方案比较，儿童方案更多地使用了糖皮质激素、ASP 和长春新碱等非骨髓抑制性药物，CNSL 的防治更早、更强，维持治疗时间也更长。此外，执行儿童方案的患者依从性较好、化疗间歇期短，亦与儿童方案取得较好的疗效有关。美国 CALGB-ECOG/SWOG 为此开展了前瞻性Ⅱ期临床研究，将儿童方案用于 30 岁以下成人 ALL 的治疗，有些中心甚至推广到 50 岁以下的患者；经短期随访认为，儿童方案用于青少年甚至 50 岁以下成人 ALL 治疗是可行的，长期的疗效尚待进一步观察。

　　（4）老年人 ALL 的治疗：老年人 ALL 的 CR 率低于 50%，中位 CR 持续时间仅 3～12 个月，总生存率不到 10%。老年患者常合并多种器官、系统疾病，骨髓和髓外组织器官的代偿能力差，对化疗耐受性差，并发症多，治疗毒性较大、治疗相关死亡率高，常需强化支持治疗，且常被迫降低化疗强度，甚至推迟化疗；另外，老年 ALL 的 t（9；22）等不良预后因素多，白血病细胞化疗敏感性差，耐药发生率高。故老年患者应积极推荐进入临床试验；一般情况好、健康评分值低（PS 评分 0～2 分）的可给予标准剂量化疗，55～65 岁的 CR 患者条件允许时也可考虑 ASCT 或非清髓移植；否则应推荐减低剂量的化疗，或者仅给予积极的支持治疗。

　　（5）特殊类型 ALL 的治疗

　　1）成熟 B-ALL：成熟 B-ALL（Burkitt 白血病/淋巴瘤）占成人 ALL 的 5%～9%。白血病细胞几乎都处于增生周期，细胞培增时间短（仅 24～48h），侵袭性强，结外（CNS 和 BM）浸润多见，发病时肿瘤负荷大，易发生肿瘤溶解综合征。白血病细胞表达 CD19、CD20、CD22 和 CD79a 等全 B 细胞抗原，CD10 和 BCL-6 阳性；有特征性的 c-Myc、Ig（IgH/Igκ/Igγ）基因重排。常规化疗的 CR 率不超过 67%，长期 DFS 率低于 33%。而采用短期强化治疗和积极的 CNSL 预防后 CR 率可达 80% 以上，2 年 DFS 率为 60%～80%。比较有代表性的方案是 MDACC 的 Hyper-CVAD/MA（Hyper-CVAD：CTX

300mg/m²/q12h，d1~3；VCR 2mg，d4、11；Adr 50mg/m²；d4；Dex 40mg/d，d1~4，d11~14，每个疗程21d，第1、3、5、7个疗程；MIA：HD-MTX 1.0g/m²，d1；HDAC 3g/m²/q12h，d2、3，每个疗程21d，第2、4、6、8个疗程；同时给予 MTX、Ara-C 和 Dex 预防鞘注16次），还有 GMALL 的 ALL-L3 治疗方案（预治疗：CTX 200mg/m² d1~5，Pred 60mg/m² d1~5。A 方案：VCR 2mg d1，MTX 1.5g/m² d1，Ifo 800mg/m² d1~5，VM26 100mg/m² d4、5，AraC 150mg/m²/q12 d4、5，Dex 10mg/m² d1~5，鞘注 d1、5，第1、3、5个疗程。B 方案：VCR 2mg d1，MTX 1.5g/m² d1，CTX 200mg/m² d1~5，Adr 25mg/m² d4、5；Dex 10mg/m² d1~5，鞘注 d1，第2、4、6个疗程。A、B 方案间歇约2周）。大多数患者在4~6周内达到 CR，PR 或 NR 的患者预后很差。短期强化治疗主要毒性反应为骨髓抑制、黏膜炎和神经毒性等，少数患者不能完成全程化疗，或化疗间隔较长，使复发率增加，疗效降低。化疗方案中 CTX、MTX 和 Ara-C 的最佳剂量、高分次给予的 CTX 最佳间隔时间仍不清楚。几乎所有成熟 B-ALL 都表达 CD20。CD20 单抗与短期强化治疗联用可进一步提高疗效。例如 Thomas 等报道23例成熟 B-ALL 采用美罗华联合 Hyper-CVAD/MA 方案治疗 CR 率为91%，2年生存率为89%，而单纯化疗的患者生存率仅58%，有显著差异；这一差异在60岁以上的患者更为明显，加或不加美罗华治疗的2年 OS 率分别为89%和19%。

现有资料表明，SCT 的疗效并不优于大剂量短期强烈化疗。CNSL 预防时取消颅脑照射并不影响疗效。我们在临床中也观察到，接受颅脑照射预防的患者常因骨髓抑制毒性而延迟化疗，从而增加了复发的机会。绝大多数成熟 B-ALL 复发发生于1年以内，持续2年 CR 者可认为"治愈"，故这类患者不需维持治疗。目前还不清楚难治、复发患者的最佳挽救治疗方案，SCT 可能提高疗效。有报道 ASCT 与 Allo-SCT 的复发率基本一致，且前者 OS 要优于后者，提示 Allo-SCT 后的 GVL 作用有限。

2）Ph 染色体/BCR-ABL 阳性 ALL：Ph 染色体/BCR-ABL 阳性 ALL 占成人 ALL 的20%~30%，在50岁以上患者中甚至达50%以上。易位形成的 BCR-ABL 融合基因编码具有自主酪氨酸激酶活性的 P190 或 P210 蛋白，对白血病发病起着至关重要的作用。患者常规化疗的疗效很差，CR 率虽可达50%~80%，但大多于1年内复发，长期 DFS 率不足10%。Allo-SCT 被认为是唯一可能治愈本病的手段。MRC/ECOG（E2993）的资料显示，CR1 期接受 Allo-SCT 和仅进行常规化疗/ASCT 的患者5年复发率分别为32%和81%，5年 EFS 率分别为36%和17%，5年 OS 率分别为42%和19%。法国（LALA-94 方案）和日本名古屋 BMT 组也有类似的结论。然而仅少数 CR1 期患者能有条件进行 Allo-SCT。接受 HLA 配型相合的非亲缘供者移植的患者并发症较多，移植相关死亡率较高。非清髓性移植、脐血移植和半相合移植的疗效也有待进一步评价。伊马替尼是 ABL 酪氨酸激酶抑制药，治疗 t（9；22）/BCR-ABL 阳性的 CML 慢性期患者取得了满意疗效。伊马替尼（400~600mg/d）单药治疗难治、复发 Ph+/BCR-ABL 阳性 ALL 的 CR 率为29%，少数患者疗效可持续4周以上，中位疾病进展时间为2.2个月，中位生存时间可达4.9个月。患者很快出现耐药、复发。伊马替尼与 VCR、CTX、DNR、Ara-C 和 VP16 联合在体外抗白血病试验中有协同作用，而与 MTX 相互拮抗。日本成年人 ALL 研究组（JALSG）将伊马替尼 600mg/d 与 VP 方案联用治疗初治 Ph/BCR-ABL 阳性 ALL，取得 CR 后接受4个疗程的 HD-MTX+HDAC 和伊马替尼（600mg/d，28d 为1个疗程）轮替治疗，有 HLA 配型相合的亲缘或非亲缘供者的患者接受移植，其余采用伊马替尼+VP 方案（每月1次）维持治疗2年。结果 CR 率达96%，达 CR 中位时间为28d，其中26%的 CR 患者在诱导治疗第28天即取得"分子缓解"；治疗1年时71%的患者获得分子 CR，预计2年 EFS 率和 OS 率分别为49%和58%。Thomas 等用伊马替尼联合 Hyper-CVAD/MA 方案治疗 Ph 染色体/BCR-ABL 阳性 ALL，结果 CR 率为96%，达 CR 的中位时间为21d，联合治疗方案和单纯化疗的2年的 DFS 率分别为87%和28%。现认为，伊马替尼与化疗同用疗效要优于序贯治疗。伊马替尼不增加化疗毒性，与 VP 方案甚至单与甲基泼尼松龙联用治疗老年患者即可明显改善疗效，延长生存。Allo-SCT 前应用伊马替尼可降低 MRD 水平、提高移植疗效，Allo-SCT 后继续应用可降低复发。伊马替尼耐药的可改用新的酪氨酸激酶抑制药如尼罗替尼（Nilotinib）、达沙替尼（Dasatinib）等治疗。

3）T-ALL：T-ALL 占成年人 ALL 的15%~20%，主要见于青年男性，初诊时多有 WBC 数增高（≥3.0×10⁹/L）、纵隔肿大和 CNS 浸润等，易有 CNS 复发。继往 T-ALL 的疗效很差，中位 CR 持续时间不超过 10 个月，长期生存率低于 10%。采用含 CTX、Ara - C 和 HD - MTX 的方案治疗，成年人 T - ALL 的 CR 率已达 80% 以上，LFS 率为 40% ~ 50%。因患者白血病负荷较大，诱导治疗时需注意防治肿瘤溶解综合征。T - ALL 的中枢神经系统浸润和复发多见，应十分重视 CNSL 的防治。纵隔肿大的患者可接受纵隔照射治疗，但部分患者经照射后骨髓造血恢复较慢，可能影响到全身化疗；目前也还不能肯定纵隔照射能提高这类患者的疗效。NUP214 - ABL1 基因扩增见于 5.6% 的前体 T - ALL（CD3 +，CD2 + 和 CD7 +），化疗疗效较差，采用伊马替尼等酪氨酸激酶抑制药治疗有望提高疗效。也可试用奈拉滨和 CD52 单抗治疗。

（6）新的治疗方法：成年人 ALL 疗效的提高有赖于对白血病致病机制的深入研究与新药开发。多种新药已进入临床试验，包括老药新剂型、核苷酸类似药、单克隆抗体以及酪氨酸激酶抑制药等分子靶向治疗药物。

1）老药新剂型：大肠杆菌来源的 ASP 与聚乙二醇共价结合形成 PEG - ASP，不仅降低了免疫源性，也使生物半衰期延长了 5 倍。最初是作为大肠杆菌属 ASP 发生超敏反应时的替代治疗，后被美国 FDA 批准用于初治 ALL 的治疗。与普通 ASP 相比，PEG - ASP 2 500U/m² /1 ~ 2 周能更快地清除骨髓原始淋巴细胞。脂质体化 Ara - C（Depocyte）鞘注后能缓慢释放入脑脊液，作用可持续 14d 以上；Ⅰ期临床研究以 25 ~ 50mg/2 周鞘注治疗 10 例难治性 CNSL，结果 4 例 CR，3 例 PR；与全身大剂量化疗合用可增加神经毒性。脂质体化蒽环类药物和聚乙二醇化阿霉素可减低治疗毒性，增加疗效。脂质体柔红霉素已进入难治、复发 ALL 的 Ⅰ 期临床研究。Annamycin 是一种能克服多药耐药的脂质体化蒽环类药物，心脏毒性较阿霉素小，但可致严重粒缺，已用于难治 ALL 的试验性治疗。长春新碱脂质体化后血药半衰期由 10min 延长到 8h，组织浓度也明显升高，以 2mg/m² /3 周持续 1h 输注时便秘和神经损伤等毒性轻微；以 2mg/m² /2 周试验性治疗 16 例难治、复发 ALL，发现 2 例有效；目前正与地塞米松联合用于难治、复发 ALL 的试验性治疗。

2）抗叶酸代谢药：抗叶酸代谢药 MTX 在 ALL 治疗中占有很重要的地位。一些新的抗叶酸代谢药物，如二氢叶酸还原酶（DHFR）、胸苷酸合成酶和嘌呤合成酶等的抑制药亦已进入临床试验。三甲曲沙（Trimetrexate）为脂溶性非多聚谷氨酰化的 DHFR 抑制药，Ⅱ期临床研究发现 20 例伴皮肤浸润的 T 细胞淋巴瘤复发患者经三甲曲沙 200mg/m² /2 周治疗有效率为 45%。Pralatrexate 是对还原叶酸载体（RFC）和多聚谷氨酰胺合成酶（FPGS）具有高亲和性的 DHFR 抑制药，Ⅰ/Ⅱ期临床研究发现可诱导 T 细胞淋巴瘤获得持续 CR，与吉西他宾序贯应用的疗效要明显优于 MTX + Ara - C。

Talotrexin 是非多聚谷氨酰化的氨基蝶呤类似药，对 RFC 和 DHFR 具有高亲和性，可克服 MTX 耐药，目前正用于成年人难治、复发 ALL 的试验性治疗。雷替曲塞（Raltitrexed）可选择性抑制胸苷酸合成酶，阻断三磷酸胸苷合成，已用于胃癌的试验性治疗。咯美曲索（Lometrexol）和培美曲塞（Pemetrexed）是嘌呤生物合成抑制药，后者已开始试验性应用于难治、复发白血病的治疗。

3）新的核苷酸类似药：氯法拉宾（Clofarabine）在细胞内转变为有活性的三磷酸 Clorarabine，抑制 DNA 多聚酶和核苷酸还原酶而抑制 DNA 合成与修复，也可直接作用于线粒体诱导细胞凋亡；Ⅰ期和Ⅱ期临床试验发现不同遗传学异常的 T 和 B - 前体 ALL 均可取得部分疗效；Clofarabine 可增强 Ara - C 活性，与 VP16 和 CTX 也有协同作用，目前正在观察联合用药的疗效。Clofarabine 成年人每个疗程最大耐受剂量为 40mg/（m² · d）×5，可逆性肝转移酶升高为其剂量限制毒性；也可引起呕吐、骨髓抑制、发热、皮疹和手 - 足综合征等。

嘌呤核苷磷酸化酶（PNP）的遗传性缺失会引起 T 细胞严重缺乏，因为 PNP 缺陷会使脱氧鸟苷的三磷酸衍生物在细胞内积聚，抑制核苷酸还原酶的活性，从而抑制 DNA 合成、引起细胞死亡；PNP 成为 T 细胞恶性肿瘤治疗的一个合理靶点。奈拉滨（Nelarabine）是可溶性 Ara - G 制剂，在细胞内经腺苷脱氨酶的作用迅速转化为 Ara - G 而竞争性抑制 PNP。Ⅰ期和Ⅱ期临床试验采用每个疗程奈拉滨 400 ~ 1 200mg/（m² · d）×5，持续 1h 输液；结果 79 例不伴 CNSL 的 T - ALL 有 27 例（35%）取得 CR，首次复发、二次复发和 CNS 复发的 T - ALL 再缓解率也分别达到 49%、25% 和 21%；剂量限制毒性为神经毒性，主要表现为嗜睡、震颤、肌无力、共济失调和癫痫等，未见骨髓抑制毒性。美国 FDA 已批准将奈拉滨用于 T 细胞淋巴瘤/白血病的三线治疗。Forodesine 是 PNP 的一种新的抑制药，口服生物利用度高，对 T 细胞有选择性毒性作用，已用于 T - ALL 的临床试验性治疗。

4）单克隆抗体：CD20 表达于正常 B 细胞、成熟 B - ALL，也见于 40% ~ 50% 的前体 B - ALL。美罗华是这一跨膜非糖基化磷酸蛋白的单克隆抗体。美罗华联合短期强烈化疗治疗成熟 B - ALL 已获满意疗效。成年人前体 B - ALL 表达 CD20 为预后不良因素；一项研究发现，美罗华（$375mg/m^2$/周）联合 Hyper - CVAD/MA 治疗 CD20 阳性和 CD20 阴性的成年人前体 B - ALL，2 年 DFS 率分别为 73% 和 40%，具有显著差异。CD20 单抗与放射性核素钇 90 和碘 131 结合可能进一步提高疗效。

依帕珠单抗（Epratuzumab）为 CD22 的人源化单抗，在侵袭性 B - NHL 中已显示较好的安全性和抗肿瘤活性。COG 率先用依帕珠单抗单药或与 VDLP 联合治疗 CD22 + 的儿童复发 B - ALL，证明安全、有效。依帕珠单抗联合美罗华的疗效要优于单一用药。螯合放射性核素钇 90 的依帕珠单抗高分次治疗侵袭性和隐袭性淋巴瘤的 CR 率达 25%。

CD19 是最常见的 B 细胞标记。继往 CD19 单抗治疗恶性 B 细胞疾病的疗效不太满意，目前正研究新的治疗方法，如能诱导 CTL 作用的 CD19 特异性单抗和双功能抗体等。

阿仑单抗（Alemtuzumab）是人源化的 CD52 单抗。CD52 表达于绝大多数的恶性 B 细胞和几乎所有的 T 原始细胞，而不表达于 CD34 + 造血干细胞。阿仑单抗能持久地清除外周血、骨髓和脾中的淋巴细胞，但对淋巴结和髓外的淋巴性疾病作用较弱，且易引起中性粒细胞减少，增加机会性感染。阿仑单抗 30mg 每周 3 次治疗一例早期复发的成年人前体 B - ALL 取得 CR，而全血细胞减少亦持续 1 年以上。干细胞移植复发的 2 例成人和 1 例儿童前体 B - ALL 应用阿仑单抗后 2 例骨髓和外周血中原始细胞明显减少，1 例肿大的脾明显缩小。15 例难治、复发的成年人 AL（AML9 例，ALL6 例）经阿仑单抗治疗后仅 2 例 AML 取得 CR。CALGB 现正在进行 II 期临床研究，以评估阿仑单抗在清除成年人 ALL 微小残留病中的疗效。

Mylotarg 为共价结合刺孢霉素的 CD33 单抗，已被批准用于 CD33 + 的复发 AML 治疗。15% ~ 20% 的 ALL 亦表达 CD33，可能成为合适的治疗靶点。已报道共 5 例儿童 CD33 + ALL 经 Mylotarg 治疗 4 例取得 CR。

5）基于致病机制的分子靶向治疗：酪氨酸激酶抑制药伊马替尼能选择性抑制 ABL、KIT 和 PDG - FR 激酶的活性，显著改善了 Ph +/BCR - ABL 阳性 ALL 的疗效。部分携 NUP214 - ABL1 融合基因和具有 ABL1 基因附加染色体扩增的 T - ALL 对伊马替尼也很敏感。伊马替尼单药治疗易出现耐药，ABL 激酶结构域突变是发生耐药的主要原因。绝大多数伊马替尼耐药的患者应用二代酪氨酸激酶抑制药 nilotinib 或 dasatinib（尚可抑制 SRC 激酶的活性）仍然有效，对 ABL 激酶 T315I 突变的患者应用 aurora 激酶抑制药 MK - 0457 可有效克服耐药。

FLT3 突变（ITD 和 TKD）主要见于 AML，也见于 MLL 基因重排的 AL、KIT（CD117）阳性的 T - ALL 和超二倍体 ALL。来他替尼（Lestaurtinib）、米哚妥林（Midostarin）、坦度替尼（tandutinib）和苹果酸舒尼替尼（sunitinib malate）是小分子 FLT3 抑制药，治疗耐受性好，但易发生耐药，目前正与化疗联用以提高疗效。IMC - EB10 是人源化的 FLT3 单抗，临床前研究发现可延长人急性淋巴细胞白血病 NOD - SCID 小鼠模型的生存期。

Ras 是 BCR - ABL 的信号传导中介。Ras 需要经法尼基化后才能正确定位到细胞内膜上，以行使正常的功能。Tipifarnib、Lonafarnib、BMS - 214662 和 L778123 是法尼基转移酶抑制药，可有效阻止 Ras 的正确定位，实验和临床研究显示与酪氨酸激酶抑制药具有协同作用。

p73、p15 和 p57 是细胞周期调节蛋白，编码这些蛋白的基因高度甲基化将导致这些蛋白表达显著减少，在 ALL 致病中起重要作用；MLL 基因重排的 ALL 也常有肿瘤抑癌基因 FHIT 因高度甲基化而表达关闭。5 - 氮杂胞苷（Azacytidine）和地西他滨（Decitabine）为 DNA 甲基转移酶抑制药，可有效阻止这一过程；与组蛋白脱乙酰基转移酶（HDACs）抑制剂联用可能有协同效应。

替莫唑胺（Temozolomide）是新型烷化剂，作用机制复杂，既可使 DNA 甲基化，也可致 DNA 损伤、断裂，细胞凋亡。I 期临床试验中，1/16 例成人 AML 和 1/2 例成人 ALL 取得 CR；替莫唑胺小剂量持续应用的疗效可能更佳。

HDACs 能使组蛋白上的赖氨酸残基脱乙酰基化而带正电，从而与带负电的 DNA 双链紧密结合，干扰了下游基因的表达，在白血病发病中起重要作用。丁酸盐、缩酚酸肽（depsipeptide）、丙戊酸（val-proic acid）、vorinostat（Zolinza?）和人工合成的 MD-27-275 是 HDACs 的特异性抑制药，可恢复被干扰基因的表达。已发现缩酚酸肽对 T 细胞淋巴瘤、CLL 和 AML 治疗有效。体外试验中 Vorinos-tat 与伊马替尼联用能有效地促进 BCR-ABL 阳性细胞凋亡。AN-9 属于丁酸盐，已发现该药在治疗柔红霉素耐药的 T-ALL 和伴 MLL 基因重排的婴儿 ALL 中与柔红霉素有协同作用。

人西莫罗司靶蛋白（Mammalian target of rapamycin，mTOR）是丝-苏氨酸蛋白激酶，调节蛋白翻译、细胞增生和细胞周期进程。mTOR 介导的细胞信号转导与恶性淋巴细胞的生存和化疗耐药有关。西莫罗司和 Temsirolimus、Everolimus 及 AP-23573 等第二代 mTOR 抑制药体外可诱导 ALL 细胞凋亡，阻断细胞周期，增加肿瘤细胞对细胞周期特异性药物的敏感性，且能抑制转基因鼠的前体 B 细胞肿瘤。mTOR 抑制药安全性好，有望进入临床试验。

造血系统中 NOTCH 信号传导与 T 细胞分化密切相关。细胞内的 NOTCH1 信号持续激活可引起 T 细胞白血病。而 NOTCH1 突变激活见于 50% 以上的 T-ALL。γ-分泌酶在 NOTCH1 受体形成中起重要作用。γ-分泌酶抑制药可有效抑制过度激活的 NOTCH1 途径，目前正在进行 I 期和 II 期临床试验，相信不久后会有相关结论。

硼替佐米（万珂）是蛋白酶体抑制药，能抑制 NFκB 介导的细胞内信号传导，诱导凋亡相关蛋白 BCL2 和 BCLX 磷酸化降解，抑制 MAPK 信号传导通路，使白血病细胞对化疗诱导的凋亡更为敏感。已经证明硼替佐米与地塞米松、阿糖胞苷、柔红霉素、ASP 和 VCR 等有协同作用。目前正与去甲氧柔红霉素联用，试验性治疗成年人 AML 和 MDS。

八、预后

成年人 ALL 的预后主要与年龄、初诊时 WBC 数、疾病亚型、细胞遗传学特征、诱导治疗达 CR 时间和 MRD 水平等因素有关（表 8-7）。这些临床和实验数据可用于指导 ALL 的治疗。年龄是决定预后的最重要的指标。<30 岁和 >50 岁的患者总生存率分别为 34%~57% 和 15%~17%。随着年龄增长，SCT 的疗效也逐渐降低。初诊时高 WBC 数 [（30.0~50.0）×10^9/L] 的前体 B-ALL 治疗并发症多，复发率高，治疗上应注意根据 MRD 水平调整用药、采用试验性治疗和 SCT。但高 WBC 数对 T-ALL 的预后影响较小。细胞免疫表型是 ALL 的独立预后因素，不同临床亚型的治疗方法和生物靶向治疗不同。胸腺（皮质）T-ALL 约占成人 T-ALL 的 50%，应用现代治疗 CR 率可达 85%~90%，5 年 OS 率高于 50%；而早期 T-ALL 和成熟 T-ALL 的预后较差，CR 率仅为 70%，长期 LFS 率为 30%。细胞遗传学异常可能是不同亚型 T-ALL 具有不同预后的分子基础，HOX11 基因过度表达主要见于预后较好的胸腺 T-ALL，而 HOX11L2、SIL-TAL1、ERG 和 BAALC 等的高表达则多见于成熟 T-ALL 和早期 T-ALL，预后差。Notch1 激活突变见于 50% 的 T-ALL，预后意义还不明确，其活性可被 γ-分泌酶（γ-secretase）抑制药所抑制。NUP214-ABL1 表达增高的不成熟 T-ALL 可试用伊马替尼等酪氨酸激酶抑制药治疗。成年人 Common-B 和 Pre-B ALL 的 CR 率可达 80% 以上，但仅 1/3 能获得长生存，少数甚至 CR 持续 5~6 年后仍有复发；高白细胞数（>30.0×10^9/L）、取得 CR 时间超过 3~4 周和 Ph/BCR-ABL 阳性是这类患者的不良预后因素，长生存者不足 25%；伊马替尼生物靶向治疗已明显改善了 Ph/BCR-ABL 阳性 ALL 的预后；而无上述不良预后因素的标危患者长生存可达 50% 以上。Pro-B 或具有 t（4；11）的成年人 ALL 预后差，但包括 HDAC 和 HD-MTX 以及 SCT 在内的强烈治疗有望改善患者的预后，CR1 期接受 Allo-SCT 的长期生存率甚至可达 60%。成熟 B-ALL 经短期强化治疗、积极 CNSL 预防和 CD20 单抗治疗后疗效也有了显著提高。

治疗反应是成年人 ALL 除了年龄以外的最重要的预后因素。泼尼松治疗反应差、CR 延迟（3~4 周）或未获 CR 和 MRD 水平高的患者预后差。MRD 的检测方法主要有 PCR（融合基因和 TCR、Ig 重排）和流式细胞术。联合 TdT 和 CyCD3 单抗可检测 T-ALL 缓解后的 MRD 水平。正常 B-祖细胞

（CD34 + /及 CD10 + ）对皮质激素和其他化疗药物极为敏感，诱导治疗 2 周时在骨髓标本中用流式细胞术即不能检出。前体（pro - 、Common - 和 pre - ）B - ALL 经治疗 2 周后，如流式细胞术仍能检出不成熟的 B 细胞，即可认为存在微小残留病变。治疗期间应动态检测 MRD，按 MRD 水平确定危险分层和实施治疗。诱导治疗早期快速取得分子 CR 的患者复发率仅 8% ~10%，而巩固治疗阶段 MRD≥0.01% 的复发率高达 66% ~88%，应推荐干细胞移植。此外，多药耐药蛋白（MDR1/P170）的表达也与不良预后有关（表 8 -7）。

表 8 - 7 成人 ALL 的预后因素与疗效

预后因素		病例数	CR 率	病例数	LFS 率
年龄	<30	669	88%	510	42% ~60%
	30 ~59	610	79%	412	33%
	≥60	215	58%	141	15%
临床亚型	T - ALL	976	88%	850	40% ~60%
	前体 B - ALL	2 366	82%	2 036	40% ~60%
	pro - B ALL	987	75%	107	37% ~60%
遗传学特征	单纯化疗	633	72%	633	21%
（Ph/BCR - ABL + ）	伊马替尼 + 化疗		90%		50%
初诊时白细胞计数	<30×10^9/L	698	81%	746	40%
	>30×10^9/L	387	75%	409	28%
达 CR 时间	<4 周	1 433	44%		
	>4 周	253	36%		

注：引自 Hoffman 等《Hematology：basic principles and practice，5th ed》。

按预后因素一般可将成年人 ALL 分为以下 3 组。

低危组：包括年龄 <30 岁，初诊时 WBC <30.0×10^9/L、达 CR 时间 <4 周、非 pro - B 表型或无 t（4；11）的前体 B - ALL，胸腺 T - ALL 和达到分子 CR 的 ALL。这类患者宜采用多药诱导治疗，达 CR 后进行多轮巩固强化治疗，一般不推荐 CR1 期行 SCT；维持治疗给予 MM 方案共 2 ~2.5 年。诱导和巩固强化治疗期间给予 CNSL 预防。

高危组：包括年龄 >50 ~60 岁，初诊时 WBC >30.0×10^9/L、达 CR 时间 >4 周、pro - B 表型或具有 t（4；11）的前体 B - ALL，早期 - ALL 和成熟 T - ALL，以及诱导后未达分子 CR 的 ALL。这类患者也采用多药诱导治疗，达 CR 后巩固强化治疗 1 疗程，年轻患者如有 HLA 配型相合的亲缘或非亲缘供者应首选 Allo - SCT，也给予 ASCT 或强烈巩固强化治疗，或进入临床实验。诱导和巩固强化治疗期间给予 CNSL 预防。

极高危组：是指具有 Ph 染色体/BCR - ABL 融合基因阳性的 ALL。治疗推荐伊马替尼 + 联合化疗，具体见上。

成熟 B - ALL 的预后已大为改观，不再被视为不良预后的临床亚型，治疗选择见上。

（殷丽玲）

第三节 慢性髓系白血病

一、定义

慢性髓细胞白血病（chronic myelocytic leuke - mia，CML）是一种起源于多能干细胞的髓系增生性肿瘤，具有特征性的 t（9；22）（q34；q11）或 BCR - ABL1 融合基因。

二、流行病学

CML 于 1845 年由 Gragie 等首先记载。年发病率为（1~2）/10 万。不同地区年发病率并不一致，以澳大利亚为最高，美国、日本、哥伦比亚、加拿大次之。国内资料表明 CML 发病率为 0.36/10 万，在各类白血病发病率中占第 3 位。本病可见于各年龄组，在美国以青年及中年人居多，我国以中老年人为多，其中 50~59 岁年龄组形成一高峰。男性高于女性，男女之比为 3：2。

三、致病机制

Ph 染色体是 CML 的特征性改变，它是由 Nowell 等 1960 年首次在费城发现并命名。最初发现是在 CML 患者分裂的血细胞 G 组染色体出现长臂缺失（22q），称为 Ph 染色体。20 世纪 70 年代初证实 Ph 染色体是由 22 号染色体的长臂缺失或 22 号染色体长臂与 9 号染色体长臂相互易位的结果，即 t（9；22）（q34；q11.21）。97.5% 的 Ph + CML 具有典型的 t（9；22）易位，其余则以变异 Ph 易位形式出现，包括简单变异易位，复杂变异易位和隐匿性 Ph 染色体。简单变异易位是 22 号染色体长臂 1 区 1 带与非 9 号染色体之外的任何染色体易位；复杂变异易位是包括 9 和 22 号染色体在内的 3 条或更多的染色体之间易位；隐匿性 Ph 染色体是通过显带技术难以鉴定的染色体易位，但分子分析仍然检测到 bcr - abl 融合基因。不管存在何种变异易位，通过分子荧光原位杂交（FISH）技术和分子生物学手段总能检测到 bcr - abl 融合基因。所有 Ph 染色体阳性的 CML 患者皆具相似的临床、血液学及预后特征。

与 V - abl 癌基因同源的 C - abl 原癌基因位于人类第 9 号染色体长臂 3 区 4 带上（q34.11）。C - abl 原癌基因长 230Kb，具有 12 个外显子，其中第一个外显子被一长约 200kb 的内含子分隔成 Ib 和 Ia。C - abl 编码蛋白 P145ABL 具有内在酪氨酸活性。在 CML，abl 断裂点通常位于外显子 Ib 和外显子 2 之间，Ib 外显子留在 9 号染色体上。bcr 定位于 22q11，长约 135kb，含有 23 个外显子，编码 bcr 蛋白广泛分布于人类各组织中。在 CML，bcr 断裂点的位置变异较大，常见有 3 个断裂点区域：M - bcr，m - bcr，u - bcr。其中 M - bcr 为主要断裂点簇区，跨越 bcr 第 12 - 16 外显子，编码 P210 融合蛋白。发生于 m - bcr 断裂点区（bcr 第 1 - 2 外显子）产生融合基因编码 P190 蛋白。此种形式更易出现于急性淋巴细胞白血病（ALL）中。μ - bcr 位于 M - bcr 的下游，跨越第 17 - 20 外显子，蛋白产物为 P230。

bcr - abl 融合蛋白定位于胞质中，具有显著增强的酪氨酸激酶的活性。可直接参与细胞向 CML 表型的转化。bcr - abl 蛋白除增加 bcr 蛋白自身磷酸化外，更重要的是改变了某些关键调节蛋白的正常磷酸化类型。而这些蛋白可能介导酪氨酸激酶的信号传导并调节基因表达，影响细胞的增生与分化。如 Grb - 2，shc，P21ras，P120GAP，Ph - p53，P160 bcr，CRKL，c - myc，c - myb，P120CBL，bcl - 2 及 PI - 3 等一系列调节蛋白是假定的 bcr - abl 蛋白的作用靶点。P21ras 的活化具有生长调节作用，同时也是 CML 细胞增生所必需的。许多上述蛋白在信号传导中均可导致 ras 原癌基因表达。如在原始纤维细胞中表达 P210 bcr - abl 可同时激活 P21ras 并抑制 GTP 酶激活蛋白 P120GAP 的活性。P210 bcr - abl SH2 磷酸化域与连接蛋白 Grb - 2 联结，同样导致 ras 的活化。另外，Bcr - abl 导致细胞体外对化疗及其他 DNA 损伤性药物的耐药，并抑制凋亡。Bcr - abl 的表达可能影响造血细胞细胞周期的分布，损伤的 DNA 通过延迟 G2/M 期的转换而得以修复。CML 细胞凋亡的失调可能与 bcl - 2 表达增高相关，小鼠 bcr - abl 细胞可因 bcl - 2 的过量表达而耐受凋亡且具致瘤性。Bcl - 2 表达一旦被抑制，该细胞致瘤性消失。

造血祖细胞与基质的相互作用的异常可能是 CML 致病的核心。CML 祖细胞黏附与锚定特性的异常导致细胞成熟与增生的紊乱。CML 细胞不能如正常干细胞一样正常黏附于基质细胞，尤其缺乏由 β - 整合素介导的黏附。黏附分子淋巴活化抗原 - 3 在 CML 细胞上的表达也减少。P210 bcr - abl 蛋白在胞质分布可直接参与细胞黏附功能异常，也可通过诱导整合素或其他黏附分子胞内部分的磷酸化改变其黏附特性。造血祖细胞黏附功能异常可部分解释了 CML 细胞过度增生以及过多地从骨髓释放。骨髓微环境对造血的影响也是一个不容忽视的因素。骨髓微环境具有支持和调节造血细胞增生与分化的功能，造血微环境的失调也可导致造血失控。尽管研究显示 CML 基质细胞分泌的造血生长因子与正常无异，且肿瘤坏死因子、细胞因子、巨噬细胞抑制蛋白 – α 在 CML 基质上清中水平显著减少，然而基质细胞的异常已经出现，如来源于 Ph（＋）祖细胞的恶性基质巨噬细胞与 CML 干细胞相互接触能选择性扩增白血病细胞，而抑制正常的造血。

CML 病情进展是克隆变化的结果，在 CML 向 AML 转化过程中，基因突变发生率提高，CML 进展过程中基因表达变化涉及核糖体形成、Wnt 信号通路、核小体、糖代谢、髓细胞分化、细胞凋亡、基因组的不稳定性以及 DNA 损伤修复等过程。CML 进展期 Rb 抑癌基因、ras 基因及 p53 基因改变早有报道，新近研究发现 TET2、ASXL1、IDH1 以及 JAK2 的突变亦可见于 CML 进展期。目前认为尽管加速期是在慢性期基础上演变而来，但它是以不同于慢性期发病的新的机制起病，P210 蛋白在维持 CML 急性变中并没有显著作用。

四、临床表现

CML 起病缓慢，其自然病程包括无症状期、慢性期、加速期及急变期 4 个阶段，多数患者是在症状出现之后方去就诊并得以诊断。只有极少数患者在体检和因为其他原因检验血液时才发现血液异常，此时脾脏可能已有轻度肿大或不肿大。

CML 染色体开始出现异常至出现典型症状大约为 6.3 年，称为增生期。如以 CML 确诊后中位生存期为 3.5 年计算，整个 CML 的中位生存期约为 9.8 年。CML 疾病早期即已出现嗜碱性粒细胞绝对值升高，在白细胞计数 $< 20 \times 10^9$/L 时已表现出外周血中性粒细胞碱性磷酸酶活性降低，且随疾病进展加剧。在白细胞计数 $> 20 \times 10^9$/L 脾脏在肋下可触及，在（30～90）$\times 10^9$/L 时出现症状。

慢性期（CML – CP）最早出现的自觉症状是乏力、头晕、腹部不适等表现，也可出现全身不适、耐力减低、恶心等症状。也可表现为基础代谢增高的特点，如怕热、盗汗、多汗、体重减轻、低热、心悸和精神紧张等。随疾病进展，可出现器官增大相关症状，如脾大会引起腹胀、左上腹沉重感或左上腹疼痛、食后饱胀感等。早期出血少见，后期约有 30% 出现不同程度的皮肤、黏膜及消化道出血，女性可有月经过多，颅内出血少见。骨痛、关节痛是初诊时少见的症状，可因脾周围炎或脾梗死而表现为急性左下胸或左上腹剧痛。消化道溃疡较正常发生率高，可能与组胺释放过多相关。罕见的症状为痛风性关节炎，常与高尿酸血症有关。阴茎异常勃起，可能与白血病浸润或海绵体血栓所致。最常见的体征是脾大、面色苍白、胸骨压痛。肝大、淋巴结肿大、皮肤紫癜也可见。40%～70% 患者在初诊时脾在肋下 10cm 左右，通常无触痛。如有脾周围炎可有触痛或摩擦感。胸骨压痛常局限于胸骨体。部分患者在诊断时可触及淋巴结肿大。早期多无面色苍白，随病情加重而显著，如伴有骨髓纤维化则更为明显。晚期常伴有髓外浸润表现。实验室检查异常经常出现于症状出现之前，约有 15% 的患者是在无症状时依据实验室检查发现而确诊。白细胞计数增加是本病的显著特征，诊断时白细胞通常在（30～90）$\times 10^9$/L，少数高达 100×10^9/L 以上。白细胞计数增加与脾肿大呈正相关性。分类以成熟粒细胞为主，可见到各阶段原始及幼稚粒细胞，以中幼粒及晚幼粒细胞为主，原始细胞＋早幼粒细胞 < 10%。多数患者嗜碱性粒细胞、嗜酸性粒细胞比例增多。血红蛋白及红细胞早期可正常，血片中可以见到少量有核红细胞。网织红细胞正常或偏高。疾病发展过程中因出血、溶血、骨髓红细胞生成减少而出现血红蛋白下降。贫血多为正细胞正色素性，如伴有骨髓纤维化，红细胞可出现大小不均，呈现明显的异形性。血小板多数增高或正常，增高者可达 $1\,000 \times 10^9$/L 以上，血小板形态正常，功能多异常，血栓形成罕见；少数患者血小板可减少。

CML – CP 骨髓涂片呈明显增生或极度增生，造血细胞占骨髓细胞的 75%～90%，以粒系增生为主，红细胞及淋巴细胞相对减少，粒：红常为（10～30）：1，甚至 50：1。分类中以中、晚幼粒细胞增多为主，原粒细胞＋早幼粒 < 15%，原始粒细胞（Ⅰ＋Ⅱ型）≤10%，嗜碱性粒细胞及嗜酸性粒细胞比例增多，可见幼稚阶段的嗜碱性及嗜酸性粒细胞。粒细胞可出现核浆发育不平衡，颗粒多少不一。巨核细胞数可增高也可正常，易见小巨核细胞。巨核细胞形成血小板良好，涂片中血小板不少，可成堆分布。骨髓中有时可出现类戈谢或类尼曼 – 皮克细胞。电子显微镜检查发现，这些细胞胞质内含物结构不同于戈谢细胞或尼曼 – 皮克细胞内的神经节苷脂或脑苷脂，表明这类细胞是巨噬细胞演变而来。

外周血或骨髓中中性粒细胞碱性磷酸酶（ALP）水平是异常减低的，约90%的CML缺乏此酶。

CML－CP的粒－单核细胞系或嗜酸性粒细胞集落形成（CFU－C）的大小、成熟度、细胞类型的分布是正常的，但其集簇与集落之比常低于正常，密度也较正常集落为轻。

初治CML通常还可发生高尿酸症，治疗过程中可因细胞迅速破坏，进一步造成大量的嘌呤的释放，导致尿酸沉淀而形成泌尿道结石，发生梗阻，一些患者还可发生痛风性关节炎或尿酸性肾病。

中性粒细胞中含有维生素B_{12}结合蛋白转钴Ⅰ和转钴Ⅱ。骨髓增生性疾病患者通常具有高水平的维生素B_{12}结合能力，尤其在CML中可见到转钴Ⅰ及维生素B_{12}水平明显增加，常为正常的10倍以上，增加程度与白细胞总数成正比，治疗后明显下降。少数CML患者可发生恶性贫血，这是因为维生素B_{12}与转钴Ⅰ有高度亲和性，转钴Ⅰ升高导致血清中维生素B_{12}正常，而组织中维生素B_{12}缺乏的缘故。此外患者的人血白蛋白正常，球蛋白中度升高，偶尔有血钙升高，与骨破坏有关。

加速期（CML－AP）是CML进入急变期（CML－BP）的过渡阶段，也是患者病情恶化的转折点，两者难以绝对分开，称为进展期。20%～25%的患者不经加速期而直接进入急变期。加速期常以不明原因的低热、乏力、食欲缺乏、盗汗、消瘦加重为特点，伴有与白细胞不成比例的脾迅速增大伴压痛，淋巴结突然肿大，胸骨压痛明显和骨骼发生溶骨性变化而骨骼疼痛等体征，贫血常进行性加重。进入急变期，除伴有上述症状外还表现为全身骨痛，肝、脾、淋巴结肿大，髓外浸润表现如皮肤结节，睾丸浸润，阴茎异常勃起，眼眶浸润出现绿色瘤等。严重的中性粒细胞缺乏常导致难以控制的细菌、真菌感染，表现为持续高热不退，甚至发生败血症。严重的血小板缺乏引起出血趋势加重，甚至发生脑出血而死亡。

进展期血常规检查发现大多数患者外周血白细胞计数上升，少数可减低，原始细胞及幼稚细胞比例增高，嗜碱性粒细胞比例增高，血红蛋白下降，血小板计数显著减少或增多。可有小巨核细胞出现。常伴有骨髓纤维化，表现为网状纤维或胶原纤维增多。粒细胞集落生长在加速期集簇形成增多，集落形成减少，集落：集簇减低，急变期则呈现急性白血病的特征，无集落生长，可见小的集簇，个别可见以幼稚细胞为主的大集落。进展期常有新的染色体核型出现，最常见的是双Ph染色体、+8、i（17q）、+19、+21等，它们可单独出现或合并出现，常于临床诊断急性变前2～3个月出现，有预测急性变的价值。少数患者还可合并出现急性髓细胞白血病特异的染色体异位，如t（8；21）、t（15；17）、inv（16）、inv（3）等。急性变时额外染色体出现常具有预后价值：①只具有Ph染色体或双Ph染色体，治疗效果好，中位生存期5.7个月；②同时存在Ph＋和额外染色体，半数患者治疗有效，中位生存期4.9个月；③全部为额外染色体者，疗效差，中位生存期为2.5个月。

CML急性变最为常见的是急粒变，占50%～60%；其次为急淋变，占1/3病例。其他少见的类型有粒单核细胞变、嗜酸粒细胞变、急性单核细胞变、巨核细胞变、幼红细胞和红白血病变、早幼粒细胞变等。CML急淋变以B淋巴细胞或前B淋巴细胞膜抗原标志为主，T淋巴细胞标志少见。CML患者也可仅在身体某一部位先发生急变，而骨髓及外周血仍然显示出典型的慢性期状态，称之为局灶性急变。最常见的部位是淋巴结，皮肤和软组织，乳腺，胃肠道，泌尿道，骨骼及中枢神经系统也可发生急性变。淋巴结急性变表现为孤立性或弥散性淋巴结肿大。累及骨骼常出现骨骼疼痛、触痛及X线改变。中枢神经系统的急变可有头痛、恶心、呕吐、昏迷、脑神经瘫痪及视盘水肿等，脑脊液中出现细胞增多，蛋白异常及原始细胞等。局灶性急变意味着全身急变即将发生，因此应采取全身急变的治疗方案。CML急髓变的平均病程为2个月，很少超过6个月。而急淋变的患者平均病程约6个月，超过10个月罕见。个别急变期者因缓慢的造血异常改变及髓外急性变生存期可达1年。

CML除急变导致患者最终死亡外，有少数患者外周血及骨髓中并无急性变的改变，但呈现进行性衰竭，甚至为恶病质状态，或CML合并了第二肿瘤如恶性淋巴瘤等，这种情况均称为终末期。患者严重消瘦，多脏器功能衰竭，合并感染及出血，最终死亡。

CML生存期受病例选择及治疗的影响差异较大。未治疗CML患者诊断后生存时间平均为31个月，随着治疗的不断改进生存期也逐渐延长，传统药物白消安或羟基脲治疗的5年生存率30%左右，干扰素治疗者达到60%，目前靶向治疗药物伊马替尼治疗5年生存率高达80%以上。

五、诊断与鉴别诊断

典型 CML 诊断并不困难，临床表现典型合并 Ph 染色体和（或）有 bcr－abl 融合基因阳性即可确诊。CML 可分为慢性期、加速期、急变期。

（一）鉴别诊断

CML 主要需与以下疾病相鉴别。

1. 早期的慢性粒细胞白血病应与粒细胞类白血病反应相鉴别 粒细胞类白血病反应是机体受刺激而发生的类似于白血病的血常规变化。常见的原因为感染、中毒、癌肿、大出血、急性溶血、休克和外伤等。类白血病反应主要鉴别点为：①去除病因，类白血病反应会消失；②无胸骨压痛，脾不大或轻度增大；③通常无贫血及血小板减少；④白细胞增多型类白血病反应白细胞可超过 $50 \times 10^9/L$。一般在 $100 \times 10^9/L$ 以内，超过 $200 \times 10^9/L$ 罕见；⑤类白血病反应者中幼粒细胞百分率不高，原粒少见，嗜酸性粒细胞低于正常；⑥嗜酸性粒细胞类白血病中血及骨髓中成熟嗜酸性粒细胞为主；⑦胞质中有明显的中毒颗粒和空泡，缺乏白血病中细胞异型，核浆发育不平衡等特征；⑧N－ALP 活性增高；⑨无 Ph 染色体。

2. CML 与其他骨髓增生性肿瘤的鉴别 慢性髓细胞白血病与真性红细胞增多症（PV）、原发性骨髓纤维化（MF）及原发性血小板增多症（ET）同属于骨髓增生性肿瘤范畴。在其发病过程及临床表现方面有着相似的临床特征，且可以相互转化，但预后明显不同。

PV 以红细胞增多为突出表现，伴有红细胞增多所致高黏血症，并多有脾肿大等临床表现；白细胞轻度增多，但一般不超过 $50 \times 10^9/L$；血小板也有轻度增加，红细胞容量明显超过正常值。中性粒细胞碱性磷酸酶升高，Ph 染色体为阴性，95％ 真性红细胞增多症患者出现 JAK2V617F 突变，部分患者存在 JAK2 第十二外显子突变。

ET 以血小板增多为主同时伴有血小板功能异常。白细胞计数轻度增多，多在 $50 \times 10^9/L$ 以下；嗜酸性粒细胞、嗜碱性粒细胞不增多。脾轻度增大，中性粒细胞碱性磷酸酶增高，Ph 染色体阴性，50％ 左右血小板增多症患者存在 JAK2V617F 突变，1％ 患者发现 MPL W515K/L 突变。

MF 患者多有贫血，脾多大且增大程度与白细胞数不成比例。外周血中易见幼稚粒细胞及有核红细胞，原始细胞及各阶段幼粒细胞甚至比骨髓中的比例还要多。成熟红细胞形态显著异常，有泪滴样改变或月牙形及盔甲形等。Ph 染色体、BCR－ABL 融合基因阴性。50％ 骨髓纤维化患者存在 JAK2V617F 突变，5％ 患者发现 MPL W515K/L 突变。骨髓活检有助于骨髓纤维化的诊断。根据骨髓活检可将骨髓纤维化分为细胞期、胶原形成期、纤维化期及硬化期。

3. CML 与其他慢性白血病鉴别 CML 还应与慢性嗜中性粒细胞白血病（CNL）、慢性嗜酸性粒细胞白血病、嗜碱性粒细胞白血病、慢性粒一单细胞白血病相鉴别。CNL 少见，病情进展缓慢，白细胞增高以成熟中性粒细胞为主，中性粒细胞碱性磷酸酶活性增高，无 Ph 染色体，且极少发生急性变。嗜酸性、嗜碱性粒细胞白血病分别以各阶段嗜酸性或嗜碱性粒细胞增多为主要表现，且伴有嗜酸性、嗜碱性细胞形态异常。CML 急变期或加速期可发生嗜碱性粒细胞比例增多，若 CML 发生嗜酸性粒细胞或嗜碱性变时，嗜酸或嗜碱性粒细胞比例应超过 30％，且各阶段中幼粒、嗜酸性粒细胞或嗜碱性粒细胞比例增多，并伴有原始粒细胞和早幼粒细胞增多。CML 临床特点及骨髓象极似 CML，但具有单核细胞增多的特点。前述疾病与 CML 鉴别的根本在于缺乏 Ph 染色体、BCR－ABL 融合基因。

4. 其他 CML 的脾大还应与肝硬化、血吸虫病、黑热病、霍奇金病、肝糖原累积病等引起的脾大相鉴别，CML 合并脾梗死引起的左上腹剧痛应与相关急腹症相鉴别。但由于本病有特殊血常规，鉴别并不困难，脾 B 超可以鉴别。

（二）CML 临床分期

1. 慢性期 如下所述。

（1）临床表现：无症状或有低热、乏力、多汗、体重减轻等症状。

（2）血常规：白细胞计数增高，主要为中性晚幼和杆状核粒细胞，原始粒细胞（Ⅰ型＋Ⅱ型）≤

5%~10%，嗜酸性和嗜碱性粒细胞增多，可有少数有核红细胞。

（3）骨髓：增生明显活跃或极度活跃，以粒系增生为主，中、晚幼粒和杆状核粒细胞增多，原始粒细胞（Ⅰ型+Ⅱ型）≤10%。

（4）染色体：有 Ph 染色体。

（5）CFU-GM 培养：集落或集簇较正常明显增加。

2. 加速期　具有下列两项者可考虑为本期。

（1）不明原因的发热、贫血、出血加重，骨骼疼痛。

（2）脾进行性增大。

（3）不是因药物引起的血小板进行性降低或增高。

（4）原粒细胞（Ⅰ型+Ⅱ型）外周血和（或）骨髓中 10%~19%。

（5）外周血中嗜酸性粒细胞>20%。

（6）骨髓中有明显的胶原纤维增生。

（7）出现 Ph 染色体以外的染色体核型异常。

（8）对传统的抗慢性髓细胞白血病药物治疗无效。

（9）CFU-GM 增生和分化缺陷，集簇增多，集簇和集落的比值增高。

3. 急变期　具有下列一项可诊断本期。

（1）外周血或骨髓中的原始粒细胞（Ⅰ型+Ⅱ型）或原淋+幼淋或原单+幼单≥20%。

（2）外周血中原始粒+早幼粒细胞≥30%。

（3）骨髓中原始粒+早幼粒细胞≥50%。

（4）髓外原始细胞浸润。

（5）CFU-GM 培养呈小簇生长或不生长。

六、治疗

CML 治疗经历了放疗、化疗、免疫治疗、骨髓移植、分子靶向治疗等一系列治疗措施，疗效逐渐提高，异基因骨髓移植使部分患者获得了治愈。随着新治疗手段的不断涌现，在过去的 20 余年里，CML 的治疗发生了巨大的变化，20 世纪 90 年代末甲磺酸伊马替尼（Imatinib mesylate，IM）成功用于临床，开创了分子靶向治疗肿瘤的时代，患者生存期明显延长。作为 20 世纪 90 年代缺乏移植条件的 CML 患者治疗首选的干扰素已不再推荐为一线治疗。随着 IM 临床应用时间的延长，IM 耐药的问题逐渐显现，二代酪氨酸激酶抑制药不断问世，临床试验结果令人鼓舞，相信不久的将来会有更多的 CML 患者受益。CML 患者的生存期与治疗密切相关，治疗应以能治愈或达到细胞遗传学/分子生物学缓解为目的。

1. CML 慢性期的治疗　CML 治疗应依据患者的自身状况、预后分析、经济条件制定相应的治疗方案。CML 患者就诊或复发时常有高尿酸血症，因此，治疗前应予别嘌呤醇 300mg/d，分次口服，并充分补液以维持尿量，如果患者有大量细胞溶解的危险因素，应维持尿量在 150mL/h。由于别嘌呤醇可出现过敏性皮炎，因此在白细胞数下降至正常、脾大明显缩小、无明显高尿酸血症后应停用。目前 CML 慢性期患者主要采用下列治疗：化疗、干扰素治疗、分子靶向药物治疗、骨髓移植与外周血干细胞移植、中药治疗等。

（1）化疗：白消安（马利兰）是第一个广泛应用于 CML 治疗的烷化剂药物，作用于早期祖细胞，对 CML 慢性期有较好疗效。白消安代谢产物排泄较慢，治疗开始白细胞下降缓慢，一旦有骨髓抑制，则持续时间较长。常规剂量为 4~6mg/d，应连续服用。用药后先有自觉症状如乏力、腹胀、多汗等好转，2~3 周后出现白细胞下降，外周血幼稚细胞减少，最后脾回缩。白细胞降至（20~30）×10⁹/L 时可暂时停药，此时白细胞有可能继续下降达正常水平。少数患者可不服药而长期维持缓解，大部分患者常在白细胞下降至最低后 1~2 个月又逐渐上升，需小剂量白消安的维持治疗。一般每日或隔日 2mg，由于患者对白消安敏感性的不同，常可导致同一剂量出现不同疗效，因此用药初期应及时检测血常规，每周查 2 次，如白细胞下降幅度过快，应及时减量或停药。如不及时停药有可能发生骨髓抑制而危及生命。白消安主要不良反应为骨髓抑制，有时治疗后血小板明显下降而白细胞下降不显著，造成治疗困难。白消安易发生皮肤色素沉着，尤以面部、躯干、四肢为明显。发生色素沉着可能与去巯基作用有关，白消安与谷胱甘肽的巯基起反应，使角质减少。而形成黑色素。白消安还可能引起不可逆的闭经或睾丸萎缩，间质性肺纤维化等。

羟基脲是一种周期特异性抑制 DNA 合成的药物，它作用迅速，能使白细胞较快下降，但药物后作用小，没有白消安的严重骨髓抑制作用。羟基脲维持时间短，停药后复发快，故应小剂量长期维持。治疗量为每日 2~3g，白细胞下降后逐渐减量，直至缓解。一般初始剂量为 2g/d，白细胞降至 $10 \times 10^9/L$ 时，可用维持量 0.5~1.0g/d。羟基脲不良反应轻，可有轻度的消化道反应（食欲缺乏、恶心）、脱发、皮肤丘疹、月经量多、骨髓细胞巨幼变等，对胎儿有致畸作用，骨髓抑制少，无肺纤维化。靛玉红及其衍生物甲异靛是吲哚类抗肿瘤药物，用于 CML 缩脾效果较为明显。甲异靛或靛玉红可以与羟基脲、白消安交替或联合用药。

单用环磷酰胺、6-巯基嘌呤、美法仑、苯丁酸氮芥（瘤可宁）、二溴甘露醇、合 520（嘧啶苯芥）、秋水仙胺、二溴卫矛醇、卡波醌、三尖杉碱等治疗 CML 慢性期患者虽都有效，但没有一种药物疗效超过羟基脲或白消安。强烈联合化疗也不能明显延长生存期。

（2）干扰素：干扰素（IFN）是一种具有抗病毒、抑制细胞增生、免疫调节和诱导分化作用的天然细胞因子，按生物化学结构及抗原活性可分为 α、β、γ 三大类。干扰素通过与其特异的受体结合，促使一系列的蛋白表达，其中 2'-5' 寡聚腺苷酸合成酶是已知的最重要的酶之一，它能激活 RNA 酶，从而降解了促癌基因来源的 RNA 以及编码生长因子如 TNF-α、IL-1α、IL-1β、IL-6 等基因来源的 mRNA。体外实验证明，它能抑制正常或是 CML 患者的造血干细胞的增生。CML 来源的造血祖细胞对骨髓基质细胞的黏附作用存在缺陷，导致了外周循环中祖细胞大量增多。IFN-α 能恢复这种黏附作用，从而使循环池中的 CML 造血干细胞重新分布到骨髓中去。IFN-α 还抑制骨髓基质细胞细胞因子的过量表达，它能抑制 GM-CSF、G-CSF、转换生长因子、MIP-1α、IL-1 表达。已知 IL-1、G-CSF、TNF-α 的过量表达可能有助于恶性造血克隆的增生，并且证实 IL-1 是 CML 进展的一个重要的细胞因子，它的过量表达既可诱导 GM-CSF 的产生，又可协同刺激早期祖细胞导致髓系造血的扩增。IFN-α 对此类因子具有分化调节作用。另外，IFN 还升高 MHC II 类抗原的表达，提高对 T 细胞细胞毒的调节作用，还可能对基因组的稳定性具有保护作用，从而延缓了 CML 的进展。IFN 还可通过上调 Fas 受体/Fas 配基系统，诱导 Fas 阳性 CML 祖细胞的凋亡。1981 年 M. D. Anderson 癌症中心应用干扰素体外研究发现，它能够无选择地抑制正常细胞及 CML 的髓系 CFU 细胞；同年天然干扰素治疗 CML 获得成功，从而为 CML 的生物治疗开辟新纪元。IFN 治疗 CML 的血液学缓解率为 61%~80%（中位 64%），29%~65% 的患者有不同程度的细胞遗传学缓解，主要细胞遗传学缓解 15%~30%，只有极少部分患者能消除 Ph+ 的克隆，并且低危组患者的疗效明显优于中高危组，早期治疗的疗效明显优于晚期治疗。对 IFN 治疗敏感的患者可获得更长的生存期。干扰素治疗 CML 获得细胞遗传学疗效的时间一般比较长，获完全细胞遗传学缓解的中位时间为 22 个月，获部分遗传学缓解的中位时间为 18 个月，获得微小细胞遗传学缓解的中位时间为 12 个月，并且获得细胞遗传学反应的程度与患者持续缓解的时间成正相关。细胞遗传学反应与疾病的分期、预后分组及干扰素的剂量相关。在 12 个月内获得任何细胞遗传学反应都会有明显的生存优势，5 年生存率约为 70%，且与 Ph 染色体阳性细胞减少程度密切相关。干扰素联合羟基脲可使病情迅速得以控制，取得更好的血液学缓解，减低干扰素的不良反应，缩短控制疾病的时间，但其遗传学反应与单用干扰素相比无改善。联合应用干扰素和小剂量阿糖胞苷可获得良好的血液学与细胞遗传学疗效。法国 CML 研究组随机将 721 例 CML 患者分为三组：干扰素、干扰素+羟基脲、干扰素+阿糖胞苷 [20mg/（m²·d），皮下注射，每月 10d] 进行治疗。结果表明干扰素+阿糖胞苷组的血液学缓解率为 66%，高于其他组，治疗 12 个月，干扰素+阿糖胞苷组有 41% 患者获得主要细胞遗传学反应，而单用干扰素组仅有 24%。观察 24 个月，干扰素+阿糖胞苷组有 54% 患者获得主要细胞遗传学反应，15% 患者获得完全细胞遗传学反应，而单用干扰素组患者获得主要和完全细胞遗传学反应分别为

41%和9%。表明干扰素联合小剂量阿糖胞苷疗效优于单用干扰素。

目前应用的干扰素类型为IFN-α，IFN-β和IFN-γ的疗效均不及IFN-a。干扰素使用剂量通常按体表面积计算为 $[(2\sim6)\times10^6U/(m^2\cdot d)$，国外用量通常为$5\times10^6U/(m^2\cdot d)]$。皮下注射或肌内注射优于静脉注射，静脉注射可使5%的患者产生抗体。白细胞计数明显增高的患者在IFN治疗前应先用羟基脲减少白细胞负荷。治疗原则是早期、大剂量及长期持续应用。初用时每日注射，获缓解后可改用隔日1次。

干扰素早期常见不良反应有发热、畏寒、头痛、疲乏、食欲缺乏、肌肉及骨骼疼痛，似流感样的症状，持续几天至2个月；晚期可有持续乏力、食欲下降、体重下降，少数患者可有贫血、血小板减少、肝肾功能损害、脱发，有时有甲状腺功能低下、忧郁等，严重者可有心绞痛、注意力不集中、记忆力减退及昏睡等神经系统毒性表现。剂量减少时以上症状可减轻或消失，给予小剂量解热镇痛药如对乙酸氨基酚等可解除上述不良反应。

（3）酪氨酸激酶抑制药：甲磺酸伊马替尼临床试验时名为STI-571（Signal Transduction Inhibi-tor-571），商品名Gleevec、Glivec、格列卫，属小分子化合物，是一种酪氨酸激酶抑制药（TKI）。对体内众多酪氨酸激酶，它仅能抑制BCR-ABL融合基因产物P210和P190，PDGFR与c-Kit。所以是一种特异性很强的基因产物抑制药，但并不能消除疾病基因。自1999末至2001年经过I期和II期临床试验证实了IM的安全性、适合剂量和有效性后，于2001年5月美国FDA经快通道批准IM用于治疗IFN-α失效或不耐受的慢性期和进展期CML（我国于2002年获准上市）。由于国际II期临床试验证明了IM疗效与病期明显相关，对慢性期的疗效明显优于加速期，更优于急变期，使人们推测IM早期应用可能更具优势。遂于2001年开始了一项著名的国际随机III期临床试验（IRIS），共1 106例初诊未经治疗的CML慢性期患者根据Sokal评分随机分为两组，一组为IM 400mg/d，另一组为IFN-α联合Ara-C [IFN-α 500万U/(d·m²) 皮下注射 + Ara-C 20mg/d 皮下注射，每月10d]，每组各553例。如果出现以下情况之一则交叉到对组：①不耐受；②失去完全血液学缓解（CHR）；③失去主要细胞遗传学缓解（MCyR）；④6个月未达到完全血液学缓解；⑤12个月未达到主要细胞遗传学缓解；⑥白细胞增高。

近几年来每届美国血液学年会上各学者都会从不同角度更新并分析IRIS的结果，可归纳如下。

1）7年时IM组60%患者继续IM一线治疗，而由于不耐受、治疗效果不满意、不良反应、疾病进展等原因，绝大部分IFN-α + Ara-C组患者转入IM组治疗或中断治疗，仅1.6%患者继续IFN-α + Ara-C治疗。IM组中断治疗的原因半数与CML无关，包括CML无关死亡、撤销知情同意书和进行造血干细胞移植等，只有8%是由于不良反应，还有15%是由于缺乏疗效/疾病进展。

2）18个月时IM组95%患者获得CHR，85%患者获得MCyR，74%患者获得完全细胞遗传学缓解（CCyR）。到7年时，CHR率达97%，MCyR率达89%，CCyR率达82%。提示IM治疗初治CML慢性期疗效持久确切，证明了缓解强度随治疗时间长而增强，反映了体内残存白血病细胞在长期治疗下可持续减少。

3）8年时IM组无事件生存（EFS）率81%，无加速急变生存（PFS）率92%。IM治疗8年中失效或进展集中在治疗后的前3年，而第2年是高峰，此后逐年递减（表8-8）。另外当IM治疗获得，CCyR之后的第1年有5.4%失效或进展，此后逐年递减，获得CCyR者3年后加速/急变率为0%。说明长期治疗使体内白血病负荷进一步减少，病情更为稳定，但继续长期治疗是否能达到治愈尚不能确定。

表8-8 IM治疗CML慢性期的失效或进展率

	IM治疗年份						
	第1年	第2年	第3年	第4年	第5年	第6年	第7年
事件（失效、进展、死亡）	3.3%	7.5%	4.8%	1.7%	0.8%	0.3%	2.0%
加速/急变	1.5%	2.8%	1.6%	0.9%	0.5%	0%	0.4%

4）IM组共456名患者达到CCyR，7年时84%仍为CCyR，其中71%继续IM治疗，另外13%由于不良反应等原因中断IM治疗但仍为CCyR。16%患者获得CCyR后又失去，其中5%失去后再次达到CCyR并

继续 IM 治疗，9% 中断 IM 治疗。IM 治疗 6 个月内、6~12 个月、12~18 个月、18 个月以上达到 CCyR 的比例分别为 52%、19%、7%、10%。可以看出大多数患者（71%）12 个月内获得 CCyR，不同时间达到 CCyR 的患者间 72 个月 OS、EFS 及 PFS 率无明显差异，未获得 CCyR 患者的 72 个月 OS、EFS 及 PFS 率则明显低于获得 CCyR 的患者。所有达到 CCyR 的患者持续 CCyR 时间没有明显差异，也就是说达到 CCyR 的时间不影响 CCyR 持续时间。而英国的一份报道持不同意见认为在 1 年内获得者 CCyR 者的 5 年 PFS 和 OS 均明显高于 1 年后获得 CCyR 者。治疗 12 个月获 CCyR 并获主要分子生物学缓解（MMoR）的患者在 72 个月时无一例进展，治疗 18 个月时获 CCyR 同时 MMoR 者的预期 PFS 为 100%，而仅达 CCyR 但未达 lMoR 者的预期 PFS 是 98%，而未达 CCyR 者的 PFS 为 87%，明显低于前两者。持续 CCyR 与 MMoR 是保证患者长期存活的要素。同时反映了即使疾病基因不被清除，也可获得较长久的无病存活。IM 问世前 CML 5 年死亡率 15%~20%，中位生存期 3~4 年。历史资料显示 CML 的 4 年存活率为 43%，IFN-α 时代的 5 年 OS 率为 68%~70%，进一步证明 IM 超过了以往的任何药物疗效。

5）Kantarjian 等分析了 IRIS 试验中 106 例（占 20%）因未获预期疗效而增加 IM 量至 600~800mg/d 者 36 个月的疗效。中位加量时间 22 个月，PFS 89%，OS 84%。他们提出未获预期疗效者应首选增加 IM 量。但有学者提出应先检测是否存在 BCR-ABL 区点突变，若有突变应考虑更换二代酪氨酸激酶抑制药（TKIs）。

6）351 例患者在服用 IM 400mg/d 的第 29 天检测 IM 血浆谷浓度，一半的患者（178 例，50.7%）的浓度为 647~1 170ng/mL，87 例（24.8%）低于 647ng/mL，86 例（24.5%）高于 1 170ng/mL，IM 血浆谷浓度与细胞遗传学和分子学反应率正相关。

鉴于 IM 的显著疗效，2008 年国际上已公认 IM 是 CML 慢性期的一线治疗。2008 NCCNCML 治疗指南 1 类推荐 IM 400mg/d 为 CML 的一线治疗，干扰素不再推荐作为 CML 的主要治疗选择，删去 2007NCCN 关于异基因造血干细胞移植作为 CML 一线治疗的推荐，达沙替尼、尼洛替尼作为 CML 二线治疗的选择。2007 年欧洲白血病网（ELN）专家治疗推荐中 IM 由一线可选择治疗改为一线治疗，并建议 IM 治疗失败时进行突变检测；异基因移植由一线可选择治疗改为 IM 治疗失败的二线治疗。除非患者高疾病风险，低移植风险（表 8-9，表 8-10），否则药物优于移植；干扰素仅在 IM 不耐受时可选用，患者生活质量降低是其临床应用的主要缺点；达沙替尼和尼洛替尼作为二线治疗。

表 8-9　Sokal 和 Hasford 危险分层

	Sokal 评分	Hasford 评分
低危	<0.8	<780
中危	0.8~1.2	780~1 480
高危	>1.2	>1 480

表 8-10　EBMT 移植风险评分

	类别	评分
供者	HLA 相合同胞	0
	无关供者	1
分期	第 1 次慢性期	0
	加速期	1
	急变期	2
年龄	<20 岁	0
	20~40 岁	1
	>40 岁	2
供受者性别	男性受者/女性供者	1
	其他性别组合	0

	类别		评分
诊断至移植时间	<12 个月		0
	>12 个月		1

注：0 分代表风险最低，7 分风险最高。

IM 治疗开始最初 2 个月每周测定血常规 1 次，血常规受抑时缩短测定间隔，血常规稳定后可每月查 1 次，达 CCyR 后可 1～3 个月复查 1 次。每 3 个月复查骨髓包括形态学，染色体核型，实时定量 PCR（RQ－PCR）测定 BCR－ABLmRNA 连续两年。达 CCyR 者两年后可每 6 个月复查骨髓。疗效标准见表 8－11。定期监测的目的是及时发现是否治疗失败或疗效不理想（标准详见表 8－12、表 8－13），2008 NCCN CML 治疗指南中推荐如果出现治疗失败，并且耐药不是因为出现了对 IM 高度不敏感的突变，在患者能够耐受的情况下应增加 IM 剂量至 600～800mg/d；若出现了 IM 高度不敏感的突变如 Y253、E255，则应该换用二代酪氨酸激酶抑制药（TKIs）如达沙替尼或尼洛替尼；若为对伊马替尼和其他 TKI 都耐药的 T315I 突变则进行造血干细胞移植（HSCT）。如果出现疗效不理想，在患者能够耐受的情况下应增加 IM 剂量至 600～800mg/d，若为高疾病危险、低移植风险患者可进行异基因 HSCT。2010 NCCN CML 治疗指南中对于 IM 治疗失败的患者强调了对患者依从性、药物相互作用的评价，并推荐考虑突变分析。ELN2007 专家推荐中特别警告对那些诊断时属于高危组或者有 Del 9q＋或者 Ph＋细胞出现附加染色体异常（ACA）的患者，以及 IM 治疗 12 个月未获得 MMoR 或者任何时间出现任何的转录水平升高或在 Ph－细胞中出现其他染色体异常的患者更应严密的监测，并检查患者治疗依从性。

表 8－11　CML 疗效标准

完全血液学缓解（CHR）	遗传学缓解（CyR）	分子学缓解（MoR）
血小板计数<450×10⁹/L	完全（CCyR）：Ph＝0%	完全（CMoR）：RQ－PCR＝0
白细胞计数<10×10⁹/L	部分（PCyR）：＝1%～35%	或较治疗前下降≥4.5log
分类中无不成熟粒细胞	小部分（minoCyR）：Ph＝36%～65%	主要（MMoR）：RQ－PCR≤0.10%
嗜碱性粒细胞<5%	微小（miniCyR）：Ph＝66%～95%	或较治疗前下降≥3log
脾触及不到	无缓解（NR）：Ph＞95%	

表 8－12　伊马替尼治疗失败界定（ELN VS NCCN）

		ELN2007	NCCN2010
3 个月	血液学反应	无血液学反应	未达到 CHR 或血液学复发
6 个月	血液学反应	未达到 CHR	未定义
	细胞遗传学反应	无细胞遗传学反应	无细胞遗传学反应
12 个月	细胞遗传学反应	未达到 PCyR	果达到 PCyR
18 个月	细胞遗传学反应	未达到 CCyR	未达到 CCyR
任何时间	血液学反应	失去 CHR	未定义
	细胞遗传学反应	失去 CCyR	细胞遗传学复发
	分子学反应	出现对 IM 高度不敏感的突变	未定义

表 8－13　伊马替尼治疗疗效不理想的界定（ELN VS NCCN）

		ELN2007	NCCN2010
3 个月	血液学反应	未达到 CHR	未定义
6 个月	细胞遗传学反应	未达到 PCvR	未达到 CCyR
12 个月	细胞遗传学反应	未达 CCyR	未达到 CCyR
18 个月	分子学反应	未达 MMoR	未定义

		ELN2007	NCCN2010
任何时间	细胞遗传学反应	Ph + 细胞中出现其他染色体异常	失去遗传学反应
	分子学反应	失去 MMoR	未定义
		出现对 IM 低度不敏感的突变	

分子学反应监测是评估治疗反应和微小残留病灶/复发监测的重要手段，bcr/abl mRNA 水平降低的水平和时间影响无进展生存，达到 MMoR 后仍可能丧失 MMoR，丧失 MMoR 或 bcr/abl mRNA 水平增高提示复发，丧失 MMoR 更常见于 BCR/ABL 转录水平没有持续下降的和无 CMoR 患者，获得 CMoR 是新的目标。临床前研究和 I 期研究的资料显示 IM 治疗存在剂量 - 疗效关系，有几个试验证实初治 CML 慢性期患者使用较高剂量 IM 治疗可获得更早更高的细胞遗传学和分子学反应（表 8 - 14）。上述结果虽可证明高剂量 IM 可提高和加速疗效，但观察时间尚短，病例数不多，早获 CCyR 或 MMoR 者是否肯定能提高长期 OS/PFS，减少抗药发生率等尚有待于长期观察。现今治疗 CML 慢性期的常规剂量仍为 IM 400mg/d，疗效不满意时可增量至 600 ~ 800mg/d，2010 NCCN CML 治疗指南推荐在可耐受的情况下直接增量至 800mg/d，或改用二代 TKIs 或其他治疗。在 2008 NCCN CML 治疗指南中 2A 类推荐更高剂量 IM 为初治 CML 慢性期患者的治疗剂量，尤其是高危患者。

表 8 - 14　高剂量伊马替尼治疗初治 CML 慢性期患者的试验与 IRIS 比较

试验	可评估/人组（例）	IM 起始剂量	CCyR12 个月	MMoR6 个月	MMoR12 个月	MMoR24 个月	不良反应
TIDEL	80/103	600mg/d	88.5%	–	47.4%	89%	–
RIGHT	115/175	800mg/d	–	44%	–	–	无差异
GIMEMA	43/89	800mg/d	90%	58%	–	–	–
IRIS	553	400mg/d	69%	21%	40%	–	–

IM 虽然疗效突出，仍有 15% ~ 20% 患者治疗失效。2003 年 Apperley 的报告中提出了抗药分为原发性和继发性（获得性），定义见表 8 - 15。Hochhaus 及 Hughes 指出抗药可分为血液学抗药、遗传学抗药和分子学抗药。治疗反应失败的时间点判定不能等同于 IM 耐药，因为部分患者达 CCyR 时间较晚，并且 IRIS 试验 72 个月的结果显示较晚达到 CCyR 患者生存预后与较早达到者无明显差异。

表 8 - 15　IM 耐药的临床定义

原发性	获得性（继发性）
≥300mg/d 治疗 3 个月未获血液学反应	失去血液学反应
≥400mg/d 治疗 3 个月未达 minoCyR Ph + >65%	失去 CCyR
≥400mg/d 治疗 6 个月未达 PCyR（Ph + >35%）	Ph + or4 增加 ≥30% 持续 3 个月或以上
≥400mg/d 治疗 12 个月未达 CCyR（Ph + >0%）	出现新的 Ph + 附加染色体异常
连续测定 BCR - ABL mRNA 水平上升 1log 或以上或伴随 Ph + %	

IM 耐药主要有两方面——白血病细胞以外的因素和白血病细胞因素，前者如由于口服生物利用度不同导致 IM 血药浓度个体差异大、血清蛋白与 IM 的高度亲和力影响 IM 作用于靶细胞、细胞对 IM 的摄入和排出影响细胞内 IM 药物暴露；后者又分为 bcr - abl 相关因素，如基因突变、不规则扩增、转录和 bcr - abl 非依赖因素，如克隆演变、DNA 修复功能缺陷、磷酸酶活性减低、干细胞休眠等。为了尽可能地预防 IM 耐药，应在慢性期早期开始 IM 治疗：疾病处于越早阶段，治疗后 Ph + 细胞的清除率越高，并且 IM 必须从 ≥400mg/d 的剂量开始，低于治疗剂量的 IM 初始剂量可以导致耐药。迅速减少肿瘤负荷以及最大限度抑制 bcr - abl 激酶活性可能减少治疗中突变风险，使用大剂量 IM 或多种 TKI 联合使用可能减少治疗中突变发生。维持有效血药浓度和细胞内伊马替尼浓度是保证治疗效果、克服耐药的重要途径，对 IM 治疗反应不佳的患者，有必要检测血药浓度，对达不到有效血药浓度患者，应加量保证达到最佳疗效。及时、积极处理不良反应，保证有效剂量治疗。密切监测治疗反应，及时地剂量递增

使对标准剂量伊马替尼治疗失败或反应次优患者生存获益。依据细胞遗传学和分子学资料作出治疗决策，如换用二代 TKIs、进行异基因 HSCT 或 T315I 抑制药试验等。

　　IM 常见的不良反应是水肿，胃肠道反应，皮疹等过敏反应，肌痉挛，骨痛和血细胞减少等。多出现于治疗初期，以 1 级和 2 级居多，多可耐受或可控制。严重不良反应 5%。在治疗 2 年后新发生的 3/4 级毒性少见，心力衰竭发生率 <1%。说明 IM 不良反应并不因为长期治疗而增加，未见积蓄毒性。从表 8-16 可以看出随着 IM 的持续使用，3~4 级不良反应逐年减少。IM 治疗 CML 的血液学不良反应多在 IM 应用早期或疾病进展时出现，应与疾病进展本身引起外周血细胞减少区别，可以给予成分输血支持和应用粒系集落刺激因子，但是 FDA 指南不支持红系集落刺激因子在髓性恶性疾病中应用。NCCN 2010 对于非血液学不良反应的具体策略如下。腹泻：支持治疗；水肿：利尿、支持治疗；体液潴留严重：利尿、支持治疗，减量、暂停或中断治疗，考虑超声心动图检测左心室射血分数；恶心：服药同时进食，大杯饮水；肌肉痉挛：补钙、奎宁水；皮疹：激素治疗，减量、暂停或中断治疗。合理处理不良反应是坚持 IM 治疗取得最佳疗效的保证，因不良反应减量后的剂量应不低于 300mg/d。

表 8-16　IM 治疗初治 CML 慢性期的 3~4 级不良反应率

	随访时间		
	1~2 年	3~4 年	4 年以上
中性粒细胞减少	14%	3%	1%
血小板减少	8%	1%	<1%
贫血	3%	1%	<1%
转氨酶升高	5%	<1%	0%
其他药物相关不良反应	14%	4%	2%

　　IM 半衰期 18~22h，食物对 IM 吸收影响甚小，IM 谷水平与性别、年龄、体重和体表面积不相关，不需依据年龄和体表面积调整剂量。但受多种药物干扰，所以 IM 治疗期间若患者有其他合并症时应注意药物的配伍。IM 对中枢神经系统白血病无预防和治疗作用。细胞色素氧化酶（CY）P450 是一组结构和功能相关的超家族基因编码的同工酶，500 多种产物，74 个家族，至少 14 个家族与人类有关，许多药物通过 CYP450 进行代谢，因此存在相互作用。IM 可能会引起 CYP2D6 和 CYP3A4/5 底物的血药浓度升高。NCCN 2010 CML 治疗指南简略列出了 IM 与其他常见药物的相互作用和应对策略（表 8-17）。

表 8-17　NCCN 2010 GML 指南——药物相互作用

药物	相互作用
对乙酰氨基酚	IM 可以导致肝功能检测异常。I 例同时服用大剂量对乙酰氨基酚和 IM 的患者发生肝衰竭并死亡。因此服用 IM 的患者应限制使用乙酰氨基酚。即对于大多数患者，对乙酰氨基酚剂量应 ≤1 300mg/d
阿瑞吡坦	阿瑞吡坦抑制 CYP450 3A4 活性，增加 IM 的血浆浓度
卡马西平	卡马西平诱导 CYP450 3A4 活性，降低 IM 的血浆浓度。通常需要增加 IM 的剂量
克拉霉素	克拉霉素抑制 CYP450 3A4 活性，增加 IM 的血浆浓度
环孢素	IM 抑制 CYP450 3A4 活性，增加环孢素的血浆浓度；由于环孢素的治疗窗较窄，这种相互作用值得关注
地塞米松	地塞米松诱导 CYP450 3A4 活性，降低 IM 的血浆浓度。通常需要增加 IM 的剂量
红霉素	红霉素抑制 CYP450 3A4 活性，增加 IM 的血浆浓度
贯叶连翘	贯叶连翘（圣约翰草）诱导 CYP450 3A4 活性，可以降低 IM 的血浆浓度。接受贯叶连翘治疗的患者可能需要增加 IM 的剂量
伊曲康唑	伊曲康唑抑制 CYP450 3A4 活性，增加 IM 的血浆浓度
华法林	华法林由 CYP450 的同工酶 CYP2C9 和 CYP3A4 代谢，同时应用华法林和 IM，可能导致华法林的利用率增加。需要抗凝治疗的患者应予以肝素或者低分子肝素取代华法林
辛伐他汀	IM 抑制 CYP450 3A4 活性，增加辛伐他汀血浆浓度。可能需要调整辛伐他汀的剂量

药物	相互作用
利福喷汀	利福喷汀诱导 CYP450 3A4 活性，降低 IM 的血浆浓度。通常需要增加 IM 的剂量
利福平	利福平诱导 CYP450 3A4 活性，降低 IM 的血浆浓度。通常需要增加 IM 的剂量
利福布汀	利福布汀诱导 CYP450 3A4 活性，降低 IM 的血浆浓度。通常需要增加 IM 的剂量
匹莫齐特	IM 抑制 CYP450 3A4 活性，增加匹莫齐特的血浆浓度；由于匹莫齐特的治疗窗较窄，这种相互作用值得关注
苯妥英	苯妥英诱导 CYP450 3A4 活性，降低 IM 的血浆浓度。通常需要增加 IM 的剂量
苯巴比妥	苯巴比妥诱导 CYP450 3A4 活性，降低 IM 的血浆浓度。通常需要增加 IM 的剂量
酮康唑	酮康唑抑制 CYP450 3A4 活性，增加 IM 的血浆浓度

如果治疗有效，IM 应继续应用多久，目前仍无定论。迄今为止所发表的最大的系列研究中，12 例 CML 慢性期患者获得 CMoR 后停止 IM 治疗，其中 6 例在停药 5 个月内出现了分子生物学水平复发，但是另外 6 例在 15 个月的中位随访期内依然处于完全分子生物学缓解状态。体外研究表明，"静态"白血病干细胞对 IM 高度耐药，即使获得完全的分子生物学缓解，部分患者体内的白血病干细胞仍可长期存活。总之，在前瞻性的研究提示其他结果之前，对于治疗有效的患者，IM 应用多久仍无定论。NCCN 2010 CML 治疗指南中对于 IM 治疗有效的患者依旧不推荐停药。

尼洛替尼（Nilotinib）是第二代 TKI，临床试验时名为 AMN107，商品名 Tasigna，是一种高选择性、强效 BCR - ABL 抑制药，与 ABL 的非活化区结合，较 IM 强 25 倍，靶点高亲和力是其治疗 IM 耐药且 BCR - ABL 突变患者有效的原因，能够抑制除 T315I 外的 32 种 IM 耐药 BCR - ABL 突变，抑制效应与突变的 IC50 相关但其 IC50 和 IM 不同，说明两药的细胞摄入途径不同。尼洛替尼不能诱导 CML、CD34 +、CD38 - 细胞凋亡，也不能抑制其磷酸化的 CKRL。尼洛替尼的 I 期临床试验结果示绝大多数抗 IM 的慢性期患者可达 CHR，约 1/3 以上加速/急变期患者可获血液学和遗传学反应。常见不良反应是骨髓抑制，胆红素增高、血糖升高、脂肪酶增高和皮疹等。Ⅱ 期临床试验共研究 320 例对 IM 抗药和（或）不耐受的 CML 慢性期患者，服用尼洛替尼后 77% 可达 CHR，57% 获得 MCyR，41% 获 CCyR，达 CHR 中位时间 1 个月，达 MCyR 中位时间 2.8 个月。3/4 级血小板和中性粒细胞减少占 29%。另一项 Ⅱ 期临床试验共研究 119 例对 IM 抗药和（或）不耐受的 CML 加速期患者，服用尼洛替尼后 54% 可获得确认的 HR，31% 获得 MCyR，19% 获 CCyR，达 MCyR 中位时间 2 个月，达 CCyR 中位时间 3.3 个月。严重非血液学不良反应少，治疗对 IM 不耐受的患者很少出现交叉不耐受。除了对 IM 抗药和（或）不耐受的患者有良好效果之外，尼洛替尼用于初治 CML 慢性期患者取得了更加突出的疗效，一项临床试验以尼洛替尼 400mg q12h 治疗了 32 例初治 CML 慢性期患者，3 个月时 95% 患者获得了 CCyR、14% 获得 MMoR，6 个月时 100% 患者达 CCyR、54% 获得 MMoR。在欧美已被批准用于既往治疗失败或不耐受（包括 IM）的慢性期和加速期 CML，推荐剂量是 400mg q12h，中国已于 2009 年上市。

第二代 TKI 达沙替尼（Dasatinib）由施贵宝公司研发，临床试验时名为 BSM - 354825，商品名 SprycelR，按研发的化学家 Jagabandhu Das 命名为 Dasatinib。是一个口服的多种酪氨酸蛋白激酶抑制药，可以特异性抑制 Bcr - abl、SRC 家族、c - KIT、EPHA2 和 PDGFRβ。对 BCR - ABL 激酶的抑制能力是 IM 的 325 倍。它可以作用于 BCR - ABL 的活性和非活性两种构象，所以可克服 P - loop，BCR - ABL 活化环和羧基末端的点突变，体外实验显示对 19 种 IM 耐药突变有效，但同样不能抑制 T315I 突变，不能诱导静止期原始 CML 干细胞死亡。口服生物利用度 14% ~ 34%，同样被 CYP3A4 代谢。疗效与突变类型的 IC50 相关。START - C 是一项观察达沙替尼 70mg q12h 治疗 IM 治疗失败/不耐受 CML 慢性期的 Ⅱ 期临床研究，共 387 例患者，6 个月时 90% 获 CHR、45% 达 MCyR、33% 达 CCyR，8 个月时 90% 获 CHR、52% 达 MCyR、39% 达 CCyR，15.2 个月时 91% 获 CHR、59% 达 MCyR、49% 达 CCyR，24 个月时 62% 达 MCyR、53% 达 CCyR。中位随访 15.2 个月，PFS 90%，OS 96%。获 MCyR 的 230 例中进展率为 3%。骨髓抑制较重，大约一半的患者出现 3/4 级中性粒细胞减少和血小板减少，并且同时出现血小板功能障碍。常见的非血液学不良反应主要有腹泻、皮疹、头痛、水肿、出血、肌痛、乏力、神经病变、记忆力损伤、眩晕等，比较突出的是35%的患者出现了胸腔积液，其中9%为3/4级；另外有4%出现充血性心力衰竭，其中3%为3/4级。START – A是一项观察达沙替尼70mg q12h治疗IM治疗失败/不耐受CML加速期的Ⅱ期临床研究，8个月时39%获CHR、33%达MCyR、24%达CCyR，24个月时50%获CHR、40%达MCyR、33%达CCyR。骨髓抑制较慢性期患者更重，约3/4的患者出现3/4级血液学毒性，其中82%的患者出现3/4级血小板减少。非血液学毒性与慢性期患者类似，但是消化道出血较突出，11%的患者出现了3/4级消化道出血。一项Ⅲ期临床试验共观察了670例IM耐药和（或）不耐受的CML慢性期患者，比较达沙替尼100mg qd，50mg q12h，140mg qd和70mg q12h的疗效。中位随访8个月，CHR 86% ~ 92%，MCyR 54% ~ 59%，CCyR 41% ~ 45%，4组达遗传学缓解时间相同，100mg qd与70mg q12h 2组出现胸腔积液的比率分别为7%、16%（P = 0.024），3/4级血小板减少发生率分别为22%、37%（P = 0.004），需减量的比率分别为30%、55%，停药率分别为16%、23%。由此证明了达沙替尼100mg qd既可保持药效又可减少不良反应，从而推荐CML慢性期用量为100mg qd。一项临床试验以达沙替尼100mg qd治疗了37例初治CML慢性期患者，3个月时79%患者获得了CCyR，6个月时94%患者达CCyR，12个月时100%获得CCyR。达沙替尼治疗IM耐药的CML加速、急变期或Ph + 急性淋巴细胞白血病的疗效并不理想，仅半数以下患者可获血液缓解，30% ~ 40%获MCyR，几乎全部的急淋变患者和Ph + 急淋患者在半年内复发。该药已在欧美各国上市。关于达沙替尼易出现胸腔积液的原因尚不清楚，目前经单中心回顾性分析提出有3个独立的预测因素：既往使用达沙替尼出现皮疹；有自身免疫疾病病史；高胆固醇血症。另一个比较特殊的毒性是血小板功能障碍，由于可在血小板计数正常时发生，因此接受达沙替尼治疗的患者应避免同时使用其他抑制血小板功能的药物。

达沙替尼与尼洛替尼均可使IM耐药的CML慢性期患者获得CHR，但仅50%可获CCyR。提示这些患者最终会TKIs治疗失败，失效原因或许与等待时间长有关。达沙替尼和尼洛替尼均可致新突变。有报道证明尼洛替尼耐药的CML患者对达沙替尼有效，或达沙替尼耐药的CML患者用尼洛替尼有效。应该如何选择二代TKIs？从疾病分期考虑，如为疾病晚期——急变期时，首先考虑达沙替尼；病情相对稳定时，可能会首先考虑毒副反应相对轻的尼洛替尼。从药物不良反应方面考虑，患者有胰腺炎病史或年轻肥胖易患胰腺炎时，首先考虑达沙替尼，老年人有充血性心力衰竭病史的患者首先考虑尼洛替尼。从基因突变方面考虑，如为Y253F/H突变选择达沙替尼，V299L突变选择尼洛替尼。总之，应依据医生经验，患者特点，中止IM的原因，突变类型，可能发生的药物不良反应等，个体化治疗。

伯舒替尼（Bosutinib）由惠氏公司研制成功，临床试验时名为SKI – 606，是ABL和SRC的强效双相激酶抑制药，但不抑制PDGFR和C – kit，可下调VEGF介导的血管通透性和肿瘤细胞的外渗物，可克服T315I外多数ABL点突变。Ⅱ期临床试验观察115例IM耐药和（或）不耐受或曾用过达沙替尼或尼洛替尼的CML慢性期患者，用量为500mg/d，中位治疗5个月，89%获得CHR，41%达MCyR，30%达CCyR，33%达MMoR，19%达CMoR。有/无突变者有效率相同。耐受性好，3/4级血小板减少发生率14%，3/4级中性粒细胞减少发生率19%，有少数患者发生水潴留或胸腔积液。消化道不良反应是最常见的非血液学不良事件，68%患者出现腹泻（7%为3 ~ 4级）。另有报道伯舒替尼治疗57例IM耐药和二代TKI耐药的CML加速/急变患者，中位治疗2.7个月，约1/3患者达CHR和MCyR，达MCyR时间为8.9 ~ 12周，维持MCyR已18周。19例接受分子学检测者中有4例获MMoR，3例获CMoR。证明了此药对已上市的TKIs抗药的各期CML均有一定的疗效，欧美国家有望在短期内获准上市。

INNO – 406（CNS – 9，NS – 187）与尼洛替尼相似，是IM的衍生物，对T315I突变体无效；试管内实验证明其对BCR – ABL激酶的抑制能力是IM的55倍。靶向BCR – ABL及Lyn激酶（但对其他SRC家族成员不抑制）。可克服除T315I外大部ABL点突变，耐受性好，可致转氨酶升高；其特点为可以通过血脑屏障，在Ph + 急淋中有一定优势。

近年来有关二代TKIs用于治疗IM耐药/不耐受的各期CML患者的Ⅰ期和（或）Ⅱ期临床试验非常多，主要是上述前3种，将其不同分期的血液学及细胞遗传学治疗结果简单归纳为表8 – 18。

表 8-18　二代酪氨酸激酶抑制药的 I 、II 期临床试验结果

药物	疾病分期	病例数	中位随访（月）	CHR（%）	MCyR（%）	CCyR（%）
尼洛替尼	慢性期-IM 耐药	194	6	68	48	30
	慢性期-IM 不耐受	86	6	90	47	35
	加速期	119	7	26	29	16
	急髓变	24	5	8.5	21	4
	急淋变	9	5	0	11	10
达沙替尼	慢性期-IM 耐药	288	15	90	52	40
	慢性期-IM 不耐受	99	15	94	80	75
	加速期	107	8	39	33	24
	急髓变	109	12	25	33	26
	急淋变	48	12	29	52	46
伯舒替尼	慢性期-IM 耐药	36	3	74	42	33
	慢性期-IM 不耐受	7	3	83	57	43
	加速期	14	3	29		
	急变期	8	3	25		

（4）造血干细胞移植（HSCT）：Allo-HSCT 是目前唯一可以使 CML 患者达到治愈的方法。受年龄和供者的限制，并非所有 CML 患者均可采用。另外 HSCT 存在移植相关死亡和远期并发症的风险，移植前又难以预测。以 IM 为代表的酪氨酸激酶抑制药治疗 CML 的巨大成功，撼动了 HSCT 治疗 CML 的绝对地位，使得 1999 年以后 CML 移植患者的数量显著下降。IRIS 试验的 7 年杰出疗效更使得"伊马替尼作为几乎所有初发 CML 患者的一线治疗"这一观点得到了广泛的认同。自 2008 年始，NCCN 指南上推荐将 HSCT 用于 IM 治疗无效的慢性期患者，或加速期、急变期的患者。另外对已发生 BCR-ABL 区点突变的患者特别是达沙替尼和尼洛替尼所不能控制的突变是 HSCT 的适应证。目前移植的现状是多数 CML 患者移植前曾使用过 IM。为了解移植前 IM 的应用对移植结果的影响，美国西雅图一组学者报道 145 例在遗植前用 IM 至少 3 个月的 CML 患者与历史对照 1999—2004 年移植前未用过 IM 的 231 例患者进行比较，认为移植前应用 IM 不增加肝毒性或延缓植活，IM 不影响 OS、无疾病存活率、复发及无复发死亡率。但 IM 疗效欠佳或失效者较获得 CCyR/MCyR 者的预后差。IM 对 CML 慢性期、加速期和二次慢性期总体生存无影响，可增加急变期移植总体生存率。国际血液和骨髓移植登记研究中心（CIB-MTR）82 中心 1999—2004 年的资料进行回顾分析，移植前应用 IM 组（IM+组）共 409 例，移植前无 IM 应用组（IM-组）共 900 例，配对分析结果显示第 1 次慢性期 CML 患者移植前应用 IM 可提高生存率（RR：0.48，P=0.001），除外第 1 次慢性期的其他 CML 患者（如加速期）IM 应用未增加移植后并发症和移植相关死亡率。对无白血病事件生存和急性移植物抗宿主病（aGVHD）无明显差异。

在移植方式的选择上，是异基因移植还是自体移植？是清髓性还是非清髓性 Allo-HSCT？是骨髓移植还是外周血 HSCT 或者脐血移植？CML 慢性期患者进行 HLA 匹配的同胞供者骨髓移植的 3 年存活率 55%~70%，复发率约 20%，20%~30% 患者死于骨髓移植的相关并发症，通常为感染和 GVHD。影响骨髓移植疗效的因素可能与组织配型的相容性、病期、供者与受者的年龄性别、预处理方案、GVHD 程度、移植前治疗、T 细胞去除等因素相关，欧洲骨髓移植组提出了移植风险评分以更好的判断预后。有一组单中心资料的回顾性分析显示非清髓性 Allo-HSCT 在总生存方面优于清髓性 Allo-HSCT，但其复发率高于清髓性组，急性 GVHD 两组相似，慢性 GVHD 在非清髓性组高于清髓性组。异基因外周血 HSCT 与异基因骨髓移植相比，前者造血重建和免疫重建更快，两者近期疗效相似，但 GVHD 发生率增多，远期疗效尚待确定。HLA 配型相合的同胞一直是异基因 HSCT 的最佳供者，但在同胞中，HLA 完全相合的概率仅为 25%，而随着我国独生子女家庭的普及，HLA 相合的同胞供者将逐年减少，如何跨越 HLA 的免疫屏障，使 HLA 配型不合的移植成为常规一直是人们的理想。随着移植技术

的不断进步，HLA 相合的非血缘供者移植、单倍体血缘供者 HSCT 以及脐血移植越来越多，相信移植技术的完善将最终解决供者来源的问题。GVHD、感染一直是移植最常见的并发症，随着对并发症的认识不断深入、诊断技术的发展、新型药物的推出以及经验性治疗的早期应用等，移植相关死亡率逐渐降低。IM 问世前 CML 患者自体移植与药物治疗组相比，无生存优势。伊马替尼应用达 CCyR 患者可成功动员 bcr－abl 阴性 CD34＋细胞，对 CML 进展无影响。伊马替尼体内净化后自体移植，可能是 TKI 失败和异基因移植后挽救治疗的可行性方式。

强烈的移植前预处理方案并不能完全清除 CML 患者体内的白血病克隆。移植后 bcr－abl 阳性细胞的数量变化预示着疾病的转归，连续增高的 bcr－abl 转录水平预示着疾病的复发，因此移植后应密切监测微小残留病（MRD）的变化。CML 患者移植后长期生存依赖移植后异体反应诱导的移植物抗白血病（GVL）效应，这也是移植后复发患者进行供者淋巴细胞输注（DLI）治疗的理论依据，目的是诱发 GVL，DLI 可使约 75% 复发患者再次获得 CR。

尽管上面已经提到现在 CML 慢性期的治疗进入了分子靶向治疗时代，但在我国 TRI 高昂的费用是个实际问题，而且我国 Allo－HSCT 治疗 CML 的疗效好，长期生存可以达到 75% 以上，因此对于年轻的第 1 次慢性期患者具有配型相合的亲缘供者时仍可首选 Allo－HSCT，若无 HLA 相合供者，则首选格列卫；非亲缘及 HLA 不合 HSCT 最好推迟至疾病有进展时进行。一方面医生应该严格地掌握移植的适应证，制定个体化移植方案，选择合适的供者、适当的移植时机以及适宜的移植方式。另一方面应该努力改进移植技术，提高 CML 慢性期患者移植的生存率，提高生存质量，比如改良预处理方案，用 IM 联合非清髓性预处理；通过 CD34＋细胞移植联合 DLI 减少 GVHD；加强 MRD 监测，及时应用 DLI、IM 进行干预治疗。

（5）脾切除术：20 世纪 70 年代国内外较推崇，但后来的研究证实此法不能延长慢性期或生存期、不能提高生存质量，已少用。只有在少数情况下如巨脾引起不适、脾梗死、脾破裂、出现脾功能亢进症状时才考虑切脾治疗。

（6）新的治疗措施

1）VX－680：也称 MK－0457，极光激酶抑制药（Aurora Kinase inhibitor），可抑制 T315I 突变和 JAK2。Ⅰ期临床试验治疗 15 例 CML，其中 11 例为 T315I 突变。经 8～40mg/（m² · h）持续静脉点滴 5d。8/9 例有效，1 例获 CCyR，2 例获 PCyR，1 例获小部分 CyR。骨髓抑制较重，未见 4 级毒性，可发生黏膜炎。

2）PHA－739358：靶向 BCR－ABL 和 Aurora 激酶 A－C，抑制组蛋白 H3，CKRL 磷酸化和 Aurora B 活力。对 BCR－ABL 阳性（包括 T315I 突变）和阴性细胞具有抗增生和抗凋亡作用。对未治 CML－CD34＋细胞有强烈抗增生作用。

3）AP23464：为嘌呤类似物，抑制 SRC 和 ABL 激酶，在细胞株实验中抗增生，阻断细胞周期，促凋亡。AP23846 可抑制 T315I，但有非细胞毒作用。

4）Virinostat：为一种组蛋白脱乙酰基酶抑制药（hydroxamlc acid inhibitor，HDACI）。临床前实验证明它可激活外源与内源性细胞凋亡，诱导氧化损伤，诱导自体吞噬的细胞死亡和衰老。通过抑制 Class Ⅱ HDAC6 导致乙酰化和伴侣蛋白 Hsp90 的失功能，它防止了包括 BCR－ABL 等蛋白的复合物形成、聚泛素化和蛋白水解。可增强 IM 及其他 TKIs 的作用，可与极光激酶抑制药干扰有丝分裂。以 Virinostat 加 MK－0457 可抑制原代 CML－34＋细胞，T315I、E255K、K351T 突变的 BaF3 细胞和 IM 耐药的 K562（BCR－ABL 不依赖性，Lyn 依赖性）细胞，使野生型和突变 BCR－ABL 失活和下调。

5）反义寡核苷酸：以 BCR/ABL 为靶标设计的反义寡核苷酸可以降低 BCR/ABL 的转录水平和体外培养的 CML 细胞的增长（可能通过诱导凋亡），现主要用作 CML 自身干细胞移植的"净化"。已有用 BCR/ABL 和 C－MYB 反义寡核苷酸体外净化后骨髓成功植活和获部分细胞遗传学缓解的初步报道。反义寡核苷酸联合化疗药物方案现已在 SCID 小鼠动物实验证实可显著延缓白血病的发生。

6）基因治疗：已有用反转录病毒载体构建的 BCR/ABL 反义基因联合一个 MTX 耐药基因的所谓"双基因治疗策略"的报道，体外实验结果表明该方法可用于 CML 自身干细胞移植体外净化和移植后化疗，以进一步根除微小残留病。

7）免疫调节治疗：现已有具有免疫源性的 P210 BCR/ABL 融合片段和结合主要组织相容性 I 类抗原等位基因复合物多肽的报道，亦已建立识别 BCR/ABL 表达细胞的肽特异性 CD4 + T 细胞系，体外实验证实利用肽特异性 CD4 + T 细胞可以使 P210 b3a2 产物降解。这些结果提示可以用人 T 细胞介导的肿瘤相关抗原的识别来进行 CML 的治疗。此外，有治疗潜能的还有白介素 - 2 激活 NK 细胞和细胞毒 T 细胞。CML 患者自身 NK 细胞能抑制 CML 祖细胞生长，因此，可利用自身激活的 NK 细胞经体外扩增后用于自身干细胞移植净化和 CML 免疫治疗。最近，又有实验发现 CML 患者骨髓体外培养获得的树突状细胞能刺激自身细胞，并具有抗增生作用，而抗正常骨髓活性极低，提示该方法可用于 CML 的过继免疫治疗。

8）法尼基转移酶抑制药（Tipifarnib）：PI3K/AKT 信号传导调接抑制药 LY294002，rapamycin 以及 bcr - abl P210 蛋白疫苗等均在试验中。

（7）治疗策略的选择：应根据患者具体情况制定出一个最佳的个体化治疗方案。欧美国家每年都在更新 CML 的治疗指南。目前国际上已公认 IM 为 CML 慢性期一线治疗，但是在我国 IM 高昂的费用成为限制其广泛应用的瓶颈。Allo - HSCT 在国内仍作为 CML 的一线治疗，但是 Allo - HSCT 受年龄、供者以及医疗费的限制，同样不能使中国的大部分 CML 患者受益。中国还有很大一部分初治 CML 慢性期患者在接受干扰素治疗，甚至仅仅接受羟基脲治疗。作为中国的血液学工作者应该向 CML 患者细致的介绍 CML 的自然病程以及几种可选治疗方案的优缺点，再根据患者的年龄、有无合适供者、疾病危险分层以及经济状况等因素与患者共同商讨出最适合的个体化治疗方案，使我国的 CML 患者得到最佳的治疗方案。

2. CML 加速期和急变期的治疗　加速、急变期 CML 预后极差，髓系急变的中位生存期约 5 个月，淋系急变的中位生存期约 12 个月，故应尽早进行恰当的治疗。急髓变患者一般采用类似急性髓细胞白血病的治疗方案，如 DA、HAD，但缓解率很低、生存期很短。急淋变（仅占 CML 急变的 1/3 左右）的患者采用急性淋巴细胞白血病的治疗方案，如 VDCLP，约 1/3 的患者可达血液学缓解或回到慢性期。传统化疗总体血液学反应 20% ~50%，不良反应多，且血液学反应短暂。IM 对部分加速急变期患者依然有效，CHR 可达 40% 左右，CCyR 可达 20%。如果从没有接受过 IM 治疗，应该先接受 IM 至少 600mg/d 治疗；如果慢性期接受过 IM，考虑为 IM 耐药的患者可以选择二代 TKI。尽管 TKIs 的血液学反应率相对高，但持续反应时间也很短并且不可治愈 CML，易复发，事实上每个急变期患者以及大部分加速期患者在 IM 治疗 5 年内都会复发。所以加速/急变期患者无论是通过 TKIs 治疗还是细胞毒药物联合化疗获得血液学缓解或回到慢性期后，无论 HLA 配型相合或不相合都应尽早选择 Allo - HSCT，3 年无病生存率 15% ~20%，少数患者可长生存。

IM 联合化疗具有协同作用，可提高加速/急变期患者的诱导缓解率，MD Anderson 癌症中心 2002—2004 年 19 例 CML 急变期患者，中位年龄 54 岁，84%（17/19）既往接受 IM 为基础的治疗，接受 IM 600mg/d 联合阿糖胞苷和去甲氧柔红霉素诱导治疗，血液学反应 74%（14/19），其中 47% 达 CHR，26% 回到二次慢性期，中位反应持续时间 10 周，16%（3/19）获得 CCyR。其中既往 IM 治疗失败的 17 例患者有 82% 获得血液学反应，46% 达 CHR。耐受性好，绝大多数为 1~2 级非血液学不良反应。

CML 急变期应采用清髓性 Allo - HSCT 方式，对于移植后是否需要常规使用 IM 预防复发目前尚有争议，实时定量 PCR 用于密切监测 MRD，有望使免疫抑制药应用个体化，并指导抢先治疗，以减少临床复发。如果 Allo - HSCT 复发，可以将免疫抑制药减量或停用，也可进行 DLI 或者在 DLI 的同时联合应用 TKIs。美国 NIH 1993—2004 年 101 例 CML 移植后 39 例患者复发，37 例可评价，13 例患者接受了 DLI，9 例接受 IM 治疗，11 例接受 DLI 联合 IM 治疗，30 例（81%）患者有效，其中 26 例（70%）获得分子学缓解，复发后中位随访 1 226d（249 ~3 257d），总生存率 80.6 ±6.7%，无白血病生存率 69.1 ±7.7%。从表 8 - 19 可以看出移植后复发处理 DLI 优于 IM 单独使用，而 IM 联合 DLI 应用可以更快达到持久分子学反应，并且 IM 联合 DLI 应用总体生存和无进展生存优于单独应用。

表 8 - 19　NIH 移植后复发患者不同处理的疗效

时间	DLI（n=13）	IM（n=9）	DLI + IM（n=11）	总体（n=33）
3 个月（分子学缓解/生存）	1/13	1/9	10/11	12/13
6 个月（分子学缓解/生存）	3/11	2/8	9/9	14/28
9 个月（分子学缓解/生存）	7/9	3/8	8/8	18/25
12 个月（分子学缓解/生存）	7/9	4/8	8/8	19/25
随访截止（分子学缓解/生存）	7/7	4/8	11/11	22/26

合并骨髓纤维化的加速期患者，可考虑配合 1，25 - 二羟维生素 D_3 及活血化瘀的中药，如白细胞增加可服用小剂量化疗药物，但不宜应用强烈化疗。

总之，CML 的治疗应从整体着手，既要考虑到不同病期采取不同的治疗方案，还要根据不同的预后分组及患者经济情况采用相应的治疗，体现出个体化治疗原则。治疗应以能治愈或达到细胞遗传学/分子生物学缓解为目的，延长患者生存期，提高生存质量。随着治疗手段越来越多，CML 患者的治疗选择趋于复杂，规范治疗显得尤其必要。

七、预后因素

有许多因素影响着 CML 的慢性期及生存期。早在 10 年以前，许多作者已发现年龄、白细胞数、嗜酸性粒细胞数、肝脾大小、贫血程度、血小板数等因素与预后密切相关，至 1984 年 Sokal 等根据 COX 模型将影响预后因素进行分级，才使预后评估更具实际意义，随后许多作者通过较大系列的临床研究，提出许多预后相关因素。目前仍以 Sokal 的预后积分公式更为实用，2 个大系列的前瞻性研究证实了该分级的可靠性。其公式表述如下：

相对危险 = exp ｛0.011 6 ×（年龄 - 43.4）+ 0.034 5（脾大小 - 7.15）+［0.118（血小板数/700）2 - 0.056 3］+ 0.087（原始细胞百分数 - 2.10）｝

对 46 岁以下的患者采用下列公式：

相对危险 = exp ｛0.025（脾大小 - 8.14）+ 0.032 4（原始细胞百分数 - 2.22）+ 0.102 5［（血小板数/700）2 - 0.627］- 0.017 3（血细胞比容 - 34.2）- 0.268 2（性别 - 0.40）｝

男性为 1，女性为 2。

血小板计数（$×10^9$/L），红细胞压积以% 计算，年龄为岁数，脾大小为肋下厘米数。按上述公式计算相对危险值，将 CML 分为低危组（<0.8）；中危组（0.8~1.2）；高危组（>1.2）。1988 年意大利 CML 协作组应用该分级将 508 例 CML 进行分组，2 年生存率分别为低危组 93%（87%~98%），中危组 80%（72%~87%），高危组 70%（59%~81%）。依据不同的治疗再进行分类，应用白消安或羟基脲治疗，中位生存期分别为低危组 53 个月，中危组 34 个月，高危组 15 个月；用强烈化疗，生存期分别为 55 个月、58 个月、33 个月；以干扰素治疗，2 年生存率分别为低危组 100%，高危组 42%，中危组 75%。1992 年 Hehlmann 等对 450 例 Ph（+）CML 进行前瞻性研究，以 Sokal 预后分组将患者分为三组，其中位生存期分别为低危组 70 个月，中危组 51 个月，高危组 39 个月。与 Sokal 初始公布的数字（低危组 60 个月、中危组 44 个月、高危组 32 个月）相符，证实其实用价值。

近 10 年来，由于 CML 的分子靶向药物伊马替尼的研究成功，并得到了临床广泛应用，使 CML 患者的预后得到了显著改善。一组最新 IRIS72 个月的研究数据表明，伊马替尼治疗 72 个月时，患者的总体生存率可以达到 88%，其中 CML 相关的死亡只有 5%，无事件生存率为 83%，无加速/急变的生存率为 93%。如果能够达到 CCR，第 3 年后加速/急变率几乎为 0。若疾病进展，这些患者增加伊马替尼剂量还会有部分患者达到 CCR。

除了伊马替尼外，目前还研究生产了第二代的酪氨酸激酶抑制药的 CML 分子靶向药物，如尼罗替尼、达沙替尼、Bosutinib 等，显著地影响着 CML 患者的生存期。所以 Sokal 等预后影响因素不一定完全合适，经过研究观察将会得到新的预后评估指标。

（殷丽玲）

第四节　恶性淋巴瘤

一、定义

（一）淋巴系统

淋巴系统是由大量淋巴组织为主组成的淋巴造血器官。淋巴组织广泛分布在机体各个部位。

淋巴组织可分为一级淋巴组织和二级淋巴组织。一级淋巴组织是淋巴细胞从祖细胞发育成为具有功能的和成熟淋巴细胞的场所。主要的一级淋巴组织是骨髓，是所有淋巴系祖细胞发育和最初分化的器官。另1个一级淋巴组织是胸腺，从骨髓来的祖细胞在此分化成成熟胸腺衍生的T细胞。二级淋巴组织是淋巴细胞之间以及淋巴细胞之间相互作用，对抗原产生免疫应答的器官，包括脾、淋巴结和黏膜相关淋巴组织（MALT）。

淋巴系统具有主要的免疫系统如何区分自身抗原和外来抗原，可抵御入侵病原体的各种特异和非特异免疫防御机制和功能。

（二）恶性淋巴瘤

恶性淋巴瘤（malignant lymphoma，ML）是一组复杂的淋巴造血系统的恶性肿瘤的总称。按病理组织学的不同，分为2大类型疾病：霍奇金淋巴瘤（Hodgkin lymphoma，HL）和非霍奇金淋巴瘤（non - Hodgkin lymphoma，NHL）。

1. 霍奇金淋巴瘤　HL以多核RS细胞为特征，约占整个淋巴瘤的15%，NHL来源于经抗原刺激后处于不同转化，发育阶段的T细胞，B细胞或NK细胞。

HL是起源于淋巴造血组织的恶性肿瘤。虽然HL并不是常见肿瘤，但它是最早被认识到可治愈的肿瘤之一，在肿瘤内科学和肿瘤放射学的发展史上占有极其重要的地位。通过一系列设计严谨的前瞻性临床研究，肿瘤学家们对这一疾病的认识不断深入，逐渐形成了相对成熟的治疗体系。

2. 非霍奇金淋巴瘤　非霍奇金淋巴瘤是一种淋巴细胞增生性淋巴造血系统恶性肿瘤，具有异质性，通常来源于B或T淋巴系统，少数来源于自然杀伤（NK）细胞。

NHL2008年WHO分类共有多种类型，其中以弥漫大B淋巴瘤和惰性淋巴瘤为主。其中在中国T/NK细胞淋巴瘤比较常见。

二、病因及发病机制

（一）霍金淋巴瘤

HL发病原因极其复杂，由于HL病理分为结节性淋巴细胞为主型和经典型，经典型又包括了混合细胞型、结节硬化型、淋巴细胞消减型和富于淋巴细胞型。

1. 病毒因素　病毒是最重要的环境致病因素。流行病学和分子生物学研究都支持HL的病因涉及感染原。EB病毒（epstein barr virus，EBV）是一种疱疹病毒，人群普遍易感，感染率超过90%。长期以来，人们怀疑EBV是促成HL及多种其他淋巴和上皮恶性疾病的主要原因之一。儿童时期EBV初次感染很少有症状，而首次感染如果发生在青春期，则约有一半患者临床表现为传染性单核细胞增多症（infectious mononucleosis，IM）。流行病学研究表明，有IM病史者预示着HL的患病风险随诊断IM时年龄的增加而增大，并且在其后20年内风险仍有显著提高。

已经检测到患者在HL患病前后体内EBV抗体水平发生了变化，既然EBV感染从未完全从机体中清除出去，而所有感染的个体可以假定为终生携带者，那么可以由追踪EBV抗体动态变化来推测宿主和病毒间的相互作用。尽管体内会产生针对EBV的抗体，但宿主的体液免疫在控制感染方面并未发挥明显的保护作用，而细胞免疫看起来在宿主防御中起主要作用。针对EBV感染的细胞介导的免疫应答存在不同机制，包括病毒特异性的CD8 + 和CD4 + T细胞，以及非特异性T细胞或自然杀伤细胞样应答。

支持 EB7 对 HL 有致病作用的最具说服力的依据是，在 30% ~ 50% 的病例中，可以持续检测到 R - S 细胞中的 EBV DNA 或其基因产物。尚不清楚 EBV 基因组阴性的病例是由于病毒不参与这些病例的发病，抑或是发病后病毒 DNA 已经从肿瘤细胞中消失。多数 EBV 基因阳性病例表达病毒潜伏膜蛋白 1（latent membrane protein 1，LMP1），这一蛋白能够激活核因子 Kappa B（nuclear factor - κB，NF κB）信号级联反应，后者触发多种基因的表达，这些基因涉及免疫应答与炎症反应、细胞生长和阻止凋亡。R - S 细胞的增生与存活似乎需要 NK - κB 通路的激活，因为在细胞内可检测到 NF - κB 复合体。这些发现提示 EBV 的 LMP - 1 直接引起 HL 发展过程中的免疫功能受损和 R - S 细胞的恶性转化。

根据延迟感染模型推测，EBV 基因应普遍存在于青壮年 HL 患者的肿瘤组织中，但实际上它们在这些患者中较少见。相反，EBV 基因通常存在于男性患者、来自经济欠发达人群的病例、儿童和中老年 HL 患者、混合细胞型或病期较晚的患者中。这一情况表面上看起来矛盾，但一定有其内在原因。这提示 EBV 基因阳性或许与宿主对病毒感染的免疫应答较差有关，EBV 状况似乎与疾病预后或生存率、癌基因存在或 T 细胞受体重排无关。如何解释这些矛盾一直是 HL 流行病学中的难题。

2. 遗传因素　一个家族中可以出现多个病例，HL 的一级亲属中发病风险增加，这些都提示 HL 的遗传易感性。家族性 HL 占所有病例的 4.5%，青壮年的同性别兄弟姊妹中 HL 风险比非兄弟姊妹风险更高，或许是因为同性常常比异性有更多的共同暴露因素，如卧室、朋友。虽然家族性 HL 常有共同的组织学亚型，它们的 EBV 阳性率往往不一致，表明家族性 HL 可能通常与 EBV 无关。一项孪生子研究显示，同卵孪生子患 HL 的风险较异卵孪生子高很多，再一次支持遗传性决定因素在 HL 风险中起作用。一些研究已经发现了人白细胞抗原（human leukocyte antigen，HLA）类型与 HL 风险间的联系。

3. 免疫功能失调　某些原发性免疫缺陷患者患 HL 的风险似乎增高，包括低 γ 球蛋白血症、高 IgM 综合征。一些实体器官移植患者和异基因骨髓移植患者患 HL 的风险亦有增高。这些免疫缺陷相关病例大多数 EBV 阳性且为混合细胞型。这些都支持 HL（尤其是 EBV 基因阳性的 HL）是一种免疫失调和过度刺激性疾病。HL 发病率在人免疫缺陷病毒（human immunodeficiency virus，HIV）感染的患者中亦有增高，HL 目前被确认为 HIV 阳性患者的几种机会性疾病之一。HIV 感染的 HL 病例往往伴随着全身症状、病期晚、预后差，而且几乎 EBV 基因总是阳性。早期一些学者提倡用卡介苗（bacillus Calmette - Guerin，BCG）来预防就结核，他们提出此疫苗或许可以预防白血病和其他肿瘤。但大宗对照试验揭示，疫苗接种组 HL 病例更多，且有统计学意义，另一项 BCG 接种试验得出的结论也是接种组比对照组 HL 发病率显著增高。疫苗接种组的病例发生于 28 年随访期的前 14 年，而未接种组的病例则散布于整个观察期。最近的一项病例对照研究再次显示接种 BCG 的患者 HL 发病率增高，尽管这一关系仅在 50 岁以上的患者中存在。BCG 接种与 HL 风险增高之间可能存在的联系提示，此疫苗和（或）其佐剂或许造成了长时间的抗原刺激，激发了慢性免疫反应，该免疫反应促成了 HL 的发生。

4. 儿童时期特殊病因　HL 发病率 - 年龄曲线独特的双峰形态提示，患者可能在生命早期接触了某些病原感染，较年轻的病例中更是如此。青春期 HL 常与儿童时期较高的生活水平相关，如母亲文化水平高、兄弟姊妹较少、居住密度低等，这一现象符合与病原感染有关的观点。这些感染如果推迟至青春期，往往产生严重后果。死于 HL 的大学生比对照组更少在儿童期患过常见传染病，支持推迟暴露/迟发宿主应答模型。

在经济欠发达的亚洲和非洲人口中，第 1 个发病率高峰发生于儿童早期，而不是青壮年，提示这些地区儿童时期 HL 的风险可能与很早时期的感染有关。HL 的风险与较低的社会阶层相关，如低收入、住宅拥挤，而这些都使儿童过早暴露于常见感染，这一情况证实了青少年 HL 与早期感染的联系。也有文献描述了经济发达与不发达地区的中间类型，即乡村和发展中地区的情况。

在各个人群中，发生于中老年患者的第 2 个峰则可能是因为随着年龄的增长，免疫力下降，使潜伏的病毒感染重新活动，或者它是另一种独立的疾病，病因与其他的 ML 相类似。

（二）非霍奇金淋巴瘤

NHL 发病原因至今不明，一般有免疫功能异常、病毒因素、细菌感染、遗传学、物理及化学致病学说。

1. 免疫功能失调　先天性或获得性免疫功能失调是 NHL 的相关因素，NHL 发病率在严重免疫功能失调者中增高，器官移植等医源性免疫抑制者，NHL 的风险增加 2 ~ 15 倍，多次移植后尤为明显。这些患者中，绝大多数 NHL 包含克隆性 EBV 基因，器官移植后进行的前瞻性研究发现，NHL 发病前就有 EBV 抗体的变化，反映了细胞免疫功能的丧失。许多研究表明，HIV 感染者的 NHL 风险上升，其中许多也伴有 EBV 基因阳性。在 HIV 感染者中，NHL 的风险随生存期的延长而上升，发病率较普通人群增加 60 ~ 100 倍。NHL 发病率在自身免疫性疾病（包括类风湿关节炎、系统性红斑狼疮和 Sjogren 综合征）患者中上升了数倍，而且 NHL 的风险在病情严重的患者中十分明显。这些疾病常伴随着 T 细胞功能的受损，影响了机体对病毒感染和新生恶性细胞的免疫应答。

NHL 增加的另一个可能的解释是与之平行增长的紫外线暴露。紫外线可引起免疫抑制，研究者评价了有鳞状细胞癌（squamous cell carcinoma，SCC）或基底细胞癌（basal cell carclnoma，BCC）病史的人群中 NHL 的发生率，发现 NHL 的风险有中度增高，这种风险通常在诊断 SCC 或 BCC 后的 1 年及头几年内最高，之后下降。临床检测的增加似乎不能很好解释风险的增加，但直接针对阳光暴露的研究并未发现与 NHL 的相关性。

尚不明确亚临床免疫功能失调是否在一般人群的 NHL 发病中发挥作用。有人认为，与 NHL 相关的化学和职业风险因素或许通过损害免疫功能起作用。譬如，农场主的 NHL 风险增高，他们暴露于谷物制品、动物蛋白和脂肪中，这些都可以引起长时间的抗原刺激。同时，频繁暴露于对免疫系统有毒性的农业化学品可能损害正常的免疫功能。

2. 病毒因素　几种肿瘤病毒与 NHL 的发生有关，包括 EBV、嗜人 T 淋巴细胞 Ⅰ 型病毒（humanT - cell lymphotropic virus type 1，HTLV - Ⅰ）和人疱疹病毒 8 型（human herpes virus 8，HHV - 8）。

EBV 感染在器官移植后或 HIV 感染时发生的 NHL 中发挥作用，EBV 还与地方性伯基特淋巴瘤（Burkitt's lymphoma）的发病明确相关，后者多见于非洲撒哈拉附近地区的儿童。但 EBV 在其他类型 NHL 中的作用不十分明确。为了评估在一般人群中 NHL 的 EBV 基因阳性率，有人分析了几个大宗病例队列的 EBV 基因或基因产物。EBV 在许多 NHL 亚型中都可以发现，284 例 T 细胞 NHL 中 25% 阳性，932 例 B 细胞 NHL 中 11% 阳性，566 例恶性程度较高的 NHL 中 16% 阳性，342 例恶性程度较低者阳性率为 8%。不同型别 EBV 抗体的血清学研究为 EBV 在 NHL 病因中的作用提供了更多依据。3 项研究已经报道，在 NHL 诊断前很多年，血中即可检测到针对 EBV 抗原的异常类型抗体增高（提示病毒的激活），存在异常抗体类型者发生 NHL 的风险增加 2 ~ 5 倍。Rothman 等的研究发现诊断前标本中既有 EBV 抗体增高又有高水平多氯联苯（polychlorinated biphenyl，PCB）的病例中，NHL 的风险增加了 20 倍以上。这些报道均表明亚临床免疫功能失调预示着 NHL 风险的增高，尚不清楚此时 EBV 是否在 NHL 发病中起直接作用。与 HL 相反，传染性单核细胞增多症与 NHL 无关，这提示 EBV 感染时的年龄在 NHL 发病中并不重要。

HTLV - Ⅰ 于 1980 年分离自成人 T 细胞白血病（adult T - cell leukemia，ATL）细胞株。分子和血清流行病学的依据证实 HTLV - Ⅰ 可以导致 ATL，该病毒基因克隆性地整合于 ATL 细胞中，提示 ATL 起病途径的早期有此病毒的参与。2% ~ 5% 的 HTLV - Ⅰ 感染者发生 ATL，感染时年龄小似乎是 ATL 患病风险的重要预测因素。

1994 年 Chang 等从卡波西肉瘤（kaposi's sar - coma）组织中分离鉴定出 HHV - 8，它是所有类型卡波西肉瘤的病因。在原发胸腔积液的淋巴瘤和存在于体腔的淋巴瘤中常常发现该病毒，此类淋巴瘤主要见于 HIV 患者并且总是伴有 EBV 感染。

3. 细菌感染　胃黏膜相关淋巴组织（mucosaassociated lymphoid tissue，MALT）淋巴瘤的发生于幽门螺杆菌（helicobacter pylori，HP）感染有关，但确切机制还不十分清楚，多数人认为与环境、微生物、遗传因素的共同作用有关。正常胃黏膜无任何淋巴组织，HP 感染后可导致淋巴样组织在胃黏膜的累积，出现 B 细胞滤泡，并常有淋巴上皮灶形成。90% 以上的胃 MALT 淋巴瘤存在 HP 感染，HP 感染人群的淋巴瘤发生率明显高于正常人群，清除 HP 后肿瘤能获缓解，这都说明了 HP 感染与胃 MALT 淋巴瘤的密切关系。研究表明，HP 不能直接刺激肿瘤性 B 细胞，而是通过刺激肿瘤区域内的 T 细胞，促使肿瘤细胞增生。

最近还发现了鹦鹉衣原体与眼附属器淋巴瘤的联系，患者肿瘤组织中以及外周血单核细胞中有明显的鹦鹉衣原体感染的证据，经抗生素清除衣原体治疗后肿瘤可缓解。

4. 遗传因素　NHL 的家族聚集现象已有报道，近亲（尤其是兄弟姊妹或父母）中有某种血液/淋巴系统恶性疾病史者 NHL 发病风险可增加 2~4 倍，其他肿瘤的家族史似乎并不增加 NHL 的易患性。

5. 有机氯化物　二氯二苯三氯乙烷（dichloro – diphenyl trichloroethane，DDT）和 PCB 等有机氯化合物曾是 NHL 风险研究的焦点。有研究发现 NHL 风险增高与 DDT 在农业上的使用有关，但未校正其他有机氯化合物残余水平的影响。一项例数较多的研究在校正血清 DDT、脂类和其他共存物后，发现血清 PCB 水平较高与 NHL 风险增高显著相关。血清 PCB 处于最高范围的 1/4 的受试者患 NHL 的风险增高 4 倍，但是 DDT 不是 NHL 发病风险的独立相关因素。

务农者的 NHL 风险轻度增高，这支持 NHL 与有机氯化合物相关。Keller – Byrne 等的 meta 分析表明，美国农场主的 NHL 患病风险增加了 30%。

6. 其他化学与职业暴露　在流行病学研究中，许多化学暴露与 NHL 风险增高有一定关系，如溶剂、杀虫剂、除草剂、燃料、油、灰尘，对这些化学物职业性暴露进行的研究结果不一致。中国石油工人大宗队列研究显示，有长期职业性苯暴露史者 NHL 患病风险明显增高，但这些病例同时暴露于范围很广的其他潜在有毒化学物中。众多的其他相关研究结果不一，Wong 与 Raabe 汇总了几个以前的研究队列的数据，发现苯与 NHL 无关联。因此，总的来说，现有的依据并不支持职业性暴露增高 NHL 患病风险。

7. 其他　有学者提出一些生活方式增加 NHL 的风险，但依据甚少。例如，多数有关吸烟的研究报道与 NHL 仅有弱的关联或没有关联。染发剂曾被认为可以稍增加 NHL 的风险，但将早期的阳性研究资料汇集起来，发现 NHL 并未增加。此后 3 项大宗的人群研究并未发现有关联。因此，使用染发剂似乎不是 NHL 的危险因素。

15 个发达国家联合进行的动物蛋白摄入研究最早发现了 NHL 患病风险与动物蛋白和脂肪的高摄入相关。随后，乌拉圭的一项研究报道，摄入红色肉类使 NHL 风险增加 2 倍以上。另一项研究表明，以牛肉、猪肉或羊肉为主菜和反式不饱和脂肪高摄入使 NHL 的患病风险增加了约 2 倍。NHL 风险增高与牛奶高摄入之间的关系尚待证实。

2 项队列研究发现，身高与 NHL 患病风险明确相关。护士健康研究报道，在最高的护士中，NHL 风险增加了 2 倍以上。苏格兰队列研究报道，身高每增加 10cm，NHL 风险增加近 2 倍。身高与童年及青春期的营养状况相关，但对 NHL 发病的意义尚不清楚。既然 NHL 发病率的地理与习俗趋势揭示在较富裕人群中风险增高，身高的相关性或许是由它与影响 NHL 风险的社会经济因素有关。

三、流行病学

ML 是恶性肿瘤的常见病，占肿瘤发病率的第 11 位，在美国占全部恶性肿瘤的 5.4%。HL 的高发区为北美、西欧，NHL 的高发区为西欧，发病率 >10/10 万人次；美国发病率 >15/10 万人次，中东、中国和日本为低发区，发病率 5/10 万人次。近年来总的趋势是 HL 发病率有所下降，NHL 的发病率明显上升，尤其是经济发达地区。城市人群的发病率明显高于农村，男性高于女性。

我国学者发现与欧美国家相比，我国 ML 的流行病学具有一些特征，欧美国家人群中 HL 的年龄 – 发病率曲线呈现特征性的双峰形态，而我国则为单峰形态。此外，我国结外受侵者占全部 ML 的 30% 以上，高于欧美国家，这种区别可以部分地从病因学上得到解释。总体来看，我国 ML 的恶性程度高于欧美国家。

ML 的病因至今尚未完全阐明，它是在机体内外因素的共同作用下，不同发育阶段的免疫活性细胞发生分化和增生异常引起的疾病，其发生发展涉及遗传、病毒、理化因素、免疫状态等诸多方面。以 HL 的流行病学特点为线索，结合分子生物学手段，人们对其复杂病因的认识已经取得了一些进展；而对 NHL 多种病理类型的流行病学和风险因素的认识却很有限。尽管如此，宿主免疫功能与感染性因素以及其他环境因素的相互作用，似乎是所有 ML 发病途径中的一个共同因素。

世界各国流行病学研究的水平相差较大，肿瘤登记制度的完善程度也不一致。颇为遗憾的是我国尚缺乏详尽、系统的 ML 流行病学资料，现有的资料多数是一些小区域的流行病学调查和病因学研究，为提高我国淋巴瘤的防治水平，迫切需要完善我国的 ML 流行病学和病因学研究。本节对 ML 的流行病学描述及对疾病危险因素的认识主要采用欧美发达国家的相关研究，对于我们认识 ML 的发病规律具有重要的参考价值。

（一）霍奇金淋巴瘤

HL 是相对少见的恶性肿瘤，在美国不足全部肿瘤发病率的 1%，亚洲人发病率更低，约为欧美人群的一半。由于多数病例发生于 15～40 岁，对公众健康的危害尤其严重。对欧洲与北美富于人群进行的流行病学研究发现，HL 呈现出不同寻常的双峰年龄—发病曲线，第 1 个峰在 15～34 岁的青壮年，第 2 个峰在 50 岁以上。根据美国的统计，1993—1997 年 HL 总年龄调整发病率为 2.7/10 万人年，年龄调整死亡率为 0.5/10 万人年。1989—1996 年，HL 患者的年龄调整 5 年相对生存率是 82%。一般来说，男性 HL 的发病率高于女性（分别为 3.0/10 万人年和 2.4/10 万人年），白种人高于黑种人（分别为 2.9/10 万人年和 2.4/10 万人年）。男性死亡率略高于女性（分别为 0.5/10 万人年和 0.3/10 万人年），5 年相对生存率女性高于男性（分别为 85.5% 和 79.2%）。

近 30 年来 HL 的发病率呈现稳定或轻度下降的趋势。在 1973—1997 年，美国 HL 的发病率男性下降了 25.0%，女性下降了 2.6%，多发生在 65 岁或以上的人群中。同期 HL 的死亡率亦有下降，男性下降了 68%，女性下降了 59.9%，65 岁以下与 65 岁及以上年龄组的趋势相近。

我国 HL 的发病率明显低于欧美国家，根据全国肿瘤防治研究办公室与卫生部统计信息中心公布的部分试点市县恶性肿瘤的发病统计，1988—1992 年及 1993—1997 年几大城市中 HL 的发病率为 (0.3～0.5)/10 万，约占全部恶性肿瘤的 0.2%，并且保持稳定，男性发病率高于女性。各年龄组的发病率没有类似欧美的双峰现象，而是随着年龄的增加逐渐升高。

诊断 HL 时重要的一点是确认受累组织中存在特征性的恶性肿瘤细胞——Reed - Sternberg 多核巨细胞（简称 R - S 细胞）。R - S 细胞数量稀少，在 HL 的肿瘤组织中通常不足细胞总数的 1%。已经有证据表明，大多数病例的 R - S 细胞来源与生发中心的 B 细胞。R - S 细胞通常存在与高度反应性细胞的环境中，本身也处于激活状态，提示 HL 是一种慢性免疫刺激性疾病。一些学者认为 HL 是单一的疾病，而另一些学者则认为 HL 可能是 2 类甚至 3 类病因不同的疾病，并且可以从发病年龄上加以区分。修订的欧美淋巴瘤分类（Revised European - American Lymphoma Classification，REAL 分类）及世界卫生组织（World Health Organization，WHO）的分类将 HL 分为结节性淋巴细胞为主型和经典型，后者又包括混合细胞型、结节硬化型、淋巴细胞消减型和富于淋巴细胞的经典型 HL。每一种都具有各自不同的流行病学与临床表现。

（二）非霍奇金淋巴瘤

在美国，NHL 约占年新发肿瘤病例的 4%。不同于 HL，NHL 的年龄—发病率曲线呈指数上升，非霍奇金淋巴瘤在 10 岁以下相对少见，发病率在 10～25 岁缓慢上升，其后开始急剧上升，55 岁之后上升最为显著。

美国 1993—1997 年，NHL 的总年龄调整发病率是 16.0/10 万人年，年龄调整死亡率是 6.9/10 万人年。以年龄分层时，各年龄组间有很大差异：65 岁以下的发病率是 9.3/10 万人年，而 65 岁及以上是 77/10 万人年。1989—1996 年，NHL 年龄调整的 5 年相对生存率是 51.6%，年轻患者生存率是 55.1%，年长患者生存率是 47.1%。男性发病率高于女性，男性死亡率也略高于女性。

NHL 的发病率存在着显著的地域差异，发达国家高于不发达国家。HL 的发病率在过去 10 年间基本保持稳定，但 NHL 发病率在最近 25 年间有很大程度的上升。1973—1997 年，美国的 NHL 发病率共增加了 81%，平均每年增长 3%～4%，男性每年增加 3.35%，女性每年增加 2.4%。同期美国 NHL 的年死亡率也有显著上升，男性每年上升 2.0%，女性每年上升 1.8%。发病率的增长一方面与诊断方法的改进有关，更多的解释是获得性免疫缺陷综合征（acquired immunodeficiency sym‐drome，AIDS）引起了相关淋巴瘤的增加，尤其是中枢神经系统淋巴瘤的发病率明显提高，但更广泛的研究表明上述原因只能解释 50% 的发病率增加。

东亚国家的 NHL 发生率相对较低。多为侵袭性或高度侵袭性淋巴瘤，外周 T 细胞淋巴瘤以及原发结外的淋巴瘤更多，滤泡性淋巴瘤少见。

我国 NHL 的发病率明显低于欧美国家，根据全国肿瘤防治研究办公室与卫生部统计信息中心公布的部分试点市县恶性肿瘤的发病情况，大城市中 NHL 占全部恶性肿瘤的 1.5%～2%，1988—1992 年间发病率为（2～5）/10 万，1993—1997 年发病率为（3～6）/10 万，有较明显的增加，男性发病率高于女性，各年龄组的发病率随着年龄的增加逐渐升高。

四、临床表现

淋巴瘤是具有相当异质性的一大类肿瘤，虽然好发于淋巴结，但是由于淋巴系统的分布特点，使得淋巴瘤基本上属于全身性疾病，几乎可以侵犯到全身任何组织和器官。因此，淋巴瘤的临床表现既具有一定的共同特点，同时按照不同的病理类型、受侵部位和范围又存在很大的差异。

（一）局部表现

1. **淋巴结肿大**　是淋巴瘤最常见、最典型的临床表现。霍奇金淋巴瘤（HL）大多首先侵犯表浅淋巴结，以颈部、锁骨上窝、腋下淋巴结多见，而髂血管周围、腹股沟、股三角区、滑车淋巴结均少见，也可侵及纵隔、腹膜后、肠系膜等部位的深部淋巴结。HL 的淋巴结受累多为连续性，依次侵及邻近部位淋巴结，例如先为颈部淋巴结肿大，依次为腋下、纵隔淋巴结受侵。非霍奇金淋巴瘤（NHL）首先表现为浅表淋巴结受侵者也超过一半，受侵的淋巴结部位为跳跃性的，无一定规律，结外淋巴组织或器官受侵者也较多见。

淋巴瘤淋巴结肿大的特点为无痛性、表明光滑、活动，扪之质韧、饱满、均匀，早期活动，孤立或散在于颈部、腋下、腹股沟等处，晚期则相互融合，与皮肤粘连，不活动，或形成溃疡。淋巴结的肿大多为渐进性，例如 HL 和惰性淋巴瘤，部分患者在确诊之前数月甚至数年即可出现浅表淋巴结反复肿大，少数患者经抗感染治疗后肿大的淋巴结可以消退，但不久再次肿大。也有一些高度侵袭性的类型，可表现为淋巴结迅速增大，造成相应的局部压迫症状，偶尔也有因肿块内部坏死、出血导致的肿瘤迅速增大，可伴有疼痛、发热。

2. **纵隔**　纵隔亦是淋巴瘤的好发部位之一，国外资料 HL 的纵隔淋巴结肿大发生率为 50%，以年轻妇女为最高（70%），国内资料发生于纵隔的恶性淋巴瘤中最多为 NHL，HL 较少，尤其是儿童。

肿大淋巴结最常位于中纵隔和前纵隔，多为双侧纵隔受侵。多数患者在初期多无明显症状，随着肿瘤的逐渐增大，可以压迫附近的气管、食管、静脉等，造成咳嗽、呼吸困难、吞咽困难，如果病变进展迅速则可发生上腔静脉压迫综合征，表现为头颈部肿胀、呼吸困难、不能平卧、颈胸部浅表静脉怒张等，尤以 NHL 多见。胸膜受侵时表现为胸膜肿块或结节，可出现胸腔积液，为炎性或血性，其中可发现幼稚淋巴细胞和肿瘤细胞。

3. **腹部和盆腔**　腹部和盆腔的淋巴结也是淋巴瘤常见的侵犯部位，包括腹膜后、肠系膜、髂窝等部位淋巴结，单纯的淋巴结肿大一般很少有局部症状，临床上不易早期发现，过去经剖腹探查获得诊断，目前采用 CT 等影像学检查可获得较高的检出率。

胃肠道是 NHL 最常见的结外受侵部位，约占全部结外淋巴瘤的 50%，胃淋巴瘤早期多无症状，此后可出现消化不良，饱胀不适，上腹部包块。小肠淋巴瘤可表现为腹痛，腹部包块，容易出现肠梗阻、肠穿孔、出血等急症。

临床上常见脾和肝大，有脾侵犯者可能由肝侵犯，而单独肝侵犯则很少见。另外脾肿大不一定是肿瘤侵犯，HL 患者脾大者经脾切除病理证实为脾受侵者仅 60%，而临床检查脾大小正常者，经脾切除后发现 1/3 有脾侵犯。肝侵犯的发生率 3%～24%，多继发于脾侵犯，在晚期病例常见肝大、黄疸及其他部位受累，除临床具有相应症状外，通常伴有发热、贫血、体重减轻、食欲缺乏等表现。肝功能异常与肝受累的关系不密切。剖腹探查多处穿刺活检的阳性率高于经皮穿刺活检。

4. 结外组织和器官　HL90% 以上侵犯淋巴结，仅 9% 可为结外侵犯。NHL 结外侵犯常见，占 20%～50%，国外报道最常见的结外受侵部位是胃肠道，其次是皮肤，国内依次为胃肠道、鼻腔、皮肤。纪小龙等报道 1 631 例淋巴瘤，结外占 58%，而国外文献报道为 35%～40%。除国内外特点确有差别外，还与概念不统一有关，结外淋巴瘤的定义应为主体病变在结外（＞75%）。韦氏环和脾的归属曾有争议，目前认为它们均属于淋巴系统，不应将其归为结外病蛮。

淋巴瘤的结外侵犯可以是原发的，也可以是继发的，包括胃肠道、皮肤、鼻腔、骨髓、中枢神经系统、睾丸、肺、骨、肝、肾、甲状腺、乳腺、卵巢、子宫、眼附属器官（结膜、泪腺和眶内软组织）等部位。不同类型的淋巴瘤发生在结外的概率变化很多，一部分淋巴瘤（蕈样真菌病和黏膜相关淋巴瘤）实际上总是发生在结外，一部分淋巴瘤（滤泡性淋巴瘤、B 细胞小淋巴细胞淋巴瘤）除非骨髓受侵，很少发生在结外。

（二）全身表现

1. 全身症状　淋巴瘤患者在发现淋巴结肿大前或同时可出现发热、皮痒、盗汗及消瘦等全身症状。有的患者长期不规则发热，原因不明，经 2 年以上始发现表浅淋巴结肿大而确诊，也有少数患者伴有隐匿性病灶，长期发热，先为周期性，以后变为持续性，多方面检查不能确定原因，最后剖腹探查证实为腹膜后淋巴瘤。皮肤瘙痒以 HL 常见，多出现在确诊前的数月和数年，首先为局部皮肤瘙痒，可逐渐发展为表皮脱落、色素沉着和其他皮肤继发改变。持续发热、多汗、体重下降等可能标志着疾病进展、机体免疫功能衰竭，预后不佳。

2. 贫血　一些患者在就诊时即有贫血，甚至发生于淋巴结肿大前几个月，晚期患者更常出现贫血，贫血的原因可能为多因素所致，可能继发于骨髓受侵、溶血和脾功能亢进。进行性贫血和血沉加快是临床判断淋巴瘤发展与否的一个重要指标，均是不良预后因素。

（殷丽玲）

参考文献

[1] 张泽天，徐光伟．肿瘤学．第2版．天津：天津科学技术出版社，2015．

[2] 于世英，胡国清．肿瘤临床诊疗指南．北京：科学出版社，2017．

[3] 茅国新，徐小红，周勤．临床肿瘤内科学．北京：科学出版社，2016．

[4] 茅国新，徐小红，周勤．临床肿瘤内科学．第1版．北京：科学出版社，2015．

[5] 姜桂春．肿瘤护理学．上海：上海科学技术出版社，2014．

[6] 闻曲，成芳，李莉．实用肿瘤护理学（第2版）．北京：人民卫生出版社，2015．

[7] 周瑾．新编肿瘤微创治疗与护理．北京：化学工业出版社，2016．

[8] 张一心，孙礼侠．临床肿瘤外科学．北京：科学出版社，2015．

[9] 潘晓华，杜力成，李加美．乳腺肿瘤诊断进展．上海：第二军医大学出版社，2014．

[10] 李少林，吴永忠．肿瘤放射治疗学．北京：科学出版社，2016．

[11] 周际昌．实用肿瘤内科治疗．北京：北京科学技术出版社，2016．

[12] 强福林，杨俐萍，葛艺东．临床肿瘤学概论．北京：科学出版社，2016．

[13] 李少林，周琦．实用临床肿瘤学．北京：科学出版社，2014．

[14] 周彩存．肺部肿瘤学．北京：科学出版社，2016．

[15] 王兆华，宋玲琴，等．新编肿瘤诊治对策．北京：科学技术文献出版社，2014．

[16] 李桂源．现代肿瘤学基础．北京：科学出版社，2015．

[17] 徐瑞华，姜文奇，管忠震．临床肿瘤内科学．北京：人民卫生出版社，2014．

[18] 曹军．常见恶性肿瘤并发症的介入治疗．上海：上海交通大学出版社，2016．

[19] 高社干，冯笑山．肿瘤分子靶向治疗新进展．北京：科学出版社，2016．

[20] 赫捷．临床肿瘤学．北京：人民卫生出版社，2016．

[21] 李进．肿瘤内科诊治策略．上海：上海科学技术出版社，2016．

[22] 李少林，周琦．实用临床肿瘤学．北京：科学出版社，2016．